P9-AOO-388

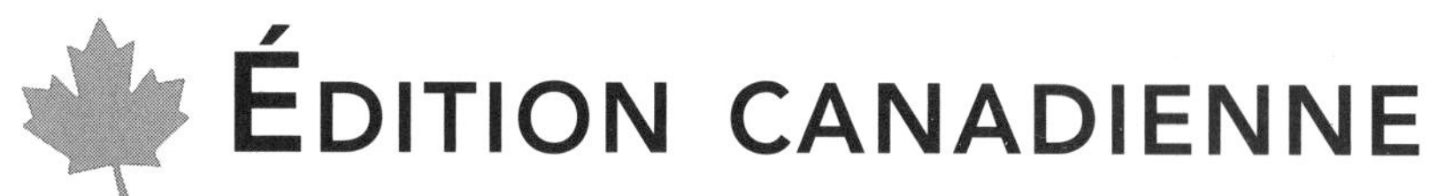

Contenu de l'édition canadienne : Patrick McGowan, PhD, et Trude Labossière Huebner, term. a.

Publié sous la direction de Trude Labossière Huebner

QUATRIÈME ÉDITION

Vivre en santé avec une maladie chronique

Autogestion des cardiopathies, de l'arthrite, du diabète, de la dépression, de l'asthme, de la bronchite, de l'emphysème et d'autres maladies physiques et mentales

Kate Lorig, Dr. PH. • **Halsted Holman**, M.D.
David Sobel, M.D., M.H.P. • **Diana Laurent**, M.H.P.
Virginia González, M.H.P. • **Marian Minor**, Pht., Ph. D.

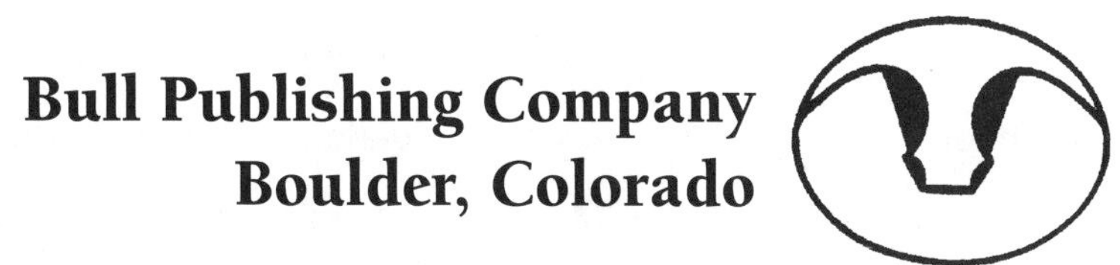
Bull Publishing Company
Boulder, Colorado

Droit d'auteur © 2014 Bull Publishing Company et The Board of Trustees of the Leland Stanford Junior University

Tous droits réservés. Aucune partie du présent document ne peut être reproduite, distribuée ou transmise en tout format ou par tout moyen, y compris la photocopie, l'enregistrement, ou tout autre moyen électronique ou mécanique, sans l'autorisation préalable écrite de l'éditeur, sauf dans le cas de courtes citations incluses dans des critiques et pour certains autres usages non commerciaux permis par la loi sur le droit d'auteur.

Publié par Bull Publishing Company
P.O. Box 1377
Boulder, CO, É.-U. 80306
www.bullpub.com

Library of Congress Cataloging-in-Publication Data

Living a healthy life with chronic conditions. French

Vivre en santé avec une maladie chronique : autogestion des cardiopathies, de l'arthrite, du diabète, de la dépression, de l'asthme, de la bronchite, de l'emphysème et d'autres maladies physiques et mentales / Kate Lorig, DrPH [et cinq autres]. -- Quatrième édition, édition canadienne.
pages cm

Version française de : Living a healthy life with chronic conditions, c2012.
Comprend les références bibliographiques et l'index.

ISBN 978-1-936693-48-1 (alk. paper)

1. Chronic diseases--Popular works. 2. Medicine, Popular. I. Lorig, Kate. II. Title.

RC108.L56514 2012
616'.044--dc23

2013046198

Imprimé au États-Unis

Quatrième édition

19 18 17 16 15 14 10 9 8 7 6 5 4 3 2 1

Traduction : ZENY Communications

Révision et adaptation française : DICA Communications en collaboration avec Céline Hubert, B.Sc.Inf.

Conception des pages intérieures et gestion du projet : Dovetail Publishing Services

Conception de la page couverture et production : Shannon Bodie, Lightbourne, Inc.

À David Bull
qui a permis la publication de ce livre

et à Lara Noel Borowski qui nous a appris ce
que sont la vie et la mort

Remerciements

Beaucoup de personnes nous ont aidées à écrire ce livre. Parmi les plus importantes, on retrouve les 1 000 participants à l'étude sur l'autogestion des maladies chroniques de l'université Stanford. Ces derniers ont été suivis par des centaines de milliers d'autres participants à des ateliers similaires tenus dans plus de 25 pays et autant de langues différentes. Toutes ces personnes ainsi que nos merveilleux animateurs nous ont communiqué l'information qu'ils voulaient voir dans notre livre et nous ont aidés à apporter les correctifs nécessaires. Chacun de vous avez participé à la rédaction de cette nouvelle édition.

De nombreux professionnels nous ont aussi aidés : Sonia Alvarez, M.A., M.H.P., Lara Borowski, M.H.P., Lynn Beatie, physiothérapeute, M. Pht., M.G.S.S, Roberto Benzo, M.D., Bonnie Bruce, Dt.P., DrPH, Ann Constance, M.A., Dt.P., éducatrice agréée en diabète, Nazanin Dashtara, M.H.P., Laurie Doyle, M.H.P., Robin Edelman, M.S., Dt.P., éducateur agréé en diabète, aumônier Bruce Feldstein, M.D., Karen Freimark, M.Ed., Maureen Gecht-Silver, M.H.P., ergothérapeute agréée, Margo Harris, M.H.P., Peg Harrison, travailleuse sociale hospitalière, Margaret Haynes, M.A.P., Mary Hobbs, M.H.P., Lynn A. Kaplan, M.G.S.S, ergothérapeute agréée, Susan Kayman, Ph. D., Marty Klein, Ph. D., Patricia League, inf. aut., John Lynch, Ph. D., David McCulloch, M.D., Cynthia McRae, Ph. D., Elaine McMahon, M.S., inf. aut., Nancy Moline, inf. aut., M.Ed., éducatrice agréée en diabète, Cheryl Owen, inf. aut., Katy Plant, M.H.P., Denise Portello, M.H.P., Dt.P., Catherine Regan, Ph. D., Richard Seidel, Ph. D., Joyce Tanaka, inf. aut., MSN, éducatrice agréée en diabète, Sandra Wilson, Ph. D., Michelle Wong, M.H.P., M.P.P. Merci à chacun de vous pour votre aide précieuse.

Nous voulons remercier de nombreux amis, animateurs et formateurs qui nous ont donné de précieux conseils et qui ont enrichi notre réflexion : Nancy Brannigan, María Hernández, Lynne Newcombe, Jim Phillips, Jean Thompson.

Un merci spécial à Gloria Samuel qui a su nous garder dans le droit chemin. Nous voulons aussi remercier nos milliers de formateurs principaux, maitres formateurs et animateurs. Vos nombreuses suggestions nous ont aidées tout au long de la rédaction de cette nouvelle édition.

Nous voulons aussi remercier les éditeurs qui nous ont permis d'adapter des sections de *The Healthy Mind, Healthy Body Handbook* (aussi publié sous le titre *The Mind & Body Health Handbook*) par David Sobel, M.D., et Robert Ornstein, Ph. D. (publié par DRx).

Finalement, nous remercions David Bull à qui nous dédions ce livre. David a été notre premier éditeur et sa confiance envers notre projet nous a permis d'y donner vie. Sans lui, ce livre n'aurait jamais existé. Avec du soutien et de l'encouragement, son fils Jim poursuit la tradition familiale pour cette quatrième édition.

Si vous voulez en apprendre davantage sur nos recherches, nos programmes en ligne, nos formations et nos documents, visitez notre site Web au www.patienteducation.stanford.edu.

Nous travaillons sans cesse à la révision et à l'amélioration de ce livre. Faites parvenir toute suggestion ou tout commentaire visant à améliorer ce livre par courriel au self-management@stanford.edu.

Les noms des organisations suivantes sont cités dans l'édition canadienne : Santé Canada, l'Association canadienne du diabète, la Fondation des maladies du cœur du Canada, la Société canadienne du cancer, l'Association pulmonaire du Canada, Les diététistes du Canada et La Société de l'arthrite.

Nous remercions les auteurs des livres canadiens cités dans les sections Lectures suggérées, et particulièrement Ted Kuntz, dont le petit livre intitulé *Peace Begins with Me*, pourrait s'appliquer à tous les chapitres du présent livre.

Nous remercions aussi les personnes qui ont contribué à ce livre : Vivian Chew, B.A., diplômée en gestion de l'information sur la santé, professionnelle agréée en gestion de l'information sur la santé, pour les chapitres 13, 15, 16 et 17; Doreen Hatton, inf. aut., BScN, MSN, éducatrice agréée en diabète, pour les chapitres 11 et 18.

Table des matières

Avertissement

Ce livre n'a nullement l'objectif de remplacer le bon sens ou les conseils médicaux ou psychologiques d'un professionnel. Vous devez obtenir une évaluation professionnelle et un traitement appropriés pour tout problème, surtout si les symptômes sont inhabituels, inexpliqués, graves ou persistants. Pour de nombreux symptômes et maladies, il est préférable d'obtenir une évaluation professionnelle et un traitement appropriés. Ne vous privez pas des soins professionnels appropriés.

- Si vos symptômes ou problèmes persistent au-delà d'une période raisonnable malgré le respect des recommandations d'autogestion, vous devriez consulter un professionnel de la santé. La durée d'une telle période varie; si vous n'êtes pas certain et que vous êtes inquiet, consultez un professionnel de la santé.
- Si vous recevez des conseils professionnels qui ne correspondent pas à ce qui est écrit dans ce livre, vous devez vous fier à ce que vous dit votre professionnel de la santé. Il peut vous fournir des traitements qui sont mieux adaptés à votre situation en tenant compte de vos antécédents et de vos besoins.
- Si vous pensez à vous faire du mal de quelque façon que ce soit, consultez immédiatement un professionnel de la santé.

Ce livre a été écrit au meilleur des connaissances de l'éditeur et des auteurs, mais nous ne pouvons garantir qu'il fonctionnera dans tous les cas. Les auteurs et l'éditeur déclinent toute responsabilité pour toute réclamation ou tout préjudice pouvant avoir été causé par les recommandations présentées dans ce livre. Ce livre est seulement un guide; faites preuve de bon sens, utilisez votre jugement et travaillez en partenariat avec les professionnels de la santé.

Note de l'éditeur

Nous nous efforçons de vous offrir l'information la plus à jour pour tous les chapitres. Ce livre comprend les plus récentes lignes directrices de pratique clinique de l'Association canadienne du diabète. Comme d'habitude, veuillez consulter votre médecin ou un éducateur en diabète pour obtenir les renseignements les plus à jour.

La quatrième édition canadienne est le fruit du travail du Centre du vieillissement de l'Université de Victoria. Veuillez envoyer toute question ou tout commentaire à :

Patrick McGowan, Ph. D., professeur
Centre du vieillissement, Université de Victoria
Campus Ladner, Colombie-Britannique
Téléphone : 604-940-3574
Courriel : pmcgowan@uvic.ca

Trude LaBossiere Huebner
Vancouver (Colombie-Britannique)
Canada

Chapitre 1

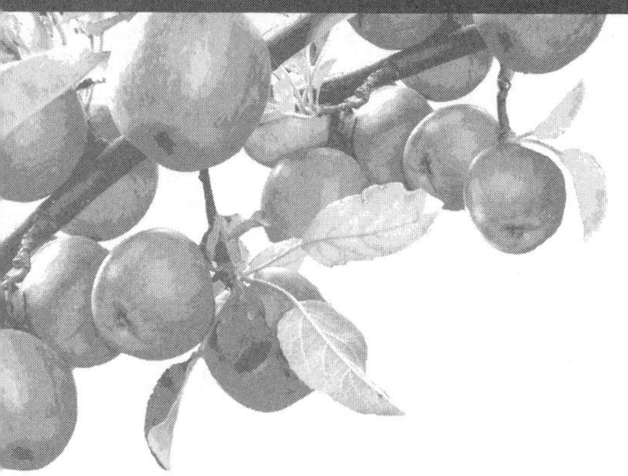

Un aperçu de l'autogestion

Personne ne veut souffrir d'une maladie chronique à long terme. Malheureusement, la plupart d'entre nous seront atteints d'au moins deux maladies chroniques durant la vie. Ce livre a pour objectif d'aider les personnes souffrant de maladies chroniques à trouver des moyens de vivre plus sainement en dépit de leur état physique ou mental. Ce concept peut sembler un peu insolite, mais il vaut la peine de se demander comment adopter un mode de vie sain quand on souffre d'une maladie chronique. Pour répondre à cette question, nous devons trouver les symptômes communs à la plupart des maladies chroniques. Qu'il s'agisse d'une cardiopathie, du diabète, de la dépression, d'un trouble hépatique, d'un trouble bipolaire, d'emphysème ou de toute autre maladie, la majorité des personnes atteintes d'une maladie chronique éprouvent de la fatigue et une perte de force et d'endurance. De plus, les maladies chroniques peuvent causer un trouble émotionnel et générer la frustration, la colère, l'anxiété ou un sentiment d'impuissance. La santé, c'est le bon fonctionnement du corps et de l'esprit et pour mener une vie en santé, il faut assurer ce bon fonctionnement. Pour vivre en santé avec une maladie chronique, il faut donc surmonter les obstacles physiques, mentaux et émotionnels causés par la maladie. Le défi est d'apprendre comment être à son meilleur sans égard aux difficultés de la vie quotidienne. L'objectif est de faire ce dont vous avez envie et d'y trouver du plaisir. Voilà le sujet de ce livre.

Avant de poursuivre, voyons comment utiliser ce livre. Au fil des pages, vous trouverez de l'information qui vous aidera à acquérir des compétences en autogestion et à les mettre en pratique. Ce n'est pas un manuel; voyez-le plutôt comme un guide de référence. Il est inutile de lire tous les mots de chaque chapitre; lisez plutôt les deux premiers chapitres et utilisez la table des matières pour trouver l'information dont vous avez besoin. N'hésitez pas à le feuilleter ou à prendre des notes dans les marges. Ce livre vous aidera à acquérir les compétences dont vous aurez besoin pour suivre votre propre voie.

Ce livre ne vous proposera aucun remède ni traitement miracle. Son objectif est plutôt de vous faciliter la vie en vous donnant des centaines de conseils et d'idées prodigués par des médecins et d'autres professionnels de la santé, ainsi que par des gens comme vous qui ont appris à gérer positivement leurs problèmes de santé chroniques. Précisons que nous avons dit « gérer positivement ». Il est impossible de ne pas gérer un état chronique. Même le choix de l'inaction est un type de gestion. Si vous prenez seulement des médicaments, voilà un autre type de gestion. Si vous décidez d'adopter une attitude d'autogestion positive, de suivre les meilleurs traitements que les professionnels de la santé ont à vous offrir, et d'être proactif dans votre gestion quotidienne, vous faites le choix d'une vie plus saine.

Dans le présent chapitre, il sera question de la maladie chronique et des problèmes les plus communs. De plus, nous vous conseillerons sur les compétences d'autogestion propres à certains états particuliers. Vous serez à même de voir que, peu importe la maladie dont vous souffrez, les problèmes et les compétences ont beaucoup plus de points en commun que vous ne pourriez le croire. Voilà donc une bonne nouvelle, surtout que la plupart des gens souffrent de plus d'une maladie chronique. Par conséquent, l'apprentissage de compétences de la vie quotidienne vous permet de mieux gérer votre vie, plutôt que votre maladie. Les autres chapitres du livre vous donnent des outils pour mieux gérer vos maladies chroniques et toutes les autres facettes de votre vie.

En quoi consiste précisément un problème de santé chronique?

Deux caractéristiques peuvent être attribuées aux problèmes de santé : aigus ou chroniques. Les problèmes de santé aigus se déclarent habituellement sans avertissement, ont une cause unique, sont souvent faciles à diagnostiquer, sont de courte durée et peuvent être guéris par la médication, la chirurgie, le repos et le temps. La majorité des personnes souffrant d'une maladie aiguë guérissent et retrouvent leur état de santé normal. Il y a peu d'incertitudes pour le patient et le médecin; tous deux savent à quoi s'attendre. La maladie suit habituellement un cycle : la condition s'aggrave, on traite ou on suit l'évolution des symptômes, et la personne atteinte guérie. Enfin, le traitement de la maladie aiguë dépend de la capacité du corps à s'autoguérir et parfois des connaissances et de l'expérience du professionnel de la santé qui lui permettront de trouver et d'administrer le bon traitement.

L'appendicite est un exemple de maladie aiguë. Elle se déclare habituellement sans avertissement par des nausées et des douleurs abdominales. Le diagnostic d'appendicite, établi par un examen, mène à une chirurgie pour retirer l'appendice enflammé, suivie d'une période de repos et du retour à un état de santé normal.

Les maladies chroniques sont différentes. (Voir le tableau 1.1.) Elles se déclarent et progressent lentement. Par exemple, une occlusion artérielle peut lentement se former pendant des décennies avant que la personne ne subisse une crise cardiaque ou un accident vasculaire cérébral. L'arthrite se déclare habituellement par de petits élancements qui augmentent progressivement. Contrairement aux maladies aiguës, les maladies chroniques ont habituellement plusieurs causes qui changent au fil du temps : l'hérédité, le mode de vie (tabagisme, sédentarité, mauvaise alimentation, stress, etc.) et l'exposition à des facteurs environnementaux, comme la fumée secondaire, la pollution atmosphérique, et des facteurs physiologiques, comme de l'hypothyroïdie ou des changements dans la chimie du cerveau qui pourraient causer la dépression.

Cette combinaison de causes et de facteurs inconnus peut être frustrante pour ceux et celles qui veulent obtenir rapidement des réponses. C'est difficile pour le médecin et le patient quand des réponses claires ne sont pas disponibles. Dans certains cas, même si le diagnostic est rapide, comme une crise cardiaque ou un accident

Tableau 1.1 **Les différences entre les maladies aiguës et chroniques**

	Maladie aiguë	Maladie chronique (long terme)
Le début	Habituellement rapide	Lent
La cause	Habituellement une seule, identifiable	Souvent incertain, surtout au début
La durée	Courte	Habituellement pour toute la vie
Le diagnostic	Souvent précis	Parfois difficile
Les tests	Donnent de bons résultats	Souvent d'une valeur limitée
Le rôle du professionnel	Choisir et diriger le traitement	Enseignant et partenaire
Le rôle du patient	Suivre les recommandations	Partenaire des professionnels de la santé, responsable de sa prise en charge quotidienne

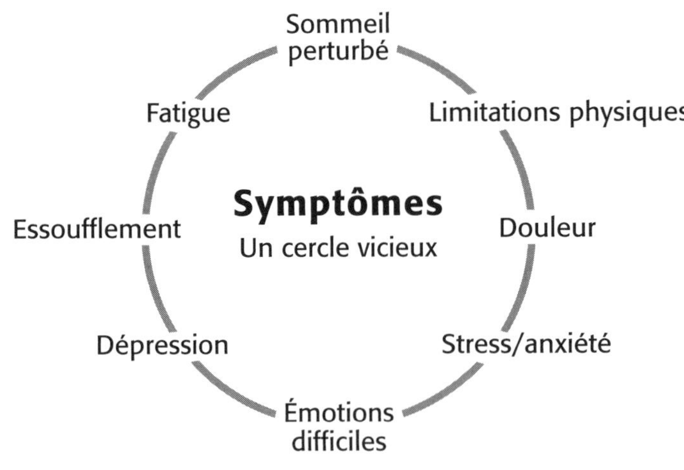

Figure 1.1 **Le cercle vicieux des symptômes**

vasculaire cérébral, les effets à long terme sont difficiles à prévoir. Les fluctuations ou le caractère imprévisible sont des caractéristiques importantes de la plupart des maladies chroniques.

Contrairement à une maladie aiguë pour laquelle un rétablissement complet est prévu, une maladie chronique provoque habituellement un plus grand nombre de symptômes et une perte du fonctionnement physique et mental. De nombreuses personnes croient que leur maladie chronique est la seule cause de leurs symptômes. Bien que la maladie puisse assurément causer de la douleur, de l'essoufflement, de la fatigue, etc., elle n'en est pas la seule cause. Chacun de ces symptômes peut contribuer à en provoquer d'autres et, de plus, ces symptômes peuvent s'aggraver les uns les autres. Par exemple, une dépression cause une fatigue, une douleur cause des limitations physiques, et ces conditions peuvent entraîner un manque de sommeil et une fatigue accrue. Les interactions de ces symptômes entraînent une aggravation de la maladie et produisent un cercle vicieux qui ne peut que s'aggraver, sauf si nous trouvons un moyen de le briser. (Voir la figure 1.1 à la page suivante.)

Dans ce livre, nous examinerons des façons de briser le cercle et d'éviter les problèmes liés aux sentiments d'impuissance physique et émotionnelle.

Quelles sont les causes d'une maladie chronique?

Pour répondre à cette question, vous devez comprendre comment le corps fonctionne. Comme vous le savez, les cellules sont les « matériaux de construction » des tissus et des organes : le cœur, les poumons, le cerveau, le sang, les vaisseaux sanguins, les os, les muscles, en fait de toutes les parties du corps. Pour qu'une cellule demeure en vie et fonctionne normalement, trois conditions doivent être réunies : elle doit être nourrie, recevoir de l'oxygène et éliminer les déchets. Si une de ces trois conditions n'est pas respectée, alors la cellule devient malade. Et quand des cellules sont malades, les organes ou les tissus en souffrent. Cette condition pourrait vous limiter dans vos activités quotidiennes. Pour les maladies chroniques, les différences dépendent des cellules et des organes touchés et des processus qui ont causé cette condition. Par exemple, lors d'un accident vasculaire cérébral, un vaisseau sanguin du cerveau est bloqué ou éclate. La section du cerveau alimentée par cette artère ne reçoit plus l'oxygène et la nutrition nécessaires. La partie du corps contrôlée par les cellules endommagées du cerveau—comme un bras, une jambe ou une partie du visage—perd son usage.

Si vous êtes atteint d'une cardiopathie, une crise cardiaque se produit quand les vaisseaux qui approvisionnent le muscle cardiaque en sang sont bloqués. On parle alors de thrombose coronaire. Quand cette condition survient, l'apport d'oxygène est interrompu, le muscle cardiaque est affecté et la douleur se manifeste. Cette lésion peut réduire l'efficacité du cœur pour acheminer le sang oxygéné dans le reste du corps. Puisque le cœur pompe le sang moins efficacement dans le corps, du liquide s'accumule dans les tissus et vous pouvez vous sentir essoufflé et fatigué.

En ce qui concerne les maladies pulmonaires, deux problèmes peuvent se poser : une difficulté à acheminer l'oxygène aux poumons, comme la bronchite ou l'asthme, ou un problème de transmission de l'oxygène dans le sang, comme l'emphysème. Dans les deux cas, le corps est privé d'oxygène. Dans le diabète, le pancréas ne produit pas suffisamment d'insuline ou produit de l'insuline qui ne peut être utilisée efficacement par l'organisme. Sans cette hormone, les cellules du corps sont incapables d'utiliser le glucose (sucre) dans le sang pour transmettre l'énergie. Dans les maladies hépatiques et rénales, les cellules de ces organes ne fonctionnent pas de manière appropriée, il est donc difficile pour l'organisme de se débarrasser des déchets.

Les conséquences fondamentales de ces maladies se ressemblent : perte de fonction causée par une réduction de l'oxygène, accumulation de déchets ou incapacité de l'organisme à utiliser le glucose pour transmettre l'énergie. La perte de fonction peut aussi se produire à cause de l'arthrite, mais pour d'autres raisons. Dans l'arthrose, le cartilage (le tissu conjonctif élastique que l'on retrouve à l'extrémité des os et qui joue le rôle de disques entre les vertèbres du dos) devient usé, effilé ou déplacé, ce qui cause de la douleur. Nous savons rarement pourquoi les cellules du cartilage commencent à s'affaiblir ou à mourir, mais les résultats de cette condition sont la douleur et l'invalidité.

La plupart des maladies mentales sont causées par des déséquilibres dans les composés chimiques et par des changements structurels au cerveau. Une trop grande ou trop petite quantité de ces neurotransmetteurs chimiques peut avoir une incidence sur nos humeurs, nos pensées et nos comportements. Le traitement de maladies comme la dépression, le trouble bipolaire et la schizophrénie comprend souvent un rétablissement de l'équilibre chimique par la médication et l'apport de changements dans l'environnement ou les pratiques d'autogestion de la santé afin de permettre une adaptation efficace.

Des maladies différentes, des symptômes similaires

Comme une maladie chronique débute par un mauvais fonctionnement au niveau cellulaire, nous ne sommes peut-être pas conscients de la maladie tant que les symptômes ne se seront pas déclarés ou que les résultats de nos tests ne seront pas anormaux. Bien que les causes biologiques des maladies chroniques diffèrent les unes des autres, les problèmes qu'elles génèrent sont similaires. Par exemple, la plupart des personnes atteintes d'une maladie chronique ressentent de la fatigue et une perte d'énergie. Les problèmes de sommeil sont fréquents. De la douleur peut se manifester dans un cas, alors que des troubles respiratoires sont constatés dans un autre. Dans une certaine mesure, l'invalidité fait partie de la maladie chronique. Elle peut se définir par une incapacité à utiliser vos mains en raison de l'arthrite ou d'un accident vasculaire cérébral ou par une difficulté à marcher en raison d'un essoufflement, d'un accident vasculaire cérébral, de l'arthrite ou du diabète. Certaines invalidités sont causées par un manque d'énergie, une fatigue extrême ou un changement de l'humeur.

La dépression peut aussi être le reflet d'un déséquilibre chronique ou récurrent des réactions chimiques dans le cerveau et du sentiment de déprime ou de découragement qui survient quand on apprend que l'on a contracté d'autres maladies chroniques. Il est difficile d'afficher un comportement joyeux quand votre condition vous cause des problèmes qui dureront longtemps. En plus de la dépression, on constate souvent des sentiments de peur et d'inquiétude face à l'avenir. Serai-je en mesure de rester indépendant? Si je suis incapable de prendre soin de moi, qui le fera? Mon état se détériorera-t-il? Jusqu'à quel point? L'invalidité et la dépression peuvent entraîner une perte de confiance en soi.

En raison des similarités entre les maladies chroniques, il y a donc des ressemblances entre les tâches et les compétences essentielles pour vivre avec différentes maladies chroniques. La compétence la plus importante est sans doute

Compétences d'autogestion

- Résoudre les problèmes et répondre à l'évolution de votre maladie
- Maintenir un mode de vie sain : faire régulièrement de l'exercice, manger sainement, adopter de bonnes habitudes de sommeil et gérer son stress
- Gérer les symptômes communs
- Prendre des décisions quant au moment de solliciter une aide médicale et des traitements à essayer
- Travailler efficacement avec votre équipe de soins de santé
- Prendre ses médicaments de façon sécuritaire et efficace tout en minimisant les effets secondaires
- Trouver et utiliser les ressources communautaires
- Parler de sa maladie à sa famille et à ses amis
- Adapter ses activités sociales

Tableau 1.2 **Problèmes d'autogestion pour les maladies chroniques communes**

	Problèmes pouvant être causés par les maladies chroniques				
Maladie chronique	**Douleur**	**Fatigue**	**Essoufflement**	**Limitation physique**	**Émotions difficiles**
Anxiété/trouble panique		✔	✔	✔	✔
Arthrite	✔	✔		✔	✔
Asthme et maladies pulmonaires		✔	✔	✔	✔
Cancer	✔	✔	✔	✔	✔
Brûlures gastriques d'estomac et reflux acide chroniques	✔				✔
Douleur chronique	✔	✔		✔	✔
Insuffisance cardiaque congestive		✔	✔		✔
Dépression		✔		✔	✔
Diabète	✔	✔		✔	✔
Cardiopathie	✔	✔	✔	✔	✔
Hépatite	✔	✔			✔
Hypertension artérielle					✔
Infection à VIH (SIDA)	✔	✔	✔	✔	✔
Maladie intestinale inflammatoire	✔				✔
Côlon irritable	✔				✔
Calculs rénaux	✔				
Sclérose en plaques	✔	✔		✔	✔
Maladie de Parkinson	✔	✔		✔	✔
Ulcères gastroduodénaux	✔				✔
Insuffisance rénale		✔			✔
Accident vasculaire cérébral		✔		✔	✔

d'apprendre à répondre chaque jour à l'évolution de votre maladie pour résoudre les problèmes quotidiens. Après tout, vous avez à composer avec votre situation chaque heure de vos journées; votre professionnel de la santé ne vous voit que pendant une courte période. C'est donc à vous de gérer votre état de santé. Le tableau 1.2 ci-dessus illustre certains problèmes d'autogestion causés par les maladies chroniques.

Cette courte introduction montre que les

maladies chroniques ont plus en commun que l'on pourrait le croire à première vue. Dans ce livre, nous discuterons de la prise en charge de ces maladies. Toutefois, la plupart des chapitres seront consacrés aux tâches de prise en charge courantes pour un grand nombre de maladies. Si vous souffrez de plus d'un problème de santé, il est important de ne pas être déconcerté par la façon de commencer une prise en charge. L'approche utilisée pour une cardiopathie peut aussi être efficace pour une maladie pulmonaire, l'arthrite, la dépression ou un accident vasculaire cérébral. Commencez par le problème ou la maladie qui vous inquiète le plus. Le tableau 1.3 aux pages 10–12 expose certaines compétences de prise en charge qui peuvent être essentielles pour faire face à des problèmes propres à une maladie. Certaines de ces compétences seront aussi exposées dans les chapitres portant sur ces maladies.

Une même maladie, une réponse différente

Arthur souffre d'arthrite sévère. Il ressent presque toujours de la douleur et il ne peut dormir. Son arthrite l'a forcé à prendre une retraite prématurée et, à l'âge de 55 ans, il passe ses journées à s'ennuyer à la maison. La douleur, la faiblesse et l'essoufflement l'empêchent de faire de l'activité physique. Il est devenu très irritable. La plupart des gens, même les membres de sa famille, n'apprécient plus sa compagnie. Même les visites de ses petits-enfants qu'il adore sont devenues compliquées.

Isabel, 66 ans, souffre aussi d'arthrite sévère. Chaque jour, elle fait de longues promenades pour se rendre à la bibliothèque ou au parc. Quand la douleur est plus forte, elle utilise ses techniques de relaxation et essaie de se distraire. Elle fait plusieurs heures de bénévolat par semaine dans un hôpital local. Elle aime aussi visiter ses petits-enfants et elle les garde quand sa fille doit faire ses courses. Son mari est impressionné par sa joie de vivre.

Arthur et Isabel souffrent tous les deux de la même maladie chronique. Toutefois, leurs capacités de fonctionnement et leurs façons de profiter de la vie sont très différentes. Pourquoi? La différence réside principalement dans leurs comportements face à la maladie et à leurs vies. Arthur a regardé sa vie et ses capacités physiques dépérir. Isabel a appris à jouer un rôle actif dans la prise en charge de sa maladie chronique. Même si elle a des limites, elle contrôle sa vie plutôt que d'en remettre les clés à sa maladie.

L'attitude face à une maladie chronique ne peut la guérir, mais une attitude positive et certaines compétences d'autogestion peuvent vous faciliter la vie. De nombreuses études montrent que la douleur, l'inconfort et l'invalidité peuvent être modifiés par les circonstances, les croyances, les humeurs et l'attention que l'on porte aux symptômes. Par exemple, pour une personne souffrant d'arthrite dans le genou, son degré de dépression est un meilleur indicateur de son invalidité, de sa limitation et de son inconfort qu'une radiographie montrant les dommages à son genou. Ce qui se passe dans la tête d'une personne est au moins aussi important que ce qui se passe dans son corps.

En d'autres mots, pourquoi deux personnes souffrant de la même maladie chronique peuvent-elles vivre de façon si différente? Une personne est capable de minimiser les effets des symptômes, alors que l'autre en est très affectée. Une personne peut décider d'adopter un mode de vie sain, alors que l'autre se concentre uniquement sur sa maladie. Un des éléments clés qui déterminera l'incidence de toute maladie sur la vie d'une personne est son efficacité et son engagement envers l'autogestion.

Comprendre le parcours d'une maladie chronique

La première responsabilité de tout autogestionnaire d'une maladie chronique est de comprendre sa maladie. Pour ce faire, il faut plus qu'apprendre les causes de votre maladie, les symptômes qu'elle peut provoquer et ce que vous pouvez faire. Il faut aussi observer dans quelle mesure la maladie et son traitement vous affecte. Chaque personne vit différemment sa maladie et, avec l'expérience, vous et votre famille deviendrez des experts pour déterminer les effets de la maladie et son traitement. En fait, vous êtes la seule personne à vivre chaque minute de chaque jour avec votre problème de santé. C'est pourquoi l'observation de comment votre maladie vous affecte et l'évaluation précise de votre état de santé par un professionnel de la santé sont des éléments essentiels qui font un bon gestionnaire. L'intensité des symptômes de la plupart des maladies chroniques fluctue. Elles ne suivent pas un parcours bien précis. Prenons un exemple :

Jean, Sandra et Marie ont tous une tension artérielle trop élevée de 160/100.

Marie mentionne à son médecin qu'elle oublie parfois de prendre ses médicaments et qu'elle ne fait pas beaucoup d'exercice. Elle a un problème de surpoids. Elle discute avec son médecin et ils conviennent ensemble d'un plan qui l'aidera à ne plus oublier de prendre ses médicaments, à commencer un programme d'exercice et à réduire sa consommation de nourriture.

Jean dit à son médecin qu'il prend ses médicaments, fait de l'exercice et mange sainement. Le médecin décide de changer sa médication puisque le médicament qu'il prend ne semble pas fonctionner.

Sandra ne veut pas prendre de médicaments. Elle fait tout en son possible pour réduire sa tension artérielle : elle mange sainement, perd du poids et fait de l'exercice. Malheureusement, même si sa tension artérielle s'est un peu améliorée, ce n'est pas suffisant. Le médecin lui parle des dangers d'avoir une tension artérielle élevée et lui conseille de commencer à prendre des médicaments. C'est donc ce que Sandra décide de faire.

La prise en charge réussie d'une tension artérielle élevée diffère pour chacun de ces trois patients, mais repose sur la communication de la situation, des expériences et des préférences uniques avec leur médecin. En d'autres mots, un patient qui suit son état et qui communique ouvertement avec son professionnel de la santé est la clé pour un contrôle efficace de la maladie.

Quand vous développez une maladie chronique, vous êtes plus attentif à votre corps.

Tableau 1.3 **Compétences de prise en charge pour gérer une maladie chronique**

	Compétences en gestion pour faire face aux maladies chroniques							
Maladie chronique	**Gestion de la douleur**	**Gestion de la fatigue**	**Techniques de respiration**	**Relaxation et gestion des émotions**	**Nutrition**	**Exercice**	**Médicaments**	**Autres outils de gestion**
Anxiété/trouble panique		✔	✔	✔	✔	✔	✔	• Techniques comportementales pour déconditionner les éléments déclencheurs
Arthrite	✔	✔		✔	✔	✔	✔	• Utilisation d'aides à la mobilité • Utilisation appropriée des articulations • Utilisation du chaud et du froid • Dosage des activités
Asthme et maladies pulmonaires		✔	✔	✔		✔	✔	• Utilisation d'inhalateurs et de débitmètres de pointe • Éviter les éléments déclencheurs
Cancer	✔	✔	✔	✔	✔	✔	✔	• Varient selon l'emplacement du cancer • Gestion des répercussions de l'intervention chirurgicale, de la radiothérapie et de la chimiothérapie
Douleur chronique	✔	✔		✔		✔	✔	• Dosage des activités • Exercices pécifiques • Utilisation des techniques de gestion de la douleur
Insuffisance cardiaque congestive		✔	✔	✔	✔	✔	✔	• Suivi quotidien du poids corporel • Restriction de la consommation de sel/sodium
Dépression		✔		✔	✔	✔	✔	• Entreprendre des activités plaisantes • Exposition à la lumière (photothérapie)

Tableau 1.3 **Compétences de prise en charge pour gérer une maladie chronique (*suite*)**

	Compétences en gestion pour faire face aux maladies chroniques							
Maladie chronique	Gestion de la douleur	Gestion de la fatigue	Techniques de respiration	Relaxation et gestion des émotions	Nutrition	Exercice	Médicaments	Autres outils de gestion
Diabète	✔	✔		✔	✔	✔	✔	• Surveillance de la glycémie à la maison • Injection d'insuline • Soins des pieds • Examens réguliers de la vue (rétine)
Brûlures d'estomac et reflux acide					✔		✔	• Éviter les substances qui irritent l'estomac (p. ex. café, alcool, aspirine, médicaments anti-inflammatoires non stéroïdiens) • Élever la tête du lit
Diabète	✔	✔		✔	✔	✔	✔	• Surveillance de la glycémie à la maison • Injection d'insuline • Soins des pieds • Examens réguliers de la vue (rétine)
Cardiopathies	✔	✔	✔	✔	✔	✔	✔	• Connaître et surveiller les signes avant-coureurs d'une crise cardiaque
Hépatite	✔	✔		✔	✔		✔	• Éviter de consommer de l'alcool, des drogues prises par voie intraveineuse et des médicaments toxiques pour le foie • Prévenir la propagation de l'infection (p. ex. des pratiques d'hygiène et sexuelles plus sécuritaires pour les hépatites B et C)
Hypertension artérielle				✔	✔	✔	✔	• Surveillance de la tension artérielle à la maison • Restriction de la consommation de sel/sodium

Suite à la page suivante ▼

Tableau 1.3 **Compétences de prise en charge pour gérer une maladie chronique (*suite*)**

	Compétences en gestion pour faire face aux maladies chroniques							
Maladie chronique	**Gestion de la douleur**	**Gestion de la fatigue**	**Techniques de respiration**	**Relaxation et gestion des émotions**	**Nutrition**	**Exercice**	**Médicaments**	**Autres outils de gestion**
Infection à VIH (SIDA)	✔	✔	✔	✔	✔	✔	✔	• Prévenir la propagation de l'infection (p. ex. des pratiques d'hygiène et sexuelles plus sécuritaires) • Être attentif au moindre signe d'infection précoce • Éviter de consommer des drogues prises par voie intraveineuse
Maladie intestinale inflammatoire	✔			✔	✔		✔	
Côlon irritable	✔			✔	✔		✔	
Calculs rénaux	✔				✔		✔	• Maintenir l'apport en liquides • Éviter le calcium ou l'oxalate, selon le type de cal-culs rénaux
Sclérose en plaques	✔	✔		✔	✔	✔	✔	• Gestion de l'incontinence • Gestion de la mobilité
Maladie de Parkinson		✔		✔	✔	✔	✔	• Mobilité
Ulcères gastroduodénaux	✔			✔	✔	✔	✔	• Éviter les substances qui irritent l'estomac (p. ex. café, alcool, aspirine, médicaments anti-inflammatoires non stéroïdiens) et l'infection précoce
Insuffisance rénale		✔		✔	✔		✔	• Dialyse
Accident vasculaire cérébral		✔		✔		✔	✔	• Utilisation d'aides à la mobilité

Longtemps ignorés, les symptômes légers peuvent maintenant représenter des inquiétudes. Par exemple, cette douleur à la poitrine est-elle un signe avant-coureur d'une crise cardiaque? Cette douleur dans mon genou est-elle un signe que l'arthrite s'est aggravée? Il n'existe aucune réponse simple et rassurante, ni méthode infaillible pour vous aider à différencier les signaux clairs des légers symptômes temporaires qui peuvent être ignorés.

Il est utile de connaître et de comprendre les rythmes naturels de votre maladie chronique. Règle générale, les symptômes doivent être examinés par votre médecin s'ils sont inhabituels, sévères, persistants, ou s'ils se produisent après avoir commencé un nouveau médicament ou un nouveau plan de traitement.

Dans le présent ouvrage, nous vous donnerons des exemples précis de mesures que vous pouvez prendre si vous ressentez différents symptômes. C'est là que votre partenariat avec votre professionnel de la santé prend toute son importance. L'autogestion de votre maladie ne signifie pas que vous ferez cavalier seul. N'hésitez pas à obtenir de l'aide ou des conseils quand vous êtes inquiet ou incertain.

Les propos précédents peuvent laisser penser que l'autogestion est un concept assez simple. Que ce soit à la maison ou au travail, les gestionnaires sont maîtres à bord. Ils n'exécutent pas toutes les tâches eux-mêmes; ils travaillent en équipe, notamment avec les consultants, pour accomplir le travail. Ce qui distingue les gestionnaires est leur responsabilité de prendre des décisions et de s'assurer que ces décisions soient mises en œuvre.

À titre de gestionnaire de votre maladie, votre travail est similaire. Vous recueillez de l'information et embauchez un consultant ou une équipe de consultants composée de votre médecin et d'autres professionnels de la santé. Une fois qu'ils vous ont donné leurs meilleurs conseils, c'est à vous d'agir en conséquence. Toutes les maladies chroniques exigent une prise en charge quotidienne. Nous avons tous remarqué que certaines personnes atteintes de graves problèmes physiques fonctionnent bien dans leur état, alors que d'autres qui ont des problèmes plus légers semblent renoncer à la vie. La différence réside souvent dans leur style de gestion.

La gestion d'une maladie chronique, comme celle d'une famille ou d'une entreprise, est un engagement complexe. Il faut s'attendre à de nombreux obstacles et à devoir apporter des correctifs. L'acquisition des compétences d'autogestion vous permettra d'atténuer les problèmes liés à votre état de santé.

Dans tout engagement, la clé de la réussite est (1) de décider ce que vous voulez accomplir, (2) de décider comment vous allez y parvenir, et (3) d'acquérir un ensemble de compétences et de les utiliser jusqu'à ce que vous les maîtrisiez. Il faut suivre le même parcours pour connaître du succès dans l'autogestion d'une maladie chronique. En fait, la maîtrise de ces compétences sera l'une des plus importantes tâches de votre vie.

Des centaines de compétences et d'outils vous seront présentés afin de vous aider à soulager les problèmes causés par la maladie chronique. On ne s'attend pas à ce que vous les utilisiez tous. Choisissez ceux qui sont adaptés à votre condition et n'hésitez pas à expérimenter. Fixez-vous des objectifs. **Ce que vous faites n'est peut-être pas aussi important que le sentiment de confiance et de contrôle qui vient avec la réussite d'un projet.** Nous avons appris qu'il n'est pas suffisant de connaître les compétences; nous devons trouver un moyen de les intégrer à nos vies quotidiennes. Chaque fois que vous ferez l'essai d'une nouvelle compétence, vos premières tentatives seront maladroites, lentes et peu productives. Il vous semblera plus facile de reprendre vos vieilles habitudes que de persévérer à faire l'essai de nouvelles tâches parfois difficiles à maîtriser. La pratique et l'évaluation des résultats sont les meilleurs moyens de maîtriser de nouvelles compétences.

Compétences d'autogestion

Ce que vous faites est en grande partie déterminé par la façon dont vous percevez cette action. Par exemple, si vous croyez que le fait d'être atteint d'une maladie chronique est comme une chute dans un gouffre profond, vous aurez sans doute beaucoup de difficulté à vous motiver et à vous en sortir. Vous penserez peut-être même que cette tâche est impossible à réaliser. Vos pensées déterminent en grande partie ce qui vous arrive et la façon dont vous traitez vos problèmes de santé.

Certains des meilleurs autogestionnaires sont des personnes qui voient leur maladie comme un parcours, un parcours qui, comme tous les autres, est parsemé de hauts et de bas. Parfois il est plat et régulier, mais il peut aussi être difficile et raboteux. Pour négocier ce parcours, il est essentiel d'utiliser de nombreuses stratégies. Vous pouvez parfois prendre une allure rapide, mais à d'autres moments il vous faudra ralentir. Il y a des obstacles à surmonter.

Les bons autogestionnaires sont des personnes qui ont acquis trois types de compétences pour négocier ce parcours :

- **Les compétences requises pour faire face à la maladie.** Toutes les maladies vous demandent d'adopter de nouveaux comportements, comme prendre un médicament et utiliser un inhalateur ou de l'oxygène. Vous devez donc visiter votre médecin et fréquenter le système de soins de santé plus souvent. Parfois il s'agit d'adopter un nouveau programme d'exercice ou un nouveau régime alimentaire. Même des maladies comme le cancer nécessitent une autogestion. La chimiothérapie, la radiothérapie et la chirurgie peuvent devenir des épreuves moins difficiles grâce à une bonne autogestion quotidienne. Toutes ces mesures constituent le travail que vous devez accomplir pour prendre en charge votre maladie.
- **Les compétences requises pour poursuivre une vie normale.** Que vous soyez atteint d'une maladie chronique ne signifie pas que votre vie s'arrête. Il y a encore des tâches à accomplir, des amitiés à entretenir, un emploi à occuper et des relations familiales à conserver. Certaines choses que vous teniez autrefois pour acquises peuvent devenir beaucoup plus compliquées à cause de votre maladie chronique. Vous devrez peut-être acquérir de nouvelles compétences ou adapter vos activités afin de continuer à faire vos activités quotidiennes et à profiter de la vie.
- **Les compétences requises pour faire face aux émotions.** Quand vous recevez un diagnostic de maladie chronique, votre avenir

change, tout comme vos plans et vos émotions. Plusieurs de vos nouvelles émotions sont négatives. Elles peuvent inclure la colère (« Pourquoi moi? C'est injuste. »), la peur (« J'ai peur de devenir dépendant des autres. »), la dépression (« À quoi bon, je ne peux plus rien faire maintenant. »), la frustration (« Quoi que je fasse, ça ne fait pas de différence. Je ne peux plus faire ce que je veux. »), ou l'isolement (« Personne ne me comprend, personne n'a envie de côtoyer quelqu'un qui est malade. »). Ainsi, la négociation du parcours d'une maladie chronique signifie aussi l'acquisition de compétences pour affronter ces émotions négatives. Nous vous enseignerons certaines compétences pour gérer ces émotions.

Sur cette toile de fond, vous pouvez considérer l'autogestion comme l'utilisation de compétences pour gérer le travail vous permettant de faire face à votre maladie, poursuivre vos activités quotidiennes et gérer les émotions suscitées par la maladie chronique.

Quelques éléments à considérer

- **Vous n'êtes pas à blâmer.** Les maladies chroniques sont causées par une combinaison de facteurs génétiques, biologiques, environnementaux et psychologiques. Par exemple, le stress ne peut à lui seul causer des maladies chroniques. L'esprit est important, mais il ne peut toujours l'emporter sur le concret. Si vous ne parvenez pas à récupérer de votre maladie, ce n'est pas parce que vous avez adopté la mauvaise attitude. Il y a plusieurs choses que vous pouvez contrôler et qui vous aideront à faire face à votre maladie chronique. N'oubliez pas, vous n'êtes pas responsable du développement de cette maladie ni de ne pas avoir réussi à la guérir, mais vous êtes responsable de prendre les mesures nécessaires pour gérer votre maladie.

- **Demandez de l'aide.** Un des effets secondaires de la maladie chronique est un sentiment d'isolement. Malgré tout l'appui que peuvent vous donner vos amis et les membres de votre famille, ils comprennent rarement ce que vous vivez dans votre lutte contre la maladie chronique. Toutefois, il est fort probable que d'autres personnes savent, comme vous, ce en quoi consiste la vie avec une maladie chronique. Nouer des liens avec d'autres personnes atteintes de maladies similaires peut réduire votre sentiment d'isolement, vous aider à mieux comprendre ce à quoi vous attendre selon le point de vue d'un autre patient, vous donner des conseils pratiques sur comment gérer quotidiennement vos symptômes et vos émotions, vous donner l'occasion d'aider d'autres personnes à vivre avec leur maladie, vous aider à apprécier vos forces et à réaliser que ça pourrait être pire, et vous inspirer à jouer un rôle plus actif dans la gestion de votre maladie en voyant d'autres personnes y parvenir. Le soutien peut provenir de la lecture d'un livre ou d'un bulletin d'information sur comment une personne vit avec sa maladie chronique, en discutant avec d'autres personnes au téléphone ou dans des groupes d'entraide, ou même en visitant des groupes d'entraide en ligne.

- **Vous êtes beaucoup plus qu'une maladie.** Quand une personne est atteinte d'une maladie chronique, la maladie prend trop souvent toute la place. Mais vous êtes plus que votre maladie ; vous n'êtes pas seulement un patient atteint d'une maladie cardiaque ou pulmonaire. Il y a autre chose dans la vie que les visites chez le médecin et la prise en charge des symptômes. Il est essentiel de vous concentrer sur les autres moments joyeux de votre vie. Les petits plaisirs quotidiens peuvent vous aider à créer un équilibre avec les périodes plus difficiles où vous devez gérer des symptômes et des émotions inconfortables. Redécouvrez la nature en faisant pousser une plante ou en admirant un coucher de soleil, abandonnez-vous aux plaisirs des contacts humains ou d'un bon repas, ou fêtez les moments de complicité avec votre famille ou vos amis. Pour bien autogérer sa maladie chronique, il est essentiel de trouver des moyens de se garder des moments de plaisir. Concentrez-vous sur vos compétences et vos forces plutôt que sur vos incapacités et vos problèmes. Aider les autres est un moyen de mieux connaître vos limites et de ne pas uniquement vous concentrer sur ce que vous ne pouvez pas faire. Fêtez chaque petit pas dans la bonne direction. S'il y a une chose que la maladie chronique peut nous apprendre, c'est de profiter pleinement de chaque moment. Il existe des moyens d'améliorer votre condition, votre sentiment de contrôle et votre jouissance de la vie tout en respectant les limites réelles de votre maladie.

- **La maladie peut ouvrir des portes.** La maladie, même avec sa douleur et son invalidité, peut enrichir nos vies. Elle peut nous permettre de réorienter nos valeurs, de changer nos priorités et de suivre une nouvelle voie que nous n'avions jamais considérée auparavant.

  - Jill a un cancer du sein. Depuis son diagnostic, elle vit sa vie plus à fond que jamais : « J'étais une femme au foyer, perdue et désorientée après que mes enfants aient quitté le nid familial. Une des premières choses que j'ai faites après avoir reçu mon diagnostic a été d'apprendre à nager la tête sous l'eau. Je ne l'avais jamais fait, j'avais trop peur. C'était l'histoire de ma vie. Maintenant, je fais ce que je veux. Je ne pense pas au temps qui reste, mais plutôt à celui que j'ai. Étonnamment, j'ai moins peur de vivre. »
  - Une crise cardiaque pousse certaines personnes à décider de ralentir. Ils devraient donc avoir plus de temps pour approfondir leurs relations avec leur famille et leurs amis. Une maladie chronique qui limite les mouvements d'une personne peut la forcer à se trouver de nouveaux talents intellectuels insoupçonnés. Meg a appris une nou-

velle langue et s'est trouvé un correspondant à l'étranger, Fred a finalement osé écrire un roman sans pour une fois penser qu'il est « trop stupide » pour écrire. Même si la maladie chronique peut fermer certaines portes, vous pouvez décider d'en ouvrir de nouvelles.

Autres lectures suggérées

Cousins, Norman. *Anatomy of an Illness as Perceived by the Patient.* New York : Norton, 2005.

Gruman, Jessie. *AfterShock. What to Do When the Doctor Gives You–or Someone You Love–a Devastating Diagnosis.* New York : Walker, 2010. Voir aussi le site Web de Gruman qui offre une sélection d'autres ressources : www.aftershockbook.com/.

Hister, Art. *Dr. Art Hister's Guide to Living a Long and Healthy Life.* Vancouver : Greystone Books, 2003.

Mate, Gabor. *When the Body Says No: The Cost of Hidden Stress.* Toronto : A.A. Knopf Canada, 2003.

Peck, Scott. *The Road Less Traveled: A New Psychology of Love, Traditional Values and Spiritual Growth.* New York : Simon & Schuster, 1998.

Selak, Joy H., et Steven M. Overman. *You Don't Look Sick: Living Well with Invisible Chronic Illness.* Binghamton, NY : Haworth Medical Press, 2005.

Sobel, David, et Robert Ornstein. *The Healthy Mind, Healthy Body Handbook. Los Altos, CA. : DRX, 1996.*

Sobel, David, et Robert Ornstein. *Healthy Pleasures,* 2e édition. Reading, MA. : Addison-Wesley, 1997.

Sobel, David, et Robert Ornstein. *Mind and Body Health Handbook: How to Use Your Mind and Body to Relieve Stress, Overcome Illness, and Enjoy Healthy Pleasures,* 2e édition. Los Altos, CA. : DRX, 1998.

Weil, Andrew. *Healthy Aging: A Lifelong Guide to Your Physical and Spiritual Well-Being.* New York : Knopf, 2005.

Chapitre 2

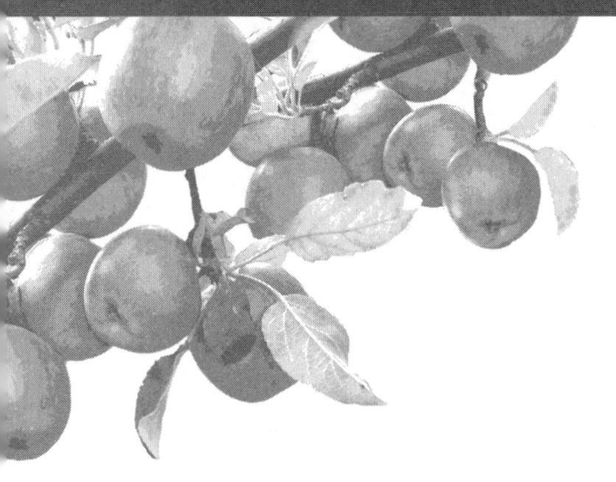

Devenir un autogestionnaire actif

Il est impossible de faire face à une maladie chronique sans être un autogestionnaire. Certaines personnes prennent en charge leur maladie en se retirant de la vie active. Elles restent au lit ou ont moins de relations sociales. La maladie devient le centre de leur existence. Pourtant, d'autres personnes atteintes de la même maladie et présentant des symptômes similaires réussissent à reprendre le contrôle de leur vie. Elles ont peut-être dû modifier certaines habitudes ou leur façon de vivre, mais elles continuent à vivre une vie remplie et active. La différence entre ces deux extrêmes n'est pas la maladie, mais la façon dont la personne décide de prendre en charge sa maladie chronique. Prenez bien note du verbe « décider ». L'autogestion est toujours une décision : être actif ou ne rien faire, demander de l'aide ou souffrir en silence. Ce livre vous aidera à prendre ces décisions.

Comme pour n'importe quelle compétence, l'autogestion active doit être apprise et pratiquée. Le présent chapitre vous aidera à vous lancer en vous présentant les trois principaux outils d'autogestion : la résolution de problèmes, la prise de décisions et l'établissement d'un plan d'action. N'oubliez pas, vous êtes le gestionnaire. Comme le gestionnaire d'une entreprise ou d'un foyer, vous devez :

1. Décider de ce que vous souhaitez accomplir;
2. Chercher différents moyens d'atteindre cet objectif;
3. Établir un plan d'action à court terme ou conclure une entente avec vous-même;
4. Respecter votre plan d'action;
5. Vérifier les résultats;
6. Apporter les changements, au besoin;
7. Vous récompenser pour vos réussites.

Résolution de problèmes

Les problèmes commencent parfois par un malaise généralisé. Prenons un exemple : vous êtes malheureux sans trop savoir pourquoi. Après y avoir longuement réfléchi, ous réalisez que le contact avec des parents qui habitent loin vous manque. Maintenant que vous avez cerné le problème, vous décidez de leur rendre visite. Vous venez de vous fixer un objectif. Vous devez maintenant dresser une liste des différentes solutions à ce problème.

Par le passé, vous étiez toujours le conducteur attitré. Aujourd'hui, les longs trajets en voiture vous épuisent et vous cherchez d'autres façons de vous déplacer. Vous envisagez de partir à midi plutôt que le matin et de faire le voyage en deux jours au lieu d'un seul. Vous envisagez aussi de demander à un ami de partager le volant. Vous pouvez aussi prendre un train qui s'arrête à proximité de votre destination, ou vous pourriez prendre l'avion. Votre choix s'arrête finalement sur le train.

Toutefois, les préparatifs du voyage vous semblent interminables. Vous décidez de dresser une liste de toutes les étapes nécessaires à la réalisation de ce voyage : déterminer la meilleure date de départ, acheter un billet, savoir comment transporter tous les bagages, vous demander si vous serez capable de monter et descendre les escaliers du train et si vous pourrez vous déplacer à bord du train en mouvement pour aller à la salle de bains ou vous acheter un repas, et prévoir comment vous rendre à la gare. Chacune de ces étapes compose votre plan d'action.

Pour commencer à établir votre plan d'action, vous vous promettez que cette semaine vous téléphonerez à la compagnie ferroviaire pour voir l'aide qu'elle peut vous offrir. Pour accroître votre stabilité sur vos pieds, vous décidez de faire une courte promenade chaque jour et de monter et descendre quelques marches. Vous respectez ensuite votre plan d'action en téléphonant à la compagnie ferroviaire et en commençant votre programme de marche.

La semaine suivante, vous vérifiez les résultats. En jetant un coup d'œil aux étapes que vous avez réalisées, vous constatez qu'un seul appel a répondu à un grand nombre de vos questions. La compagnie ferroviaire peut aider les personnes à mobilité réduite et a répondu à la majorité de vos inquiétudes. Toutefois, vous êtes encore inquiet au sujet de la marche. Bien que votre marche se soit améliorée, vos jambes sont encore chancelantes. Vous modifiez votre plan en demandant à un physiothérapeute qui vous propose d'utiliser une canne ou un bâton de marche. Bien que vous ne soyez pas enchanté par cette proposition, vous constatez que l'utilisation d'une canne vous procurera une plus grande sécurité dans un train en mouvement.

Vous venez donc de commencer à résoudre les problèmes qui vous empêchent d'atteindre votre objectif de partir en voyage. Jetons maintenant un coup d'œil aux différentes étapes de la résolution de problèmes.

Étapes de la résolution de problèmes

1. **Cerner le problème.** Il s'agit de la première et de la plus importante étape de la résolution de problèmes, et souvent aussi la plus difficile. Par exemple, vous savez que les escaliers posent un problème, mais il faudra creuser un peu plus pour trouver que le vrai problème est la peur de tomber.
2. **Dresser une liste d'idées pour résoudre le problème.** .Vous serez sans doute capable de dresser vous-même une liste assez exhaustive, mais vous pourriez vouloir demander l'aide de vos consultants, comme vos amis, votre famille, des membres de votre équipe de soins de santé ou vos ressources communautaires. Par contre, vos consultants ne peuvent vous aider si vous ne leur décrivez pas suffisamment bien le problème. Par exemple, il y a une énorme différence entre dire que vous ne pouvez marcher parce que vous avez mal aux pieds et dire que vous avez mal aux pieds parce que vous ne trouvez pas de chaussures qui vous conviennent.
3. **Choisir une idée pour en faire l'essai**
Chaque fois que vous essayez quelque chose de nouveau, n'oubliez pas que, d'habitude, les nouvelles activités sont plus difficiles. Assurez-vous d'avoir sérieusement essayé votre idée avant de décider qu'elle ne fonctionne pas.
4. **Vérifiez les résultats** après avoir sérieusement essayé votre idée. Si tout se passe bien, votre problème sera résolu.
5. Si votre problème n'est pas résolu, choisissez une autre idée de votre liste et essayez-la.
6. **Utiliser d'autres ressources** (vos consultants) qui vous proposeront de nouvelles idées si vous n'avez toujours pas trouvé de solution.
7. Finalement, si vous êtes passé par toutes les étapes, que vous avez épuisé toutes vos idées et que le problème n'est toujours pas résolu, vous devez accepter le fait que le

Étapes de la résolution de problèmes

1. Cerner le problème.
2. Dresser une liste d'idées pour résoudre le problème.
3. Choisir une idée pour en faire l'essai.
4. Vérifier les résultats.
5. Choisir une autre idée si la première ne fonctionne pas.
6. Utiliser d'autres ressources.
7. Accepter le fait que le problème ne peut pas être résolu pour l'instant.

problème ne peut pas être résolu pour l'instant. Cette étape est parfois difficile. Ce n'est pas parce que vous ne pouvez résoudre actuellement un problème que vous ne trouverez pas de solution plus tard ou que vous ne pourrez pas résoudre d'autres problèmes. Même si cette voie est bloquée, il en existe sûrement d'autres. N'abandonnez pas!

Prendre des décisions : Peser le pour et le contre

La prise de décisions est une compétence importante dans notre boîte à outil d'autogestion. Certaines étapes à suivre, qui ressemblent un peu à celles de la résolution de problèmes, nous aideront à prendre des décisions.

1. **Définissez les options.** Par exemple, il vous faudra décider si vous avez besoin d'aide à la maison ou si vous pouvez continuer de vous acquitter de vos tâches. Parfois, les options sont de changer un comportement ou de maintenir le statu quo.
2. **Déterminez ses besoins.** Pour vous, il est peut-être important de continuer à mener une vie aussi normale que possible, de passer plus de temps avec votre famille, ou de ne plus avoir à pelleter l'entrée, à tondre le gazon ou à faire le ménage. Parfois, la définition de vos plus profondes et importantes valeurs (comme passer du temps avec votre famille) vous aidera à établir vos priorités et à stimuler votre désir de changement.
3. **Dressez une liste du pour et du contre de chaque option.** Inscrivez autant d'éléments que vous le pouvez. N'oubliez pas l'impact sur votre vie émotionnelle et sociale.
4. **Accordez à chaque élément de la liste une note avec une échelle de 5 points**, où 0 indique que ce n'est pas important du tout et 5 indique que c'est très important.
5. **Additionnez les notes attribuées dans chaque colonne** et comparez-les. La colonne affichant le total le plus élevé vous indiquera

Vivre avec l'incertitude

Une des tâches d'autogestion les plus difficiles est de vivre avec l'incertitude. Nous aurons presque tous à vivre avec l'incertitude un jour ou l'autre. L'incertitude est une des causes des hauts et des bas émotionnels. Le diagnostic d'une maladie chronique nous retire une partie de notre sentiment de sécurité et de contrôle, ce qui peut nous effrayer. Nous suivons notre parcours quand soudain nous devons prendre un détour forcé et non désiré. Cette incertitude persiste même en consultant des professionnels de la santé et en commençant de nouveaux traitements. Bien entendu, l'avenir de chacun est incertain, mais la plupart des personnes n'y pensent pas. Toutefois, quand nous sommes atteints d'une maladie chronique, elle prend beaucoup de place dans notre vie. Nous sommes incertains quant à notre santé et peut-être même quant à notre capacité de continuer à remplir nos engagements et à faire ce que nous aimons. Beaucoup de personnes trouvent difficile de prendre des décisions tout en acceptant l'incertitude.

la décision à prendre. Si les totaux sont similaires ou que vous êtes toujours incertain, passez à l'étape suivante.

6. **Effectuez le test de la conviction profonde.** Par exemple, selon vous, est-ce une bonne idée de retourner travailler à temps partiel? Si la réponse est oui, vous venez en principe de prendre votre décision. Sinon, ce que vous ressentez doit probablement l'emporter sur les mathématiques.

Exemple de prise de décisions

Dois-je demander de l'aide pour les tâches ménagères?

Pour	Note	Contre	Note
J'aurai plus de temps	4	Ça coûte cher	3
Je serai moins fatigué	4	Il est difficile de trouver une personne de confiance	1
La maison sera propre	3	Elle ne travaillera pas comme moi	2
		Je ne veux pas d'un étranger dans ma maison	1
Total	11		7

Additionnez les points des deux colonnes de la liste. Dans cet exemple, la décision est de demander de l'aide pour les tâches ménagères, car le pour (11) l'a emporté sur le contre (7). Si vous êtes profondément convaincu que c'est la chose à faire, alors vous avez votre réponse.

À votre tour maintenant! Essayez de prendre une décision en utilisant le tableau ci-dessous. Vous avez le droit d'écrire dans votre livre.

Décision à prendre

Pour	Note	Contre	Note
Total			

La clé de la réussite de la résolution de problèmes et de la prise de décisions est d'agir. C'est ce dont il est maintenant question.

Agir

Vous vous êtes penché sur un problème ou vous avez pris une décision difficile. Ce n'est pas tout de savoir quoi faire. Il est maintenant temps d'agir. Nous vous suggérons de commencer par faire une chose à la fois.

Se fixer un objectif

Avant d'agir, vous devez décider ce que vous voulez faire. Vous devez être réaliste et précis dans l'établissement d'un objectif. Pensez à toutes les choses que vous aimeriez faire. Un premier autogestionnaire voulait gravir les vingt marches de l'escalier de la résidence de sa fille afin d'être présent pour le repas du temps des Fêtes. Un deuxième voulait surmonter son anxiété et participer à des événements sociaux. Un troisième souhaitait continuer de conduire sa Harley Davidson, mais il n'était plus capable de soulever ses 431 kg quand elle était couchée au sol.

Un des problèmes liés aux objectifs est qu'ils semblent souvent n'être que des rêves. Ils sont si éloignés, grands et difficiles à atteindre que nous nous sentons dépassés et que nous n'essayons même pas de les réaliser. Ce problème sera abordé sous peu. Pour le moment, prenez quelques minutes et écrivez vos objectifs ci-dessous. (Ajoutez des lignes au besoin.)

Objectifs

____

____

____

____

Apposez une étoile (★) à côté de l'objectif que vous désirez atteindre en premier.

Ne rejetez pas un objectif sans avoir envisagé d'autres méthodes pour l'atteindre. Nous rejetons parfois des solutions de rechange sans chercher à les connaître à fond. Dans l'exemple précédent, notre voyageur a été capable de dresser une liste de différents moyens de transport, avant de finalement choisir le train.

Il existe plusieurs méthodes pour atteindre un objectif. Par exemple, notre autogestionnaire qui voulait gravir les vingt marches d'escalier pourrait commencer par un programme de marche lente, monter quelques marches par jour ou demander aux membres de sa famille d'organiser l'événement à un autre endroit. L'homme qui voulait participer à des activités sociales pourrait commencer par faire de courtes sorties, demander à un ami de l'accompagner, utiliser des techniques de distraction quand il se sent anxieux, ou parler avec son équipe de soins de santé d'une éventuelle thérapie ou médication. Notre motocycliste pourrait acheter une motocyclette plus légère, utiliser une nacelle latérale, installer des stabilisateurs, acheter une motocyclette à trois roues ou abandonner ce loisir.

Comme vous pouvez le voir, il existe de nombreuses options pour atteindre chaque objectif. Votre travail est de dresser une liste des options et d'en choisir une ou deux que vous voudrez bien essayer.

Il est parfois difficile de penser à toutes les options qui s'offrent à vous. Si vous éprouvez des problèmes, il est temps de recourir aux services d'un consultant. Partagez votre objectif avec votre famille, vos amis, et vos professionnels de la santé. Vous pouvez communiquer avec des organisations comme la Fondation des maladies du cœur du Canada ou la Société canadienne de la sclérose en plaques. Pourquoi ne pas utiliser Internet? Ne demandez pas ce que vous devriez faire, mais ce que l'on vous suggère de faire. C'est toujours une bonne idée d'avoir en main une liste d'options.

Attention, de nombreuses options ne sont jamais considérées avec sérieux parce que vous pensez qu'elles n'existent pas ou qu'elles sont irréalisables. Vous devez toujours analyser l'option sous tous ses angles avant de prendre une décision. Une femme que nous connaissons a vécu dans la même ville toute sa vie et elle croyait connaître toutes les ressources de sa communauté. Quand elle a commencé à être angoissée par l'idée de vivre seule, une amie habitant une autre ville lui a suggéré de s'inscrire à un système d'appel d'urgence en tout temps offert par sa communauté. Toutefois, la femme n'a pas tenu compte de cette suggestion, car elle était persuadée que ce service n'était pas offert dans sa ville. Ce n'est que quelques mois plus tard, quand son amie est venue lui rendre visite et qu'elle a téléphoné à l'hôpital local, que la femme a appris que ce service était offert dans certains hôpitaux locaux. Notre motocycliste croyait que l'installation de stabilisateurs sur sa Harley Davidson était une idée un peu folle, mais il a fait des recherches. Il a ainsi pu continuer de pratiquer son loisir préféré pendant quinze autres années. En résumé, ne tenez jamais rien pour acquis. Les hypothèses sont les pires ennemies de l'autogestion.

Dressez ci-dessous une liste des options pour atteindre votre objectif principal. Ajoutez ensuite une étoile (★) à côté des deux ou trois options que vous souhaiteriez voir fonctionner.

Options

____

____

____

____

Établir des plans d'action à court terme

Quand une décision a été prise, nous avons déjà une bonne idée du chemin que nous allons suivre. Toutefois, cet objectif peut être accablant. Comment vais-je pouvoir me déplacer, vais-je pouvoir peindre à nouveau, comment vais-je être capable de ______________ (vous remplissez le champ vide)? Le secret est de ne pas essayer de tout faire en même temps. Regardez plutôt ce que vous pouvez accomplir de manière réaliste au cours de *la prochaine semaine*. C'est ce qu'on appelle un plan d'action : un ensemble d'actions à court terme, réalisables et qui vous lanceront sur la voie de l'atteinte de votre objectif. Le plan d'action doit être composé d'éléments que vous voulez entreprendre ou accomplir. C'est un outil qui vous aidera à réaliser vos souhaits. N'élaborez pas un plan d'action pour plaire à vos amis, à votre famille ou à votre médecin.

Le plan d'action est sans doute l'outil d'autogestion le plus important. La plupart d'entre nous peuvent entreprendre des activités pour améliorer leur santé, mais ne le font pas. Par exemple, la plupart des personnes atteintes d'une maladie chronique peuvent marcher : certains ne peuvent que traverser une chambre, alors que d'autres peuvent marcher un demi-pâté de maisons. Plusieurs peuvent traverser plusieurs pâtés de maisons, tandis que d'autres peuvent marcher un kilomètre ou plus. Toutefois, peu de gens ont adopté un programme d'exercices régulier.

Un plan d'action nous aide à entreprendre des activités que nous savons que nous devrions faire, mais il faut commencer par des activités que nous voulons faire. Jetons un coup d'œil aux étapes nous permettant d'établir un plan d'action réaliste.

Premièrement, décidez quelles seront vos activités pour cette semaine. Une personne désirant gravir des marches d'escalier peut commencer par monter trois marches durant quatre jours consécutifs. Un homme qui veut continuer à conduire sa motocyclette peut passer trente minutes sur deux jours à la recherche d'une motocyclette plus légère et de stabilisateurs.

Assurez-vous que votre plan est axé sur une action spécifique, c'est-à-dire qu'au lieu de décider de simplement « perdre du poids » (ce qui ne représente pas une action, mais son résultat), vous devrez « remplacer les boissons gazeuses par du thé ».

Deuxièmement, établissez un plan précis. Il est inutile de décider de ce que vous souhaitez entreprendre sans avoir établi un plan pour y arriver. Ce plan doit répondre aux questions suivantes :

- **Qu'allez-vous** faire exactement? Allez-vous marcher, de quelle façon mangerez-vous moins, quelle technique de distraction pratiquerez-vous?
- **Combien** allez-vous en faire? La réponse à cette question doit être du temps, une distance, des portions ou un nombre de répétitions. Marcherez-vous un pâté de maison, ferez-vous une promenade de quinze minutes, réduirez-vous vos portions de moitié au dîner et au souper, pratiquerez-vous des exercices de relaxation pendant 15 minutes?
- **À quel moment** le ferez-vous? Une fois de plus, vous devez être précis : avant le dîner, dans la douche, en rentrant du travail? Le jumelage d'une nouvelle activité à une vieille habitude est une excellente façon de vous assurer de votre engagement. Trouvez une activité qui vous aidera à vous rappeler à adopter un nouveau comportement. Par exemple, brosser vos dents pourrait vous rappeler de prendre votre médicament. Un autre truc est d'entreprendre une nouvelle activité avant votre activité préférée, comme lire le journal ou regarder votre émission de télévision préférée.
- **À quelle fréquence** effectuerez-vous l'activité? Cette question peut être un peu embêtante. Nous aimerions tous pouvoir faire une activité tous les jours, mais ce n'est pas toujours possible. Il est habituellement préférable de décider de faire une activité trois ou quatre fois par semaine pour vous donner une « marge de manœuvre » en cas d'imprévu. Si vous en faites plus, c'est encore mieux. Toutefois, comme bien des gens, vous aurez moins de pression si vous effectuez votre activité trois ou quatre fois par semaine et que vous atteignez quand même vos objectifs (bien entendu, cela

ne s'applique pas aux médicaments qui doivent être pris selon les directives de votre médecin).

Il existe certaines lignes directrices générales qui pourraient vous aider pour la rédaction de votre plan d'action. Tout d'abord, commencez à votre niveau actuel ou débutez lentement. Si vous pouvez seulement marcher une minute, commencez votre programme d'exercices par une marche d'une minute toutes les heures ou les deux heures, et non en marchant un pâté de maisons. Si vous n'avez jamais fait d'exercice, commencez par un échauffement de quelques minutes; entre cinq et dix minutes seront suffisantes. Si vous désirez perdre du poids, fixez-vous un objectif basé sur vos habitudes alimentaires actuelles, comme réduire vos portions de moitié. Par exemple, « perdre un demi-kilogramme cette semaine » n'est pas un plan d'action, puisqu'aucun comportement n'y est intégré. On dira plutôt « ne pas manger après le souper pendant quatre jours cette semaine. »

Ensuite, offrez-vous quelques congés. Nous vivons tous des journées où nous nous sentons plus paresseux. C'est pourquoi il est préférable de dire que vous ferez une activité trois fois par semaine plutôt que chaque jour.

Finalement, une fois que votre plan d'action est achevé, posez-vous la question suivante : « Sur une échelle de 0 à 10, 0 étant pas du tout confiant et 10 étant tout à fait confiant, dans quelle mesure êtes-vous certain de terminer ce plan d'action? »

Si votre réponse est 7 ou plus, votre plan d'action est sans doute réaliste. Si votre réponse est inférieure à 7, vous devriez revoir votre plan d'action. Pourquoi n'êtes-vous pas confiant? Quels problèmes envisagez-vous? Vous pouvez ensuite juger si vous pouvez résoudre ces problèmes ou modifier votre plan d'action pour être plus confiant de réussir.

Quand vous êtes satisfait de votre plan d'action, écrivez-le sur une feuille que vous afficherez dans un endroit où vous pourrez la voir tous les jours. Pensez à un plan d'action est une chose, mais l'écrire augmente vos chances de le suivre. Assurez un suivi de votre parcours et des problèmes que vous éprouvez. (Vous trouverez à la fin du présent chapitre un formulaire de plan d'action à remplir. Vous pouvez en faire des copies et l'utiliser toutes les semaines.)

Exécution de votre plan d'action

Si votre plan d'action est bien écrit et réaliste, alors il devrait être plutôt facile de le réaliser. Demandez à votre famille et à vos amis de prendre des nouvelles de votre progression; cet intérêt sera une excellente motivation pour vous. Suivez l'évolution de vos activités quotidiennes pendant l'exécution de votre plan. De nombreux bons gestionnaires possèdent une liste de ce qu'ils souhaitent accomplir. Cochez les activités que vous avez effectuées : vous saurez ainsi si votre plan est réaliste et ce sera utile pour l'établissement de plans futurs. Prenez des notes tous les jours, même sur ce que vous ne comprenez pas à ce moment. Ces notes vous serviront plus tard quand vous établirez un modèle à utiliser pour la résolution de problèmes.

Par exemple, notre amie qui souhaitait gravir des marches d'escalier n'a jamais entrepris cette activité. Chaque jour un nouveau problème survenait : le manque de temps, la

Le succès améliore la santé

Le changement n'est pas seulement bénéfique en raison de l'adoption de plus saines habitudes de vie. Il est évident que vous vous sentirez mieux si vous faites de l'exercice, mangez sainement, adoptez un horaire de sommeil fixe, arrêtez de fumer et prenez du temps pour vous reposer. Toutefois, peu importe le comportement que vous modifiez, il est démontré que les sentiments de confiance en soi et de contrôle sur sa vie qui accompagnent tout changement réussi amélioreront votre santé.

Au fur et à mesure que nous vieillissons ou que nos symptômes évoluent vers une maladie chronique, les capacités physiques et notre image de soi peuvent diminuer. Pour de nombreuses personnes, il est décourageant de constater qu'elles ne peuvent plus entreprendre les activités qu'elles avaient l'habitude de faire ou qu'elles veulent faire. Le changement et l'amélioration d'un aspect de votre vie, que ce soit améliorer votre condition physique ou acquérir une nouvelle compétence, raviveront votre optimisme et votre vitalité. Mettez vos énergies sur vos capacités plutôt que sur vos incapacités; vous serez ainsi une personne plus positive et heureuse.

fatigue, la température trop froide, etc. Quand elle a consulté ses notes, elle a réalisé que le vrai problème était sa peur de tomber et que personne ne serait là pour l'aider. Elle a alors décidé d'utiliser une canne pour monter les marches et d'être accompagnée d'un ami ou d'un voisin.

Vérifier les résultats

À la fin de chaque semaine, vérifiez si vous avez suivi votre plan d'action et si vous vous approchez de l'atteinte de votre objectif. Êtes-vous capable de marcher de plus longues distances? Avez-vous perdu du poids? Êtes-vous moins anxieux? Il est important de faire le point. Vous ne verrez peut-être pas de progrès chaque jour, mais vous devriez constater de petits progrès chaque semaine. À la fin de chaque semaine, vérifiez si vous avez bien respecté ou non votre plan d'action. Si vous éprouvez des problèmes, c'est le moment idéal pour utiliser vos compétences en résolution de problèmes.

Les fondements d'un plan d'action réussi

- C'est quelque chose que vous désirez faire.
- C'est réalisable (un plan que vous prévoyez pouvoir réaliser cette semaine).
- C'est un comportement précis.
- *Quoi? Combien? Quand? À quelle fréquence?*
- Vous êtes confiant que vous le terminerez à un niveau de confiance de 7 ou plus sur une échelle allant de 0, pas du tout confiant, à 10, tout à fait confiant.

Comment les gens changent-ils?

Des milliers d'études ont été menées pour apprendre comment les gens changent ou pourquoi ils ne changent pas. Voici ce que nous avons appris:

- La plupart des gens changent de leur propre initiative quand ils sont prêts. Même si les médecins, les conseillers, les conjoints ou les conjointes, et les groupes d'entraide supplient, persuadent et essaient de pousser une personne à changer son mode de vie et ses habitudes, la plupart le feront sans l'aide de quiconque.
- Le changement n'est pas un processus sans nuance : il survient par étapes. La plupart croient que le changement se produit une étape à la fois et que chaque étape représente une amélioration. Bien que ce soit réellement le cas pour certaines personnes, c'est plutôt rare. Plus de 95 % des fumeurs qui ont cessé de fumer ont réussi après plusieurs revers et rechutes.
- Dans la plupart des cas, le changement s'apparente plus à une spirale qu'à une ligne droite : on recule souvent avant d'avancer plus loin (deux pas en avant, un pas en arrière). Les rechutes ne sont donc pas des échecs, mais des revers qui font partie intégrante du changement. Surmonter ces rechutes est souvent un bon moyen d'apprendre comment maintenir un changement. La rechute vous permet de savoir ce qui ne fonctionne pas.
- Un changement de soi sera efficace si on fait les bonnes choses au bon moment. Il est démontré que les personnes qui reçoivent des conseils inappropriés pour l'étape à laquelle ils sont rendus auront moins de succès qu'une personne qui ne bénéficie d'aucune aide. Par exemple, l'élaboration d'un plan d'action détaillé quand vous n'avez pas encore vraiment décidé que vous voulez changer est vouée à l'échec. Vous allez vous ennuyer, vous décourager et devenir frustré même avant d'avoir commencé.
- La confiance en votre capacité à changer est le principal ingrédient du succès. Votre foi en vos aptitudes à réussir permet de prédire si vous essaierez de changer, si vous persisterez en cas de rechute et si vous réussirez à changer.

Apporter des corrections à mi-parcours (retour à la résolution de problèmes)

Quand vous essayez de surmonter des obstacles, le premier plan n'est pas toujours le plus réalisable. Si quelque chose ne fonctionne pas, ne vous découragez pas. Essayez autre chose : modifiez vos plans à court terme pour que les étapes soient plus faciles à atteindre, accordez-vous plus de temps pour accomplir les tâches difficiles, choisissez de nouvelles étapes pour atteindre votre objectif ou demandez de l'aide et des conseils à vos consultants. Si vous n'êtes pas certain de la marche à suivre, retournez lire la page 20.

Se récompenser

Pour un bon autogestionnaire, quoi de plus motivant que de se permettre des récompenses pour avoir atteint ses objectifs et de vivre pleinement une vie plus confortable. Toutefois, il n'est pas nécessaire d'attendre que vous ayez atteint votre objectif, permettez-vous souvent des récompenses pour vos réussites à court terme. Par exemple, promettez-vous de ne pas lire le journal avant d'avoir terminé votre séance d'exercice. Ainsi, la lecture de votre journal deviendra votre récompense. Un autogestionnaire n'achète qu'un ou deux fruits à la fois et marche jusqu'au supermarché chaque jour ou presque pour en acheter d'autres. Un autre autogestionnaire qui a cessé de fumer utilise l'argent qu'il dépensait sur des cigarettes pour embaucher un service de ménage professionnel et il lui en reste même pour assister à une partie de baseball avec un ami. Les récompenses n'ont pas besoin d'être compliquées, dispendieuses ou remplies de gras trans; il existe plusieurs plaisirs santé qui peuvent ajouter du piquant à votre vie.

En terminant, les objectifs ne sont pas tous atteignables. La maladie chronique peut signifier de devoir abandonner certaines options. Si tel est le cas pour vous, n'insistez pas sur ce que vous êtes incapable de faire. Commencez plutôt à travailler sur un autre objectif que vous souhaitez atteindre. Un autogestionnaire que nous connaissons qui se déplace en fauteuil roulant parle toujours du 90 % des activités qu'il peut entreprendre. Il consacre sa vie à vivre pleinement ce 90 %.

Outils pour devenir un autogestionnaire

Maintenant que vous comprenez ce en quoi consiste l'autogestion, vous êtes prêt à apprendre à utiliser les outils qui feront de vous un bon autogestionnaire. La majorité des compétences d'autogestion sont similaires pour toutes les maladies. Les chapitres 15 à 18 renferment de l'information sur certaines maladies chroniques les plus courantes. Nous nous excusons à l'avance s'il n'est pas question de votre maladie dans ces chapitres. Si nous avions traité de toutes les maladies, vous ne pourriez porter ce livre. Au chapitre 13, nous discutons des médicaments et de leur usage. Le reste du livre est consacré aux outils appropriés à vos besoins : on y traite de l'exercice, de la nutrition, de la prise en charge des symptômes, de la prévention des chutes, de la communication, de la prise de décisions quant à votre avenir, de la façon de trouver des ressources et de l'information sur les directives préalables pour les soins de santé, ainsi que des relations sexuelles et de l'intimité.

Mon plan d'action

Lors de la rédaction de votre plan d'action, assurez-vous d'inclure

1. Ce que vous ferez (une action précise).
2. Combien allez-vous en faire (temps, distance, portions, répétitions, etc.)?
3. À quel moment (heure du jour, jour de la semaine)?
4. À quelle fréquence et combien de jours par semaine?

Exemple : Cette semaine, je marcherai (ce que vous ferez) autour du pâté de maisons (combien) avant le dîner (quand) trois fois (combien de fois).

Cette semaine, je ______________________________ (ce que vous ferez)

____ (combien)

____ (quand)

____ (à quelle fréquence)

Quel est votre niveau de confiance? (0 = pas du tout confiant; 10 = tout à fait confiant)______

Commentaires

Lundi ____

Mardi ____

Mercredi ____

Jeudi ____

Vendredi ____

Samedi ____

Dimanche ____

Chapitre 3

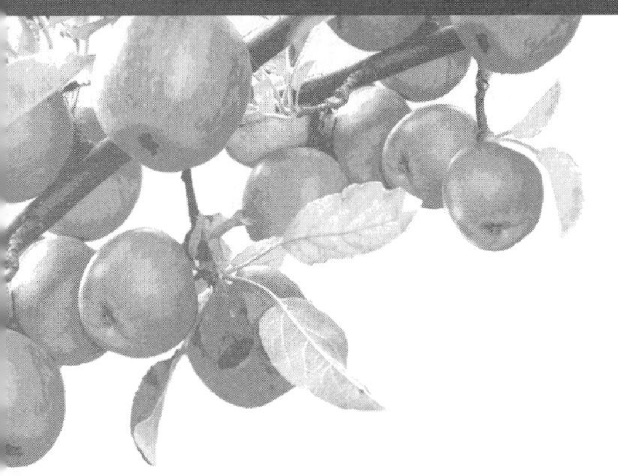

À la recherche de ressources

Une très grande partie de l'autogestion de votre maladie chronique est de savoir quand vous avez besoin d'aide et comment la trouver. Chercher de l'aide ne signifie pas que vous êtes une victime de votre maladie. Vous êtes un bon autogestionnaire. Commencez par évaluer votre état de santé : que pouvez-vous faire et que voulez-vous faire? Vous remarquerez peut-être qu'il y a une différence entre ce que vous pouvez faire et ce que vous voulez faire ou avez déjà fait. Si tel est votre cas, il est peut-être temps de demander de l'aide pour que vous puissiez entreprendre les activités qui vous tiennent à cœur.

Quand on commence à chercher de l'aide, la plupart se tournent vers leur famille ou leurs amis. Ce n'est pas toujours si simple. Nous avons peur que les autres voient nos faiblesses. Parfois, nous nous laissons envahir par notre fierté. La vérité est que la plupart des personnes veulent aider, mais ne savent pas comment. Votre travail est de leur dire ce dont vous avez besoin. Trouver les bons mots pour demander de l'aide sera un sujet discuté au chapitre 9. Malheureusement, certaines personnes n'ont pas de familles ou d'amis intimes ou refusent de leur demander de l'aide. Parfois, la famille ou les amis ne peuvent apporter toute l'aide dont vous avez besoin. Heureusement, nous disposons d'une autre ressource exceptionnelle : notre communauté.

Trouver des ressources dans votre communauté peut se comparer à une chasse au trésor : c'est la créativité qui remporte la partie. Trouver la ressource qui correspond à vos besoins peut être aussi simple que de consulter un annuaire téléphonique, d'effectuer quelques appels téléphoniques ou d'utiliser Internet. À d'autres moments, il vous faudra fouiller. Le détective en ressources communautaires doit trouver des indices et suivre des pistes. Parfois, il devra recommencer quand un indice le conduit dans un cul-de-sac.

La première étape est de définir le problème et de déterminer ce que vous voulez. Par exemple, supposons que la préparation des repas est une tâche difficile pour vous parce que vous trouvez fatigant et douloureux de rester longtemps debout. Après mûres réflexions, vous décidez que vous continuerez à cuisiner par vous-même. Pourquoi ne pas préparer les repas en position assise? Votre chasse au trésor sera de trouver comment faire.

Vous magasinez les tabourets de cuisine, mais vous ne croyez pas que ça va fonctionner. Vous décidez donc de réaménager votre cuisine. La chasse au trésor commence. Où pouvez-vous trouver un architecte ou un entrepreneur qui possède de l'expérience dans le réaménagement de cuisines destinées aux personnes ayant des limitations physiques? Vous avez besoin d'un point de départ pour votre chasse au trésor. Vous parcourez d'abord les pages jaunes à la recherche d'architectes et d'entrepreneurs. Certains annonceurs mentionnent leur spécialisation en rénovation de cuisines. Aucune annonce ne fait mention de rénovations pour des personnes ayant des limitations physiques. Vous devez donc appeler et poser des questions. Après avoir appelé quelques entrepreneurs, vous remarquez qu'aucun d'entre eux ne possède de l'expérience en matière de rénovations de cuisines pour des personnes ayant des limitations physiques. Passons donc à la ressource suivante : Internet. Vous trouvez une entreprise qui peut répondre à vos besoins, mais elle est située à plus de 300 kilomètres.

Maintenant, que faites-vous? Un certain nombre de choix s'offrent à vous. Vous pouvez téléphoner à tous les architectes et entrepreneurs jusqu'à ce que vous trouviez la ressource qu'il vous faut. Ce processus sera long et même si vous trouvez la bonne ressource, il vous faudra ensuite vérifier ses références.

Qui d'autre pourrait vous aider à obtenir des renseignements à ce sujet? Quelqu'un qui travaille avec des personnes handicapées pourrait peut-être vous aider, mais la liste est longue : ergothérapeutes et physiothérapeutes, magasins de fournitures médicales, Association de paraplégie, ou sociétés de bienfaisance comme les clubs des Lions, Rotary ou Kiwanis. La Croix-Rouge canadienne et la ligne Info-Santé de votre province sont d'autres ressources mises à votre disposition. Vous décidez de demander à un ami qui est physiothérapeute. Il ne peut vous répondre, mais il vous dit que : « Justement, Jacques Untel vient de faire réaménager sa cuisine pour l'adapter à son fauteuil roulant. » Voilà une excellente information. Jacques pourra certainement vous donner le nom de l'entrepreneur qui a fait le travail et vous offrir d'autres idées quant aux coûts et aux difficultés qui peuvent se rattacher à de telles démarches. Malheureusement, il n'en est rien; Jacques ne vous a pas beaucoup aidé. Et maintenant, que faites-vous?

Dans toutes les communautés, il y a des personnes qui sont des ressources naturelles. Ces personnes semblent connaître tout le monde ainsi que le fonctionnement de la communauté. Ce sont des gens qui demeurent depuis longtemps dans la communauté et qui s'y sont consacrés avec cœur. Ils trouvent facilement des solutions aux problèmes. Une ressource naturelle est une personne vers qui on se tourne pour demander conseil et qui semble toujours avoir une solution. Cette personne est peut-être un de vos amis, un collègue de travail, le facteur, votre médecin, le vétérinaire de votre animal de compagnie, le caissier à l'épicerie du coin, le pharmacien, un chauffeur d'autobus ou de taxi, la secrétaire de l'école, un agent immobilier, la réceptionniste de la Chambre de commerce ou le bibliothécaire. Tout ce que vous avez à faire est de considérer cette personne comme votre source d'information. Il arrive souvent que cette personne adore cette chasse au trésor et, comme un Sherlock Holmes des temps modernes, vous annonce que « la partie se prépare » et se joigne à vous sur-le-champ pour poursuivre votre recherche. Vous demandez à la factrice et elle vous parle d'un entrepreneur dont la femme se déplace en fauteuil roulant. Elle le connaît, car il vient tout juste de faire de l'excellent travail dans sa cuisine. Vous appelez l'entrepreneur et trouvez tout ce dont vous avez besoin.

Jetons maintenant un œil aux leçons à tirer de cet exemple. Les principales étapes de la recherche de ressources sont les suivantes :

1. Identifiez le problème.
2. Déterminez ce que vous voulez ou ce dont vous avez besoin.
3. Cherchez des ressources dans l'annuaire téléphonique ou sur Internet.
4. Demandez à vos amis, votre famille et vos voisins s'ils ont des idées.
5. Communiquez avec des organisations qui résolvent des problèmes similaires.
6. Trouvez les ressources naturelles et posez-leur des questions.

En terminant, le meilleur détective peut suivre plusieurs pistes à la fois. Vous gagnerez ainsi du temps et votre chasse au trésor sera plus rapide. Attention, une fois que vous aurez utilisé les ressources de votre communauté de manière positive, vous deviendrez à votre tour une ressource naturelle pour les autres!

Une multiplication de ressources

Si vous avez besoin de trouver des biens et services, il existe certaines ressources pour vous aider. Une ressource en amène souvent une autre. La ressource naturelle en est une, mais votre « trousse de détective » en matière de ressources communautaires doit contenir une gamme variée d'outils utiles.

L'annuaire téléphonique et les moteurs de recherche sur Internet sont les outils les plus fréquemment utilisés. Ils sont particulièrement utiles si vous voulez embaucher quelqu'un. Ce sont les premières ressources à consulter pour la plupart de vos recherches.

Organisations et services d'information

Presque toutes les communautés offrent des services d'information. Parfois, ils sont propres à un état de santé, comme une incapacité ou l'anémie falciforme. Si vous utilisez un annuaire téléphonique, assurez-vous de consulter les répertoires de numéros de téléphone des gouvernements provincial et municipal (les pages bleues). Dès que vous aurez trouvé le numéro de téléphone des services d'information, vos recherches seront facilitées. Ces services tiennent à jour d'immenses répertoires d'adresses et de numéros de téléphone pour n'importe quel type d'assistance dont vous avez besoin. Un répertoire régional, le 411, vous procure des renseignements sur les services sociaux, de santé et gouvernementaux du Québec. Pour les personnes du troisième âge, une ressource du gouvernement fédéral appelée Soins aux aînés offre de l'information sur des sujets comme la sécurité à la maison et le choix d'aides à la mobilité. Même s'ils ne peuvent répondre à votre demande, ils pourront sans doute vous recommander à un autre organisme.

Les organisations bénévoles, comme la Fondation des maladies du cœur du Canada et la Société canadienne du cancer, sont d'excellentes ressources. Il existe des organisations similaires dans de nombreux autres pays. Ces organisations disposent de bureaux provinciaux et souvent de centres locaux dans de nombreuses villes. Financées par des dons d'individus et des parrainages corporatifs, elles procurent les plus récents renseignements sur votre problème de santé ainsi que sur les services de soutien offerts aux personnes qui en sont atteintes. Elles financent également les travaux de recherche dans l'espoir d'aider les gens à mieux vivre en dépit de leur maladie et de peut-être permettre un jour la découverte d'un traitement curatif. Demandez-leur d'inscrire votre nom sur la liste d'envoi de leur bulletin de nouvelles par courrier ou par courriel. Demandez-leur si une adhésion ou un don est nécessaire. Toutefois, il n'est pas obligatoire que vous soyez un membre pour être admissible à leurs services : leur mandat est de vous servir. Un grand nombre de ces organisations disposent de sites Web exceptionnels. Le cyberespace vous permet, même si vous vivez dans le Nord du Québec, d'obtenir de l'aide, par exemple, de la Fondation pour l'arthrite de Victoria, en Australie.

Il existe aussi d'autres organisations dans votre communauté qui offrent des services d'information et de première ligne. Ce sont les centres pour les aînés, les centres communautaires et les organismes religieux. Ces organisations offrent des renseignements, des cours, des possibilités récréatives, des programmes de nutrition, de l'assistance juridique ou fiscale et des programmes sociaux. Il y a assurément un centre pour aînés ou un centre communautaire près de chez vous. Sinon, un bureau du gouvernement de votre ville ou la bibliothèque saura où trouver ces ressources. De plus, votre journal local offre généralement un calendrier des événements de la ville et des renseignements sur les programmes de ces organisations.

La plupart des groupes religieux offrent des renseignements et des services sociaux à ceux qui en ont besoin, que ce soit directement par le lieu de culte ou par l'intermédiaire d'organisations comme le Conseil canadien des églises, le diocèse catholique ou les centres juifs de services familiaux. Pour obtenir de l'aide de ces organisations religieuses, commencez vos recherches auprès d'un lieu de culte, on vous y aidera ou on vous recommandera à quelqu'un ou à une organisation qui peut vous aider. Habituellement, il n'est pas obligatoire d'être membre de l'organisation ou même de cette religion pour obtenir de l'aide.

Votre centre hospitalier local ou l'administration régionale des soins de santé peuvent aussi offrir ces services. Appelez-les et demandez d'être transféré au département des services sociaux. Votre médecin peut aussi être informé des services de santé mentale et physique offerts par les centres de soins de santé et de services sociaux et les ministères provinciaux.

Bibliothèques

Votre bibliothèque publique est une ressource particulièrement intéressante si vous êtes à la recherche de renseignements sur votre maladie chronique. Même si vous pensez être un excellent détective, demandez de l'aide au bibliothécaire qui pourrait vous montrer d'autres ouvrages. Ce personnel spécialisé voit un grand nombre de documents passer sur son bureau et est bien informé au sujet de la communauté. (Ces personnes sont probablement des ressources naturelles.) Même si vous ne pouvez vous rendre à la bibliothèque, vous pouvez appeler ou envoyer un courriel. Les bibliothèques sont plus qu'un endroit rempli de livres.

En plus de la bibliothèque de votre quartier, il existe aussi des bibliothèques spécialisées en matière de santé. Renseignez-vous auprès de votre service d'information s'il y a une bibliothèque axée sur la santé dans votre communauté. Ces bibliothèques se spécialisent en matière de ressources reliées à la santé, utilisent en général une base de données informatisée répertoriant les documents imprimés, et les enregistrements audio ou vidéo. Ces bibliothèques sont habituellement gérées par des organisations à but non lucratif et des hôpitaux et demandent parfois des frais minimes pour l'utilisation de leur matériel.

Les universités et les collèges disposent également de bibliothèques ouvertes au grand public. Les sections « Documents gouvernementaux » de ces bibliothèques vous donnent accès sans frais à leurs publications. On retrouve des publications gouvernementales sur presque tous les sujets, et les publications portant sur la santé sont particulièrement élaborées. Vous trouverez des renseignements sur tous les types de sujets, que ce soit sur le jardinage biologique ou des recettes nutritives détaillées. Les bibliothécaires sont habituellement très utiles et ces publications représentent « l'argent des contribuables à l'œuvre. »

Si vous êtes suffisamment chanceux pour avoir une école de médecine dans votre communauté, vous pourriez être en mesure d'utiliser les services de leur bibliothèque médicale. Toutefois, il s'agit d'un endroit pour chercher de l'information et non pour y chercher de l'aide avec vos tâches. Bien entendu, vous devriez y trouver de nombreux renseignements sur votre maladie et son traitement. Par contre, si vous n'avez pas de connaissances spécialisées en médecine, l'information détaillée que vous y trouverez pourrait porter à confusion et même vous sembler intimidante. Utilisez donc soigneusement ces services.

Livres

Les livres peuvent être utiles, mais ça, vous le savez déjà, car vous êtes en train d'en lire un. De nombreux livres associés à une maladie contiennent une bibliographie et des listes de ressources à la fin des chapitres ou dans les dernières pages du livre. Ces listes sont très utiles. Nous avons ajouté des bibliographies à la fin de nombreux chapitres du présent livre.

Journaux et magazines

Votre journal local, surtout si vous vivez dans une petite communauté, peut être une excellente ressource. Assurez-vous de consulter le calendrier des événements. Même si vous n'êtes pas intéressé par un événement annoncé, passez un coup de fil au contact indiqué dans le journal; il aura peut-être de l'information sur ce que vous cherchez. Jetez aussi un coup d'œil à d'autres rubriques, à la recherche d'articles intéressants, surtout les pages rattachées au calendrier des événements. Par exemple, si vous êtes à la recherche d'un programme d'exercices destiné à des personnes ayant votre problème de santé, consultez la rubrique des sports ou de la mise en forme.

Vous pouvez parfois trouver des indices dans la section des petites annonces. Regardez sous la rubrique « Annonces », « Santé » ou tout autre en-tête qui pourrait vous intéresser. Passez en revue l'index des petites annonces, qui est habituellement imprimé au début de la rubrique près des renseignements sur le tarif, pour voir les en-têtes que l'on retrouve dans votre journal. Il existe divers magazines sur la santé générale qui peuvent vous être utiles, ainsi que des publications portant uniquement sur certaines maladies comme le diabète et l'arthrite.

Internet

De nos jours, nous avons presque tous accès à Internet. Même si vous n'êtes pas un utilisateur d'Internet, vous en connaissez un. Même si vous n'avez pas d'ordinateur, vous pouvez utiliser celui de votre bibliothèque ou demander à un ami de vous aider. Internet est la ressource qui connaît la croissance la plus rapide dans notre société. De l'information y est ajoutée chaque seconde de chaque jour. Internet offre de l'information sur la santé et tout autre sujet inimaginable et aussi des occasions d'interagir avec des personnes de partout dans le monde. Par exemple, une personne atteinte de la maladie de Gaucher, une maladie rare, peut difficilement trouver d'autres personnes atteintes de la même maladie dans sa région avec qui elle peut échanger. Internet lui permet de trouver des groupes de personnes atteintes de la même maladie, peu importe si elles se trouvent dans son quartier ou à des milliers de kilomètres.

La plus grande qualité et le pire défaut d'Internet est que n'importe qui peut avoir un site Web, un compte Facebook ou d'un autre média social, un blogue ou un groupe de discussion. Il n'existe pratiquement aucun contrôle sur qui affiche de l'information et sur la pertinence, voire la sécurité, de cette information. Internet est donc un grand bassin de renseignements qui peut être très utile, mais qui transmet aussi de l'information erronée et même dangereuse. Il ne faut donc jamais présumer que l'information trouvée sur Internet est digne de confiance. Considérez l'information avec scepticisme et prudence en vous posant les questions suivantes : Le nom de l'auteur ou du commanditaire est-il clairement indiqué sur le site Web? L'auteur ou la source a-t-il bonne réputation? L'information semble-t-elle contraire à l'opinion des autres internautes sur le sujet? L'information est-elle appuyée par le bon sens? Quel est l'objectif du site Web? Ce site est-il destiné à vous vendre quelque chose ou à vous faire adopter une opinion particulière?

Un des moyens de commencer à analyser un site Web est de porter attention à l'adresse URL (l'adresse qui débute par www). L'adresse URL ressemblera à l'adresse suivante :

www.patienteducation.stanford.edu/

Les lettres qui terminent une adresse URL (aux États-Unis, les plus courantes sont .edu, .org, .gov, ou .com) vous donnent une indication de la nature de l'organisation qui détient le site Web. Un collège ou une université sera désigné par .edu, un organisme à but non lucratif par .org, le gouvernement par .gov, et une organisation commerciale par .com. Au Canada, .gc désigne les sites Web du gouvernement fédéral et .ca les sites Web canadiens, alors que .gouv est utilisé pour désigner le gouvernement québécois. Règle générale, ces sites peuvent être fiables, bien que certains organismes à but non lucratif peuvent être formés pour promouvoir à peu près n'importe quoi. Les sites Web se terminant par .com essaient de vous vendre un produit ou un service, ou ils vendent de l'espace publicitaire sur leur site pour que d'autres entreprises essaient de vous vendre leurs produits et services. Ça ne veut pas dire qu'un site Web commercial n'est pas bon. Au contraire, il existe de nombreux sites Web commerciaux destinés à fournir de l'information fiable et de grande qualité. Ils sont souvent en mesure d'assumer les coûts d'un tel service en vendant de l'espace publicitaire ou en acceptant des subventions d'entreprises commerciales. Vous trouverez à la fin du chapitre une liste d'adresses URL de sites Web fiables que nous apprécions.

Internet et les sites de réseautage social

Le nombre de sites de réseautage social et de blogues sur Internet connaît une croissance fulgurante. Des sites comme Facebook, MySpace, Foursquare et Blogspot sont actuellement très populaires, mais ce ne sera peut-être plus le cas à la publication de ce livre. Ces sites permettent aux internautes de communiquer facilement avec quiconque veut bien les entendre ou les lire. Certains sites, comme Facebook, laissent les utilisateurs choisir qui peut lire les commentaires qu'ils affichent sur leur page. D'autres sites, comme Blogspot, ressemblent plus à un journal intime que tout internaute peut lire.

Les personnes atteintes de différents problèmes de santé ont lancé de nombreux sites dans le but de partager leurs expériences. Sur certains sites, on retrouve des forums de discussion. L'information et le soutien offerts pourraient être utiles, mais faites attention, car certains sites peuvent vous proposer des idées dangereuses et non éprouvées.

Groupes de discussion sur Internet

Yahoo, Google et d'autres sites Web vous offrent des groupes de discussion sur tout sujet imaginable. N'importe quel internaute peut lancer un groupe de discussion sur le sujet de son choix. Les personnes qui lancent ces groupes en sont les administrateurs. Vous trouverez sans doute des dizaines de groupes de discussion pour chaque problème de santé. Vous pouvez y participer ou seulement les lire. Par exemple, pour une personne atteinte de la maladie de Gaucher, un groupe de discussion peut lui permettre d'interagir avec d'autres personnes afin de partager ses expériences. Ce sera peut-être sa seule chance de parler à une autre personne atteinte de cette maladie rare. Pour une personne atteinte d'un trouble bipolaire, il peut être difficile de rencontrer quelqu'un pour lui parler de son problème. Pour trouver des groupes de discussion, rendez-vous sur la page d'accueil de Google, Yahoo, etc., et chercher un lien vous menant vers ces groupes de discussion.

N'oubliez pas qu'Internet change toutes les secondes. Ce chapitre reflète les conditions au moment de l'écriture de ce livre et il est possible que des changements aient été apportés.

Devenir un détective de ressources efficace est une des tâches d'un bon autogestionnaire. Nous espérons que le présent chapitre vous a fourni certains concepts sur la découverte de ressources dans votre communauté. En sachant comment chercher des ressources, vous serez plus satisfait que de recevoir en main une liste d'organismes. Si vous trouvez des ressources qui devraient être ajoutées à nos futures éditions, veuillez nous les envoyer à l'adresse suivante : self-management@stanford.edu.

Ressources

- ☐ Instituts de recherche en santé du Canada : www.cihr-irsc.gc.ca
- ☐ CarePages (site en anglais) : www.carepages.com/
- ☐ Centers for Disease Control and Prevention (CDC) (site en anglais) : www.cdc.gov/
- ☐ Santé Canada : www.hc-sc.gc.ca
- ☐ Insidermedicine (site en anglais) : www.insidermedicine.ca
- ☐ Clinique Mayo (site en anglais) : www.mayoclinic.org/
- ☐ Memorial Sloan-Kettering Cancer Center : www.mskcc.org/
- ☐ National Institutes of Health (NIH) (site en anglais) : www.nih.gov/
- ☐ National Institutes of Health Office of Rare Diseases Research (site en anglais) : www.rarediseases.info.nih.gov/
- ☐ National Library of Medicine (site en anglais) : www.nlm.nih.gov/medlineplus/

- ☐ Tutoriel de la National Library of Medicine pour évaluer l'information sur la santé sur Internet (site en anglais) : www.nlm.nih.gov/medlineplus/evaluatinghealthinformation.html
- ☐ QuackWatch: Your Guide to Quackery, Health Fraud, and Intelligent Decisions (site en anglais) : www.quackwatch.org/
- ☐ Classification des sites Web en matière de santé (site en anglais) : www.healthratings.org/
- ☐ Soins aux aînés : www.phac-aspc.gc.ca

CHAPITRE 4

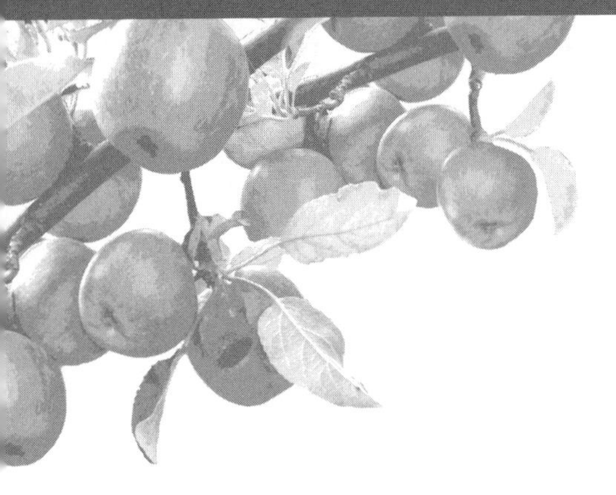

Comprendre et gérer les symptômes courants

LES MALADIES CHRONIQUES SONT toujours accompagnées de symptômes. Ces symptômes sont les signaux de votre corps indiquant que quelque chose d'inhabituel se produit. Ils incluent la fatigue, le stress, l'essoufflement, la douleur, les démangeaisons, la colère, la dépression et les problèmes de sommeil. Certains sont imperceptibles aux yeux des autres, certains sont très difficiles à décrire et sont même parfois imprévisibles. Bien que certains symptômes soient courants, le moment où ils se produisent et la façon dont ils nous affectent sont très personnels. De plus, ces symptômes peuvent interagir entre eux et aggraver des symptômes existants ou causer de nouveaux symptômes ou problèmes.

Peu importe quelles sont les causes de ces symptômes, les moyens que nous prenons pour les gérer sont souvent similaires. Ce sont nos outils d'autogestion. Le présent chapitre porte sur plusieurs symptômes courants, leurs causes, et certains des outils que vous pouvez utiliser pour les gérer. Le chapitre 5 porte quant à lui sur les techniques cognitives : des façons d'utiliser son esprit pour aider à la prise en charge de nombreux symptômes.

Prise en charge des symptômes courants

L'apprentissage de la gestion des symptômes ressemble beaucoup au processus de résolution de problèmes dont il a été question au chapitre 2. Tout d'abord, il est important de déterminer le symptôme qui se manifeste. Ensuite, il faut en déterminer la cause. Bien que ce processus semble simple, il est parfois complexe.

Plusieurs symptômes différents peuvent se manifester et chaque symptôme peut avoir des causes diverses et interagir avec d'autres

Utiliser différentes techniques de gestion des symptômes

- **Choisissez une technique à essayer.** Assurez-vous de faire sérieusement l'essai de cette technique. Nous vous recommandons de la pratiquer pendant au moins deux semaines avant de décider si elle vous sera utile ou non.
- **Essayez d'autres techniques, en donnant à chacune une période d'essai appropriée.** Il est important d'essayer plus d'une technique : certaines techniques peuvent être plus utiles pour certains symptômes ou vous pouvez vouloir comparer les techniques afin de choisir celle qui est la plus appropriée pour vous.
- **Pensez à la façon et au moment où vous utiliserez chaque technique.** Par exemple, certaines techniques peuvent vous demander d'apporter davantage de changements à votre mode de vie. Les meilleurs gestionnaires de symptômes apprennent à utiliser diverses techniques selon leur état de santé et ce qu'ils veulent et doivent faire chaque jour.
- **Placez quelques aide-mémoires pour vous rappeler de pratiquer ces techniques.** La pratique et la constance sont importantes pour parvenir à maîtriser de nouvelles compétences. Par exemple, placez des autocollants ou des notes bien en vue, comme sur un miroir, près du téléphone, dans votre bureau, sur votre ordinateur, ou sur le tableau de bord de votre voiture. Assurez-vous de les modifier souvent pour continuer à les remarquer.
- **Essayez d'associer la pratique de chaque nouvelle technique à d'autres habitudes de vie ou activités quotidiennes.** Par exemple, pratiquez la relaxation comme méthode de récupération après un exercice. Vous pouvez aussi demander à un ami ou à un membre de votre famille de vous rappeler votre pratique quotidienne; il ou elle pourrait même souhaiter y participer.

symptômes. Les façons dont les symptômes influencent la vie d'une personne sont aussi différentes. Tous ces facteurs s'entremêlent étroitement, comme les fils d'une étoffe. Pour gérer ces symptômes, vous devez trouver comment démêler ces fils. Une méthode serait de tenir chaque jour un journal personnel. Vous pourriez ainsi écrire sur un calendrier vos symptômes et ce que vous faisiez avant leur apparition ou leur aggravation, comme dans l'exemple ci-dessous. Après une ou deux semaines, vous découvrirez sans doute une tendance. Par exemple, vous allez souper au restaurant le samedi soir et au cours de la nuit vous êtes réveillé par une douleur à l'estomac. Vous réalisez que vous mangez beaucoup trop quand vous allez au restaurant. Vous devrez donc ajuster vos portions. Voici un autre exemple : chaque fois que vous allez danser, vos pieds vous font mal, mais ce n'est pourtant pas le cas quand vous marchez. Peut-être que le changement de souliers est la cause de cette douleur? L'observation des tendances est pour plusieurs personnes la première étape de l'autogestion des symptômes.

Au fil de la lecture du présent chapitre, vous remarquerez que de nombreux symptômes ont les mêmes causes et qu'un symptôme peut en provoquer d'autres. Par exemple, la douleur peut changer votre démarche. Cette nouvelle façon de marcher peut vous déséquilibrer et causer une nouvelle douleur ou une chute. Au fur et à mesure que vous acquerrez une meilleure compréhension des causes possibles de vos symptômes, vous trouverez des façons plus efficaces de les prendre en charge, de les prévenir ou de les réduire.

Voyons maintenant comment vous pouvez réduire certains des symptômes les plus courants que présentent les personnes atteintes de différentes maladies chroniques.

Exemple de calendrier

Lundi	Mardi	Mercredi	Jeudi	Vendredi	Samedi	Dimanche
Épicerie	*Garder les petits-enfants* *Douleur en après-midi*	*Fatigue*	*Exercices aquatiques* *Je me sens super bien*	*Membres plus rigides* *Ménage de la maison*	*Souper au restaurant* *Manque de sommeil*	*Fatigue*

Lundi	Mardi	Mercredi	Jeudi	Vendredi	Samedi	Dimanche
Épicerie	*Garder les petits-enfants* *Douleur en après-midi*	*Fatigue*	*Exercices aquatiques* *Je me sens super bien*	*Ménage de la maison*	*Je me sens super bien*	*Je me sens super bien* *Souper au restaurant* *Manque de sommeil*

Symptômes courants

Voici une liste des symptômes courants qui seront abordés dans le présent chapitre.

Fatigue

Une maladie chronique peut épuiser votre énergie. La fatigue est un problème réel pour un grand nombre de personnes; ce n'est pas un simple état d'esprit comme certains le pensent. La fatigue peut vous empêcher d'entreprendre les activités que vous aimez et elle est souvent mal comprise par les personnes qui ne sont pas atteintes d'une maladie chronique. Après tout, votre fatigue n'est pas toujours perceptible. Malheureusement, il arrive parfois que votre conjoint ou conjointe, les membres de votre famille et vos amis ne comprennent pas que la fatigue associée à votre maladie peut vous frapper de façon imprévisible. Ils peuvent penser que vous n'êtes pas intéressés par certaines activités ou que vous préférez rester seul. Parfois, vous ne savez même pas pourquoi vous êtes fatigué.

Dans le but de gérer votre fatigue, il est important de comprendre qu'elle peut être causée par plusieurs facteurs comme :

- **La maladie.** Quelle que soit votre maladie, toute activité vous demandera plus d'énergie. Quand vous êtes atteint d'une maladie chronique, le corps utilise l'énergie moins efficacement, puisque l'énergie habituellement réservée aux activités quotidiennes est utilisée pour aider le corps à se guérir. Votre corps peut produire des signaux chimiques pour qu'il conserve son énergie et que vous vous reposiez davantage. Certaines maladies chroniques sont accompagnées d'anémie (faible taux d'hémoglobine sanguine), ce qui peut accroître la fatigue.

- **Inactivité.** Les muscles qui ne sont pas utilisés perdent de leurs forces et de leur efficacité dans la pratique de vos activités quotidiennes. Le cœur, un organe composé de tissus musculaires, peut aussi perdre de son efficacité. Quand cette situation se produit, la capacité du cœur à pomper le sang qui transporte les éléments nutritifs essentiels et l'oxygène vers d'autres parties du corps est affaiblie. Quand les muscles ne reçoivent plus les éléments nutritifs essentiels et l'oxygène, ils ne peuvent fonctionner efficacement et ils se fatigueront plus facilement que les muscles en bonne condition.

- **Mauvaise alimentation.** L'alimentation est notre principale source d'énergie. Si notre réserve de carburant n'est pas de bonne qualité, qu'elle est consommée en trop grande ou trop petite quantité, ou qu'elle est mal digérée, alors la fatigue peut survenir. Les carences en vitamines sont rarement une cause de la fatigue. Pour certaines personnes, l'obésité crée de la fatigue. Le surpoids cause une augmentation de la quantité d'énergie nécessaire pour effectuer les activités quotidiennes. Un poids sous la normale peut aussi causer des problèmes liés à la fatigue, surtout chez les personnes atteintes d'une maladie pulmonaire obstructive chronique (MPOC). Bon nombre de ces personnes constatent une perte de poids soudaine en raison de changements dans leurs habitudes alimentaires, ce qui accroît leur fatigue.
- **Manque de repos.** Pour diverses raisons, il arrive que nous ne dormions pas suffisamment ou que notre sommeil soit de piètre qualité, ce qui peut causer de la fatigue. La gestion des problèmes de sommeil sera expliquée en détail un peu plus tard dans le présent chapitre.
- **Émotions.** Le stress, l'anxiété, la peur et la dépression sont aussi des causes de fatigue. La majorité des gens ont déjà fait le lien entre le stress et la fatigue, mais peu d'entre eux savent que la fatigue est un important symptôme de la dépression.
- **Médicaments.** Certains médicaments peuvent causer la fatigue. Si vous croyez que votre fatigue est liée à vos médicaments, parlez-en à votre médecin. Il est parfois possible de modifier la dose ou le médicament prescrit.

Si la fatigue pose problème, essayez d'en déterminer la cause. Une fois de plus, un calendrier pourrait être utile. Commencez par ce qui est le plus facile à améliorer. Consommez-vous des aliments sains? Faites-vous de l'exercice? Avez-vous un temps de sommeil suffisant et de bonne qualité? Gérez-vous efficacement votre stress? Si vous répondez non à une de ces questions, vous venez peut-être de trouver une ou plusieurs raisons expliquant votre fatigue.

L'important est de ne pas oublier que votre fatigue peut être causée par autre chose que votre maladie. Dans le but de lutter contre la fatigue et de la prévenir, vous devrez donc en trouver les causes possibles. Pour ce faire, vous devrez peut-être essayer divers outils d'autogestion.

Si votre fatigue est causée par une mauvaise alimentation, comme une trop grande consommation de malbouffe ou d'alcool, alors la solution est de manger des aliments de meilleure qualité en plus petites quantités ou de boire moins d'alcool. Pour d'autres personnes, le problème peut résider dans un intérêt peu marqué pour la nourriture, ce qui entraîne un manque de calories et une perte de poids. Le chapitre 11 porte sur certains problèmes associés à l'alimentation et prodigue des conseils pratiques pour améliorer vos habitudes alimentaires.

La fatigue est souvent une raison invoquée pour ne pas faire d'exercice. Croire cet argument crée un cercle vicieux : la fatigue s'installe en raison d'un manque d'exercice et on ne fait pas d'exercice parce qu'on est fatigué. Croyez-le ou non, la motivation personnelle peut être la solution à votre problème. Vous n'avez pas besoin de courir un marathon. L'important est de sortir dehors et de faire une courte promenade. Si cela n'est pas possible, marchez à l'intérieur de votre maison ou essayez de faire de légers exercices avec une chaise. Consultez le chapitre 6 pour de plus amples renseignements sur la façon de démarrer un programme d'exercices.

Si les émotions sont la cause de votre fatigue, le repos n'est probablement pas la solution. En fait, il pourrait aggraver la situation, surtout si la fatigue est causée par la dépression. Nous discuterons de la façon de combattre la dépression dans les prochaines pages du présent chapitre. Si vous croyez que votre fatigue est causée par le stress, lisez la section sur la gestion du stress aux pages 74 et 75.

Douleur ou inconfort physique

La douleur ou l'inconfort physique est un problème courant chez les personnes atteintes d'une maladie chronique. Comme pour la majorité des symptômes des maladies chroniques, les causes de la douleur ou de l'inconfort peuvent être nombreuses. Les causes les plus courantes sont les suivantes :

- **La maladie.** La douleur peut provenir, entre autres, de l'inflammation, d'une détérioration des articulations et des tissus (à l'intérieur et autour), d'un approvisionnement sanguin des muscles et des organes insuffisant ou de l'irritation de nerfs.
- **Des muscles tendus.** Quand la douleur se manifeste, les muscles de la région touchée deviennent tendus. C'est une réaction naturelle de votre corps à la douleur pour protéger la région endommagée. Le stress peut aussi causer de la tension dans vos muscles. Les muscles tendus peuvent causer de la douleur.
- **Le déconditionnement musculaire.** Une diminution des activités est très souvent associée à une maladie chronique, causant ainsi une faiblesse ou un déconditionnement musculaire. Quand un muscle est faible, il a tendance à « se plaindre » chaque fois qu'il est sollicité. C'est pourquoi même une légère activité peut causer de la douleur et des raideurs.
- **Le manque de sommeil ou un sommeil de piètre qualité.** La douleur empêche souvent de dormir suffisamment ou d'avoir un sommeil de bonne qualité. Ce manque de sommeil peut aggraver la douleur et réduire votre capacité à surmonter ce problème.
- **Le stress, l'anxiété et les émotions comme la dépression, la colère, la peur et la frustration.** Ces facteurs sont des réactions normales qui accompagnent une maladie chronique et qui peuvent augmenter votre douleur ou votre inconfort. Quand nous sommes stressés, en colère, craintif ou dépressif, tout, même la douleur, nous semble bien pire.
- **Les médicaments.** Les médicaments que vous prenez peuvent parfois causer un inconfort abdominal ou d'une autre partie

du corps, de la douleur, une faiblesse ou des changements dans votre façon de penser. Si vous croyez que les médicaments en sont la cause, parlez-en à votre médecin.

Contrôler le « portillon de la douleur »

La recherche montre que nous ne sommes pas démunis face à la douleur. Le cerveau peut contrôler le flux de messages de douleurs en envoyant des signaux électriques et chimiques qui ouvrent et ferment le « portillon de la douleur » dans les voies nerveuses.

Par exemple, le cerveau peut libérer de puissants composés chimiques opioïdes, comme des endorphines, qui bloquent efficacement la douleur. Quand une personne est grièvement blessée, la douleur ressentie n'est parfois pas très forte, car elle se trouve en mode survie. Votre capacité à focaliser votre attention et à vous changer les idées, ainsi que votre perception de la situation peuvent ouvrir ou fermer les « portes de la douleur ». Les techniques citées au chapitre 5 peuvent vous aider.

Un mot sur la douleur chronique

La douleur chronique est une douleur qui persiste durant des mois, voire des années, et qui est souvent difficile à expliquer. La plupart des experts estiment que presque toutes les douleurs chroniques inexpliquées sont causées par un certain type de problème physique : nerfs, vaisseaux sanguins, muscles ou autres tissus lésés ou enflammés. Il est tout simplement impossible de trouver quels sont les problèmes physiques sous-jacents. Ils ne sont surement pas tous dans votre tête.

Votre niveau de douleur chronique dépend de la réaction de votre corps et de votre esprit à la douleur. Par exemple, le corps cherchera à limiter rapidement tout mouvement dans la région touchée, ce qui provoquera de la tension musculaire et encore plus de douleurs. L'inactivité est souvent un résultat de la douleur chronique. Les muscles s'affaiblissent et la douleur se manifeste à la moindre utilisation.

Des sentiments d'anxiété, de colère, de frustration et de perte de contrôle accentuent ces symptômes. Votre douleur n'est pas moins réelle, mais les émotions que vous ressentez peuvent aggraver une situation douloureuse.

Voici quatre exemples d'interactions entre votre corps et votre esprit :

- **Inactivité.** Vous évitez toute activité physique en raison de la douleur; vous perdez donc de la force et de la souplesse. Plus vos muscles s'affaiblissent et votre condition physique se détériore, plus vous êtes frustré et déprimé. Ces émotions négatives peuvent ouvrir les « portes de la douleur » et augmenter votre niveau de douleur.
- **Trop en faire.** Vous êtes déterminé à prouver que vous pouvez demeurer actif; alors vous exagérez. Trop vouloir en faire augmente votre douleur, ce qui augmente votre inactivité, votre sentiment de dépression et votre douleur.
- **Incompréhension.** Vos amis, votre famille, votre patron et vos collègues de travail ne comprennent peut-être pas vos souffrances et pourraient penser que vos douleurs ne sont pas réelles, ce qui entraîne davantage de colère ou de dépression.

- **Surprotection.** Vos amis, votre famille et vos collègues de travail vous enferment dans un cocon et trouvent des excuses pour tout. Il est possible que ce comportement nuise à votre sentiment d'indépendance et augmente votre incapacité.

Heureusement, ce cercle vicieux de l'interaction entre le corps et l'esprit peut être brisé. Même si on vous dit que vous devez apprendre à vivre avec la douleur, ça ne signifie pas que votre vie s'arrête là. C'est peut-être un nouveau commencement. Vous pouvez apprendre les techniques suivantes :

- Détourner votre attention pour contrôler la douleur
- Lutter contre les pensées négatives qui favorisent la douleur
- Ressentir davantage d'émotions positives
- Lentement reprendre vos activités et vous remettre en forme

Cherchez les tendances. Par exemple, la douleur est-elle plus forte si vous êtes resté assis longtemps? Est-elle moins forte quand vous pratiquez votre passe-temps favori?

Votre tolérance à la douleur peut varier selon votre humeur, votre fatigue et votre tension musculaire. Il est important de discerner les sensations de douleur physique (la douleur en coup de poignard, la douleur à type de brûlure et la douleur continue) des troubles émotifs liés à la douleur (colère, anxiété, frustration ou tristesse). Ce discernement est utile, car même s'il est impossible de soulager votre douleur physique, vous vous sentirez sans doute mieux si vous ressentez moins de détresse, d'anxiété, d'impuissance et de découragement.

Techniques de gestion de la douleur

Il existe de nombreuses techniques de gestion de la douleur. Comme il est impossible de construire une maison avec un seul outil, mieux vaut connaître plusieurs techniques de gestion de la douleur.

L'exercice

L'exercice et l'activité physique peuvent être d'excellents analgésiques. Vous pourrez lire dans les chapitres 6 à 8 les bénéfices de l'exercice et des conseils pour démarrer un programme d'exercices. Si vos limitations physiques vous empêchent d'entreprendre les activités que vous voulez ou devez faire, un physiothérapeute ou un kinésiologue pourrait vous aider.

Les techniques cognitives

Vous pouvez aussi utiliser certaines techniques cognitives comme la relaxation, l'imagerie, la visualisation et la distraction, pour gérer votre douleur (voir le chapitre 5). La pensée positive est une autre technique puissante pour lutter contre la douleur. Apprenez comment gérer et lutter contre les pensées négatives ou le monologue intérieur. Si vous ressentez de la douleur dès votre réveil, votre première pensée ne devrait pas être : « Cette journée sera difficile; je n'arriverai pas à faire quoi que ce soit. » Commencez plutôt la journée en vous disant : « J'ai mal ce matin, alors je vais commencer par des exercices de relaxation et d'étirements. Ensuite, je vais accomplir les tâches les moins difficiles que j'ai à faire aujourd'hui. » Vous trouverez plus d'information sur la pensée positive au chapitre 5.

Tenir un journal de la douleur

Pour bien comprendre comment vos humeurs, les activités que vous entreprenez et votre état de santé affectent votre douleur, tenez un journal de la douleur. Commencez par y inscrire trois fois par jour, à des intervalles réguliers, les activités que vous entreprenez et vos niveaux de douleur.

1. Inscrivez la date et l'heure.
2. Décrivez la situation ou l'activité (écouter la télévision, faire du ménage, discuter, etc.).
3. Attribuez une note à votre douleur physique sur une échelle de 0 à 10, 0 signifiant aucune douleur et 10 signifiant une douleur intense.
4. Décrivez votre douleur physique (par exemple, « douleur continue dans le bas du dos à gauche »).
5. Attribuez une note au trouble émotif causé par votre douleur sur une échelle de 0 à 10, 0 signifiant aucun trouble émotif et 10 signifiant un trouble émotif très fort.
6. Décrivez le type de trouble émotif (par exemple, « j'étais très en colère » ou « je sentais le besoin de pleurer »).
7. S'il y a lieu, décrivez ce que vous avez fait pour atténuer votre inconfort (prendre un médicament, se faire masser, faire des exercices de relaxation, faire une promenade, etc.) et le résultat obtenu.

Glace, chaleur et massage

Si vous ressentez une douleur plus localisée, comme dans le dos ou un genou, l'application de chaleur ou de glace, ou un massage peuvent vous soulager. Ces trois techniques permettent de stimuler la peau et les autres tissus qui entourent la région endolorie, ce qui augmente le débit sanguin et bloque la transmission de la douleur dans les fibres nerveuses.

Appliquez de la chaleur à l'aide d'un coussin chauffant ou prenez un bain ou une douche chaude (en dirigeant l'eau directement sur la région endolorie). Vous pouvez fabriquer un coussin chauffant en mettant du riz ou des haricots séchés dans un bas, en nouant bien son ouverture, et en le faisant chauffer au four à micro-ondes de 3 à 4 minutes. Avant de l'utiliser, assurez-vous que le coussin n'est pas trop chaud pour ne pas vous brûler. N'utilisez jamais de maïs soufflé! Cependant, certaines personnes préfèrent le froid pour apaiser la douleur, surtout en cas d'inflammation. Un sac de petits pois ou de maïs congelés s'avère pratique, car il est réutilisable et peu coûteux. Peu importe si vous appliquez du chaud ou du froid, placez une serviette entre la source et la peau. De plus, limitez la période d'application à 15 ou 20 minutes (une plus longue période risque de brûler ou geler la peau).

Le massage est l'une des plus anciennes formes de gestion de la douleur. Hippocrate (460–380 av. J.-C.) a déclaré que : « Les médecins doivent être expérimentés dans plusieurs domaines, mais aussi, et sans aucun doute, dans l'art du massage qui peut resserrer une articulation trop lâche, ainsi que relâcher une articulation trop rigide. » Le massage par soi-même est une procédure simple qui peut être effectuée avec peu de pratique ou de préparation. Il stimule la peau, les tissus sous-jacents et les muscles par une friction tout en appliquant une légère pression. Certaines personnes aiment utiliser une crème au menthol pour la sensation de refroidissement.

Malgré sa relative simplicité, le massage n'est pas recommandé pour tous les cas de douleur. N'effectuez pas de massage par vous-même sur une articulation enflammée (c'est-à-dire qui présente une rougeur, est enflée et brûlante au toucher), sur une région infectée ou si vous souffrez de phlébite, de thrombophlébite ou d'éruptions cutanées.

Les médicaments

Une douleur aiguë peut habituellement être soulagée par des antidouleurs, comme les analgésiques en vente libre pour le mal de tête ou les puissants narcotiques utilisés chez les patients qui viennent de subir une opération et pour soulager les douleurs cancéreuses. Certains médicaments peuvent ouvrir les vaisseaux sanguins du cœur ou des muscles afin de soulager la douleur. Certains types de douleurs chroniques et d'arthrites répondent bien aux anti-inflammatoires. Curieusement, certains médicaments utilisés au départ pour traiter la dépression soulagent la douleur à des doses moindres, sans causer de problèmes de dépendance. Les narcotiques sont rarement utilisés dans le traitement des maladies chroniques, car ils perdent de leur efficacité au fil du temps et il faut augmenter les doses. Ils peuvent aussi avoir des conséquences néfastes sur la respiration, l'équilibre et le sommeil, affecter l'humeur et brouiller les pensées. Parfois, des injections d'un anesthésique local ou une chirurgie peuvent bloquer les signaux de douleur dans une région endolorie. Ces méthodes soulagent la douleur chronique temporairement ou parfois pour une très longue durée.

Deux dernières observations

- Si vous avez des médicaments antidouleur à la maison, gardez-les dans un endroit hors de la portée des enfants et des visiteurs. La majorité des médicaments prescrits qui font l'objet de trafic dans les écoles proviennent de la pharmacie familiale.
- Si vous ou une personne qui vous est chère arrivez en fin de vie (estimation d'un maximum de six mois à vivre) et que la douleur pose problème, vous devriez demander de bénéficier de soins palliatifs. Une équipe de soins à domicile peut vous fournir ce service ou vous pourriez préférer être admis à l'unité des soins palliatifs d'un hôpital. Vous y trouverez des équipes de professionnels de la santé spécialisés en soulagement de la douleur en fin de vie tout en permettant au patient de rester alerte. À ce stade, le confort doit l'emporter sur la dépendance.

Si la douleur persiste jusqu'à avoir des répercussions négatives dans votre vie, discutez avec votre médecin des options qui s'offrent à vous, y compris de vous faire recommander à une clinique de gestion de la douleur.

Essoufflement

Comme de nombreux autres symptômes, l'essoufflement peut avoir plusieurs causes. Dans tous les cas, votre corps ne reçoit pas l'oxygène dont il a besoin. (Avant de poursuivre votre lecture, vous pouvez consulter le chapitre 15 où il est question du fonctionnement normal des poumons et des changements qui s'y produisent en cas de maladie pulmonaire chronique. Le chapitre 16 porte sur les cardiopathies qui peuvent aussi être une cause de l'essoufflement.)

L'embonpoint peut causer de l'essoufflement en raison du surplus de poids qui augmente la quantité d'énergie utilisée et par conséquent d'oxygène requise. L'embonpoint augmente aussi la charge de travail du cœur. Donc, si l'embonpoint est combiné à une maladie pulmonaire chronique ou à une cardiopathie, il est alors encore plus difficile de fournir à l'organisme l'oxygène dont il a besoin.

Le déconditionnement des muscles peut aussi causer l'essoufflement. Il peut nuire aux muscles respiratoires et aux autres muscles de votre corps. Quand les muscles deviennent déconditionnés, ils sont moins efficaces dans leur fonctionnement et demandent plus d'énergie et d'oxygène pour effectuer les activités. Dans le cas des muscles respiratoires, le problème est aggravé : si les muscles respiratoires ne sont pas forts, alors il est plus difficile de tousser et de dégager le mucus des poumons. S'il y a du mucus dans les poumons, il y a moins de place pour l'inhalation d'air frais.

Tout comme il y a plusieurs causes d'essoufflement, il existe aussi de nombreuses façons de gérer ce problème.

Quand vous avez le souffle court, il est recommandé de ralentir plutôt que d'interrompre votre activité ou de vous dépêcher de la terminer. Si votre essoufflement persiste, arrêtez-vous quelques minutes. Si vous avez encore le souffle court, prenez le médicament prescrit par votre médecin. L'essoufflement peut être inquiétant et cette peur peut entraîner deux autres problèmes. Premièrement, quand vous avez peur, les hormones que vous produisez, comme l'adrénaline, accentuent votre essoufflement. Deuxièmement, vous pouvez arrêter votre activité à cause de la peur et ne jamais développer l'endurance dont vous avez besoin pour mieux respirer. La règle de base est d'adopter un rythme plus lent et d'y aller étape par étape.

Vous devriez augmenter votre niveau d'activité progressivement : pas plus que 25 % par semaine. Par exemple, si vous êtes capable de jardiner aisément pendant 20 minutes, la semaine prochaine augmentez cette durée d'un maximum de 5 minutes. Quand vous pourrez jardiner aisément pendant 25 minutes, augmentez encore de quelques minutes.

Il est tout aussi important de ne pas fumer que d'éviter de côtoyer des fumeurs, ce qui peut parfois être difficile, car vos amis fumeurs ne réalisent peut-être pas à quel point ils vous compliquent la vie. C'est votre travail de leur expliquer que la fumée vous cause des problèmes respiratoires et que vous aimeriez qu'ils ne fument pas en votre présence. De plus, assurez-vous que votre maison et votre voiture soient des endroits sans fumée. Demandez aux fumeurs de fumer à l'extérieur.

Si le mucus et les sécrétions vous posent problème, buvez beaucoup de liquide (à moins que votre médecin vous ait demandé de limiter votre consommation). Vous dégagerez ainsi le mucus des poumons et il sera plus facile de tousser. L'utilisation d'un humidificateur peut aussi vous aider.

Prenez vos médicaments et utilisez l'oxygène comme votre médecin vous l'a prescrit. Nous entendons souvent dire que les médicaments sont nocifs et qu'ils doivent être évités, ce qui est vrai dans plusieurs cas. Toutefois, quand vous êtes atteint d'une maladie chronique, les médicaments sont souvent très bénéfiques et ils pourraient même vous sauver la vie. Il ne faut jamais négliger, diminuer ou interrompre sa médication. Le contraire n'est pas mieux; il faut éviter de dépasser la dose prescrite. Si des ajustements doivent être apportés, cette décision revient à votre professionnel de la santé.

Techniques de contrôle respiratoire

Dans cette section, il sera question de diverses techniques pouvant vous aider à mieux respirer. Vous trouverez d'autres techniques au chapitre 15.

Respiration diaphragmatique (« respiration abdominale »)

La respiration diaphragmatique est aussi appelée respiration abdominale, car, effectuée de la bonne façon, elle fait descendre le diaphragme dans l'abdomen. Un des problèmes qui causent l'essoufflement, surtout chez les personnes souffrant d'emphysème, de bronchite chronique ou d'asthme, est le déconditionnement du diaphragme et des muscles respiratoires du thorax. Quand ce déconditionnement se produit, les poumons sont incapables de fonctionner correctement, c'est-à-dire qu'ils ne se remplissent pas bien et qu'ils n'évacuent pas l'air vicié.

La plupart d'entre nous utilisent surtout la partie supérieure de nos poumons et notre poitrine pour respirer. Puisque la respiration diaphragmatique ou abdominale descend plus profondément, il faut un peu d'entrainement pour apprendre à bien gonfler ses poumons. Cette technique renforce les muscles respiratoires et les rend plus efficaces, ce qui facilite la respiration. Voici les étapes de la respiration diaphragmatique :

1. Étendez-vous sur le dos et posez des oreillers sous votre tête et vos genoux.
2. Placez une main sur votre abdomen (à la base du sternum) et l'autre sur le haut de votre poitrine.
3. Inspirez lentement par le nez en permettant à votre abdomen de s'étendre vers l'extérieur. Imaginez que vos poumons sont remplis d'air frais. La main sur votre abdomen doit se soulever et la main sur votre poitrine doit rester immobile ou se soulever légèrement.
4. Expirez lentement en pinçant vos lèvres. En même temps, utilisez votre main pour pousser légèrement sur l'abdomen vers l'intérieur et vers le haut.
5. Pratiquez cette technique de 10 à 15 minutes, trois ou quatre fois par jour, jusqu'à ce qu'elle devienne automatique. Si vous ressentez un léger étourdissement, reposez-vous ou respirez plus lentement.

Vous pouvez aussi pratiquer la respiration diaphragmatique en position assise :

1. Relaxez vos épaules, vos bras, vos mains et votre poitrine. Ne touchez pas aux accoudoirs de la chaise ni à vos genoux.
2. Placez une main sur votre abdomen et l'autre sur le haut de votre poitrine.
3. Inspirez lentement par le nez en remplissant d'air le tour de votre taille. La main sur votre abdomen doit se soulever et la main sur votre poitrine doit rester immobile.
4. Expirez doucement et sans effort.

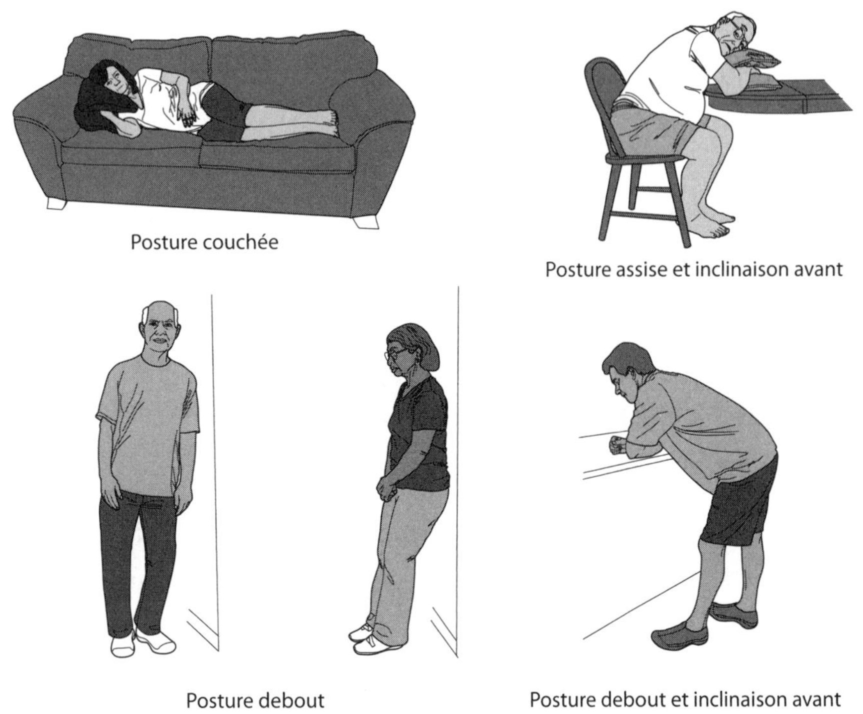

Postures efficaces si vous avez le souffle court ou êtes essoufflé

Une fois que vous maîtrisez cette technique, vous pouvez la pratiquer aussi souvent que vous le voulez, que ce soit en position étendue, assise, debout ou en marchant. La respiration diaphragmatique peut contribuer à renforcer les muscles respiratoires et à améliorer leur coordination et leur efficacité tout en diminuant la quantité d'énergie requise pour respirer. De plus, pour vous aider à gérer vos symptômes, elle peut être utilisée avec toute technique de relaxation axée sur le pouvoir de votre esprit. (Ces techniques sont décrites au chapitre 5.)

Respiration avec les lèvres pincées

Une deuxième technique, la respiration avec les lèvres pincées, est utilisée de façon naturelle par les personnes ayant de la difficulté à vider leurs poumons. Vous pouvez aussi l'utiliser si vous avez le souffle court ou êtes essoufflé.

1. Inspirez d'abord et pincez ensuite vos lèvres comme si vous alliez souffler dans une flute ou un sifflet.
2. Utilisant la respiration diaphragmatique, expirez doucement et sans effort entre vos lèvres pincées.
3. N'oubliez pas de détendre le haut de votre poitrine, vos épaules, vos bras et vos mains tout en expirant. Portez attention à votre tension musculaire. L'expiration devrait prendre plus de temps que l'inspiration.

En maîtrisant cette technique pendant que vous effectuez d'autres activités, vous pourrez mieux gérer votre essoufflement.

Les deux prochaines techniques peuvent vous aider à dégager les sécrétions (mucus, mucosités).

Expiration forcée

Cette technique combine une ou deux expirations forcées (souffles) et la respiration diaphragmatique. Elle est efficace pour dégager les sécrétions des petites voies respiratoires.

1. Inspirez comme vous le feriez pour la respiration diaphragmatique.
2. Retenez votre respiration pendant un moment.
3. Expirez de façon forcée en gardant votre bouche ouverte tout en comprimant votre poitrine et vos muscles abdominaux pour évacuer l'air (un peu comme si vous haletiez).
4. Si possible, effectuez une autre expiration forcée avant de prendre une autre inspiration.
5. Faites ensuite deux ou trois respirations diaphragmatiques.
6. Expirez une ou deux fois de façon forcée.

Toux contrôlée

Cette technique vous aidera à dégager les sécrétions (mucosités) dans les grandes voies respiratoires.

1. Prenez une respiration diaphragmatique longue et complète.
2. Gardez vos épaules et vos mains bien détendues.
3. Retenez votre respiration pendant un moment.
4. Toussez (contractez les muscles abdominaux pour évacuer l'air).

Vous trouverez plus d'information sur la toux contrôlée au chapitre 15.

Remarque : si vous avez une quinte de toux difficile à contrôler, voici quelques conseils pratiques :

- Évitez l'air très sec ou la vapeur d'eau.
- Avalez dès que la quinte démarre.
- Buvez de l'eau par petites gorgées.
- Sucez des pastilles ou des bonbons durs.
- Essayez la respiration diaphragmatique, en vous assurant de bien respirer par le nez.

Problèmes de sommeil

Le sommeil est une période durant laquelle le corps peut se concentrer sur la guérison. Pendant le sommeil, les niveaux d'énergie requis pour maintenir le fonctionnement du corps sont très faibles. Si vous ne dormez pas suffisamment, plusieurs symptômes peuvent se manifester comme la fatigue, le manque de concentration, l'irritabilité, une douleur accrue ou un gain de poids. Bien entendu, il ne faut pas croire que tous ces symptômes sont causés par un manque de sommeil. Souvenez-vous que les symptômes associés à une maladie chronique peuvent être attribuables à de nombreuses causes. Néanmoins, l'amélioration de la qualité de votre sommeil peut vous aider à gérer un grand nombre de ces symptômes, quelle qu'en soit la cause.

De combien d'heures de sommeil avez-vous besoin?

Le nombre d'heures de sommeil varie d'une personne à l'autre. Pour la majorité, 7 heures et demie de sommeil sont suffisantes. Certaines personnes n'ont besoin que de 6 heures, alors que d'autres doivent dormir davantage, de 8 à 10 heures, pour bien fonctionner. Si vous êtes alerte, reposé et si vous vous sentez bien durant la journée, vous dormez sans doute suffisamment.

Le sommeil est un besoin fondamental, comme la nourriture et l'eau. Les conséquences d'une nuit écourtée ne sont pas dramatiques. Toutefois, si c'est le cas chaque nuit, alors votre qualité de vie et votre humeur en souffriront.

Avoir une bonne nuit de sommeil

Les techniques d'autogestion présentées dans cette section ont été prouvées en clinique et leur taux de réussite est de 75 à 80 %. Ce ne sont pas des « solutions rapides » comme les somnifères, mais les résultats que vous obtiendrez seront plus efficaces et sécuritaires à long terme. Accordez-vous de deux à quatre semaines pour voir des résultats positifs et de dix à douze semaines pour constater une amélioration à long terme.

Quoi faire avant de se mettre au lit?

- **Assurez-vous d'avoir un lit confortable** qui facilite vos mouvements et soutient bien votre corps. Un matelas ferme et de bonne qualité qui soutient votre colonne et empêche votre corps de rester au milieu du lit est recommandé. Une planche de contreplaqué d'un à deux centimètres peut être placée entre le matelas et le sommier pour accroître la fermeté du lit. Les lits d'eau chauffants ainsi que les matelas gonflables et en mousse peuvent aider certaines personnes souffrant d'une maladie chronique, car ils soutiennent le poids de façon égale en épousant la forme du corps. Si vous êtes intéressé, vous pouvez essayer un matelas chez un de vos amis ou à l'hôtel pendant quelques nuits pour voir s'il répond à vos besoins. Une couverture, un couvre-matelas chauffant électrique réglé au plus bas, ou un couvre-matelas en laine sont des moyens efficaces pour vous réchauffer pendant que vous dormez, surtout durant les nuits froides et humides. Si vous décidez d'utiliser de la literie électrique, assurez-vous de suivre attentivement les instructions du fabricant pour éviter de vous brûler.

- **Réchauffez vos mains et vos pieds** avec des gants et des bas. Pour les personnes qui ont des douleurs aux genoux, vous pouvez couper l'extrémité d'un bas et utiliser le reste comme une manche que vous glissez sur votre genou.

- **Trouvez une position confortable pour dormir.** La meilleure position dépend de vous et de votre état de santé. Parfois, pour soulager la douleur et accroître le confort, vous pouvez utiliser des petits oreillers que vous placez aux bons endroits. Essayez différentes positions en vous servant d'oreillers. Vérifiez aussi auprès de votre professionnel de la santé s'il a des recommandations précises à formuler relativement à votre état de santé.

- **Surélevez la tête du lit** de 6 à 8 centimètres à l'aide de blocs de bois pour vous permettre de respirer plus facilement. Cette posture aide beaucoup les personnes souffrant de brûlures d'estomac ou de reflux gastrique.
- **Assurez-vous que la température de la chambre est confortable.** Elle peut être chaude ou froide, chacun a ses préférences.
- **Utilisez un humidificateur à air chaud** si vous demeurez dans un endroit où l'air est sec. L'air chaud et humide vous permet de respirer plus facilement et favorise un bon sommeil.
- **Rendez votre chambre à coucher confortable et sécuritaire.** Ayez une lampe et un téléphone à portée de main. Si vous utilisez une canne, gardez-la près du lit dans un endroit où vous ne trébucherez pas dessus. Vous pourrez ainsi l'utiliser si vous devez vous lever durant la nuit.
- **Gardez vos lunettes près du lit** quand vous vous couchez. Ainsi, si vous devez vous lever au milieu de la nuit, vous pourrez facilement mettre vos lunettes et voir où vous allez.

Que faut-il éviter avant de se mettre au lit?

- **La nourriture.** Même si vous avez sommeil après un bon repas, ce n'est pas la méthode appropriée pour s'endormir et avoir une bonne nuit de sommeil. Le sommeil doit permettre à votre corps de se reposer et de récupérer; quand il est occupé à digérer ce que vous avez mangé, il aura moins de temps pour le processus de guérison. Si vous remarquez que la faim vous empêche de dormir, essayez de boire un verre de lait chaud avant le coucher.
- **L'alcool.** Contrairement à la croyance populaire, l'alcool ne vous aide pas à mieux dormir, car même si vous croyez être plus détendu, l'alcool perturbe votre cycle de sommeil. La consommation d'alcool avant le coucher peut occasionner un sommeil peu profond ponctué d'éveils fréquents tout au long de la nuit.
- **La caféine en fin de journée.** La caféine est un stimulant qui peut vous tenir éveillé. Le café, le thé, les colas et d'autres boissons gazeuses, ainsi que le chocolat contiennent de la caféine; il faut donc les consommer avec modération le soir venu.
- **La cigarette.** En plus du fait que la cigarette peut vous causer des complications et aggraver votre maladie chronique, s'endormir avec une cigarette allumée risque de déclencher un incendie. De plus, la nicotine contenue dans les cigarettes est un stimulant.
- **Les comprimés coupe-faim.** Ces comprimés contiennent souvent des stimulants qui peuvent interférer aussi bien avec le sommeil que l'éveil.
- **Les somnifères.** Bien que les somnifères semblent être la solution idéale aux problèmes de sommeil, ils ont tendance à perdre de leur efficacité au fil du temps. De plus, de nombreux somnifères ont un effet rebond : si vous arrêtez d'en prendre, vous aurez encore plus de difficulté à dormir. Ils perdent donc de leur efficacité et il est possible que vous ayez encore plus de problèmes qu'avant de commencer à prendre

des somnifères. Par conséquent, il est préférable d'utiliser d'autres méthodes et d'éviter de prendre des somnifères.

- **L'ordinateur et la télévision.** Évitez d'utiliser l'ordinateur ou de regarder la télévision environ une heure avant le coucher. La lumière des écrans d'ordinateur et de télévision peut perturber vos cycles naturels de sommeil.
- **Les substances diurétiques (comprimés qui favorisent l'excrétion urinaire).** Vous pouvez les prendre le matin pour que votre sommeil ne soit pas perturbé par de fréquents besoins d'uriner. À moins d'indication contraire de votre médecin, ne diminuez pas la quantité de liquide que vous buvez; ces liquides sont importants pour votre santé. Toutefois, vous devriez peut-être limiter la quantité de liquide que vous buvez avant le coucher.

Comment élaborer une routine?

- **Établissez un horaire régulier de repos et de sommeil.** Essayez de vous coucher chaque soir à la même heure et de vous lever chaque matin à la même heure. Si vous souhaitez faire une sieste, il est préférable de la faire en après-midi, mais jamais après le souper. Restez éveillé jusqu'à votre heure de coucher.
- **Au besoin, rétablissez votre horloge de sommeil.** Si votre horaire de sommeil est déréglé (par exemple, vous allez au lit à 4 h et dormez jusqu'à midi), alors vous devez rétablir votre horloge de sommeil interne. Pour ce faire, essayez d'aller au lit une heure plus tôt ou plus tard chaque soir jusqu'à ce que vous ayez atteint l'heure de coucher désirée. Cette méthode peut sembler étrange, mais c'est le meilleur moyen de rétablir votre horloge de sommeil.
- **Faites de l'exercice régulièrement chaque jour.** Non seulement une séance d'exercice contribuera à la qualité de votre sommeil, mais elle vous permettra d'établir un horaire régulier pour votre journée. Évitez toutefois de faire de l'exercice avant le coucher.
- **Profitez du soleil chaque matin**, même si ce n'est que pour 15 ou 20 minutes. Le soleil aide à régulariser votre horloge et votre rythme biologique.
- **Gardez une routine de fin de soirée**, que ce soit de regarder les nouvelles à la télévision, de lire un chapitre d'un livre ou de prendre un bain chaud. En adoptant une routine de fin de soirée en y restant fidèle, vous dites à votre corps qu'il est temps de réduire les activités et de se détendre.
- **Utilisez votre chambre à coucher uniquement pour dormir ou y avoir des relations sexuelles.** Si, une fois que vous êtes dans votre lit, vous réalisez que vous êtes incapable de dormir, sortez du lit et allez dans une autre pièce jusqu'à ce que vous vous sentiez prêt à dormir. Gardez l'éclairage de cette pièce tamisé.

Que faire si vous êtes incapable de retrouver le sommeil?

La plupart des gens s'endorment sans problème, puis se réveillent subitement et vivent des inquiétudes matinales sans parvenir à décrocher. Ils deviennent alors de plus en plus inquiets parce qu'ils sont incapables de retrouver le sommeil. Occuper votre esprit par des pensées agréables et intéressantes calmera vos inquiétudes et vous aidera à retrouver le sommeil. Par exemple, essayez une technique de distraction comme compter à rebours à partir de 100 ou en nommant une fleur pour chaque lettre de l'alphabet. Les techniques de relaxation décrites au chapitre 5 pourront vous aider. Si ces techniques ne fonctionnent pas, levez-vous et faites autre chose, comme lire un livre, laver vos cheveux, jouer une partie de solitaire (pas sur l'ordinateur). Après 15 ou 20 minutes, retournez au lit.

Vous pouvez aussi vous réserver une « période d'inquiétude ». Vos inquiétudes incessantes vous tiennent-elles éveillé? Si oui, réservez-vous une « période d'inquiétude » bien avant le coucher où vous écrirez vos problèmes et vos inquiétudes et dresserez une liste de choses à faire pour libérer votre esprit. Vous pourrez ensuite vous détendre et bien dormir en sachant que vous aurez demain une autre période pour vous inquiéter.

Le manque de sommeil ne doit pas vous inquiéter outre mesure. Si votre corps a besoin de repos, vous dormirez. De plus, n'oubliez pas que plus vous vieillissez, moins vous avez besoin de sommeil.

Apnée du sommeil et ronflements

Si vous vous endormez dès que votre tête se pose sur l'oreiller, de façon régulière devant la télévision, ou si vous êtes encore fatigué au réveil même après une bonne nuit de sommeil, vous souffrez peut-être d'un trouble du sommeil. Les gens atteints du trouble du sommeil le plus fréquent, le syndrome d'apnées obstructives du sommeil, l'ignorent souvent. Quand on demande à ces personnes si elles ont bien dormi, elles répondent toujours par l'affirmative. Parfois, le seul indice est que les autres se plaignent de leurs bruyants ronflements. Les experts du sommeil croient que le syndrome d'apnées obstructives du sommeil est très répandu et sous-diagnostiqué de façon inquiétante.

Quand une personne est atteinte du syndrome d'apnées obstructives du sommeil, les tissus mous de la gorge et du nez se relâchent durant le sommeil et bloquent les voies respiratoires, ce qui demande de grands efforts pour respirer. La personne lutte contre le blocage jusqu'à une minute, se réveille juste le temps de respirer et se rendort immédiatement en reprenant le cycle du début. Cette personne ignore souvent qu'elle ou il se réveille des dizaines de fois par nuit et que son sommeil n'est pas assez profond pour rétablir le niveau d'énergie du corps et aider le processus de guérison. Cet état de santé entraîne d'autres symptômes comme la fatigue et la douleur.

Le syndrome d'apnées obstructives du sommeil peut être un problème médical grave et possiblement mortel. Il a été associé aux cardiopathies et aux accidents vasculaires cérébraux et il y a des raisons de croire qu'il est la cause du décès de nombreuses personnes qui ont succombé durant leur sommeil à une crise cardiaque. Les experts du sommeil recommandent aux personnes qui se sentent fatiguées tout le temps, en dépit des nuits complètes de sommeil, ou trouvent qu'ils ont besoin de plus de sommeil maintenant que quand ils étaient jeunes, de passer des tests pour le syndrome d'apnées obstructives du sommeil ou tout autre trouble du sommeil, surtout si leur conjoint ou conjointe se plaint de ronflements. Vous trouverez plus d'information sur le syndrome d'apnées obstructives du sommeil au chapitre 15.

Obtenir de l'aide professionnelle

La majorité des problèmes de sommeil peuvent être résolus à l'aide des techniques dont nous venons de parler, mais parfois il vous faudra obtenir de l'aide professionnelle. Quand devez-vous obtenir cette aide?

- Si votre insomnie persiste pendant six mois ou qu'elle nuit sérieusement à votre fonctionnement durant la journée (votre emploi ou vos relations sociales), malgré avoir attentivement suivi le programme décrit précédemment.
- Si vous avez de la difficulté à rester éveillé durant le jour, surtout si votre somnolence durant le jour cause ou risque de causer un accident.
- Si votre sommeil est perturbé par des difficultés respiratoires, dont des ronflements bruyants accompagnés de longues pauses, des douleurs thoraciques, des brûlures gastriques, des contractions musculaires dans les jambes, de fortes douleurs ou d'autres problèmes physiques.
- Si votre difficulté à dormir est accompagnée de dépression, de problèmes d'alcool, ou de la prise de somnifères ou de drogues addictives pouvant entraîner une dépendance.

N'hésitez pas à demander de l'aide. La plupart des troubles du sommeil peuvent être guéris. Vous pourrez ensuite mieux dormir et être en meilleure santé.

Dépression

La plupart des personnes souffrant d'une maladie chronique se sentent parfois déprimées. Comme pour la douleur, il existe différents niveaux de dépression : de la déprime passagère à la dépression majeure. Parfois, nous ne savons pas que nous sommes déprimés, mais souvent, nous ne voulons pas le reconnaître. C'est la prise en charge de la dépression qui fait toute la différence.

Dépression et mauvaise humeur

Il est normal de sentir triste. La tristesse est un sentiment temporaire souvent associé à un événement ou à une perte précis. Nous utilisons parfois le mot « déprimé » pour décrire une tristesse ou une déception : « Je suis vraiment déprimé d'avoir manqué la visite de mes amis. » Dans cette situation, nous sommes tristes, mais nous pouvons encore avoir une vie sociale et trouver du bonheur dans les autres sphères de notre vie.

La dépression peut parfois durer très longtemps : à la suite du décès d'un être cher ou du diagnostic d'une maladie grave.

Si votre dépression ou vos sentiments de tristesse sont graves, durent longtemps et sont récurrents, vous souffrez peut-être d'une dépression majeure. La dépression anéantit tous les plaisirs de la vie : vous perdez tout espoir et vous vous sentez impuissant et inutile. Chez les personnes souffrant de dépression majeure, les sentiments peuvent devenir confus, et même les pleurs n'apportent plus aucun soulagement.

La dépression change tout : votre façon de penser, de vous comporter, d'interagir avec les autres et même le fonctionnement de votre corps.

Quelles sont les causes de la dépression?

La dépression n'est pas causée par des faiblesses personnelles, la paresse ou un manque de volonté. L'hérédité, votre maladie chronique et vos médicaments peuvent jouer un rôle dans votre dépression. Votre façon de penser, surtout les pensées négatives, peut souvent engendrer et maintenir un état dépressif. Les pensées négatives peuvent être automatiques, se répéter sans cesse et elles sont rarement liées à un événement ou à un facteur initiateur. Certains sentiments et émotions contribuent aussi à la dépression.

- **Peur, anxiété ou incertitude face à l'avenir.** Les émotions provoquées par l'incertitude financière, votre maladie ou son traitement, ou votre famille peuvent mener à une dépression. En vous attaquant à ces problèmes dès que possible, vous et votre famille aurez moins d'inquiétudes et plus de temps pour profiter de la vie, ce qui pourrait avoir un effet curatif. Au chapitre 19, nous parlerons plus en détail de ces problèmes et de comment s'y attaquer.
- **Frustration.** La frustration peut avoir de nombreuses causes. Vous pensez peut-être que : « Je ne peux pas faire ce que je souhaite », « Je me sens impuissant », « J'avais l'habitude de faire ça par moi-même », ou « Pourquoi est-ce que personne ne me comprend? » Plus vous persistez dans cette façon de penser, plus vous vous sentirez seul et isolé.
- **Perte de contrôle sur votre vie.** Cette perte de contrôle peut être causée par de nombreux facteurs : une dépendance à vos médicaments, les visites régulières chez le médecin, ou devoir se fier sur les autres pour effecteur vos tâches quotidiennes comme prendre votre bain, vous habiller et préparer les repas. Ce sentiment de perte de contrôle peut aussi diminuer votre confiance en vous et en vos capacités. Même si vous n'êtes plus en mesure de tout faire, c'est vous qui prenez les décisions. Vous êtes maintenant l'entraîneur de l'équipe.

L'attitude d'une personne déprimée n'est pas toujours négative. Parfois, un bonheur artificiel cachera les vrais sentiments d'une personne et un observateur averti remarquera la fragilité ou l'inauthenticité de son humeur. Le refus de l'aide des autres, même devant l'évidence du problème, est un symptôme fréquent d'une dépression non décelée.

Les sentiments de dépression peuvent mener au retrait, à l'isolement et à un manque d'activité physique. Ces comportements peuvent créer un cycle qui augmentera le sentiment de dépression : plus vous vous enracinez dans un comportement, plus il éloignera de vous les personnes qui vous donnent soutien et réconfort. La plupart de vos amis et des membres de votre famille souhaitent que vous preniez du mieux, mais ils savent rarement quoi faire pour vous aider. Si leurs efforts pour vous apporter soutien et réconfort sont vains, ils décideront à un certain moment de baisser les bras et d'arrêter d'essayer. C'est à cette étape que la personne déprimée dira : « Vous voyez, tout le monde s'en fiche », ce qui renforce à nouveau les sentiments de perte et de solitude.

Tous ces facteurs, et bien d'autres, peuvent contribuer à un déséquilibre chimique dans votre cerveau (neurotransmetteurs). Ce déséquilibre peut modifier votre façon de penser, vos émotions et votre comportement. Changer sa façon de penser et son comportement peuvent être des moyens efficaces de rééquilibrer la chimie dans votre cerveau, de soulager la dépression et de laisser un peu tomber cette mauvaise humeur quotidienne.

Suis-je déprimé?

Voici un court test pour savoir si vous êtes déprimé. Répondez à la question suivante : Qu'est-ce que je fais pour avoir du plaisir? S'il vous faut du temps pour trouver une réponse, lisez la liste des autres symptômes possibles de la dépression ci-dessous.

Selon votre humeur des deux dernières semaines, parmi les symptômes suivants lesquels avez-vous ressentis?

- **Perte d'intérêt ou de plaisir dans les activités.** La perte d'intérêt envers la vie ou les autres personnes peut être un signe de dépression. Les symptômes incluent ne pas vouloir parler à personne, ne pas sortir de chez-soi, ou ne pas répondre au téléphone ou à la sonnerie de la porte.
- **Sentiment de tristesse, de dépression ou de désespoir.** Un sentiment de tristesse perpétuel peut être un symptôme de la dépression.
- **Difficulté à s'endormir, à rester endormi ou augmentation anormale du sommeil.** Se réveiller et ne pas réussir à se rendormir ou ne pas vouloir sortir du lit peuvent être des signes qu'il y a un problème.
- **Fatigue ou manque d'énergie.** La fatigue constante est souvent un symptôme clair de la dépression.
- **Perte d'appétit ou suralimentation.** Ce changement peut être une perte d'intérêt pour la nourriture ou une alimentation inhabituellement excessive ou erratique.
- **Se sentir mal dans sa peau.** Croyez-vous être un échec ou que vous avez laissé tomber votre famille? Vous sentez-vous inutile, avez-vous une image négative de votre corps, ou avez-vous des doutes sur votre estime de soi?
- **Difficultés de concentration.** Trouvez-vous difficile de faire des tâches simples, comme lire le journal ou regarder la télévision?
- **Êtes-vous léthargique ou trop agité?** Vous déplacez-vous ou parlez-vous assez lentement pour que d'autres personnes le remarquent? Au contraire, êtes-vous si agité que vous êtes incapable de tenir en place? L'un comme l'autre peuvent être des signes de dépression.
- **Vouloir se faire du mal ou encore pire.** Les pensées suicidaires ou vouloir se faire du mal de quelconque façon sont souvent des signes d'une dépression majeure.

Une personne déprimée peut prendre ou perdre du poids, perdre de l'intérêt envers les relations sexuelles et l'intimité, perdre de l'intérêt envers les soins personnels et l'apparence, être incapable de prendre des décisions ou subir des accidents fréquents.

Si vous éprouvez plusieurs de ces symptômes, demandez de l'aide à un médecin, un bon ami, un membre du clergé, un psychologue ou un travailleur social. N'attendez pas que ces symptômes disparaissent. Si vous songez à vous faire du mal ou à blesser d'autres personnes, demandez de l'aide immédiatement. Ne laissez pas une tragédie frapper votre famille.

Heureusement, les traitements de la dépression, comme les antidépresseurs, la consultation et l'autoassistance, sont très efficaces pour en réduire la fréquence, la durée et la gravité. La dépression, comme d'autres symptômes, peut être gérée.

Comment soulager la dépression et la mauvaise humeur

Les traitements les plus efficaces pour soulager la dépression sont les médicaments, la consultation et l'autoassistance.

Les médicaments

Les antidépresseurs qui aident à rétablir l'équilibre chimique de votre cerveau sont très efficaces. La plupart des antidépresseurs commencent à vous soulager seulement après plusieurs jours ou semaines. Ne vous découragez pas si vous ne vous sentez pas mieux immédiatement. Continuez de prendre votre médicament. Pour obtenir un soulagement maximal, il vous faudra parfois prendre certains médicaments pendant 6 mois ou plus.

Les effets secondaires se manifestent habituellement dans les premières semaines et disparaissent ou s'atténuent par la suite. Si les effets secondaires ne sont pas trop graves, continuez de prendre votre médicament. Vous vous sentirez mieux au fur et à mesure que votre corps s'habituera au médicament. Il est important de prendre votre médicament chaque jour. Si vous cessez de prendre votre médicament parce que votre état de santé s'améliore ou s'aggrave, la dépression pourrait reprendre le dessus. Les antidépresseurs ne créent pas d'accoutumance, mais consultez votre médecin avant de cesser votre médicament ou d'en changer la dose.

La consultation

Plusieurs types de psychothérapies sont aussi très efficaces : elles soulagent les symptômes dans 60 à 70 % des cas. Tout comme les médicaments, la consultation a rarement un effet immédiat. Il faudra parfois des semaines et même plus pour constater une amélioration. La thérapie peut être courte, soit habituellement une ou deux séances par semaine pendant plusieurs mois. En vous apprenant de nouvelles façons de penser et d'interagir, la psychothérapie peut aussi vous aider à réduire les risques de dépression récurrente.

Autoassistance

L'autoassistance peut être d'une efficacité surprenante. Vous pouvez apprendre par vous-même plusieurs techniques de psychothérapie ayant fait leurs preuves. Pour les dépressions légères ou modérées ou simplement pour vous remonter le moral, les stratégies d'autoassistance ci-dessous peuvent parfois être très productives. Une étude a montré que la lecture et la pratique de conseils d'autoassistance a réduit les symptômes de dépression chez près de 70 % des patients.

Ces compétences et stratégies peuvent être utilisées avec ou sans prise de médicaments et consultations psychologiques.

- **Éliminez le négatif.** Tout d'abord, parlons des facteurs qui favorisent la dépression et la mauvaise humeur : être seul et s'isoler, pleurer beaucoup, être en colère et crier, blâmer les autres pour ses échecs et sa mauvaise humeur, et consommer de l'alcool ou d'autres drogues. Prenez-vous des tranquillisants ou des analgésiques narcotiques comme le diazépam, du chlordiazépoxide, de la codéine, de la morphine, de la hydromorphone, des somnifères et d'autres neurodépresseurs? Ces médicaments intensifient la dépression et un de leurs effets secondaires peut être de causer la dépression. Toutefois, il est important de consulter votre médecin avant de cesser la prise d'un médicament puisqu'il existe peut-être des raisons importantes de maintenir cette médication ou des réactions de sevrage à cet effet.

  Consommez-vous de l'alcool pour vous sentir mieux? L'alcool est aussi un neurodépresseur. Il n'existe aucune méthode pour éviter la dépression sauf si vous supprimez toutes ces influences néfastes de votre cerveau. La majorité des gens peuvent consommer un ou deux verres de boissons alcoolisées de façon modérée dans une soirée. Cependant, si vous consommez de l'alcool tout au long de la journée, vous êtes peut-être alcoolique. Parlez-en à votre médecin ou contactez l'association des Alcooliques anonymes.

- **Continuez de faire ce qui vous plaît.** Quand vous êtes triste ou déprimé, vous aurez tendance à vous retirer, à vous isoler et à limiter vos activités. Voilà exactement ce qu'il ne faut pas faire. Poursuivre ses activités quotidiennes ou en ajouter est un des meilleurs remèdes contre la dépression. Faire une promenade, regarder un coucher de soleil, regarder une comédie, se faire masser, apprendre une autre langue, suivre un cours de cuisine ou joindre un club social sont des activités qui peuvent vous aider à garder le moral et qui vous empêcheront de sombrer dans la dépression.

  Cependant, il n'est pas toujours si facile d'avoir du plaisir. Vous aurez peut-être à déployer de grands efforts pour arriver à planifier des activités amusantes. Même si l'envie n'est pas là, essayez de respecter l'horaire que vous vous êtes fixé. Peut-être trouverez-vous que votre promenade dans la nature, votre tasse de thé ou votre demi-heure musicale améliorera votre humeur malgré vos réserves au départ. Ne laissez jamais place au hasard. Il vous faudra peut-être établir un horaire pour vos temps libres durant la semaine et choisir les activités que vous voudrez faire.

  Si vous ne ressentez presque aucune émotion et que le monde semble avoir perdu sa couleur, faites un effort pour remettre du piquant dans votre vie. Rendez-vous dans une librairie et bouquinez dans votre section préférée, écoutez de la musique entraînante ou dansez, faites de l'exercice ou demandez à quelqu'un de vous faire un massage pour que vous puissiez reprendre contact avec votre corps, mangez des aliments épicés, prenez un bain chaud ou sinon une douche froide, rendez-vous dans une pépinière et sentez toutes les fleurs.

Faites des plans et suivez-les. Regardez vers l'avenir. Plantez des arbres. Pensez à la remise des diplômes de vos petits-enfants, même si vos enfants sont encore au secondaire. Si vous savez qu'une certaine période de l'année est difficile, comme le temps des fêtes ou un anniversaire, faites des plans précis pour cette période. N'attendez pas de voir ce qui vous arrivera. Soyez prêt.

- **Agissez.** Poursuivez vos activités quotidiennes. Tous les jours, assurez-vous de vous vêtir, de faire votre lit, de sortir de la maison, d'aller magasiner ou de faire une promenade avec votre chien. Planifiez vos repas et profitez-en pour cuisiner. Faites des efforts pour vous motiver à faire des activités, même si l'envie n'y est pas. La prise de mesures pour résoudre immédiatement ses problèmes est un remède très efficace contre la mauvaise humeur. Le sentiment de confiance que vous développez après avoir réussi à changer est encore plus important que le changement que vous apportez et que la mesure dans laquelle vous changez. Il est important d'agir. Ce sont souvent les petits changements qui vous remontent le moral. Par exemple, vous pourriez décider de nettoyer ou réaménager une pièce, une garde-robe ou même un tiroir de bureau, de vous abonner à un nouveau magazine ou d'appeler un vieil ami.

  Faites attention de ne pas vous fixer des objectifs trop difficiles ou de prendre de trop grandes responsabilités. Divisez les lourdes tâches en petites tâches, fixez-vous des priorités, et faites ce que vous pouvez au meilleur de vos compétences. Apprenez les étapes à suivre pour réussir ce que vous entreprenez (chapitre 2). Si vous êtes déprimé, évitez de prendre des décisions importantes qui affecteront votre vie. Par exemple, ne déménagez pas dans une nouvelle communauté avant d'y avoir effectué quelques visites et d'en apprendre davantage sur les ressources qui y sont offertes. Un déménagement peut être un signe de retrait et la dépression s'intensifie souvent quand vous demeurez dans une région éloignée de vos amis et de vos connaissances. En outre, de nombreux problèmes pourraient vous suivre, alors que le soutien dont vous avez peut-être besoin pour les affronter de manière efficace sera laissé derrière.

- **Socialisez.** Joignez-vous à un groupe au profit de votre église ou à un club de lecture, ou suivez un cours au collège, un cours d'autoassistance ou un programme de nutrition pour les aînés. Si vous ne pouvez quitter la maison, envisagez un groupe formé sur Internet qui est animé par une personne responsable de l'application des règles. Ne vous isolez pas. Privilégiez la compagnie de personnes positives vous aidera à passer par-dessus vos émotions les plus difficiles.

- **Retrouvez votre bonne humeur.** L'activité physique est un bon remède contre la dépression et la mauvaise humeur. Les personnes déprimées se plaignent souvent qu'elles sont trop fatiguées pour faire de l'exercice. Toutefois, ce sentiment de fatigue est associé à la dépression et non à un épuisement physique. Essayez de faire de l'activité physique pendant 20 à 30 minutes par jour, comme danser assis ou faire une promenade. C'est souvent en commençant à bouger que vous remarquerez que vous êtes encore plein d'énergie. (Voir le chapitre 7.)
- **Pensez positivement.** Plusieurs personnes sont souvent très critiques à leur égard, surtout quand elles sont déprimées. Il vous arrive peut-être d'avoir des pensées non fondées et fausses sur vous.

  Pour lutter contre ces pensées négatives automatiques, commencez par redéfinir les histoires négatives que vous racontez sur vous. (Voir le chapitre 5.) Par exemple, vous pensez peut-être que si vous n'atteignez pas la perfection dans tout ce que vous faites, alors vous êtes un échec. Mais pourquoi ne pas inverser cette pensée : « La réussite c'est faire de mon mieux dans toutes les situations. » De plus, quand vous êtes déprimé, il est facile d'oublier tous les points positifs. Dressez une liste de certains points ou événements positifs dans votre vie.
- **Aidez une autre personne.** Aider une personne dans le besoin est une des façons les plus efficaces de retrouver sa bonne humeur, mais il est rare qu'on l'utilise. Offrez à un ami de garder ses enfants, lisez une histoire à une personne malade ou faites du bénévolat dans une soupe populaire. Quand vous êtes déprimé, la suggestion d'aider les autres vous fera peut-être dire : « J'ai assez de mes problèmes; je n'ai pas besoin de ceux des autres. » Toutefois, si vous parvenez à aider une autre personne, même un tout petit peu, vous vous sentirez bien dans votre peau. Avoir le sentiment d'être utile est excellent pour l'estime de soi et vous empêche de penser à vos problèmes pendant quelques temps. Aider d'autres personnes plus dans le besoin que vous peut vous permettre d'apprécier ce que vous avez et ce que vous êtes capable de faire. En comparant vos problèmes et vos difficultés à ceux d'autres personnes, peut-être remarquerez-vous que votre situation n'est pas si grave. Parfois, aider les autres est le meilleur moyen de s'aider soi-même.

Ne vous découragez pas si le processus de guérison est long. Si ces stratégies d'autoassistance ne sont pas suffisantes, demandez l'aide d'un médecin ou d'un professionnel de la santé mentale. Souvent, la psychothérapie ou la prise d'antidépresseurs, ou une combinaison des deux peuvent en faire beaucoup pour soulager la dépression. Demander de l'aide professionnelle et prendre des médicaments ne sont pas des signes de faiblesse, mais plutôt de force.

Colère

La colère est l'une des réactions les plus courantes chez les personnes souffrant d'une maladie chronique. L'incertitude et l'imprévisibilité de la vie avec une maladie chronique peuvent menacer votre indépendance et votre contrôle. Parfois, vous vous demanderez « Pourquoi moi? » C'est une réaction normale chez les personnes souffrant de maladie chronique.

Vous serez peut-être en colère contre vous, votre famille, vos amis, les professionnels de la santé, Dieu ou le monde en général. Par exemple, vous pouvez être en colère contre vous-même parce que vous ne prenez pas assez soin de vous, contre votre famille et vos amis parce qu'ils ne font pas les choses à votre façon, ou contre votre médecin parce qu'il est incapable de vous soigner. Parfois, votre colère peut être dirigée de façon incongrue contre votre chien ou votre chat.

Parfois, l'état de santé est la cause de la colère. Par exemple, un accident vasculaire cérébral ou la maladie d'Alzheimer peut avoir des répercussions sur les émotions d'une personne qui peut pleurer sans raison ou démontrer un tempérament violent. Certaines personnes déprimées ou souffrant d'un trouble d'anxiété expriment leur dépression ou leur anxiété par la colère.

Comme l'a observé Aristote (384–322 av. J.-C.) : *« N'importe qui peut se mettre en colère – c'est facile – mais pour ce faire contre la bonne personne, juste ce qu'il faut, au bon moment, pour un bon motif et de la bonne façon, ce n'est pas facile. »*

La première étape est de reconnaître ou d'admettre sa colère et de trouver pourquoi et contre qui. Ce sont des étapes importantes pour apprendre comment gérer efficacement sa colère. Pour ce faire, il faut trouver des moyens constructifs d'exprimer sa colère.

Dissiper la colère

Les recherches montrent que les personnes qui expriment leur colère sont encore plus en colère. Toutefois, la solution n'est pas de réprimer sa colère. Les sentiments de colère s'accumulent pour exploser plus tard. Voici quelques stratégies qui vous aideront à réduire ces sentiments de colère :

- Vous pouvez élever votre seuil de colère, c'est-à-dire limiter le nombre de facteurs qui déclenchent votre colère.
- Vous pouvez décider de votre réaction quand vous êtes en colère, sans toutefois nier vos émotions ou céder à la situation.

Ces stratégies semblent simples, mais il sera difficile de les appliquer si vous pensez que votre colère est provoquée par des facteurs externes sur lesquels vous n'avez aucun contrôle. Nous pensons souvent être des victimes sans défense. Nous blâmons les autres : « C'est toi qui m'as mis en colère! » Nous éclatons et ensuite nous regrettons nos paroles. Nous disons, « Je n'y pouvait rien ». À nos yeux, nos amis deviennent égoïstes, insensibles et inconscients de ce que nous faisons pour eux, nos patrons sont méprisants ou agissent en tyrans. La seule option qui reste est un déferlement d'hostilité. Mais avec un peu de pratique, même une personne colérique peut maîtriser de nouvelles réactions plus efficaces et meilleures pour la santé.

Voici ce que vous pouvez faire pour mieux gérer votre colère :

Se raisonner

Votre interprétation et votre explication d'une situation déterminent si vous allez vous mettre en colère ou non.

Vous pouvez apprendre à dissiper la colère en faisant une pause et en vous questionnant sur les pensées qui déclenchent votre colère. En changeant ces pensées, votre réaction sera différente. Vous pouvez décider de vous mettre en colère ou non et ensuite d'agir ou non.

Au premier signe de colère, comptez jusqu'à trois et posez-vous les questions suivantes :

- **Est-ce suffisamment important pour que je me mette en colère?** Peut-être cet incident n'est-il pas assez grave pour mériter que vous y consacriez temps et énergie. Fera-t-il une grande différence dans votre vie?
- **Ma colère est-elle justifiée?** Il vous faudra peut-être recueillir plus d'information pour bien comprendre la situation et ne pas sauter aux conclusions ou mal interpréter les intentions et les actions des autres.
- **Est-ce que ma colère fera une différence?** La plupart du temps, la colère et la perte de contrôle ne fonctionnent pas et peuvent même vous pénaliser. L'excès de colère ou son évacuation augmentent vos sentiments de colère, nuisent à vos relations et peuvent nuire à votre santé.

Se calmer

Toute technique qui vous permettra de vous détendre ou de vous distraire, comme faire de la méditation ou une promenade, peut vous aider à éteindre votre feu intérieur. Une respiration lente et profonde est un des moyens les plus simples et rapides de se calmer. (Voir la page 154.) Quand vous sentez que la colère monte, prenez dix respirations lentes et décontractées avant de réagir. Parfois, partir ou passer du temps seul peut désamorcer la situation. De plus, l'exercice physique est un bon moyen naturel de se débarrasser du stress et de la colère.

Verbaliser sans blâmer

Une technique importante est d'apprendre comment communiquer verbalement votre colère, sans blâmer ou offenser les autres. Elle peut être verbalisée par des messages au « je » (au lieu de « tu ») pour exprimer vos émotions. (Consulter le chapitre 9 pour une discussion sur les messages au « je ». Toutefois, si vous décidez de verbaliser votre colère, sachez que plusieurs personnes seront incapables de vous aider. La plupart d'entre nous ne sont pas très bons pour affronter des personnes en colère, même si cette colère est justifiée. Vous devriez donc recourir à des services de consultation ou joindre un groupe de soutien. Des organisations bénévoles, comme diverses associations pour le cœur, les poumons, le foie et le diabète, peuvent être des ressources utiles dans votre région. L'Association canadienne pour la santé mentale a des centres locaux spécialisés dans de nombreuses communautés partout au Canada.

Modifier ses attentes

Peut-être est-il avantageux de modifier vos attentes? Vous l'avez fait toute votre vie. Par exemple, lorsque vous étiez enfant, vous rêviez de devenir un pompier, une danseuse de ballet, un médecin, etc. Lorsque vous avez grandi, vous avez réévalué vos attentes selon vos aptitudes, vos capacités, vos talents et vos intérêts. Vous avez modifié vos plans selon cette réévaluation.

La même procédure peut être utilisée pour faire face aux répercussions d'une maladie chronique dans votre vie. Par exemple, il est irréaliste de prévoir que votre santé s'améliorera. Toutefois, il est réaliste de prévoir que vous pourrez toujours faire des activités plaisantes. Vous avez le pouvoir de changer l'évolution de votre maladie, soit en ralentissant son progrès, soit en évitant qu'elle s'aggrave. Changer vos attentes peut vous aider à changer votre point de vue. Au lieu de vous attarder sur les 10 % de choses que vous ne pouvez plus faire, pensez aux 90 % de choses que vous pouvez encore faire.

En résumé, la colère est une réaction normale chez une personne souffrant d'une maladie chronique. Une partie de l'apprentissage de la gestion de votre état de santé est de reconnaître sa colère et de trouver des façons constructives de la gérer.

Stress

Le stress est un problème courant, mais en quoi consiste-t-il? Dans les années 1950, le psychologue Hans Selye a décrit le stress comme « la réponse non précise du corps à la suite d'une exigence ». D'autres scientifiques ont élargi cette définition pour expliquer que le corps s'adapte aux exigences, qu'elles soient plaisantes ou déplaisantes. Par exemple, vous pouvez être stressé à la suite d'événements négatifs comme le décès d'un être cher et même d'événements joyeux comme le mariage d'un fils ou d'une fille.

Comment votre corps réagit-il au stress?

Votre corps a l'habitude de fonctionner à un certain rythme. Quand le besoin de le changer se fait sentir, votre corps doit s'ajuster pour satisfaire cette exigence. Votre corps réagit en se préparant à effectuer certaines actions : votre rythme cardiaque et votre pression artérielle augmentent, les muscles de votre cou et de vos épaules se tendent, votre respiration s'accélère, votre digestion ralentit, votre bouche devient sèche et vous pourriez même commencer à transpirer. Ce sont tous des signaux de stress.

Pourquoi cela se produit-il? Pour effectuer une action, vos muscles ont besoin d'être approvisionnés en oxygène et en énergie. Votre rythme respiratoire augmente afin d'inhaler le plus d'oxygène possible et d'évacuer le plus de dioxyde de carbone possible. Votre rythme cardiaque augmente afin de transporter l'oxygène et les éléments nutritifs à vos muscles. De plus, les fonctions physiologiques qui ne sont pas immédiatement requises, comme la digestion des aliments et les réponses immunitaires naturelles de l'organisme, sont ralenties.

Quelle est la durée de ces réactions? Règle générale, elles sont présentes jusqu'à ce que la situation de stress soit terminée. Votre corps reprend alors son rythme de fonctionnement normal. Cependant, il peut parfois arriver que le corps ne reprenne pas son rythme antérieur. Si le stress est présent depuis longtemps, votre corps commence alors à s'y adapter. Ce stress chronique peut contribuer à l'arrivée d'autres problèmes chroniques et rendre les symptômes plus difficiles à gérer.

Facteurs courants de stress

Quel que soit le facteur de stress, les changements dans le corps demeurent les mêmes. Cependant, les facteurs de stress ne sont pas entièrement indépendants les uns des autres. En fait, un facteur de stress peut souvent mener à d'autres types de facteurs ou même amplifier les effets des facteurs de stress existants. Plusieurs de ces facteurs peuvent aussi se produire de façon simultanée. Par exemple, l'essoufflement peut causer de l'anxiété, de la frustration, de l'inactivité et une perte d'endurance. Jetons un coup d'œil à certains facteurs de stress les plus courants.

Facteurs de stress physiques

Ces facteurs peuvent être très variés, allant de prendre votre petit-fils dans vos bras pour la première fois, aller faire l'épicerie ou ressentir les symptômes physiques de votre maladie chronique. Ces facteurs de stress ont un point en commun : ils augmentent la demande énergétique du corps. Si votre corps n'est pas prêt à répondre à cette demande, les symptômes peuvent varier allant de muscles endoloris à une fatigue ou à une aggravation des symptômes de votre maladie.

Facteurs de stress mentaux et émotionnels

Ces facteurs peuvent être plaisants ou désagréables. La joie que vous ressentez au mariage de votre fils ou fille ou lors d'une rencontre avec de nouveaux amis produit la même réaction de stress que de ressentir de la frustration ou être inquiet de votre maladie. Aussi surprenant que ça puisse être, la similarité provient de la façon dont votre cerveau perçoit le stress.

Facteurs de stress environnementaux

Ces facteurs de stress peuvent être plaisants ou désagréables. Ils peuvent varier, allant d'une belle journée ensoleillée à des trottoirs accidentés qui rendent vos déplacements difficiles, à des bruits intenses, au mauvais temps, aux ronflements de votre conjoint ou conjointe, ou à la fumée secondaire. Chaque facteur peut créer un événement plaisant ou une stimulation appréhendée qui déclenche la réaction au stress.

Le « bon stress » : une contradiction?

Comme mentionné précédemment, certains types de stress peuvent être plaisants, comme une promotion au travail, un mariage, des vacances, une nouvelle amitié ou la venue d'un bébé. Bien que ces facteurs de stress soient agréables à vivre, ils causent néanmoins dans votre corps les changements dont il a été question précédemment. Un autre exemple de bon stress est l'activité physique.

Quand vous faites de l'exercice ou tout autre type d'activité physique, votre corps reçoit des demandes : votre cœur doit travailler plus fort pour transporter le sang aux muscles, les poumons s'activent davantage et votre respiration s'accélère pour répondre à la demande d'oxygène des muscles. Pendant ce temps, vos muscles travaillent fort pour suivre les signaux envoyés par le cerveau. Ces signaux indiquent aux muscles de rester en action.

En respectant un programme d'exercices pendant plusieurs semaines, vous remarquerez un changement : ce qui vous semblait auparavant presque impossible devient maintenant beaucoup plus facile. Votre corps s'est adapté à ce stress. Les efforts déployés deviennent moins contraignants pour le cœur, les poumons et les autres muscles, car ils sont plus efficaces et vous êtes en meilleure condition physique. Il en va de même pour les stress psychologiques. Un grand nombre de personnes deviennent plus résilientes et fortes émotionnellement après avoir relevé des défis émotionnels auxquels elles se sont adaptées.

Reconnaître quand vous êtes stressé

Tout le monde a besoin d'une certaine dose de stress pour les aider à mener leur vie plus efficacement. Tant que vous ne franchissez pas les limites de votre corps, le stress est utile. Il y a certains jours où vous tolérez le stress mieux que d'autres. Toutefois, si vous n'êtes pas conscient des différents types de stress, vous pouvez dépasser vos limites et avoir le sentiment que vous avez perdu le contrôle de votre vie. Il est souvent difficile de reconnaître un niveau de stress trop élevé. Voici certains signaux d'avertissement :

- Ronger vos ongles, jouer dans vos cheveux, taper du pied ou toute autre habitude répétitive;
- Grincer des dents ou crisper votre mâchoire;
- Ressentir une tension dans votre tête, votre cou ou vos épaules
- Ressentir des sentiments d'anxiété, de nervosité, de détresse ou d'irritabilité;
- Avoir des accidents fréquents;
- Oublier des choses dont vous vous souvenez habituellement;
- Avoir de la difficulté à se concentrer;
- Être fatigué ou épuisé.

Il est parfois possible de vous rendre compte de votre comportement ou de votre sentiment de stress. Si tel est le cas, prenez quelques minutes pour réfléchir aux facteurs qui ont déclenché cette tension. Prenez quelques respirations profondes et essayez de vous détendre. De plus, une visualisation rapide de votre corps (décrite au chapitre 5) peut vous aider à reconnaître le stress. Ce chapitre vous proposera aussi d'autres bonnes idées pour gérer votre stress.

Jetons maintenant un coup d'œil à certains outils qui nous permettront de composer avec le stress.

Composer avec le stress

Ce ne doit pas toujours être difficile de composer avec le stress. En fait, tout peut partir d'une simple procédure en trois étapes :

1. **Identifiez vos facteurs de stress en dressant une liste.** Pensez à tous les aspects de votre vie : la famille, les relations, la santé, la sécurité financière, le milieu de vie, etc.
2. **Catégorisez vos facteurs de stress.** Pour chaque facteur de stress, posez-vous les questions suivantes : Est-il important ou non? et Est-il modifiable ou non? Placez ensuite chaque facteur de stress dans une des quatre catégories.
   - Important et modifiable
   - Important et non modifiable
   - Sans importance et modifiable
   - Sans importance et non modifiable

Par exemple, cesser de fumer est un facteur de stress modifiable et, pour la plupart des gens, important. La perte d'un être cher ou d'un emploi est un facteur de stress important et non modifiable. La fiche perdante de votre équipe préférée, un embouteillage ou du mauvais temps sont des facteurs de stress non modifiables qui peuvent être importants ou non. En fait, ce qui compte c'est ce que vous pensez de chaque facteur de stress.

3. **Adaptez votre stratégie à chaque facteur de stress.** Une stratégie différente fonctionne pour chaque facteur de stress. Voici quelques stratégies qui vous aideront à être plus efficace dans la gestion de chaque type de problème.

   - **Facteurs de stress importants et modifiables.** Ces types de facteurs de stress sont mieux gérés en prenant des mesures pour changer la situation et réduire le stress qu'ils provoquent. Parmi les compétences utiles en résolution de problèmes, on retrouve la planification et la fixation d'objectifs (chapitre 2), l'imagerie (page 93), la pensée positive saine (page 91), la communication efficace (chapitre 9) et la recherche d'un soutien social.

   - **Facteurs de stress importants et non modifiables.** Ces facteurs de stress sont souvent les plus difficiles à gérer. Certaines personnes peuvent se sentir impuissantes et sans espoir. Quoi que vous fassiez, vous ne pouvez pas obliger quelqu'un à changer, ressusciter une personne ou effacer des expériences traumatisantes de votre cerveau. Même si la situation ne peut être changée, vous pouvez utiliser une des stratégies suivantes :

1. Changez votre perception du problème. Par exemple, imaginez à quel point cette situation pourrait être pire, mettez l'accent sur le côté positif et soyez reconnaissant (pages 102 et 103), ignorez le problème, trouvez un moyen de vous distraire (page 89) et acceptez que la situation ne changera pas.

2. Trouvez la partie du problème qui peut être modifiée. (Vous ne pouvez arrêter un ouragan, mais vous pouvez reconstruire.)

3. Réévaluez l'importance du problème en tenant compte de votre vie et de vos priorités. (Peut-être que les critiques de votre voisin ne sont pas si importantes après tout.)

4. Changez vos réactions émotionnelles face à la situation; vous réduirez ainsi votre stress. (Vous ne pouvez modifier ce qui vient d'arriver, mais vous pouvez vous aider à vous sentir moins dépourvu face à cette situation.) Essayez d'écrire ou de confier vos pensées et vos émotions intimes (page 104), recherchez du soutien social, aidez les autres, mettez vos sens en éveil, détendez-vous, utilisez l'imagerie, soyez de bonne humeur et faites de l'exercice.

   - **Facteurs de stress non importants et modifiables.** Si le facteur de stress n'est pas important, essayez de l'oublier. Toutefois, s'il vous est impossible de le contrôler avec peu d'efforts, alors foncez et réglez ce problème. La résolution de petits problèmes peut vous aider à développer vos compétences et votre confiance pour résoudre les problèmes plus importants. Utilisez la même stratégie que pour les facteurs de stress importants et modifiables.

- **Facteurs de stress non importants et non modifiables.** La meilleure solution est d'ignorer ces facteurs de stress. Dès aujourd'hui, vous avez la permission de ne plus vous soucier des problèmes sans importance. Ces problèmes sont des nuisances dans notre vie avec lesquelles nous devons tous composer. Ne les laissez pas vous déranger. Trouvez des moyens de vous distraire, que ce soit par l'humour, la détente, l'imagerie ou en vous concentrant sur des choses plus plaisantes.

Utilisation de la résolution de problèmes

Vous pouvez reconnaître certaines situations stressantes, comme être retenu dans la circulation, partir en voyage ou préparer un repas. Analysez d'abord les raisons pour lesquelles cette situation est particulièrement stressante. Est-ce parce que vous détestez être en retard? Les voyages sont-ils stressants pour vous à cause de l'incertitude de la destination? Est-ce que la préparation des repas comporte trop d'étapes et vous demande trop d'énergie?

Une fois que vous avez trouvé quel est le problème, commencez par chercher des façons de réduire le stress. Pouvez-vous partir plus tôt? Quelqu'un d'autre peut-il conduire? Pouvez-vous communiquer avec un responsable de l'hôtel de votre destination pour savoir si l'endroit est accessible en fauteuil roulant, s'il existe un transport en commun, etc.? Pouvez-vous préparer le repas le matin? Pouvez-vous faire une courte sieste en début d'après-midi?

Après avoir trouvé certaines solutions possibles, choisissez-en une que vous essaierez la prochaine fois que cette situation se produira. Évaluez ensuite les résultats. (Il s'agit de l'approche de résolution de problèmes présentée au chapitre 2.)

Gestion du stress

Bien que vous puissiez gérer efficacement certains types de stress en modifiant la situation, d'autres types de stress ont tendance à surgir sans crier gare. L'approche utilisée pour faire face à ce type de stress met également en jeu la résolution de problèmes.

Si vous savez que certaines situations seront stressantes, trouvez des moyens pour savoir les affronter avant qu'elles ne surgissent. Essayez de visualiser la situation dans votre tête pour être prêt : Que ferez-vous quand cette situation se produira?

Certains produits chimiques que vous consommez, comme la nicotine, l'alcool et la caféine, peuvent aussi accroître le stress. Bien que certaines personnes aient tendance à fumer la cigarette, boire un verre de vin, manger du chocolat ou boire une tasse de café pour se détendre, en réalité ils font plutôt le contraire. Éliminer ou diminuer ces facteurs de stress peut réduire l'intensité de votre stress.

Comme nous l'avons mentionné précédemment, il existe d'autres outils pour faire face au stress : avoir un temps de sommeil suffisant, faire de l'exercice et bien manger. Parfois, le stress est si intense que ces outils ne sont pas suffisants. Un bon autogestionnaire doit alors utiliser les services de consultation comme un conseiller, un travailleur social, un psychologue ou un psychiatre.

En résumé, comme tout autre symptôme, le stress a de nombreuses causes et peut donc être géré de plusieurs façons différentes. C'est à vous d'analyser le problème et de trouver des solutions qui répondront à vos besoins et qui correspondront à votre mode de vie.

Problèmes de mémoire

Un grand nombre de personnes sont préoccupées par les changements dans leur mémoire, surtout quand elles vieillissent. Bien que nous ayons tous tendance à oublier certaines choses, certaines maladies graves, comme la maladie d'Alzheimer et d'autres types de démences, peuvent causer des pertes de mémoire qui n'ont rien à voir avec l'âge. Bien que les symptômes puissent varier considérablement, le premier symptôme que l'on remarque est une perte de mémoire suffisamment importante pour nuire au fonctionnement d'une personne à la maison ou au travail et l'empêcher de pratiquer ses loisirs habituels. La maladie d'Alzheimer et d'autres maladies similaires peuvent rendre une personne confuse, lui faire oublier des endroits familiers et égarer des objets, ainsi que lui occasionner des troubles de langage. Plus le temps passe, plus la maladie s'aggrave.

Si vous, ou une personne que vous connaissez, manifestez des symptômes, il est important d'obtenir un diagnostic le plus rapidement possible. Il n'existe aucun remède contre la démence, mais une détection précoce peut vous permettre de tirer le maximum des traitements offerts. (Ces traitements peuvent soulager certains symptômes et vous aider à garder votre indépendance plus longtemps.) Un diagnostic précoce vous permet de prendre des décisions sur les soins que vous recevez, votre transport et vos options de logement, ainsi que de régler toutes les questions financières et juridiques. Vous pouvez aussi commencer à tisser votre réseau social plus rapidement et ainsi accroître vos chances de participer à des essais cliniques qui aideront à faire avancer la recherche.

Si vous êtes préoccupés par la maladie d'Alzheimer et d'autres maladies similaires, communiquez avec la Société Alzheimer du Canada qui vous offre de l'aide en tout temps. Vous trouverez les coordonnées de la Société Alzheimer du Canada à la fin du présent chapitre.

Démangeaison

La démangeaison est un des symptômes les plus difficiles à comprendre. Elle se définit par toute sensation qui incite une personne à se gratter. Comme les autres symptômes, la démangeaison peut provenir de causes différentes. Nous en comprenons quelques-unes : quand vous avez une piqûre d'insecte ou que vous entrez en contact avec de l'herbe à puce, votre corps libère de l'histamine qui irrite les terminaisons nerveuses et cause la démangeaison. Les personnes souffrant d'une maladie hépatique peuvent aussi avoir des démangeaisons causées par le dépôt de composants de la bile à l'intérieur de la peau si leur foie ne peut les supprimer adéquatement. En présence d'une maladie rénale, les démangeaisons peuvent être plus graves, mais la cause exacte n'a pas encore été définie. Il existe aussi d'autres maladies, comme le psoriasis, qui provoquent des démangeaisons difficilement explicables. Nous savons que certains facteurs comme la chaleur, les tissus de laine et le stress peuvent aggraver la démangeaison. Voici quelques méthodes qui peuvent contribuer au soulagement de la démangeaison.

L'humidité

Puisqu'une peau sèche tend à favoriser la démangeaison, il est important de garder la peau hydratée en appliquant une crème hydratante plusieurs fois par jour. Choisissez soigneusement votre hydratant. Lisez la liste des ingrédients avant d'acheter une crème ou une lotion. Évitez les produits qui contiennent de l'alcool ou tout autre ingrédient dont le nom se termine par *-ol*, car ils ont tendance à assécher la peau. Règle générale, plus le produit renferme des ingrédients gras, plus il sera un meilleur hydratant. Les crèmes sont de meilleurs hydratants que les lotions et des produits comme la vaseline, l'huile d'olive ou la graisse végétale sont aussi très efficaces.

Quand vous prenez un bain ou une douche, utilisez de l'eau chaude et restez-y entre 10 et 20 minutes. Vous pouvez aussi ajouter une huile de bain, du bicarbonate de soude ou de « l'huile pour le bain fait maison Sulzberger » dans l'eau de votre bain. Vous pouvez fabriquer vous-même cette huile en mélangeant deux cuillères à thé d'huile d'olive dans un grand verre de lait. À votre sortie du bain, séchez-vous immédiatement et appliquez votre crème.

Si votre démangeaison est causée par l'évacuation d'histamine durant une réaction allergique ou à la suite d'un contact avec une substance irritante, enlevez les huiles ou l'agent irritant, appliquez des compresses froides et prenez un médicament antihistaminique pour arrêter la réaction.

Durant la saison hivernale, il peut être très difficile de combattre les démangeaisons en raison du chauffage intérieur qui tend à assécher la peau. Si c'est votre cas, un humidificateur pourrait vous aider. Essayez également de garder la température de votre maison ou bureau le plus bas possible tout en étant confortable.

Les vêtements

Le type de vêtements que vous portez peut aussi provoquer des sensations de démangeaison. Bien entendu, la meilleure règle à suivre est de porter des vêtements confortables qui sont habituellement fabriqués de tissus qui ne causent pas de démangeaisons. Un grand nombre de gens constatent que les fibres naturelles, comme le coton, permettent à la peau de mieux « respirer » et sont très peu irritantes pour la peau.

Les médicaments

Les médicaments antihistaminiques contribueront au soulagement des démangeaisons causées par la libération d'histamine. Plusieurs de ces produits sont vendus sans ordonnance, comme la diphenhydramine (Benadryl) et la loratidine (Claritin).

Vous pouvez aussi acheter des crèmes qui contribuent à soulager les terminaisons nerveuses, comme Rub A 535 et Vicks Vapo-Rub. Si vous cherchez une crème contre les démangeaisons, choisissez-en une qui contient du menthol, du camphre ou de la pramoxine. Vous devez cependant les utiliser avec prudence, car de nombreuses personnes ont des réactions allergiques à ces crèmes. Les crèmes contenant de la capsicine peuvent aussi aider au soulagement des démangeaisons, bien qu'elles causent une sensation de brûlure. Les crèmes à base de stéroïdes qui contiennent de la cortisone peuvent aussi aider à contrôler certains types de démangeaisons. Si vous êtes indécis face aux produits offerts en vente libre, parlez-en à votre médecin ou pharmacien.

À l'exception des crèmes hydratantes, aucun autre type de crème ne devrait être utilisé sur une longue durée sans en parler d'abord à votre médecin. Si vos démangeaisons persistent malgré l'utilisation de ces produits en vente libre, discutez avec votre médecin de l'essai de crèmes plus concentrées vendues sous ordonnance.

Le stress

Tout ce que vous pouvez faire pour réduire le stress dans votre vie contribuera aussi à réduire vos démangeaisons. Nous avons déjà discuté dans le présent chapitre des moyens pour combattre le stress. D'autres techniques sont aussi décrites au chapitre 5.

Le grattage

Bien que nous ayons tendance à nous gratter en cas de démangeaisons, cela est loin de nous aider, surtout quand il s'agit d'une démangeaison chronique. Au contraire, le grattage engendre un cercle vicieux qui se définit ainsi : plus vous vous grattez, plus les démangeaisons augmentent. Malheureusement, il est difficile de résister à l'envie de se gratter. Vous pouvez toutefois essayer de frotter, presser ou tapoter la peau quand vous avez envie de vous gratter. Si vous êtes incapable de briser ce cycle par vous-même, consultez un dermatologue qui vous aidera à trouver des solutions pour contrôler la démangeaison.

La démangeaison est un symptôme courant et sans doute très frustrant pour les personnes qui en souffrent et les médecins qui les traitent. Si les conseils d'autogestion décrits dans cette section ne semblent pas vous aider, il est peut-être temps de consulter un médecin. Votre médecin peut souvent vous prescrire des médicaments sous ordonnance qui soulagent certains types précis de démangeaisons.

L'incontinence urinaire : la perte du contrôle de la vessie

L'incontinence urinaire se définit par une difficulté à contrôler sa vessie, ce qui occasionne des fuites d'urine accidentelles. Si vous avez de la difficulté à contrôler votre vessie, vous n'êtes pas seul. De nombreuses personnes souffrent de ce problème. Bien que l'incontinence urinaire touche tant les hommes que les femmes, elle est plus fréquente chez la femme. Dans de nombreux cas, l'incontinence peut être contrôlée, voire même guérie.

Il est fréquent de souffrir d'incontinence durant ou après une grossesse, pendant la ménopause, en vieillissant, et après une prise de poids. Les activités qui exercent de la pression sur la vessie, comme la toux, le rire, l'éternuement et l'activité physique peuvent causer des pertes d'urine. L'incontinence peut être causée par des changements hormonaux, une faiblesse des muscles ou des ligaments dans la région pelvienne ou la prise de certains médicaments. Les infections de la vessie peuvent aussi causer de l'incontinence temporaire.

L'incontinence urinaire peut nuire à votre qualité de vie et causer d'autres problèmes de santé. Certaines personnes, gênées par leur incontinence urinaire, éviteront de participer à des activités sociales ou d'avoir des relations sexuelles. Chez certaines personnes, l'incontinence cause une perte de confiance ou la dépression. Les fuites d'urine peuvent aussi causer des irritations cutanées et des infections. Le fréquent besoin pressant d'uriner peut aussi vous empêcher de bénéficier d'un sommeil réparateur. En se dépêchant de se rendre à la salle de bain, certaines personnes peuvent se blesser en glissant ou en chutant à cause d'une fuite d'urine.

La bonne nouvelle est qu'il existe de nombreux traitements qui peuvent contrôler et même guérir l'incontinence. Il peut être rassurant de savoir que de nombreux traitements peuvent se faire à la maison. Si aucune des solutions ci-dessous ne résout votre problème, parlez à votre médecin des autres traitements. Ne soyez pas gêné; vous n'êtes pas la première personne à souffrir d'incontinence.

Il existe trois types d'incontinence urinaire chronique :

- **L'incontinence à l'effort** se définit par de petites fuites d'urines lorsque la personne fait de l'exercice, tousse, rit, éternue ou effectue d'autres mouvements qui exercent de la pression sur la vessie. Les exercices de Kegel (voir la section « Traitements à la maison ») permettent souvent de réduire ce type d'incontinence.
- **L'incontinence par impériosité**, aussi appelée vessie hyperactive, se produit quand l'envie d'uriner est si pressante que vous n'avez pas le temps de vous rendre à la toilette.
- **L'incontinence par trop-plein** se produit quand la vessie ne peut se vider complètement.

Traitements à la maison

De petits changements efficaces à votre mode de vie ou à votre comportement sont les premiers traitements de l'incontinence urinaire. Pour de nombreuses personnes, ces traitements permettent de contrôler efficacement l'incontinence ou de la guérir.

Les exercices de Kegel renforcent les muscles de votre plancher pelvien, ce qui vous permet de mieux contrôler votre débit urinaire et de prévenir les fuites. Il vous faudra beaucoup d'entrainement et de patience pour apprendre les exercices de Kegel. Donnez-vous quelques semaines pour constater une amélioration de vos symptômes.

Voici comment faire les exercices de Kegel :

1. Tout d'abord, trouvez les muscles qui vous permettent de bloquer votre débit urinaire.

Vous les trouverez en tentant d'arrêter d'uriner à plusieurs reprises durant la miction. Concentrez-vous sur les muscles que vous sentez se contracter autour de votre urètre (ouverture pour l'écoulement de l'urine) et de l'anus (ouverture pour l'évacuation des selles).

2. Exercez-vous à contracter ces muscles quand vous n'urinez pas. Si votre ventre ou vos fesses bougent, c'est que vous ne contractez pas les bons muscles.
3. Contractez les muscles, maintenez cette position pendant 3 secondes, et relâchez pendant 3 secondes.
4. Répétez cet exercice 10 à 15 fois par séance.

Effectuez au moins 30 séances d'exercices de Kegel par jour. Le plus merveilleux c'est que vous pouvez faire ces exercices n'importe où et n'importe quand. Personne ne le saura sauf vous.

Pour les personnes souffrant d'incontinence par impériosité, une **rééducation de votre vessie** pourrait vous aider.

- Pratiquez la « double-évacuation ». Videz votre vessie au maximum, reposez-vous pendant une minute et essayez de la vider à nouveau. Cette technique vous aidera à vider complètement votre vessie.
- Parfois, l'attente d'une durée précise entre chaque miction peut vous aider. Cette technique vous permet de rééduquer progressivement votre vessie à se vider moins souvent.
- Essayez d'uriner selon un horaire régulier, environ toutes les deux ou quatre heures, que vous ayez envie ou non. Si vous avez envie d'uriner toutes les 30 minutes, peut-être pourriez-vous commencer par attendre 40 minutes et augmenter progressivement la durée pour atteindre de deux à quatre heures.
- La réduction de votre consommation de boissons qui stimulent la vessie et la production d'urine, comme l'alcool, le café, le thé et toute autre boisson contenant de la caféine, peut diminuer votre nombre de visites à la salle de bain.
- Si vous souffrez d'embonpoint, la **perte de poids** peut réduire la pression exercée sur votre vessie. Des études ont montré qu'une simple perte de 10 % du poids corporel total réduit les problèmes d'incontinence d'un grand nombre de personnes.
- Le port de culottes ou de tampons absorbants ne guérit pas l'incontinence, mais peut vous aider à la gérer.

Traitements et médicaments

Si les changements apportés à votre mode de vie et à votre comportement ne soulagent pas votre incontinence urinaire, discutez avec votre médecin des autres traitements comme la prise de médicaments, le port d'un pessaire (un mince anneau souple introduit dans le vagin pour supporter la région pelvienne), ou, dans certains cas, la chirurgie. Cessez de souffrir en silence de votre incontinence urinaire et parlez-en à votre médecin.

Dans le présent chapitre, nous avons discuté des causes communes pour certains des symptômes les plus courants observés par des personnes atteintes de différentes maladies chroniques. De plus, nous avons décrit certains outils que vous pouvez utiliser pour combattre ces symptômes. Prendre des mesures pour faire physiquement face à vos symptômes est nécessaire dans votre lutte quotidienne contre la maladie. Il arrive toutefois que ces mesures ne semblent pas suffire. Vous aurez des moments où vous souhaiterez vous évader de votre environnement et vous consacrer du temps pour penser à tête reposée et acquérir un nouveau point de vue. Le prochain chapitre présente différents moyens de renforcer le traitement de vos symptômes physiques avec des techniques cognitives qui utilisent le pouvoir de l'esprit pour aider à diminuer et même prévenir certains symptômes que vous constatez.

Suggestions de lecture

Bourne, Edmund. *Coping with Anxiety: 10 Simple Ways to Relieve Anxiety, Fear, and Worry.* Oakland, Calif. : New Harbinger, 2003.

Carter, Les. *The Anger Trap: Free Yourself from the Frustrations That Sabotage Your Life.* San Francisco : Jossey-Bass, 2004.

Casarjian, Robin. *Forgiveness: A Bold Choice for a Peaceful Heart.* New York : Bantam Books, 1993.

Caudill, Margaret. *Managing Pain Before It Manages You,* 3e édition. New York : Guilford Press, 2008.

Coren, Stanley. *Sleep Thieves.* New York : Simon & Schuster, 1997.

David, Martha, Elizabeth Robbins Eshelman, et Matthew McKay. *The Relaxation and Stress Reduction Workbook.* Oakland, Calif. : New Harbinger, 2008.

DePaulo, J. Raymond, et Leslie Alan Horvitz. *Understanding Depression: What We Know and What You Can Do About It.* New York : Wiley, 2003.

Donoghue, Paul J., et Mary E. Siegel. *Sick and Tired of Feeling Sick and Tired: Living with Invisible Chronic Illness,* 2e édition. New York : Norton, 2000.

Gordon, James S. *Unstuck: Your Guide to the Seven-Stage Journey Out of Depression.* New York : Penguin, 2008.

Hall, Hamilton. *A Consultation with the Back Doctor.* Toronto : McClelland & Stewart, 2003.

Hankins, Gary, et Carol Hankins. *Prescription for Anger*, 3e édition. Newberg, Ore. : Barclay Press, 2000.

Hayes, Steven C., et Spencer Smith, *Get Out of Your Mind and Into Your Life: The New Acceptance and Commitment Therapy.* Oakland, Calif, New Harbinger Publications, 2005.

Hoffstein, Victor, et Shirley Linde, *No More Snoring: A Proven Program for Conquering Snoring and Sleep Apnea.* New York, Toronto : John Wiley & Sons, Inc., 1999.

Kabat-Zinn, Jon. *Full Catastrophe Living: Using the Wisdom of Your Body and Mind to Face Stress, Pain, and Illness.* New York : Delta, 2005.

Kabat-Zinn, Jon. *Mindfulness for Beginners: Reclaiming the Present Moment-and Your Life.* Louisville, Colo.: Sounds True, 2011.

Klein, Donald F., et Paul H. Wender. *Understanding Depression: A Complete Guide to Its Diagnosis and Treatment*, 2e édition. New York : Oxford University Press, 2005.

McGonigal, Kelly. *The Willpower Instinct: How Self-Control Works, Why It Matters, and What You Can Do to Get More of It*. New York : Avery, 2011.

McKay, Matthew, Peter D. Rogers, et Judith McKay. *When Anger Hurts*, 2e édition. Oakland, Calif. : New Harbinger, 2003.

Natelson, Benjamin H. *Facing and Fighting Fatigue: A Practical Approach*. New Haven, Conn. : Yale University Press, 1998.

Posen, David. *The Little Book of Stress Relief*. Toronto : Key Porter Books, 2003.

Rosenberg, Marshall B. *Les mots sont des fenêtres ou des murs, Introduction à la communication non violente*. Ed. La Découverte, Paris, 2005.

Servant, Dominique, *Dr. Soigner le stress et l'anxiété par soi-même*, Ed. Odile Jacob., 2009.

Sobel, David, et Robert Ornstein. *The Healthy Mind, Healthy Body Handbook* (également publié sous le titre *The Mind and Body Health Handbook*). Los Altos, Calif. : DRX, 1996.

Stahl, Bob, et Elisha Goldstein. *A Mindfulness-Based Stress Reduction Workbook*. Oakland, Calif. : New Harbinger, 2010.

Torburn, Leslie. *Stop the Stress Habit: Change Your Perceptions and Improve Your Health*. Bloomington, Ind : iUniverse, 2008.

Turk, Dennis, et Justin Nash. "Chronic Pain: New Ways to Cope." In Daniel Goleman et Joel Gurin, eds., *Mind/Body Medicine*. New York : Consumer Reports Books, 1993.

Williams, Redford, et Virginia Williams. *Anger Kills: Seventeen Strategies for Controlling the Hostility That Can Harm Your Health*. New York : Random House, 1998.

Williams, Redford, et Virginia Williams. *Lifeskills: 8 Simple Ways to Build Stronger Relationships, Communicate More Clearly, and Improve Your Health*. New York : Three Rivers Press, 1998.

Autres ressources

- ☐ La Société Alzheimer du Canada (www.alzheimer.ca) offre un babillard avec des forums distincts pour les personnes souffrant de démence et les soignants.
- ☐ La Coalition canadienne contre la douleur (www.canadianpaincoalition.ca) offre des liens vers différentes associations et sociétés contre la douleur au Canada.
- ☐ L'association canadienne pour la santé mentale (www.cmha.ca) vous permet de trouver le bureau de votre région et de magasiner en ligne, et vous offre des mises à jour sur les programmes et services. Si vous souffrez d'une crise de santé mentale, contactez le 9-1-1 ou rendez-vous au centre hospitalier de votre région.
- ☐ L'association québécoise des pharmaciens : www.monpharmacien.ca/
Le site PasseportSanté.net offre des informations de toutes sortes sur la santé, des baladodiffusions, etc.
- ☐ La Fondation d'aide aux personnes incontinentes du Canada (www.canadiancontinence.ca) vous offre un excellent répertoire des professionnels qui peuvent vous aider partout au Canada.
- ☐ Alcooliques anonymes. Consultez les pages jaunes de votre bottin téléphonique.

Chapitre 5

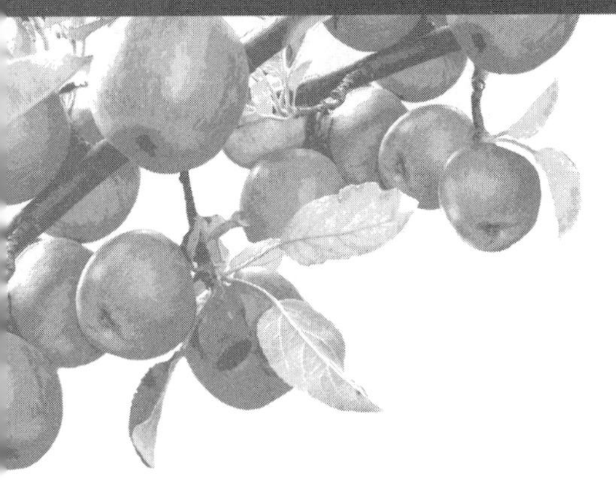

Utilisez votre esprit pour gérer vos symptômes

Il y a un lien étroit entre nos pensées, nos attitudes, nos émotions et notre santé mentale et physique. Un de nos autogestionnaires a déjà mentionné à ce sujet que : « L'esprit ne l'emporte pas toujours sur la matière, mais il importe. » Bien que les pensées et les émotions ne soient pas des causes directes de nos maladies chroniques, elles peuvent influencer nos symptômes. Les recherches ont montré que les pensées et les émotions déclenchent certaines hormones ou autres substances chimiques qui transmettent des messages dans toutes les parties de notre corps. Ces messages ont une incidence sur les fonctions corporelles : par exemple, les pensées et les émotions peuvent modifier notre rythme cardiaque, notre pression artérielle, notre respiration, nos niveaux de glycémie, nos réponses musculaires et immunitaires, notre concentration, notre disposition à la grossesse et même notre capacité à combattre d'autres maladies.

À un moment ou l'autre de notre vie, nous avons tous constaté la puissance de l'esprit et ses incidences sur le corps. Les pensées et les émotions agréables et désagréables peuvent inciter le corps à réagir de diverses façons. Notre rythme cardiaque et notre respiration peuvent s'accélérer ou ralentir; nous pouvons éprouver des sensations comme la sueur (chaude ou froide), des rougeurs, des larmes, etc. Parfois, un souvenir ou une image suffit pour déclencher ces réactions. Par exemple, essayez cet exercice simple. Imaginez que vous tenez dans vos mains un gros citron d'un jaune brillant. Vous le tenez près de votre nez et sentez le fort arôme d'agrume. Vous croquez à pleines dents dans le citron. Sa chair est juteuse. Le jus remplit votre bouche et coule sur votre menton. Vous vous délectez du citron et de son jus acide. Que se passe-t-il alors? Votre corps réagit à votre imagination. Votre bouche grimace par l'acidité et vous commencez à saliver. Vous sentez même l'odeur du citron. Toutes ces réactions sont déclenchées par l'esprit et le souvenir de votre expérience avec un vrai citron.

Cet exemple témoigne de la puissance de l'esprit sur le corps. Il nous donne une bonne raison de développer nos capacités mentales afin de nous aider à gérer nos symptômes. Par la pratique et l'entraînement, nous pouvons apprendre à utiliser notre esprit pour détendre notre corps, réduire notre stress et notre anxiété, et diminuer notre niveau d'inconfort ou les soucis causés par nos symptômes physiques et émotionnels. De plus, l'esprit peut grandement contribuer à soulager la douleur et l'essoufflement associés à diverses maladies, et même à diminuer la dépendance d'une personne à certains médicaments.

Dans le présent chapitre, nous décrivons plusieurs methodes qui vous permettront de commencer à utiliser votre esprit pour gérer des symptômes. Elles sont parfois définies comme des techniques cognitives ou de la pensée, car elles se servent de vos aptitudes cognitives pour apporter des changements dans votre corps.

Tout au long de votre lecture, souvenez-vous des principes clés suivants :

- **Les symptômes ont plusieurs causes**, ce qui signifie qu'il existe plusieurs façons de gérer la plupart des symptômes. Si vous comprenez la nature et la cause de vos symptômes, vous serez en mesure de mieux les gérer.
- **Toutes les techniques de gestion ne fonctionnent pas pour tout le monde.** Il est de votre responsabilité d'expérimenter les techniques et de trouver celles qui fonctionnent le mieux pour vous. Faites preuve de souplesse, essayez différentes techniques et vérifiez les résultats pour trouver la technique de gestion la plus efficace selon les symptômes et les circonstances.
- **Il faut du temps pour acquérir de nouvelles compétences et prendre le contrôle de la situation.** Accordez-vous plusieurs semaines de pratique avant de décider si une nouvelle technique fonctionne pour vous.
- **N'abandonnez pas trop facilement.** Comme les séances d'exercices et les autres nouvelles compétences, il faut de la pratique et du temps avant de constater les avantages d'utiliser son esprit pour gérer son état de santé. Même si vous trouvez que vous ne faites pas de progrès, n'abandonnez pas. Soyez patient et continuez d'essayer.

- **Ces techniques ne devraient pas avoir d'effets négatifs.** Si l'utilisation d'une de ces techniques vous effraie, vous met en colère, ou vous déprime, arrêtez-la immédiatement. Essayez plutôt une autre technique.

Techniques de relaxation

Bien que nous ayons presque tous entendu parler de la relaxation ou lu sur le sujet, il demeure que la définition, les bienfaits et la pratique de cette méthode sont encore méconnus de certains d'entre nous. Autrement dit, la relaxation est l'utilisation de techniques cognitives pour réduire ou éliminer les tensions du corps et de l'esprit, ce qui, habituellement, améliore la qualité du sommeil et réduit le stress, la douleur et l'essoufflement. La relaxation n'est pas une solution de guérison universelle, mais elle peut être un élément efficace d'un plan de traitement.

Il existe différentes techniques de relaxation et chacune comporte des directives et des utilisations précises. Certaines techniques sont utilisées pour détendre les muscles alors que d'autres servent à réduire l'anxiété et le stress émotionnel ou à détourner l'attention, mais elles contribuent toutes à la gestion des symptômes.

Le terme relaxation a des significations différentes selon les personnes concernées. Nous pouvons tous trouver des activités qui nous aident à relaxer, comme faire une promenade, regarder la télévision, écouter de la musique, tricoter ou jardiner. Toutefois, ces méthodes sont différentes des techniques discutées dans le présent chapitre étant donné qu'elles comportent certaines formes d'activité physique ou un stimulus externe, comme la musique. Les techniques de relaxation dont il sera question dans le présent chapitre utilisent notre esprit afin d'aider notre corps à se détendre.

Le but de la relaxation est de se séparer du monde extérieur pour que l'esprit et le corps soient au repos, ce qui permet de réduire la tension pouvant accroître l'intensité ou la gravité des symptômes.

Voici quelques directives qui vous aideront dans votre pratique de la relaxation.

- **Choisissez un endroit tranquille et un moment de la journée** où vous ne serez pas interrompu pendant au moins 15 à 20 minutes. (Si cette durée vous semble longue, commencez par une période de cinq minutes. La salle de bain peut parfois être la seule pièce tranquille de la maison; alors, faites-en l'essai.)
- **Essayez de répéter la technique au moins deux fois par jour** pour un minimum de quatre fois par semaine.
- **N'espérez pas de miracles.** Certaines techniques demandent de la pratique. Une pratique soutenue de trois à quatre semaines est parfois nécessaire avant de constater des bienfaits.
- **La relaxation devrait être bénéfique.** Au pire, la relaxation peut vous paraître monotone, mais si elle s'avère une expérience désagréable ou vous fait sentir plus nerveux ou anxieux, vous pouvez alors faire l'essai d'une des autres techniques de gestion des symptômes décrites dans le présent chapitre.

Pour une relaxation simple et rapide

Certains types de relaxation sont si simples, naturels et efficaces que nous ne les voyons pas comme des techniques de relaxation.

- Faire une sieste ou prendre un bain chaud et apaisant.
- Se blottir et lire ou écouter un bon livre.
- Regarder une comédie.
- Faire un avion en papier et le faire voler d'un bout à l'autre de la pièce.
- S'offrir un massage.
- Boire à l'occasion un verre de vin.
- Démarrer un petit jardin ou faire pousser une belle plante à l'intérieur.
- Faire de l'artisanat comme du tricot, de la poterie ou de la menuiserie.
- Regarder son émission de télévision préférée.
- Lire un poème ou une citation inspirante.
- Faire une promenade.
- Commencer une collection (pièces de monnaie, art populaire, coquillages, ou tous autres petits objets).
- Écouter votre musique préférée.
- Chanter dans la maison.
- Chiffonnez une feuille de papier et utilisez une corbeille à papier comme panier de basketball.
- Regarder de l'eau (des vagues d'océan, un lac ou une fontaine).
- Regarder les nuages dans le ciel.
- Poser sa tête sur son bureau et fermer ses yeux pendant cinq minutes.
- Frotter ses mains jusqu'à ce qu'elles deviennent chaudes et les placer sur ses yeux fermés.
- Secouer énergiquement ses mains et ses bras pendant dix secondes.
- Appeler un ami ou un membre de la famille pour jaser.
- Sourire et se présenter à une nouvelle personne.
- Faire une bonne action inattendue pour une autre personne.
- Jouer avec un animal de compagnie.
- Imaginer la visite d'un lieu de vacances.

Techniques de relaxation qui demandent entre 5 et 20 minutes

Ces techniques demandent un peu plus de temps, mais elles sont très efficaces.

Visualisation de votre corps

Pour relaxer vos muscles, vous devez savoir comment visualiser votre corps et reconnaître où se situent les tensions afin de pouvoir les relâcher. La première étape est de se familiariser avec la différence entre les sensations de tension et de relaxation. Cet exercice vous permettra de comparer ces sensations et, avec la pratique, de repérer et de relâcher une tension n'importe où dans votre corps. Cela se fait mieux en vous couchant sur le dos, mais n'importe quelle position confortable peut être utilisée. Un scénario de visualisation du corps peut être consulté à la page 87.

Scénario de visualisation du corps

Tandis que vous vous installez dans une position confortable en vous laissant vous enfoncer agréablement dans la surface sur laquelle repose votre corps, vous pouvez laisser vos yeux se fermer lentement . . . Ensuite, concentrez-vous sur votre respiration . . . Inspirez, en laissant l'air se rendre lentement jusqu'à votre abdomen. Expirez . . . Puis, inspirez de nouveau . . . et expirez . . . Remarquez le rythme naturel de votre respiration . . .

Portez maintenant votre attention sur vos pieds. En commençant par vos orteils, remarquez toutes les sensations qui s'y trouvent; la chaleur, la fraîcheur, toutes les sensations . . . Sentez-les tout simplement. Dans votre esprit, imaginez que votre respiration se rend jusque dans vos orteils, en y apportant un air frais et vivifiant . . . Remarquez maintenant les sensations ailleurs dans vos pieds. Sans juger ni réfléchir à ce que vous ressentez, mais simplement en prenant conscience de l'expérience de vos pieds, tandis que vous êtes entièrement soutenu par la surface sous votre corps . . .

Concentrez-vous ensuite sur le bas de vos jambes et vos genoux. Ces muscles et articulations accomplissent un grand travail pour nous, mais souvent, nous ne leur donnons pas l'attention qu'ils méritent. Maintenant, respirez jusque dans vos genoux, vos mollets et vos chevilles, remarquez toutes les sensations qui se manifestent . . . Essayez de rester simplement avec les sensations . . . en respirant de l'air frais et, quand vous expirez, en relâchant la tension et le stress et en permettant aux muscles de relaxer et de se ramollir . . .

Portez ensuite votre attention sur vos muscles, vos os et vos articulations des cuisses, des fesses et des hanches . . . En respirant jusque dans le haut de vos jambes, notez toutes les sensations que vous ressentez. Cela peut être de la chaleur, de la fraîcheur, de la lourdeur ou de la légèreté. Vous pouvez prendre conscience du contact avec la surface sous votre corps ou encore de la pulsation de votre sang. Toutes les sensations . . . l'important, c'est de prendre du temps pour apprendre à se relaxer . . . de plus en plus profondément, tandis que vous inspirez . . . et expirez.

Portez maintenant votre attention sur votre dos et votre poitrine. Sentez l'air remplir votre abdomen et votre poitrine . . . Notez toutes les sensations . . . sans juger et sans réfléchir, en observant simplement ce qui se passe au moment présent. Permettez à l'air frais de nourrir vos muscles, vos os et vos articulations tandis que vous inspirez, puis expirez en relâchant toute la tension et le stress.

Concentrez-vous maintenant sur votre cou, vos épaules, vos bras et vos mains. Inspirez en faisant descendre l'air dans votre cou et vos épaules, profondément, jusqu'au bout de vos doigts, sans vous forcer à relaxer, mais en ayant simplement conscience de votre expérience de ces parties de votre corps au moment présent . . .

Tournez à présent votre attention vers votre visage et votre tête. Remarquez les sensations en commençant par l'arrière de votre tête, en remontant sur votre cuir chevelu et en descendant sur votre front . . . Soyez ensuite conscient des sensations dans vos yeux et autour de ceux-ci et le long de vos joues et de votre mâchoire . . . Continuez de laisser vos muscles se relâcher et se ramollir tandis que vous inspirez un air frais et nourrissant.

Suite à la page suivante ▶

Permettez à la tension et au stress de vous quitter quand vous expirez . . .

Alors que vous buvez de l'air frais, laissez-le se répandre dans tout votre corps, de la plante de vos pieds jusqu'au sommet de votre tête . . . Expirez ensuite tout stress ou toute tension résiduels . . . Prenez maintenant quelques moments pour apprécier la tranquillité tandis que vous inspirez . . . et expirez . . . Éveillé, relaxé, et tranquille . . .

Maintenant, alors que la visualisation de votre corps se termine, revenez dans la pièce. Ramenez avec vous toutes les sensations de relaxation . . . de confort . . . de paix . . ., toutes ces sensations, en sachant que vous pouvez répéter cet exercice à n'importe quel moment et endroit que vous choisirez . . . Quand vous êtes prêts, ouvrez les yeux.

Réflexe de relaxation

Au début des années 1970, le Dr Herbert Benson a étudié ce qu'il appelle le « réflexe de relaxation ». Selon le Dr Benson, notre corps dispose de plusieurs états naturels, par exemple, la réaction « de combat ou de fuite » observée chez des personnes affrontant un grand danger : le corps devient très tendu, puis il fait place à la tendance naturelle du corps à se détendre. C'est ce que le Dr Benson appelle le réflexe de relaxation. Alors que nos vies deviennent de plus en plus trépidantes, notre corps a tendance à demeurer dans un état de tension pendant de longues périodes. Nous perdons notre capacité à relaxer et c'est là qu'intervient le réflexe de relaxation.

Trouvez un endroit tranquille avec très peu ou pas de distractions. Adoptez une posture suffisamment confortable pour que vous la gardiez pendant 20 minutes.

Choisissez un mot, un objet ou une sensation agréable. Par exemple, répétez un mot ou un son (comme le mot « un »), fixez un symbole (comme une fleur) ou concentrez-vous sur une sensation (comme la paix).

L'élément essentiel est d'adopter une attitude passive. Videz votre esprit de toutes pensées et distractions. Vous pouvez être envahi par des pensées, des images et des sensations, mais ne vous y attardez pas. Laissez-les passer dans votre esprit sans les arrêter.

Voici ce que vous devez faire pour provoquer le réflexe de relaxation :

- Assoyez-vous calmement dans une position confortable.
- Fermez les yeux.
- Détendez tous vos muscles en commençant par vos pieds et montez progressivement jusqu'à votre visage. Gardez tous vos muscles détendus.
- Respirez par le nez. Portez attention à votre respiration. Quand vous expirez par la bouche, dites (en silence) le mot que vous avez choisi. Essayez de chasser toutes les pensées de votre esprit et concentrez-vous sur votre mot, votre son ou votre symbole.
- Poursuivez cet exercice de 10 à 20 minutes. Vous pouvez ouvrir les yeux pour vérifier l'heure, mais ne vous servez pas d'une alarme. Quand vous avez terminé, assoyez-vous calmement pendant quelques minutes, dans un premier temps avec vos yeux

fermés. Ne vous levez pas pendant quelques minutes.

- Gardez une attitude passive et laissez la relaxation jouer son rôle à son propre rythme. Quand des pensées distrayantes vous traversent l'esprit, ignorez-les et continuez de répéter le mot que vous avez choisi. Ne vous inquiétez pas si vous ne parvenez pas à atteindre un profond niveau de relaxation.
- Pratiquez cette technique une ou deux fois par jour.

Distraction

Notre esprit a parfois de la difficulté à se concentrer sur plus d'une chose à la fois. Par conséquent, nous pouvons diminuer l'intensité des symptômes en formant notre esprit à concentrer son attention sur autre chose que notre corps et nos sensations. Cette technique, appelée distraction ou diversion de l'attention, est particulièrement utile pour les personnes qui estiment que leurs symptômes sont douloureux ou accablants, ou qui se préoccupent de chaque sensation corporelle qui pourrait indiquer un nouveau symptôme, un symptôme qui s'aggrave ou un problème de santé. (Il est important de mentionner qu'avec la technique de distraction, vous n'ignorez pas les symptômes, mais vous choisissez de ne pas vous y attarder.)

Il peut parfois être difficile de faire sortir les pensées angoissantes de l'esprit. Quand vous essayez de réprimer une pensée, il arrive souvent qu'elle occupe l'avant-scène. Par exemple, essayez de ne pas penser à un tigre qui fonce sur vous. Quoi que vous fassiez, ne laissez pas cette pensée entrer dans votre esprit. Vous constaterez qu'il est quasi impossible de ne pas penser au tigre.

Même s'il est difficile de réprimer une pensée, vous pouvez vous distraire et porter votre attention sur autre chose. Par exemple, pensez à nouveau au tigre qui fonce sur vous. Maintenant, levez-vous, frappez sur la table avec votre main et criez « Arrête! ». Qu'est-il arrivé au tigre? Il est parti, à tout le moins pour le moment.

La distraction est efficace pour de courtes activités ou de brefs épisodes durant lesquels les symptômes peuvent être prévus. Par exemple, si le fait de gravir des marches d'escalier vous cause de la douleur ou de l'inconfort, ou si vous avez de la difficulté à trouver le sommeil la nuit, vous devriez faire l'essai de l'une des techniques de distraction suivantes :

- Élaborez des plans précis de vos actions une fois que l'activité désagréable est terminée. Par exemple, si le fait de gravir des marches d'escalier est inconfortable ou douloureux, pensez à ce qui vous attend au sommet de l'escalier. Si vous avez de la difficulté à vous endormir, essayez d'élaborer des plans aussi détaillés que possible sur un événement futur.
- Pensez à un prénom, à un nom d'oiseau ou de fleur, ou à n'importe quoi d'autre pour chaque lettre de l'alphabet. Si vous hésitez sur une lettre, passez à la suivante. (Cette

technique de distraction est idéale pour la gestion de la douleur et les problèmes de sommeil.)

- Lancez-vous un défi en comptant à rebours à partir de 100 en soustrayant par trois (100, 97, 94, etc.).
- Pour réussir à accomplir des tâches quotidiennes désagréables (balayer, nettoyer le plancher ou passer l'aspirateur), imaginez que votre plancher représente la carte géographique d'un pays ou d'un continent. Essayez de nommer les États, les provinces ou les pays, en vous déplaçant d'est en ouest ou du nord au sud. Si la géographie n'est pas votre point fort, imaginez l'emplacement de chaque rayon de votre magasin à grande surface préféré.
- Essayez de vous rappeler tous les mots de votre chanson préférée ou les événements d'une vieille histoire.
- Essayez la technique « Arrête! ». Si vous êtes préoccupé ou sans cesse la proie de pensées négatives, levez-vous, frappez sur la table avec votre main et criez « Arrête! ». Vous pouvez pratiquer cette technique chaque fois que votre esprit ressasse sans cesse les mêmes pensées négatives. Avec la pratique, vous n'aurez plus besoin de crier. Vous n'aurez qu'à murmurer « Arrête! » ou à serrer vos cordes vocales et à bouger votre langue comme si vous disiez « Arrête! ». Certaines personnes imaginent un immense panneau d'arrêt, alors que d'autres passent un élastique à leur poignet et l'étirent pour qu'ils les pincent et brisent ainsi leur chaîne de pensées négatives. Certaines personnes choisissent plutôt de se pincer. L'important est de faire quelque chose pour détourner votre attention.
- Vous pouvez détourner votre attention vers une expérience agréable :
    - Regardez quelque chose dans la nature.
    - Essayez d'identifier tous les sons qui vous entourent.
    - Massez-vous une main.
    - Sentez une odeur douce ou piquante.

Bien entendu, il existe de nombreux autres exemples qui détourneront votre attention du problème qui vous préoccupe.

Jusqu'à maintenant, nous avons discuté des stratégies de diversion à court terme qui concernent uniquement l'utilisation de l'esprit comme effet de distraction. La distraction peut aussi être une technique efficace pour des projets à long terme et des symptômes qui tendent à se prolonger, comme la dépression et certains types de douleurs chroniques.

Dans ces cas, l'esprit est concentré sur le plan extérieur de certains types d'activités. Si vous souffrez d'une légère dépression ou de symptômes désagréables continus, trouvez une activité qui vous intéressera et vous distraira du problème. Cette activité peut être jardiner, faire la cuisine, lire, aller au cinéma ou même faire du bénévolat. Une des grandes forces d'un autogestionnaire qui réussit est d'avoir de nombreux champs d'intérêt et de toujours sembler être en train de faire quelque chose.

Pensée positive et monologue intérieur

Il nous arrive tous de nous parler intérieurement, par exemple, que ce soit en se réveillant le matin où l'on se dit : « Je n'ai pas vraiment envie de me lever. Je suis fatigué et je ne veux pas aller travailler aujourd'hui » ou à la fin d'une soirée agréable où nous pensons : « Quelle merveilleuse soirée, je devrais sortir plus souvent. » Ce que nous pensons ou disons à nous-mêmes se nomme le monologue intérieur. Le type de discours que nous nous faisons s'inspire généralement de la façon dont nous nous percevons. Nos pensées peuvent être positives ou négatives, tout comme notre monologue intérieur. Quand il est positif, le monologue intérieur se révèle donc un important outil d'autogestion. Par contre, quand il est négatif, il représente une arme qui nous blesse ou nous met en échec.

Le monologue intérieur s'apprend des autres dès notre enfance et devient une partie de nous en vieillissant. Il se présente sous différentes formes, dont la plupart sont malheureusement négatives. Un monologue intérieur négatif commence généralement par des phrases comme : « Je suis incapable de le faire... », « Si seulement je pouvais... », « Si seulement je n'avais pas... », « Je n'ai pas l'énergie... » ou « Comment ai-je pu être si imbécile? ». Ce type de pensées négatives exprime généralement les incertitudes et les craintes que nous avons envers nous-mêmes et notre capacité à faire face à notre maladie et à ses symptômes. Un monologue intérieur négatif nuit à notre confiance en soi, notre attitude et notre humeur; il nous fait sentir mal et aggrave nos symptômes.

Cette verbalisation intérieure joue un rôle prépondérant dans notre réussite ou notre échec en vue de devenir de bons autogestionnaires. Le monologue intérieur négatif a tendance à restreindre nos capacités et nos actions. Si notre pensée négative est de sans cesse se dire que : « Je ne suis pas très intelligent » ou « Je ne peux pas », nous ne ferons probablement pas l'effort d'apprendre de nouvelles compétences parce qu'elles ne cadrent pas avec notre perception de nous-mêmes. Nous devenons peu à peu prisonniers de nos propres convictions négatives. Heureusement, le monologue intérieur n'est pas fixé dans nos gènes et il peut être contrôlé. Nous pouvons apprendre de nouvelles façons de penser positivement pour que notre monologue intérieur travaille avec nous plutôt que contre nous. En modifiant notre langage intérieur négatif et défaitiste par des pensées positives, nous pouvons gérer plus efficacement nos symptômes. Cette modification, comme n'importe quelle autre habitude, exige de la pratique et comporte les étapes suivantes :

1. **Soyez attentif aux propos que vous portez sur vous-même, qu'ils soient dits à voix haute ou en silence.** Si vous êtes anxieux, déprimé ou en colère, essayez de retrouver les pensées qui vous habitaient juste avant que vous commenciez à ressentir ces sentiments. Ensuite, écrivez tous vos monologues intérieurs négatifs. Portez une attention particulière aux propos que vous exprimez durant les périodes

particulièrement difficiles pour vous. Par exemple, quel est votre monologue intérieur quand vous vous réveillez le matin avec de la douleur, quand vous faites des exercices qui ne vous plaisent pas vraiment, ou quand vous êtes déprimé? Remettez en question ces pensées négatives en vous posant des questions qui vous permettront de démêler le vrai du faux. Par exemple, faites-vous preuve d'exagération, de généralisation, d'une trop grande inquiétude ou imaginez-vous le pire des scénarios? Pensez-vous que tout est blanc ou noir? Ne pourrait-il pas y avoir des zones de gris? Peut-être faites-vous une comparaison injuste ou irréaliste, prenez-vous la situation d'une façon trop personnelle ou recherchez-vous la perfection? Faites-vous des suppositions quant à la façon dont les autres personnes vous perçoivent? De quoi êtes-vous certain? Vous devez examiner les éléments de preuve afin d'être plus en mesure de modifier ces pensées et propos négatifs.

2. **Ensuite, trouvez des moyens de modifier chaque propos négatif par une verbalisation plus positive ou cherchez des propos positifs pour remplacer les négatifs.** Écrivez-les. Par exemple, des propos négatifs comme « Je ne veux pas sortir du lit », « Je suis trop fatigué et j'ai mal », « Je ne peux plus faire les choses qui me plaisent, alors à quoi bon », et « Je ne suis bon à rien » deviennent des messages positifs comme « Je me sens tellement bien aujourd'hui que je vais en profiter pour faire des choses qui me plaisent », « Je ne fais peut-être plus tout ce que j'aimais faire, mais je peux encore faire plein de choses intéressantes », « Les gens m'apprécient et je suis satisfait de moi », ou « D'autres personnes ont besoin de moi et comptent sur moi parce que j'en vaux la peine. »
3. **Lisez et répétez ces propos positifs, que ce soit mentalement ou avec une autre personne.** Cette répétition ou mémorisation intentionnelle de propos positifs vous permettra de remplacer les anciens propos négatifs habituels.
4. **Pratiquez ces nouveaux propos lors de situations réelles.** Au fil du temps et avec de la patience, cette pratique contribuera à ce que de nouvelles formes de pensées deviennent instinctives.
5. **Répétez le scénario idéal.** Quand vous n'êtes pas satisfait de la façon dont vous avez géré une situation, essayez cet exercice :
   - Écrivez sur une feuille trois scénarios décrivant comment vous auriez mieux géré cette situation.
   - À l'inverse, écrivez trois scénarios qui auraient pu être pires.
   - Si vous ne trouvez pas d'autres façons de gérer cette situation, imaginez comment une personne à qui vous vouez un immense respect aurait géré cette situation.
   - Vous pouvez aussi penser aux conseils que vous donneriez à une personne se trouvant dans une situation similaire.

Souvenez-vous que les erreurs ne sont pas des échecs, mais plutôt de bonnes occasions d'apprendre. Les erreurs vous permettent de répéter d'autres façons de gérer une situation; elles sont une excellente occasion de vous préparer en cas de crises futures.

La première fois, vous aurez peut-être de la difficulté à remplacer les propos négatifs par des positifs. Un moyen plus rapide est d'utiliser un « interrupteur de pensées » ou une affirmation positive. Tout ce qui est important à vos yeux, que ce soit un chiot, un ours polaire ou un séquoia de Californie, peut être un interrupteur de pensées. Quand une pensée négative vous traverse l'esprit, remplacez-la par votre interrupteur de pensées. Nous savons que ça peut sembler bizarre, mais essayez-le.

Une affirmation positive est une phrase positive que vous pouvez utiliser encore et encore, comme « Je m'améliore chaque jour », « Je peux le faire », ou « Dieu m'aime. » Utilisez ces phrases pour remplacer vos pensées négatives.

Imagerie

Vous croyez peut-être que l'imagination n'est que le fruit de votre esprit, mais les pensées, les mots et les images créées par votre imagination peuvent avoir des répercussions réelles sur votre corps. Votre cerveau peut rarement faire une distinction entre votre imagination et la réalité. Peut-être vous est-il déjà arrivé que votre rythme cardiaque et votre respiration s'accélèrent et que vos muscles soient tendus pendant que vous regardez un film d'action. Ces sensations ont été produites par les images et le son du film. Quand vous rêvez, votre corps peut réagir à des sentiments de peur, de joie, de colère ou de tristesse, tous le fruit de votre imagination. Si vous fermez les yeux et que vous vous imaginez relaxant près d'une piscine calme et silencieuse ou sur une plage chaude, votre corps réagit, dans une certaine mesure, comme si vous y étiez réellement.

L'imagerie mentale dirigée et la visualisation vous permettent d'utiliser votre imagination pour soulager des symptômes. Ces techniques vous aideront à concentrer vos pensées sur des images et des suggestions de guérison.

Imagerie mentale dirigée

Cette technique s'apparente à un rêve éveillé dirigé. Elle vous permet de détourner votre attention de vos symptômes en vous transportant à un autre moment et dans un autre lieu. Elle présente l'avantage de vous aider à atteindre une profonde relaxation en vous imaginant dans un endroit paisible.

L'imagerie mentale dirigée demande que votre esprit se concentre sur une image en particulier. Vous devez utiliser votre sens de la vue pour vous concentrer sur des images visuelles. L'ajout d'autres sens, comme l'odorat, le goût et l'ouïe, rend l'imagerie mentale dirigée encore plus réaliste et puissante.

Certaines personnes sont très visuelles et peuvent facilement visualiser des images dans leur esprit. Toutefois, si vos images ne sont pas aussi réalistes que les scènes d'un bon film, ne vous inquiétez pas; il est normal que l'intensité de l'imagerie varie. L'important est de se concentrer sur le plus de détails possible et de renforcer les images en utilisant tous vos sens. L'ajout de musique d'ambiance peut aussi améliorer le résultat de l'imagerie mentale dirigée.

L'imagerie mentale dirigée vous permet de toujours être en plein contrôle. Vous êtes le réalisateur du film. Vous pouvez projeter n'importe quelle pensée ou sensation que vous voulez sur votre écran mental. Si vous n'aimez pas une image, une pensée ou une sensation particulière, vous pouvez rediriger votre attention vers quelque chose que vous aimez, utiliser d'autres images pour vous débarrasser des pensées désagréables (par exemple, vous pouvez les mettre sur un radeau et les regarder partir à la dérive, les balayer avec un grand balai, ou les effacer avec une efface géante), ou ouvrir les yeux et arrêter l'exercice.

Les scénarios d'imagerie mentale dirigée présentés aux pages 96 et 97 peuvent vous aider dans ce parcours mental. Voici certaines façons d'utiliser l'imagerie :

- Lisez le scénario plusieurs fois jusqu'à ce qu'il vous soit familier. Ensuite, assoyez-vous ou étendez-vous dans un endroit calme et essayez de reconstruire la scène dans votre esprit. Le scénario est d'une durée de 15 à 20 minutes.
- Demandez à un membre de votre famille ou à un ami de lire lentement le scénario tout en faisant une pause de 10 secondes chaque fois qu'il rencontrera une série de points (. . .).
- Enregistrez de vive voix le scénario et faites-en l'écoute à n'importe quel moment.
- Utilisez une cassette, un CD ou un fichier audio numérique qui contient un scénario d'imagerie mentale dirigée similaire. (Voir des exemples dans la section « Autres ressources » à la fin du présent chapitre.)

Visualisation

Cette technique s'apparente à l'imagerie mentale dirigée. La visualisation vous permet de créer vos propres images, ce qui est différent de l'imagerie mentale dirigée où les images vous sont suggérées. Il s'agit d'une autre manière d'utiliser votre imagination pour créer une image de vous-même de la façon dont vous le souhaitez en faisant des choses que vous aimez. Nous utilisons tous quotidiennement une forme de visualisation, que ce soit par le rêve, l'inquiétude, la lecture d'un livre ou l'écoute d'une histoire. Toutes ces activités incitent notre esprit à créer des images que l'on visualise. Nous nous servons également de la visualisation de façon intentionnelle en planifiant nos activités quotidiennes, en envisageant les résultats possibles d'une prise de décisions ou en répétant notre rôle lors d'un événement ou d'une activité. La visualisation peut être effectuée sous différentes formes et utilisée pour de plus longues périodes ou pour d'autres activités.

Le souvenir de moments agréables du passé ou la création de nouveaux moments est une manière d'utiliser la visualisation pour gérer vos symptômes. Pour pratiquer la visualisation, essayez de vous souvenir de chaque détail d'une fête ou d'une réception spéciale qui vous a plu. Qui étaient les invités? Que s'est-il passé? Qu'avez-vous fait ou de quoi avez-vous parlé? Vous pouvez aussi essayer de vous souvenir d'une période de vacances ou d'un autre événement important et agréable.

La visualisation peut aussi être utilisée pour planifier les détails d'un événement futur ou décrire plus en détail un fantasme. Par exemple, comment dépenseriez-vous un million de dollars? Comment se déroulerait votre rendez-vous romantique idéal? Quelle apparence aurait la maison ou le jardin de vos rêves? Si vous pouviez réaliser les vacances de vos rêves, où iriez-vous et que feriez-vous?

Une autre forme de visualisation est d'utiliser votre esprit pour penser à des symboles qui représentent l'inconfort ou la douleur ressenti dans diverses parties de votre corps. Par exemple, la couleur rouge peut correspondre à une articulation douloureuse, tandis qu'un bandage à pression peut représenter la tension dans votre cage thoracique. Après avoir formé ces images, vous devez essayer de les modifier. La couleur rouge peut s'estomper progressivement jusqu'à ce qu'elle disparaisse et le bandage à pression peut se desserrer jusqu'à ce qu'il tombe. Ces nouvelles images favoriseront le changement de votre perception de la douleur ou de l'inconfort.

La visualisation aide à établir la confiance et à développer les compétences. C'est donc une technique utile pour vous aider à fixer vos objectifs personnels et à les atteindre. (Voir le chapitre 2.) Après avoir rempli votre plan d'action hebdomadaire, prenez quelques minutes pour vous imaginer faire une promenade, effectuer votre séance d'exercices ou prendre vos médicaments. Vous répéterez ainsi mentalement les étapes requises pour atteindre avec succès votre objectif.

Imagerie pour différents états de santé

Vous êtes en mesure de créer une imagerie spéciale pour vous aider à gérer (et non pas guérir) certaines maladies et certains symptômes précis. Utilisez une image qui est forte, réaliste et significative pour vous. (Vous aurez souvent besoin de tous vos sens pour créer cette image.) Cette image ne doit pas absolument être juste et précise pour qu'elle fonctionne. Utilisez votre imagination et faites-vous confiance. Voici des exemples d'images que certaines personnes ont trouvés utiles :

Pour la tension et le stress

Une corde enroulée serrée qui se déroule lentement.

De la cire qui ramollit et fond.

La tension qui s'échappe de votre corps et coule dans un drain.

Pour la guérison des coupures et des blessures

Un pansement qui couvre une fissure dans un mur.

Des cellules et des fibres qui s'amalgament avec une colle très forte.

Un soulier attaché bien serré.

Des morceaux d'un casse-tête que l'on assemble.

Pour les maladies artérielles et les cardiopathies

Un camion Roto-Rooter miniature passe dans vos artères et nettoie les canalisations bouchées.

De l'eau coule librement dans une rivière large et ouverte.

L'équipage d'un petit bateau rame à l'unisson, faisant glisser avec facilité et efficacité le mince bateau sur la surface lisse de l'eau.

Pour l'asthme et les maladies pulmonaires

Les petits élastiques, qui compriment vos voies respiratoires, éclatent.

Un aspirateur retire doucement le mucus de vos voies respiratoires.

Des vagues ondulent calmement à la surface de l'océan.

Scénario d'imagerie mentale dirigée : Une promenade à la campagne

Offrez-vous un moment pour apaiser votre corps et votre esprit. Adoptez une position confortable, peu importe où vous êtes, et, si vous le désirez, fermez les yeux. Inspirez profondément par le nez tout en gonflant votre abdomen et en remplissant vos poumons. Expirez lentement et complètement à travers vos lèvres pincées et laissez votre corps s'abandonner à la surface qui vous soutient . . . Inspirez encore par le nez pour que l'air gonfle votre abdomen et expirez lentement à travers vos lèvres pincées. Relâchez la tension, libérez votre esprit de toute pensée et profitez du moment présent . . .

Imaginez que vous vous promenez sur une vieille route de campagne paisible. Vous sentez les rayons du soleil caresser votre dos . . . Vous entendez le chant des oiseaux . . . L'air est calme et parfumé . . .

Comme il est inutile de vous presser, vous remarquez que vous marchez facilement et de façon détendue. Tout en vous promenant et en admirant le paysage, vous arrivez à une vieille barrière. Vous décidez de la traverser et d'emprunter le chemin qui se trouve derrière. Vous l'ouvrez et entendez le grincement des gonds usés par les années.

Vous vous retrouvez dans un vieux jardin peuplé de végétation. Les fleurs poussent là où elles se sont semées, un vieil arbre est couvert de vignes, l'herbe sous vos pieds est douce et d'un vert éclatant, et des arbres vous offrent de l'ombre.

Vous respirez profondément . . . Vous sentez le parfum des fleurs . . . Vous écoutez le chant des oiseaux et le bourdonnement des insectes . . . Vous sentez une douce brise fraîche sur votre peau. Tous vos sens sont en éveil et répondent au plaisir de ce moment merveilleux passé dans cet endroit si paisible . . .

Quand vous êtes prêt à reprendre la route, vous suivez tranquillement un chemin derrière le jardin qui vous guide vers un secteur boisé. Vous y entrez et vous remarquez que les arbres et les plantes sont reposants. La lumière du soleil est filtrée par les feuilles. L'air est doux et un peu plus frais . . . Vous sentez les parfums des arbres et de la terre . . . Vous entendez de mieux en mieux le son d'un ruisseau avoisinant. Vous prenez une pause pour regarder le paysage et écouter les sons qui vous entourent, en respirant plusieurs fois l'air frais et parfumé . . . À chaque respiration, vous vous sentez de plus en plus rafraîchi . . .

Poursuivant votre chemin pendant un moment, vous atteignez le ruisseau. L'eau claire et pure coule entre les galets et tourbillonne autour des roches et quelques arbres tombés au sol. Vous suivez facilement le sentier le long du ruisseau et, après un moment, vous atteignez une clairière ensoleillée où une petite chute d'eau se déverse dans une mare d'eau calme.

Vous trouvez un endroit confortable pour vous asseoir pendant un moment, un coin idéal qui vous permettra de vous détendre complètement.

Quoi de plus agréable que de profiter des rayons chauds du soleil et de la solitude dans cet endroit paisible . . .

Après ce moment de détente, vous constatez qu'il est temps de rentrer. Vous vous levez et reprenez le sentier jusqu'au secteur boisé frais et parfumé tout en demeurant confortable et détendu; vous traversez le jardin fleuri qui baigne sous le soleil . . . Vous sentez une dernière fois l'arôme parfumé des fleurs et ouvrez la vieille barrière grinçante pour quitter ces lieux paisibles.

Vous quittez ce lieu de détente à la campagne et reprenez la route en remarquant votre attitude calme et détendue. Vous vous sentez reconnaissant tout en vous rappelant que vous pouvez visiter cet endroit spécial chaque fois que vous voudrez prendre un peu de temps pour vous rafraîchir et recharger vos batteries.

Maintenant, pour vous préparer à terminer cette période de relaxation, prenez un moment pour transposer cette expérience calme et rafraîchissante dans toutes vos activités quotidiennes . . . et, quand vous êtes prêt, prenez une profonde respiration et ouvrez les yeux.

Scénario d'imagerie mentale dirigée : Une promenade sur la plage

Commencez par adopter une position confortable, que vous soyez assis ou étendu. Évitez de porter des vêtements trop serrés pour être le plus confortable possible. Décroisez vos jambes et laissez tomber vos mains à vos côtés ou sur vos cuisses. Si vous n'êtes pas confortable, changez de position pour que vous soyez à l'aise.

Quand vous êtes prêt, vous pouvez fermer graduellement les yeux et portez votre attention à votre respiration. Laissez votre abdomen se gonfler à l'inspiration, remplissant vos poumons d'air frais qui nourrit votre corps. Ensuite expirez, portez attention au rythme de votre respiration, inspirez . . . et expirez . . . sans tenter de le contrôler d'aucune façon. Suivez simplement le rythme naturel de votre respiration . . .

Dans votre esprit, imaginez-vous debout sur une belle plage. Le ciel est d'un bleu étincelant et parsemé de nuages cotonneux qui flottent. Admirez les magnifiques couleurs . . . La température est ni trop chaude, ni trop froide. Le soleil brille et vous fermez les yeux, laissez la chaleur du soleil vous submerger . . . Vous sentez une douce brise qui caresse votre visage, un parfait complément aux rayons du soleil.

Ensuite, vous vous retournez et regardez l'immensité de l'océan . . . Vous entendez le son des vagues caressant le bord de la plage . . . Vous remarquez la fermeté du sable mouillé sous vos pieds. Vous pouvez enlever vos chaussures et apprécier la sensation de rester debout les pieds dans le sable frais et mouillé . . . Peut-être laissez-vous les vagues caresser délicatement vos pieds ou peut-être préférez-vous rester tout juste hors de portée . . .

Au loin, vous entendez le cri des goélands qui s'appellent et vous observez les oiseaux planer gracieusement dans l'air. Alors que vous êtes debout sur cette plage, prenez le temps de constater à quel point il est facile d'être ici, les sentiments de détente, de confort ou de paix qui vous envahissent . . .

Maintenant, faites une promenade au bord de l'eau. Tournez-vous et commencez votre promenade tout en appréciant le son des vagues, la chaleur du soleil et la délicate caresse de la brise. Vous prenez votre temps; votre foulée devient plus légère et plus facile . . . Vous sentez le parfum de l'océan . . . Vous prenez une pause pour respirer la fraîcheur de l'air . . . Ensuite, reprenez votre promenade tout en appréciant la nature paisible de cet endroit.

Après un certain temps, vous décidez de vous reposer et vous trouvez un endroit confortable pour vous asseoir ou vous étendre . . . et simplement vous permettre d'apprécier ce moment, votre endroit spécial . . .

Quand vous êtes prêt à revenir, levez-vous et commencez votre chemin de retour sur la plage en prenant votre temps et en conservant avec vous les sensations de détente, de bien-être, de tranquillité et de plaisir . . . Remarquez à quel point il est facile d'être ici. Continuez votre chemin jusqu'au point de départ . . .

Prenez une pause pour admirer une dernière fois le paysage qui vous entoure. Appréciez les couleurs vives du ciel et de la mer, . . . le son délicat des vagues qui caressent la plage, la chaleur du soleil, la fraîcheur de la brise . . .

Alors que vous vous préparez à quitter cet endroit spécial, ramenez avec vous toutes les sensations de plaisir, de détente, de bien-être et de tranquillité. Sachez que vous pouvez y retourner à n'importe quels moment et endroit, selon vos désirs.

Reprenez conscience de votre environnement tout en vous concentrant sur votre respiration . . . Inspirez et expi rez . . . Prenez quelques respirations . . . et quand vous êtes prêt, ouvrez les yeux.

Pour le diabète

De petites clés d'insuline déverrouillent des portes pour des cellules affamées et permettent au nourrissant glucose sanguin d'y entrer.

Une alarme retentie et un pancréas endormi s'éveille à l'odeur du café fraîchement moulu.

Pour le cancer

Un requin dévore les cellules cancéreuses.

Des tumeurs flétrissent comme des raisins sous un chaud soleil et s'évaporent complètement dans l'air.

Le robinet qui contrôle l'approvisionnement en sang de la tumeur est fermé et les cellules cancéreuses meurent de faim.

La radiothérapie et la chimiothérapie pénètrent dans votre corps comme des rayons lumineux curatifs et détruisent les cellules cancéreuses.

Pour les infections

Des globules blancs avec des sirènes et des feux clignotants rouges arrêtent et emprisonnent des germes nocifs.

Une armée munie de puissants missiles antibiotiques attaque les germes ennemis.

Une flamme brulante chasse les germes de toutes les parties de votre corps.

Pour un système immunitaire affaibli

Des globules blancs apathiques et endormis se réveillent, enfilent leur armure protectrice et commencent à se battre contre des virus.

Des globules blancs se multiplient rapidement comme des millions de graines provenant d'une seule gousse mûre.

Pour un système immunitaire hyperactif (allergies, arthrite, psoriasis, etc.)

Des cellules immunitaires hypervigilantes dans une caserne de pompier sont informées que les allergènes ont déclenché une fausse alerte et elles retournent continuer leur partie de poker.

La guerre civile se termine et les belligérants conviennent de ne pas attaquer leurs concitoyens.

Pour la douleur

Toute la douleur est placée dans une grande boîte de métal qui est fermée, bien scellée et verrouillée avec un gros cadenas solide.

Vous prenez la télécommande et baissez lentement le volume de votre douleur jusqu'à ce que vous puissiez à peine l'entendre et qu'elle finisse par disparaître complètement.

Une rivière calme et fraîche qui coule sur votre corps emporte la douleur avec elle.

Pour la dépression

Vos problèmes et vos sentiments de tristesse sont attachés à un gros bouquet de ballons colorés et ils s'envolent dans un ciel bleu et clair.

Un soleil puissant et chaud perce des nuages sombres.

Vous êtes envahi par un sentiment de détachement et de légèreté, vous permettant de vaquer facilement à vos occupations.

Utilisez n'importe laquelle de ces images ou inventez la vôtre. Souvenez-vous, les meilleures sont celles qui sont les plus réalistes et qui ont le plus de signification pour vous. Utilisez votre imagination pour la santé et la guérison.

Prière et spiritualité

On retrouve dans la littérature médicale de solides preuves de la relation entre spiritualité et santé. Selon l'American Academy of Family Physicians,* la spiritualité est une façon de trouver une signification, de l'espoir et une paix intérieure dans nos vies. De nombreuses personnes vivent leur spiritualité par la religion alors que d'autres utilisent l'art, la musique ou des liens avec la nature. D'autres la trouve dans leurs valeurs et leurs principes.

De nombreuses personnes sont religieuses et partagent leur religion avec d'autres. Certaines personnes ne sont pas religieuses, mais ont des croyances spirituelles. Notre religion et nos croyances peuvent apporter un sens et un but à notre vie, elles nous aident à mettre les choses en perspective et à établir nos priorités. Nos croyances nous permettent de trouver du confort même dans les temps plus difficiles. Elles peuvent nous aider à accepter les changements difficiles et nous motiver à les entreprendre. Faire partie d'une communauté spirituelle ou religieuse est, au besoin, une source de soutien et une occasion d'aider les autres.

De récentes études démontrent que les gens appartenant à une communauté spirituelle ou religieuse ou qui participent régulièrement à des activités religieuses, comme la prière ou l'étude, sont en meilleure santé. Il existe plusieurs types de prières qui peuvent toutes contribuer à une meilleure santé : demander de l'aide, une orientation, le pardon ou offrir des remerciements, ses louanges et des bénédictions, entre autres. De plus, de nombreuses religions ont une tradition de méditation ou de contemplation. La prière ne nécessite aucune explication scientifique. Il s'agit sans doute du plus vieil outil d'autogestion.

Bien que la religion et la spiritualité ne puissent être « prescrites », nous vous encourageons à découvrir vos propres croyances. Si vous êtes religieux, essayez de prendre le temps de prier plus régulièrement. Si vous n'êtes pas croyant, considérez adopter une forme de réflexion ou de pratique méditative.

De plus, si vous êtes religieux, pensez en informer votre médecin et votre équipe de soins. Plusieurs ne vous le demanderont pas. Aidez-les à comprendre l'importance de vos croyances dans la gestion de votre santé et de votre vie. La plupart des hôpitaux ont des chapelles ou des conseillers en pastorale. Même si vous n'êtes pas hospitalisé, ils parleront probablement avec vous. Choisissez une personne avec qui vous êtes à l'aise. Leurs conseils et appuis peuvent s'ajouter à vos soins médicaux et psychologiques.

Autres techniques faisant appel à l'esprit

Il existe d'autres techniques valables que vous pouvez envisager pour vous libérer l'esprit et modifier positivement votre état émotionnel, en réduisant la tension et le stress.

La pleine conscience

La pleine conscience demande simplement de demeurer concentrer sur le moment présent, sans juger s'il est heureux, triste, bon ou mauvais. Cette technique vous encourage à vivre chaque moment, même les plus difficiles, aussi pleinement et avec autant de présence que possible. La pleine conscience est plus qu'une technique de relaxation; il s'agit d'une attitude face à la vie. C'est une manière d'observer calmement et consciemment et d'accepter tout ce qui arrive, à chaque instant.

Cela peut paraître simple, mais notre esprit est agité et prompt à juger, ce qui rend cette démarche étonnamment difficile. Comme un singe énervé qui saute d'une branche à l'autre, notre esprit passe lui aussi d'une pensée à une autre.

La pleine conscience consiste à concentrer votre esprit sur le moment présent. Son « but » est simplement d'observer, sans avoir l'intention de changer ou d'améliorer quoi que ce soit. Les gens sont positivement transformés par la pratique. Observer et accepter la vie comme elle est, avec ses plaisirs, ses douleurs, ses frustrations, ses déceptions et ses incertitudes vous permettent souvent de devenir plus calme, plus confiant et de mieux faire face à tout ce qui arrivera.

Pour développer vos capacités à l'égard de la pleine conscience, assoyez-vous confortablement sur le plancher ou sur une chaise en gardant votre dos, votre cou et votre tête droits, mais pas rigides. Puis :

- Concentrez-vous sur une seule chose, comme votre respiration. Fixez votre attention sur la sensation de l'air qui circule à l'intérieur et à l'extérieur de vos narines à chaque respiration. N'essayez pas de contrôler votre respiration en l'accélérant ou en la ralentissant. Contentez-vous de l'observer telle qu'elle est.
- Même si vous décidez de rester concentré sur votre respiration, votre esprit commencera rapidement à vagabonder. Lorsque c'est le cas, observez où votre esprit est allé : peut-être vers un souvenir, une inquiétude relative à l'avenir, une douleur corporelle ou un sentiment d'impatience. Ensuite, recentrez tranquillement votre attention sur votre respiration.
- Utilisez votre respiration comme un ancrage. Chaque fois qu'une pensée ou des sentiments apparaissent, prenez-en conscience momentanément. Ne les analysez et ne les jugez pas. Contentez-vous de les observer, puis revenez à votre respiration.
- Oubliez toute idée d'arriver à quelque chose ou d'obtenir un résultat particulier. Continuez simplement à étirer les moments de pleine conscience, une respiration à la fois.
- Au début, exercez-vous pendant cinq, voire une minute à la fois. Vous pouvez souhaiter augmenter progressivement cette période à 10, 20 ou 30 minutes.

Puisque la pratique de la pleine conscience est simplement la pratique de la conscience moment après moment, vous pouvez l'appliquer à tout : manger, prendre votre douche, travailler, faire des courses ou jouer avec les enfants. L'état de présence ne prend pas de temps additionnel. De nombreuses recherches montrent que la pratique de la pleine conscience est bénéfique pour le soulagement du stress et de la douleur, pour améliorer la concentration et pour soulager une variété d'autres symptômes.

Réflexe apaisant

Un médecin du nom de Charles Stroebel a mis cette technique au point. Elle vous aidera à faire face à certaines sources de stress à court terme comme le besoin pressant de manger ou de fumer, la rage au volant et d'autres désagréments. Cette technique soulage les contractions musculaires, la crispation de la mâchoire et permet de ne plus retenir son souffle en activant le système nerveux sympathique.

Elle doit être pratiquée fréquemment au cours de la journée, dès que vous commencez à ressentir du stress. Elle peut être pratiquée les yeux ouverts ou fermés.

1. Prenez conscience de ce qui vous dérange : une sonnerie de téléphone, un commentaire colérique, une forte envie de fumer, une pensée inquiétante – n'importe quoi.
2. Répétez-vous la phrase « Esprit alerte, corps détendu ».
3. Souriez intérieurement avec vos yeux et votre bouche; cette technique empêche les muscles faciaux de former une expression apeurée ou de colère. Le sourire intérieur est une sensation; les autres ne peuvent le voir.
4. Inspirez lentement en comptant jusqu'à trois, en imaginant que cette respiration se rend jusqu'en dessous de vos pieds. Puis expirez lentement. Sentez votre respiration descendre le long de vos jambes et ressortir à travers vos pieds. Laissez les muscles de votre mâchoire, votre langue et vos épaules devenir mous.

Après plusieurs mois de pratique, le réflexe apaisant devient automatique.

Thérapie par la nature

Nombreux sont ceux d'entre nous qui souffrent de ce qu'on appelle « trouble déficitaire de la nature », un trouble qui peut aisément se traiter avec des doses régulières d'activités extérieures. Pendant des milliers d'années, l'exposition à un environnement naturel a été recommandée pour favoriser la guérison. Prendre une pause de l'éclairage artificiel, d'un temps d'exposition excessif à l'ordinateur ou à la télévision et à un environnement intérieur peut agir comme un fortifiant. Faire une courte promenade dans un parc ou une visite plus longue et planifiée dans un bel environnement extérieur peut restaurer l'esprit et le corps. On peut aussi recréer la nature à l'intérieur avec des plantes, des animaux et des photographies de la nature. Même passer quelques minutes à jouer avec un animal ou à le caresser peut faire diminuer la pression sanguine et calmer un esprit agité.

Temps d'inquiétude planifié

Les pensées préoccupantes et négatives alimentent l'anxiété et les problèmes qu'on ignore ont une façon de refaire surface dans notre conscience. Il vous semblera plus facile de mettre vos inquiétudes de côté si vous prenez le temps de leur faire face.

Gardez-vous entre 20 et 30 minutes par jour en un « temps d'inquiétude planifié ». Chaque fois qu'une préoccupation vous vient à l'esprit, prenez-la en note et dites-vous que vous y reviendrez lors de votre temps d'inquiétude planifié. Notez toutes les petites choses (Linda a-t-elle apporté son repas à l'école?) ainsi que les choses plus importantes (Nos enfants seront-ils capables de se trouver un emploi?). Au cours de votre temps d'inquiétude planifié, ne faites rien d'autre que vous inquiétez, lancez des idées et notez toutes les solutions possibles. Pour chacune de vos inquiétudes, posez-vous les questions suivantes :

- Quel est le problème?
- Quelle est la probabilité que ce problème se produise?
- Quel est le pire qui pourrait arriver?
- Quel est le mieux qui pourrait arriver?
- Comment ferai-je face au problème?
- Quelles sont les solutions possibles?
- Quel est mon plan d'action?

Soyez précis. Plutôt que de vous inquiéter de ce qui pourrait arriver si vous perdez votre emploi, demandez-vous quelle est la probabilité que vous perdiez votre emploi. Le cas échéant, que ferez-vous, avec qui et à quel moment? Rédigez un plan de recherche d'emploi.

Si vous vous inquiétez de la possibilité d'avoir le mal de mer sur l'océan et de ne pas vous rendre aux toilettes à temps, imaginez comment vous pourriez faire face à la situation. Demandez-vous si cette situation est réellement insupportable. Dites-vous que vous pourriez vous sentir inconfortable ou embarrassé, mais que vous survivrez.

Souvenez-vous, si une nouvelle inquiétude vous vient au cours de la journée, prenez-la en note. Puis, distrayez-vous en ramenant votre attention sur ce que vous étiez en train de faire.

Planifier un temps défini pour les inquiétudes réduit le temps passé à s'inquiéter au moins du tiers. Si vous consultez votre liste de préoccupations plus tard, vous constaterez que la majorité d'entre elles ne se sont pas réalisées, ou qu'elles n'étaient vraiment pas aussi graves que vous l'imaginiez.

Un point de vue sain

Parfois, vous pouvez réduire votre stress et briser le cycle des pensées négatives en modifiant votre point de vue. Si vous êtes bouleversé, demandez-vous : « Quelle importance cela aura-t-il dans une heure, une journée, un mois ou une année? » Cette reformulation peut parfois vous aider à faire émerger ce qui est vraiment important et nécessite une action par opposition aux désagréments mineurs qui occupent votre attention.

Soyez reconnaissant

Une des meilleures façons d'améliorer votre humeur et votre sentiment de bonheur général est de vous concentrer sur ce qui va bien dans votre vie. De quoi êtes-vous reconnaissant? Les psychologues ont mené des recherches pour prouver que les gens peuvent augmenter leur bonheur par des exercices de reconnaissance. Nous vous encourageons à essayer les trois exercices suivants :

- Rédigez une lettre de remerciements. Écrivez et adressez une lettre de reconnaissance à une personne qui a été particulièrement bonne pour vous, mais que vous n'avez jamais remerciée convenablement. Il peut s'agir d'un professeur, d'un mentor, d'un ami ou d'un membre de la famille. Exprimez votre reconnaissance pour la gentillesse de cette personne. La lettre aura plus de poids si vous y ajoutez des exemples concrets de ce que le destinataire a fait pour vous. Décrivez comment ses actions vous ont fait sentir. Idéalement, lisez votre lettre à haute voix à la personne et si possible en face à face. Ayez conscience de la manière dont vous vous sentez et observez les réactions de l'autre personne.

- Reconnaissez au moins trois bonnes choses tous les jours. Chaque nuit, avant d'aller au lit, notez au moins trois choses qui se sont bien passé ce jour-là. Aucun événement ou sentiment n'est trop insignifiant pour être noté. En mettant votre gratitude sous forme de mots, vous augmentez votre appréciation et vos souvenirs de ces bienfaits. Savoir que vous devrez écrire chaque soir modifie vos filtres mentaux au cours de la journée. Vous aurez tendance à rechercher, observer et noter les bonnes choses qui se produisent. Si le faire tous les jours vous semble trop fréquent, ou si cela se transforme en corvée routinière, faites-le une fois par semaine.
- Faites une liste des choses que vous tenez pour acquises. Par exemple, si votre maladie chronique affecte vos poumons, vous pouvez encore être reconnaissant parce que vos reins fonctionnent. Peut-être que vous pouvez célébrer une journée au cours de laquelle vous n'avez pas eu mal à la tête ou au dos. Énumérez les bonnes choses peut vous mener à une meilleure humeur ou à plus de bonheur.

Énumérez vos forces

Effectuez un inventaire personnel de vos talents, de vos compétences, de vos réalisations et de vos qualités, petits et grands. Célébrez vos réalisations. Quand quelque chose se passe mal, consultez votre liste de points positifs et mettez le problème en perspective. Cela devient alors une seule expérience spécifique, plutôt que quelque chose qui définit votre vie.

Mettez la bonté en pratique

Le monde est rempli de gestes violents. Quand quelque chose de négatif se produit, on peut le lire en première page des journaux. Comme antidote à toute cette misère, ce désespoir et ce cynisme, pratiquez des gestes de bonté. Cherchez des occasions de donner sans rien attendre en retour. Voici quelques exemples :

- Tenez la porte ouverte pour la personne qui se trouve derrière vous.
- Offrez un cadeau inattendu ou des billets de film ou de concert.
- Envoyez un cadeau anonyme à un ami qui a besoin d'encouragement.
- Aidez quelqu'un qui a une lourde charge.
- Racontez une histoire positive d'entraide et de gentillesse que vous connaissez.
- Cultivez une attitude de reconnaissance pour la gentillesse qui vous a été adressée.
- Plantez un arbre.
- Souriez et laissez les gens vous couper dans une file d'attente ou une autoroute.
- Ramassez les déchets.
- Donnez votre espace de stationnement à un autre conducteur.

Soyez créatif. Une telle bonté est contagieuse et a un effet d'entraînement. Dans une étude, les personnes à qui on offrait une gâterie inattendue (des biscuits) étaient ensuite plus enclines à aider les autres.

Écrire pour chasser le stress

Cacher de profonds sentiments négatifs demande beaucoup de travail. Au fil du temps, cette accumulation de stress nuit aux défenses du corps et semble affaiblir le système immunitaire. Confier ses sentiments aux autres ou les écrire permet de les formuler avec des mots et aide à les démêler. Les mots nous aident à comprendre et à digérer un événement traumatisant et éventuellement à le mettre derrière soi. Cela donne un sentiment de lâcher-prise et de contrôle.

Dans son livre intitulé *Opening Up*, le psychologue Jamie Pennebaker décrit une série d'études qui se sont penchées sur les effets curatifs de la confidence ou de l'écriture. On a demandé à un groupe d'exprimer leurs pensées et leurs sentiments les plus profonds à propos de mauvaises expériences vécues. Un autre groupe a écrit à propos de sujets ordinaires comme leur plan pour la journée. Les deux groupes ont écrit pendant 15 à 20 minutes par jour pendant 3 à 5 jours consécutifs. Personne n'a lu les écrits de chacun des deux groupes.

Les résultats étaient étonnamment puissants. Ceux qui avaient écrit au sujet de leurs mauvaises expériences ont rapporté moins de symptômes, moins de visites chez le médecin, moins de journées de maladie, une meilleure humeur et une attitude plus positive que ceux qui avaient écrit à propos d'événements ordinaires. Leurs fonctions immunitaires étaient améliorées pendant au moins six semaines après l'écriture, en particulier chez ceux qui avaient exprimé auparavant des émotions pénibles non révélées.

Essayez l'écriture quand quelque chose vous préoccupe : si vous pensez (ou rêvez) trop à une expérience, si vous évitez de penser à une question parce qu'elle est trop bouleversante, s'il y a quelque chose dont vous voudriez parler à d'autres personnes sans y arriver de peur d'être embarrassé ou de subir des représailles.

Voici quelques directives pour écrire de manière à vous aider à faire face à une expérience traumatisante :

- Établissez un horaire spécifique pour l'écriture. Par exemple, vous pourriez écrire 15 minutes par jour pendant 4 jours consécutifs, ou une journée par semaine pendant 4 semaines.
- Écrivez dans un endroit où vous ne serez pas interrompu ou distrait.
- Ne planifiez pas de partager vos écrits; cela pourrait vous empêcher de vous exprimer honnêtement. Conservez ce que vous avez écrit ou détruisez-le, à vous de décider.
- Explorez vos pensées et émotions les plus profondes et analysez pourquoi vous vous sentez ainsi. Écrivez à propos de vos sentiments négatifs comme la tristesse, la douleur, la haine, la colère, la peur, la culpabilité ou le ressentiment.
- Écrivez sans arrêt. Ne vous inquiétez pas de la grammaire, de l'orthographe ou d'écrire de manière insensée. Si la clarté et la cohérence apparaissent alors que vous continuez d'écrire, c'est tant mieux. Si vous n'avez plus rien à ajouter, répétez ce que vous avez déjà écrit.
- Même si vous trouvez l'écriture malaisée au début, continuez. Elle deviendra plus facile. Si vous êtes incapable d'écrire, essayez de parler dans un enregistreur pendant 15 minutes à propos de vos pensées et émotions les plus profondes.

- Ne vous attendez pas à vous sentir mieux immédiatement. Vous pouvez vous sentir triste ou déprimé quand vos sentiments les plus profonds commencent à émerger. Cela s'atténue généralement après une heure ou deux ou un jour ou deux. La grande majorité des gens font état de sentiments de soulagement, de bonheur et de satisfaction peu de temps après avoir écrit pendant quelques jours consécutifs.
- Écrire peut vous aider à clarifier les gestes que vous devez poser. N'utilisez toutefois pas l'écriture comme un substitut aux gestes qui doivent être posés ou comme méthode d'évitement.

Quand elles sont mises en œuvre, la relaxation, la visualisation et la pensée positive peuvent être certains des outils les plus puissants dont vous disposerez parmi vos compétences d'autogestion. Elles vous aideront à gérer les symptômes et à maîtriser les autres compétences dont il est question dans ce livre.

Comme c'est le cas pour l'exercice et les autres compétences acquises, l'utilisation de votre esprit pour la gestion de votre état de santé demande de la pratique et du temps avant que vous commenciez à en tirer avantage. Donc si vous sentez que vous n'arrivez à rien, n'abandonnez pas. Soyez patient et persévérez.

Autres lectures suggérées

Ben-Shahar, Tal. *Happier: Learn the Secrets to Daily Joy and Lasting Fulfillment.* New York : McGraw-Hill, 2007.

Benson, Herbert, et Miriam Z. Klipper. *The Relaxation Response.* San Francisco : Quill, 2000.

Benson, Herbert, et Eileen M. Stuart. *The Wellness Book: The Comprehensive Guide to Maintaining Health and Treating Stress-Related Illness.* New York : Fireside, 1993.

Berger, Janice, avec Harry Hall. *Emotional Fitness: Discovering Our National Healing Power.* Toronto : Penguin Canada, 2005.

Borysenko, Joan. *Inner Peace for Busy People: 52 Simple Strategies for Transforming Your Life.* Carlsbad, Calif. : Hay House, 2003.

Boroson, Martin. *One Moment Meditation.* New York : Winter Road Publishing, 2009.

Burns, David D. *The Feeling Good Handbook*, édition rév. New York : Plume, 1999.

Burnham, Bob, Jeff McCallum, Rosemary Sneeringer, et Kathryn Bartman. *Change One Belief – Inspirational Stories of How Changing Just One Belief Can Transform Your Life.* Coquitlam, C.-B. : Expert Author Publishing. 2012.

Caudill, Margaret. *Managing Pain Before It Manages You.* New York : Guilford Press, 2008.

Chrombez, Jean-Charles. *La méthode en écho, guérir le mal-être*, Ed. de l'Homme, 2007.

Chrombez, Jean-Charles. *La personne en écho, cheminer dans la guérison*, Ed. de l'Homme, 2006.

Cousins, Norman. *Head First: The Biology of Hope and the Healing Power of the Human Spirit.* New York : Dutton, 1990.

Craze, Richard. *Teach Yourself Relaxation*, 3e édition. New York : McGraw-Hill, 2009.

Davis, Martha, Elizabeth Eshelman, et Matthew McKay. *The Relaxation and Stress Reduction Workbook*. Oakland, Calif. : New Harbinger, 2008.

Diener, Ed, et Robert Biswas-Diener. *Happiness: Unlocking the Mysteries of Psychological Wealth*. Malden, Mass. : Blackwell, 2008.

Dossey, Larry. *Prayer Is Good Medicine*. San Francisco : HarperCollins, 1996.

Emmons, Robert A. *Thanks! How the New Science of Gratitude Can Make You Happier.* New York : Houghton Mifflin, 2007.

Funk, Mary Margaret. *Tools Matter for Practicing the Spiritual Life*. New York : Continuum, 2004.

Grenville-Cleave, Bridget. *Introducing Positive Psychology: A Practical Guide*. London : Totem Books/Icon Books, 2012

Halcrow, Barbara. *Spiritual Intelligence: How Your Spirit Will Lead You to Health, Happiness and Success*. Coquitlam, C.-B.: Expert Author Publishing, 2011.

Hay, Louise L. *Semer du positif en vous, Apprenez à utiliser les affirmations*. Ed. Guy Trédaniel, 2011.

Kabat-Zinn, Jon. *Coming to Our Senses: Healing Ourselves and the World Through Mindfulness*. New York : Hyperion, 2005.

Kabat-Zinn, Jon. *Full Catastrophe Living: Using the Wisdom of Your Body and Mind to Face Stress, Pain, and Illness*. New York : Delta, 2005.

Kabat-Zinn, Jon. *Wherever You Go, There You Are: Mindfulness Meditation in Everyday Life*. New York : Hyperion, 2005.

Keating, Thomas. *Open Mind, Open Heart: The Contemplative Dimension of the Gospel*. New York : Continuum, 2006.

Keating, Thomas, et Gustave Reininger, eds. *Centering Prayer in Daily Life and Ministry*. New York : Continuum, 1998.

Lyubomirsky, Sonia. *The How of Happiness: A New Approach to Getting the Life You Want*. New York : Penguin, 2008.

Mate, Gabor, MD. *When The Body Says No: The Cost of Hidden Stress*. Toronto : Random House, 2004.

McKay, Matthew, Martha Davis, et Patrick Fanning. *Thoughts and Feelings: Taking Control of Your Moods and Your Life*, 4e édition. Oakland, Calif. : New Harbinger, 2007.

Ornstein, Robert, et David Sobel. *Healthy Pleasures*. Cambridge, Mass. : Perseus, 1989.

Paterson, Randy J. *The Assertiveness Workbook*. Oakland, Calif : New Harbinger Publications. 2000.

Kuntz, Ted. *Peace Begins With Me*. www.peacebeginswithme.ca. 2009.

Peale, Norman V. *Positive Imaging: The Powerful Way to Change Your Life*. New York : Ballantine Books, 1996.

Remen, Rachel Naomi. *Kitchen Table Wisdom: Stories That Heal*. New York : Riverhead Books, 2006.

Ricard, Martin. *L'art de la méditation, Le livre qui fait du bien*, Ed. Pocket, 2010.

Rubenstein, Nataly. *Alzheimer's Disease and Other Dementias: The Caregiver's Complete Survival Guide*. Minneapolis, Minn. : Two Harbours Press, 2011.

Saldmann, Frédéric. *Le meilleur médicament, c'est vous*, Ed. Albin Michel, 2013.

Seligman, Martin. *Authentic Happiness*. New York : Free Press, 2004.

Seligman, Martin. *Flourish: A Visionary New Understanding of Happiness and Well-Being*. New York : Free Press, 2011.

Siegel, Bernie S. *Help Me to Heal: A Practical Guidebook for Patients, Visitors, and Caregivers*. Carlsbad, Calif. : Hay House, 2003.

Sobel, David, et Robert Ornstein. *The Healthy Mind, Healthy Body Handbook* (aussi publié sous le titre *The Mind and Body Health Handbook*). Los Altos, Calif. : DRX, 1996.

Stahl, Bob, et Elisha Goldstein. *A Mindfulness-Based Stress Reduction Workbook*. Oakland, Calif. : New Harbinger, 2010.

Thich Nhat Hanh. *Le miracle de la pleine conscience, manuel pratique de méditation*, Coll. Aventure secrète, Ed. J'ai lu, 2008.

Thich Nhat Hanh. *La plénitude de l'instant, Vivre en pleine conscience*, Ed. Marabout, 2007.

Wiseman, Richard. *59 Seconds: Think a Little, Change a Lot*. New York : Borzoi Books, 2009.

Autres ressources

- ☐ Association of Cancer Online Resources (ACOR) : www.acor.org/
- ☐ Association canadienne pour la santé mentale : www.cmha.ca
- ☐ Chor Leoni. *Healing Voices*. Cypress Choral Recording. Vancouver, C.-B., [CD audio] numéro de catalogue : 0602. 2006.
- ☐ Greater Good Science Center : www.greatergood.berkeley.edu/
- ☐ The Happiness Project : www.happiness-project.com/
- ☐ Naparstek, Belleruth. *Health Journeys Guided Imagery* [CD audio] : http://www.healthjourneys.com/
- ☐ Regan, Catherine, et Rick Seidel. *Relaxation for Mind and Body: Pathways to Healing* [CD audio]. Boulder, Colo.: Bull, 2012.
- ☐ StressStop : www.stressstop.com/
- ☐ Weil, Andrew, et Martin Rossman. *Self-Healing with Guided Imagery* [CD audio]. Louisville, Colo. : Sounds True, 2006.

« Les plus faibles et les plus vieux d'entre nous peuvent devenir de bons athlètes, mais seuls les plus forts peuvent survivre comme spectateurs. Seuls ceux qui osent peuvent résister aux périls de l'inertie, de l'inactivité et de l'immobilité. »

—J. H. Bland et S. M. Cooper,
Seminars in Arthritis and Rheumatism (1984)

CHAPITRE 6

Des séances d'exercices et d'activité physique pour tous

LES PERSONNES ACTIVES SONT EN MEILLEURE SANTÉ et sont plus heureuses que les personnes inactives, peu importe leur âge et leur état de santé. La sédentarité peut même causer ou aggraver une maladie.

On vous a probablement déjà parlé de l'importance de faire de l'activité physique régulièrement, mais si vous souffrez d'une maladie chronique, vous ne savez peut-être pas quoi faire ou vous avez peut-être peur de commettre des erreurs. Il y a à peine 30 ans, il était difficile pour toute personne atteinte d'arthrite, de diabète ou d'une maladie pulmonaire d'apprendre à faire de l'exercice. De nos jours, beaucoup d'information est mise à votre disposition. Nous vous aiderons à commencer un programme d'exercices et à atteindre vos objectifs. De nombreux pays offrent des programmes de santé publique pour aider les personnes à comprendre l'importance de l'activité physique et à commencer à en faire. Ces programmes présentent des lignes directrices – destinées aux enfants, aux adultes, aux personnes âgées, aux personnes atteintes d'une maladie chronique et aux personnes handicapées – qui indiquent les meilleurs types d'exercices ou d'activités physiques et pendant combien de temps il faut en faire. Dans le présent chapitre et les trois suivants, vous en apprendrez davantage sur ces lignes directrices et sur comment faire un choix d'exercices judicieux. Bien entendu, l'apprentissage n'est pas suffisant. Il est de votre responsabilité de rendre votre vie plus agréable, confortable et saine par la pratique de l'activité physique. En aucun temps, nous ne prétendons remplacer les recommandations de votre professionnel de la santé. Si le programme d'exercices qu'on vous a prescrit diffère des suggestions que vous trouverez dans ce livre, apportez-le à votre médecin ou thérapeute et demandez-lui ce qu'il pense de ce programme. Vous trouverez des renseignements supplémentaires et des idées d'exercices pratiques pour les personnes atteintes d'une maladie chronique dans chacun des chapitres portant sur ces maladies.

Pourquoi faire de l'exercice?

Des séances régulières d'exercices peuvent prévenir ou gérer les cardiopathies et le diabète. Elles contribuent à réduire la tension artérielle, la glycémie et le taux de cholestérol. L'exercice contribue au maintien du poids, ce qui permet de réduire la tension exercée sur les articulations portantes. Il aide aussi à conserver des os solides et à gérer l'ostéoporose. Des études ont démontré que faire de l'exercice régulièrement peut aider à prévenir la formation de caillots sanguins, ce qui est une des raisons pour lesquelles l'exercice peut être bénéfique chez les personnes souffrant de cardiopathies ou de maladies vasculaires. Des séances régulières d'exercices augmentent la force, l'énergie et la confiance en soi et réduisent les sentiments de stress, d'anxiété et de dépression. Elles peuvent vous aider à mieux dormir et à vous sentir plus détendu et heureux. De plus, des muscles affermis aident les personnes atteintes d'arthrite à protéger leurs articulations en améliorant leur stabilité et leur capacité à absorber des chocs. Des séances d'exercices régulières contribuent également à alimenter les articulations et à maintenir les os et le cartilage en bonne santé. Il a aussi été démontré que l'exercice aide à améliorer l'endurance des personnes atteintes d'une maladie pulmonaire chronique et réduit leur nombre de visites à la salle d'urgence. De nombreuses personnes souffrant de douleurs aux jambes en raison d'une mauvaise circulation peuvent marcher plus loin et plus confortablement en suivant un programme d'exercices régulier. Des études menées auprès de personnes cardiaques ont montré que l'exercice améliore la santé du cœur et la qualité de vie.

La bonne nouvelle est qu'il n'est pas nécessaire de faire des heures d'exercices douloureux qui font transpirer pour obtenir des bienfaits sur notre santé. Même de courtes périodes d'activité physique modérée peuvent améliorer votre santé et votre condition physique, réduire vos risques de maladie et améliorer votre humeur. Être actif vous aide aussi à vous sentir plus en contrôle de votre vie et moins à la merci de votre maladie chronique. Il n'est pas necessaire de vous tuer pour vous sauver la vie!

Élaborer un programme d'exercices

Pour la plupart des personnes qui ne sont pas actives, le début d'un programme d'exercices régulier signifie l'adoption de nouvelles habitudes ou d'une nouvelle routine de vie. Ce programme vous demande habituellement de vous réserver une période de temps plusieurs jours par semaine pour que l'exercice fasse partie de votre routine quotidienne. Les programmes d'exercices actuellement recommandés portent sur quatre aspects de la mise en forme :

- **La souplesse.** La souplesse vous permet de vous déplacer confortablement pour entreprendre les activités que vous devez et voulez faire. Une souplesse limitée peut causer des douleurs, accroître le risque de blessures, et demander plus d'efforts à vos muscles qui se fatigueront plus rapidement. La souplesse a tendance à diminuer avec l'inactivité et certaines maladies. Vous pouvez toutefois accroître votre souplesse en effectuant des exercices d'étirements modérés comme ceux décrits au chapitre 7.
- **La force.** L'exercice est essentiel pour maintenir la force des muscles. Si vous êtes inactif, vos muscles s'affaiblissent et s'atrophient (deviennent plus petits). Plus vos muscles s'affaiblissent, plus vous devenez rapidement faible et fatigué. Une grande partie de l'invalidité et du manque de mobilité chez les personnes souffrant d'une maladie chronique est le résultat d'une faiblesse musculaire. Les programmes d'exercices qui font travailler les muscles, comme soulever un poids, vous permettent de les renforcer.
- **L'endurance (exercices aérobiques).** Votre niveau d'énergie dépend de la bonne condition physique de votre cœur, de vos poumons et de vos muscles. Le cœur et les poumons doivent travailler avec efficacité pour transporter le sang oxygéné dans les muscles. Les muscles doivent être dans un état qui leur permet d'utiliser l'oxygène. Les exercices aérobiques (« avec oxygène ») utilisent les grands muscles de votre corps pour effectuer une activité continue, comme marcher, nager, danser, tondre la pelouse et faire une promenade en vélo. L'exercice aérobique améliore votre santé cardiovasculaire, réduit vos risques de faire une crise cardiaque, et vous aide à contrôler votre poids. L'exercice aérobique favorise également le mieux-être et un sommeil réparateur, apaise la dépression et l'anxiété, et améliore l'humeur et les niveaux d'énergie.
- **L'équilibre.** Un bon équilibre vous empêche de tomber. La force et la coordination des muscles de votre tronc et de vos jambes sont des éléments importants d'un bon équilibre. La souplesse, la force

et l'endurance contribuent aussi à un bon équilibre. Bien entendu, l'équilibre n'est pas la seule cause des chutes (mauvaise vue, éclairage insuffisant, trébucher sur un tapis, être étourdi), mais la force et la coordination des muscles demeurent très importantes. Certains exercices peuvent vous aider à améliorer votre équilibre.

Votre programme d'exercices

Un programme complet se compose d'exercices qui améliorent chacun des quatre aspects de la mise en forme : souplesse, force, endurance et équilibre. Le chapitre 7 vous montre un certain nombre d'exercices axés sur la souplesse et le renforcement. Vous y trouverez aussi des exercices spécifiques pour améliorer votre posture et votre équilibre. Le chapitre 8 vous explique et vous donne des exemples d'exercices aérobiques pour améliorer votre endurance. Si vous n'avez pas fait d'exercice régulièrement depuis un certain temps ou si vous éprouvez des douleurs, des raideurs, de l'essoufflement ou si une faiblesse musculaire vous empêche d'effectuer vos activités quotidiennes, discutez de l'intégration d'un programme d'exercices avec vos professionnels de la santé. Commencez votre programme d'exercices en choisissant certains exercices de souplesse et de renforcement que vous êtes prêt à faire tous les deux jours. Quand vous vous sentez suffisamment à l'aise pour faire des exercices pendant au moins dix minutes par séance, vous êtes prêt à ajouter quelques exercices d'endurance et aérobiques.

Peut-être hésitez-vous quant au choix des bons exercices. Les meilleurs exercices pour vous sont ceux qui vous aideront à accomplir ce que vous souhaitez faire. La décision la plus importante pour commencer un programme d'exercices avec succès est de vous fixer un objectif (quelque chose que vous voulez faire) que vous pourrez atteindre grâce à l'exercice, par exemple, gravir 17 marches d'escalier pour visiter un ami spécial. Une fois que vous avez un objectif en tête, il est beaucoup plus facile de choisir des exercices qui correspondent à vos besoins. Il ne fait aucun doute que nos séances d'exercices sont plus efficaces si nous avons un objectif à atteindre. Si vous ne voyez pas en quoi les exercices peuvent vous être utiles, il vous sera alors difficile d'être enthousiasmé par l'ajout d'une autre tâche quotidienne.

Fixez votre objectif et établissez un plan

1. **Choisissez une activité qui vous attire, mais que vous ne faites pas en raison de limitations physiques.** Par exemple, vous aimeriez peut-être allez magasiner ou faire un voyage de pêche avec des amis, tondre la pelouse ou prendre des vacances en famille.
2. **Pensez aux raisons pour lesquelles vous ne faites pas cette activité ou n'en profitez pas actuellement.** Peut-être est-ce parce que vous vous épuisez avant les autres, que vous êtes incapable de vous relever d'une chaise basse ou d'un banc, que la montée d'escaliers est douloureuse ou épuise vos jambes, que vos épaules sont trop faibles ou trop

raides pour bien manier la ligne à pêche ou pour soulever un bagage à main dans un compartiment au-dessus de votre tête.

3. **Déterminez ce qui vous empêche de faire ce que vous voulez.** Par exemple, vos hanches ou vos genoux sont-ils si raides et les muscles de vos jambes sont-ils si faibles qu'ils vous empêchent de vous relever d'une chaise basse? Si c'est votre cas, choisissez des exercices de souplesse et de renforcement pour les hanches et les genoux. Si vous déterminez qu'un problème majeur est la raideur de vos épaules et la faiblesse de vos bras pour transporter un bagage à main en avion, choisissez des exercices de souplesse et de renforcement pour les épaules et les bras.

4. **Établissez votre plan d'exercices.** Pour commencer, lisez le chapitre 7 et choisissez un maximum de 10 à 12 exercices. Ensuite, effectuez cinq répétitions de chaque exercice. Au fur et à mesure où vous devenez à l'aise avec ces exercices, vous pouvez augmenter le nombre de répétitions. Si vous souhaitez améliorer votre endurance, lisez le chapitre 8 qui porte sur les exercices aérobiques. Commencez par faire vos exercices pendant de courtes périodes et augmentez-les progressivement. Il faut du temps pour se mettre en forme, mais chaque séance d'exercices vous rend plus fort et vous permet de connaître du succès. Voilà pourquoi l'engagement envers l'activité physique est si important.

Surmonter vos obstacles en matière d'exercice

La santé et la forme physique vont de pair. Pourtant, la grande majorité des gens se trouvent une foule d'excuses, de craintes et d'inquiétudes quand vient le temps d'être plus actif sur le plan physique. Ces obstacles peuvent même les empêcher d'effectuer la première étape. Voici certains obstacles courants et des solutions possibles :

« Je manque de temps. » Nous disposons tous de 24 heures par jour, mais nous ne les utilisons pas de la même façon. C'est une question de priorité. Certaines personnes trouvent du temps pour regarder la télévision, mais pas pour faire de l'exercice. Pourtant, l'exercice ne demande pas beaucoup de temps : seulement quinze minutes par jour, c'est déjà un bon début et c'est mieux que de ne pas bouger du tout. Vous pourriez peut-être intégrer l'exercice à vos activités quotidiennes : regarder la télévision tout en faisant du vélo d'exercice ou tenir une « réunion en marchant » tout en discutant de sujets d'affaires ou de famille. En faisant trois promenades de dix minutes par jour, vous aurez fait trente minutes d'exercice durant la journée.

« Je suis trop fatigué. » Quand vous n'êtes pas en forme ou que vous êtes déprimé, vous pouvez vous sentir fatigué. Voici une méthode pour briser ce cercle d'épuisement. Essayez-la la prochaine fois que vous serez trop fatigué. Faites une petite promenade de cinq voire même de deux minutes. Vous pourriez être surpris de constater l'énergie que vous y gagnez. Plus vous améliorez votre forme physique, plus vous pourrez faire la différence entre un sentiment d'apathie et un sentiment de fatigue physique.

« **Je suis trop vieux.** » Il n'y a aucune limite d'âge pour faire de l'activité physique. Quel que soit votre niveau de forme physique ou votre âge, il existe de nombreuses méthodes pour augmenter votre activité, votre énergie et votre sentiment de mieux-être. La forme physique est particulièrement importante à mesure que nous vieillissons.

« **Je suis trop malade.** » Votre maladie ne vous permet peut-être pas de respecter un programme d'exercices ardu et vigoureux, mais il existe d'autres façons d'être plus actif. Vous pouvez commencer à faire de l'exercice une minute à la fois, plusieurs fois par jour. Une meilleure forme physique vous aide à mieux faire face à votre maladie et à prévenir des problèmes futurs.

« **Je fais suffisamment d'exercices.** » C'est peut-être vrai, mais pour la majorité des gens, leur emploi et leurs activités quotidiennes ne leur procurent pas suffisamment d'exercices pour les garder en pleine forme physique et énergique.

« **L'exercice c'est ennuyeux.** » Rendez votre séance d'exercices intéressante et amusez-vous. Faites de l'exercice avec d'autres personnes ou mettez vos écouteurs et écoutez de la musique ou la radio. Variez vos activités et les chemins que vous prenez lors de vos promenades. Vous pourriez même réfléchir à vos objectifs et à vos plans pendant que vous faites de l'exercice.

« **L'exercice c'est douloureux.** » L'ancien diction « On a rien sans peine » ne s'applique plus. De l'activité physique d'intensité modérée est ce qui a de plus bénéfique pour la santé. Si vous ressentez davantage de douleur après avoir complété votre séance d'exercices, jetez un coup d'œil plus attentif à vos mouvements. Peut-être faites-vous vos exercices incorrectement ou que vous vous surmenez. Parlez-en à votre entraîneur, thérapeute ou médecin. Il vous suffit peut-être de déployer des efforts moins vigoureux ou de changer le type d'exercices que vous faites. Pour certaines maladies, comme l'arthrite, l'exercice diminue réellement la douleur.

« **Je suis trop gêné.** » Vous êtes peut-être trop gêné de porter en public des vêtements de sport qui collent au corps. Vous pouvez donc décider d'entreprendre votre programme d'exercices dans l'intimité de votre foyer ou dans le cadre d'activités sociales en groupe. Les choix ne manquent pas, vous trouverez certainement un type d'activité qui vous convient.

« **J'ai peur de tomber.** » Vérifiez si l'endroit où vous faites de l'exercice est propice ou non aux chutes : l'éclairage est-il suffisant, les stationnements et les passerelles sont-ils bien entretenus, y a-t-il des rampes, et les planchers sont-ils encombrés d'objets? Choisissez des exercices qui vous permettent de vous sentir en sécurité, comme des exercices avec une chaise, dans l'eau ou un vélo couché qui peut vous donner beaucoup de soutien quand vous commencez. Des jambes et des chevilles fortes et souples et le fait de demeurer actif réduisent les risques de chutes. Votre médecin ou thérapeute pourrait vous recommander d'utiliser une canne, un bâton de marche ou une marchette pour améliorer votre équilibre, mais il est important que votre thérapeute adapte votre aide à la mobilité à votre situation et que vous appreniez à l'utiliser de façon sécuritaire. Une canne ou une marchette qui n'est pas adaptée à votre condition ou qui n'est pas utilisée correctement pourrait causer une chute.

« J'ai peur de faire une crise cardiaque. » Dans la plupart des cas, le risque de crise cardiaque est plus élevé pour ceux qui ne font aucune activité que pour ceux qui font de l'exercice régulièrement. Si cette situation vous préoccupe, discutez-en avec votre médecin. Si votre maladie est bien contrôlée, il est sans doute plus sécuritaire de faire de l'exercice que de ne pas en faire du tout.

« Le temps est trop froid, trop chaud, trop sombre, etc. » Si votre emploi du temps est flexible et que vos exercices sont variés, vous pouvez généralement éviter les changements météorologiques qui rendent certains types d'exercices plus difficiles. Quand la météo devient un obstacle, pensez aux activités intérieures, comme le vélo d'exercice, la nage ou la marche dans un centre commercial.

« J'ai peur de ne pas réussir ou d'être incapable de m'exercer de la bonne façon. » Plusieurs personnes n'amorcent pas un nouveau projet parce qu'elles ont peur de ne pas réussir. Si c'est votre cas, souvenez-vous des deux éléments suivants : premièrement, quelles que soient les activités que vous êtes capable d'entreprendre, peu importe si elles sont de courte durée ou faciles à faire, ce sera tout de même mieux que de ne rien faire du tout. Soyez fier de ce que vous avez fait au lieu de vous sentir coupable de ce que vous n'avez pas fait. Deuxièmement, les nouveaux projets peuvent souvent sembler insurmontables, jusqu'à ce que vous vous lanciez et appreniez à profiter de chaque aventure et réussite quotidiennes.

Peut-être faites-vous face à d'autres obstacles? Soyez honnête envers vous-même à l'égard de vos inquiétudes. Parlez-vous. Discutez aussi avec d'autres personnes pour développer des pensées positives envers l'exercice. Si vous n'y arrivez pas, demandez des suggestions à votre entourage ou essayez certaines suggestions de pensée positive au chapitre 5.

Un meilleur équilibre

Parfois, certaines personnes décident que le meilleur moyen de ne pas tomber est de rester assis le plus souvent possible. De prime abord, vous pouvez être convaincu que vous ne risquez pas de tomber si vous ne marchez pas. Toutefois, l'inactivité cause de la faiblesse, de la rigidité, des réflexes plus lents, et même de l'isolement social et de la dépression. En fait, ces conséquences nuisent à votre équilibre et augmentent vos risques de chute. Même des mouvements simples comme se lever ou s'asseoir sur une chaise, aller à la salle de bain ou descendre une marche peuvent devenir problématiques.

D'autres affections physiques comme la faiblesse, le vertige, la rigidité, une faible vision, la perte de sensations dans les pieds, des problèmes d'oreille interne ou les effets secondaires de certains médicaments peuvent causer une chute. Les chutes peuvent aussi être causées par votre environnement : un éclairage insuffisant, des surfaces inégales, des tapis et des planchers encombrés d'objets. Pour éviter de tomber, réduisez ces risques et assurez-vous d'être fort, souple et coordonné. La recherche montre que les personnes qui ont des jambes et des chevilles fortes, qui sont flexibles et qui pratiquent des activités qui nécessitent un bon équilibre ont moins peur de chuter et ont diminué leur nombre de chutes.

Si vous êtes tombé ou que vous avez peur de tomber, parlez-en avec votre professionnel de la santé afin de vérifier votre équilibre et de vous assurer que vous n'avez pas de problème de vision, d'oreille interne ou de médicament qui doit être corrigé. Assurez-vous que votre maison est sécuritaire. Faire de l'exercice pour rester fort, souple et actif vous aide aussi à vous protéger contre les chutes. Consultez le chapitre 7 pour des exercices d'équilibre indiqués par les lettres « ME » (meilleur équilibre) ainsi que les exercices 27 à 32.

La préparation à une séance d'exercices

Il faut consacrer temps et énergie pour changer ses habitudes en matière d'exercice. Si vous souffrez d'une maladie chronique, peut-être devez-vous aussi relever de nombreux défis quotidiens et avez-vous des besoins particuliers en matière d'exercice? Par exemple, une personne souffrant d'arthrite doit apprendre comment adapter ses exercices à ses problèmes d'arthrite et d'articulations. Les personnes cardiaques ou atteintes d'une maladie pulmonaire doivent interrompre leurs exercices s'ils ressentent des symptômes plus graves comme des douleurs à la poitrine, des palpitations (rythme cardiaque irrégulier), de l'essoufflement ou une fatigue excessive. Elles doivent aviser leur médecin si ces symptômes ou de nouveaux symptômes se manifestent. Si votre maladie n'est pas bien contrôlée, si vous êtes inactif depuis plus de six mois, ou si vous avez des questions sur le démarrage d'un programme d'exercices, il est préférable de demander conseil à votre médecin ou thérapeute. Emportez ce livre avec vous et discutez de vos idées d'exercices ou dressez une liste de vos questions.

Nous espérons que le présent chapitre vous aidera à apprendre à répondre à vos besoins et à profiter des bienfaits de l'activité physique. Commencez par déterminer vos besoins et vos limites et écoutez votre corps. Discutez avec d'autres personnes qui font de l'exercice comme vous. Parlez à votre médecin et à d'autres professionnels de la santé qui comprennent votre maladie chronique. Portez toujours une attention à votre expérience personnelle, vous connaîtrez ainsi mieux votre corps et vous ferez les bons choix.

Les lignes directrices en matière d'activité physique

De nombreux pays émettent maintenant des lignes directrices en matière d'activité physique et sur ce que chaque personne devrait faire pour rester en santé. Ces lignes directrices se ressemblent beaucoup d'un pays à l'autre et elles s'adressent à tous les adultes, qu'ils soient atteints d'une maladie chronique ou non. L'Université Western Ontario a conçu un site Web regroupant des suggestions d'exercices, des vidéos et des lignes directrices faciles à suivre à l'intention de tous les Canadiens et Canadiennes. À la lecture de ces lignes directrices, il est important de se rappeler qu'il s'agit d'objectifs à atteindre et non de points de départ. En moyenne, seulement environ 25 % de la population de tout pays respecte ces lignes directrices en matière d'activité physique. Nous démarrons tous notre programme d'activité physique en respectant le niveau où nous sommes rendus; votre voisin sera presque toujours à un niveau différent. Votre objectif est d'augmenter de façon progressive et sécuritaire votre niveau d'activité physique pour atteindre celui qui vous convient. Peut-être réussirez-vous, mais peut-être pas. L'important est d'utiliser l'information pour démarrer un programme qui vous permettra d'être plus actif et en meilleure santé tout en demeurant à l'écoute de votre corps. Commencez par faire ce que vous pouvez : même quelques minutes d'activité plusieurs fois par jour est un bon début. L'important est d'opter pour un programme qui fonctionne bien pour vous, d'en prendre l'habitude, et de progressivement augmenter la durée de votre programme et le nombre de séances par semaine au fur et à mesure que votre forme physique s'améliorera. Ces lignes directrices, publiées en 2008 par le département de la Santé et des Services sociaux des États-Unis, sont un guide vous montrant l'objectif à atteindre et non votre point de départ. Les chapitres 7 et 8 vous donneront plus d'information pour vous aider à démarrer votre programme d'exercices.

Lignes directrices en matière d'activité physique

Faire de l'exercice aérobique modéré (endurance) pendant au moins 150 minutes (2 heures et demie) par semaine ou une activité de forte intensité pendant au moins 75 minutes par semaine.

L'activité aérobique doit être effectuée au moins 10 minutes à la fois, tout au long de la semaine.

Faire des exercices de renforcement musculaire d'intensité modérée de tous les principaux groupes musculaires au moins deux fois par semaine.

Si une personne ne peut suivre ces lignes directrices, elle doit être aussi active que possible et éviter l'inactivité.

Exemples de 150 minutes d'activité aérobique modérée par semaine

Une marche de 10 minutes à une intensité modérée trois fois par jour, cinq jours par semaine.

Une randonnée en vélo de 20 minutes à une intensité modérée trois jours par semaine et une marche de 30 minutes trois jours par semaine.

Une séance de danse aérobique de 30 minutes à intensité modérée deux fois par semaine et trois marches de 10 minutes trois jours par semaine.

Du jardinage et des travaux domestiques (creuser, racler, soulever) pendant 30 minutes par jour, cinq jours par semaine.

Exemples d'exercices de renforcement musculaire

Deux fois par semaine, faire entre 8 et 12 répétitions de dix exercices en mettant suffisamment de poids ou de résistance pour que vous soyez fatigué après chaque exercice.

Faire du yoga deux fois par semaine.

Vous pouvez soulever des poids, vous servir d'élastiques, ou utiliser votre propre poids corporel pour exercer vos bras, votre tronc et vos jambes.

Possibilités à découvrir dans votre communauté

La plupart des gens font de l'exercice régulièrement en compagnie d'au moins une personne. Deux personnes ou plus permettent de se motiver mutuellement et un groupe entier peut devenir un cercle d'amis. Par contre, le fait de vous exercer seul vous permet une plus grande liberté. Peut-être avez-vous l'impression que les séances en groupe ne sont pas conçues pour vous ou que vous ne connaissez personne avec qui faire de l'exercice. Si tel est votre cas, démarrez votre propre programme et, à mesure que vous progresserez, vous pourriez changer d'avis.

La majorité des communautés offrent une variété de séances en groupe, y compris des programmes spéciaux pour les gens de plus de 50 ans, des promenades au centre commercial, des parcours de conditionnement physique, du tai-chi et du yoga. Faites-en la demande auprès des centres pour aînés et communautaires, des programmes récréatifs et dans les parcs de la ville, des établissements qui offrent des cours pour adultes, des organizations pour certaines maladies (arthrite, diabète, cancer, cardiopathies), et des établissements scolaires publics. La plupart des régions sanitaires du Canada offrent des programmes de prévention des chutes. Ces programmes offrent un contenu varié d'activités ainsi que des entraîneurs spécialisés en conditionnement physique. La majorité de ces séances sont peu coûteuses et le personnel sur place répond aux besoins de chaque personne.

Les centres hospitaliers offrent souvent des séances d'exercices supervisées sur le plan médical pour les personnes cardiaques ou ayant une maladie pulmonaire (des séances de réadaptation cardiaque ou pulmonaire). Discutez avec votre médecin de la possibilité de vous inscrire à une de ces séances.

Les centres de conditionnement physique offrent habituellement des activités aérobiques, de l'entraînement aux poids, des appareils cardiovasculaires et, parfois, une piscine chauffée. Toutefois, des frais d'adhésion sont exigés. La liste suivante décrit certaines choses à demander lors de votre recherche de programmes communautaires.

- **Des séances conçues pour les débutants et pour les exercices d'intensité faible à modérée.** Vous pouvez habituellement observer le déroulement de ces séances et participer à l'une d'entre elles avant d'y adhérer et de payer les frais d'inscription.
- **Des séances sécuritaires, efficaces et adaptées à vos besoins, visant à améliorer votre endurance, votre force, votre équilibre et votre souplesse.**
- **Des instructeurs qualifiés et expérimentés qui travaillent avec des gens comme vous.** Des instructeurs chevronnés seront plus susceptibles de comprendre vos besoins particuliers et plus disposés à travailler avec vous.
- **Des politiques d'adhésion vous permettant de payer par séances ou par petits groupes de séances et de suspendre votre adhésion lors de vos absences.** Certains centres de conditionnement physique offrent différents prix selon le nombre de services auxquels vous vous abonnez.
- **Des centres bien situés, offrant un stationnement à proximité et une entrée facilement accessible.** Les stationnements, les vestiaires et les locaux d'exercices doivent être accessibles, sécuritaires et supervisés par des membres du personnel sur place.
- **Une piscine vous permettant des temps libres de natation lorsqu'il n'y a pas trop de nageurs.** Renseignez-vous aussi sur les politiques concernant les enfants dans la piscine. La présence de petits enfants qui jouent et font beaucoup de bruit n'est peut-être pas appropriée pour vous.
- **Un personnel et d'autres membres qui sont amicaux et avec qui il est facile de parler.**
- **Un protocole de gestion des urgences et des instructeurs certifiés en réanimation cardiorespiratoire et en premiers soins.**

Il existe de nombreuses excellentes vidéos d'exercice pour la maison. Ces exercices varient selon l'intensité, que ce soit des exercices sans risque à l'aide d'une chaise ou des exercices aérobiques plus difficiles. Discutez-en avec votre médecin, votre thérapeute ou un organisme bénévole pour avoir leurs suggestions.

Mise en place de votre programme

La meilleure façon de profiter de votre programme d'exercices et de le respecter est de s'assurer qu'il répond à vos besoins. Choisissez d'abord ce que vous voulez faire, un endroit où vous vous sentirez à l'aise, une période de la journée qui convient à votre horaire. Si vous voulez souper à 18 h, ne choisissez pas une séance qui commence à 17 h. Si vous êtes retraité et que vous aimez dîner avec des amis et faire une sieste l'après-midi, choisissez alors une séance d'exercices tôt ou au milieu de la matinée.

Choisissez deux ou trois activités qui devraient vous plaire, dans lesquelles vous vous sentez à l'aise, et qui peuvent facilement s'intégrer à votre routine quotidienne. Si vous choisissez une nouvelle activité, essayez-la avant d'acheter un appareil ou un abonnement à un centre de conditionnement physique. En choisissant plus d'une activité, vous resterez actif tout en vous adaptant aux vacances, aux saisons et aux problèmes changeants de votre état de santé. Cette diversité d'activités vous aide aussi à prévenir les blessures causées par un surentraînement et vous permet d'éviter de vous ennuyer.

Avoir du plaisir et s'amuser en pratiquant ses activités est un des bienfaits de l'exercice rarement mentionné. Nous prenons souvent l'exercice bien trop au sérieux. Pourtant, la plupart des personnes sont fidèles à leur programme d'exercices parce qu'elles y trouvent du plaisir ou apprécient le sentiment de bien-être qu'elles ressentent. Elles comparent leur séance d'exercices à une période récréative plutôt qu'à une corvée. Commencez votre programme avec une volonté de le réussir. Prenez le temps de vous familiariser avec de nouvelles expériences et la rencontre de nouvelles personnes. De cette façon, vous atteindrez sans doute l'objectif de votre programme.

L'expérience, l'entrainement et la réussite nous aident à forger une habitude. Suivez les étapes d'autogestion décrites au chapitre 2 afin de démarrer votre programme plus facilement.

- **Gardez en mémoire votre objectif d'exercice.** Référez-vous à la section Fixez votre objectif et établissez un plan que vous avez lue dans le présent chapitre.
- **Choisissez des exercices que vous voulez faire.** Jumelez les activités qui vous feront progresser vers votre objectif et celles recommandées par vos professionnels de la santé. Pour vous aider à démarrer votre programme, choisissez des exercices et des activités parmi ceux présentés dans les deux prochains chapitres.
- **Choisissez le moment et l'endroit de la séance d'exercices.** Partagez votre plan avec votre famille et vos amis.
- **Élaborez votre plan d'action.** Décidez de la période pendant laquelle vous continuerez de faire les exercices que vous avez choisi. De six à huit semaines est une période d'engagement raisonnable pour tout nouveau programme.
- **Démarrez votre programme.** Souvenez-vous de commencer par faire de votre mieux et de progresser lentement, surtout si vous êtes inactif depuis un certain temps.
- **Tenez un journal de bord ou un calendrier d'exercices.** Un journal de bord ou un calendrier vous permettra de suivre vos progrès. Certaines personnes prennent plaisir à écrire ce qu'elles ont fait et comment elles se sentent. D'autres préfèrent un simple calendrier qui leur sert d'aide-mémoire pour inscrire chaque séance d'exercices.
- **Effectuez des tests d'autocontrôle pour assurer le suivi de vos progrès.** Vous trouverez ces tests à la fin des deux prochains chapitres. Inscrivez la date et les résultats des tests.
- **Répétez les tests d'autocontrôle à intervalles réguliers, notez les résultats et vérifiez les changements.**
- **Révisez votre programme.** À la fin d'une période de six à huit semaines, déterminez les exercices qui vous plaisent, ceux

qui ont fonctionné et ceux qui sont difficiles. Modifiez votre programme et élaborez un plan d'action pour une autre période de quelques semaines. Vous pourriez décider de changer certains exercices, l'endroit ou l'heure de votre séance, ou vos partenaires ou groupes d'exercices.

- **Récompensez-vous d'un travail bien fait.** Les récompenses sont le résultat de l'amélioration de votre forme physique et de votre endurance : des sorties en famille amusantes, des promenades rafraîchissantes, des sorties à un concert ou au musée, ou une journée de pêche sont d'excellentes récompenses. Des mots d'encouragement et un nouveau chandail pour faire de l'exercice peuvent aussi faire plaisir.

La persévérance

Si vous n'avez pas fait d'exercice depuis un certain temps, vous vivrez sans doute de nouvelles sensations et même un certain inconfort. Il est normal de ressentir des douleurs musculaires, de la tension dans les articulations et un peu plus de fatigue en soirée. Les douleurs musculaires ou articulaires qui persistent plus de deux heures après votre séance d'exercices ou une sensation de fatigue la journée suivante signifient que vous avez fait un trop grand nombre d'exercices trop rapidement. Continuez de faire vos exercices, mais de façon moins vigoureuse et pour une plus courte période le lendemain.

Quand vous faites un exercice d'aérobie, il est normal de sentir que votre rythme cardiaque et votre respiration s'accélèrent, et que votre corps se réchauffe. Toutefois, si vous ressentez une douleur à la poitrine, des nausées, des étourdissements ou un essoufflement excessif, parlez-en à votre médecin. Si vous constatez ces signes, cessez immédiatement votre séance d'exercices jusqu'à ce que vous en ayez discuté avec votre médecin. (Voir le tableau 6.1 à la page 122.)

Les personnes atteintes d'une maladie chronique ont souvent à faire face à de nouvelles sensations. Il peut être difficile de discerner si vos inquiétudes sont causées par la maladie, l'exercice ou l'anxiété. Vous pouvez en apprendre beaucoup en discutant avec une autre personne qui, comme vous, a démarré un programme d'exercices. Quand vous aurez discerné les nouvelles sensations, vous pourrez faire vos exercices avec plus de confiance.

Attendez-vous à essuyer des revers. Durant la première année, il n'est pas rare de devoir faire face à deux ou trois arrêts dans son horaire de mise en forme. Ces arrêts sont souvent causés par des exigences familiales, des blessures mineures ou des maladies sans lien avec l'exercice. Vous pourriez ne pas pouvoir faire vos exercices pendant un certain temps, mais ne vous décourager pas. Vous avez peut-être besoin de prendre du repos, d'établir un horaire différent ou de faire des activités différentes. Quand vous vous sentez mieux et que vous redémarrez votre programme d'exercices, allez-y de façon plus modérée. Il vous faudra du temps pour revenir au niveau auquel vous étiez. Par exemple, si vous avez arrêté votre programme d'exercices pendant trois semaines, il vous faudra environ le

Tableau 6.1 **En cas de problèmes liés à l'exercice**

Problème	Conseil
Un rythme cardiaque irrégulier ou rapide.	Arrêtez votre exercice. Parlez-en immédiatement à votre médecin.
Une douleur, des crampes ou de la pression dans votre poitrine, votre mâchoire, vos bras ou votre cou.	Arrêtez votre exercice et attendez l'autorisation de votre médecin avant de vous exercer à nouveau.
Un essoufflement qui persiste après votre période d'exercices.	Arrêtez votre exercice et attendez l'autorisation de votre médecin avant de vous exercer à nouveau.
Des vertiges, des étourdissements, des évanouissements, des sueurs froides ou de la confusion.	Étendez-vous en surélevant vos pieds ou assoyez-vous et mettez votre tête entre vos genoux. Consultez immédiatement un médecin
De l'essoufflement ou une douleur au mollet qui sont le résultat de problèmes de circulation ou de respiration.	Échauffez-vous en commençant lentement. Prenez de courtes pauses pour récupérer et poursuivez vos exercices.
Une fatigue excessive après l'exercice, surtout si vous êtes encore fatigué le lendemain.	La prochaine fois, ne vous exercez pas de façon si vigoureuse. Si votre fatigue persiste, consultez votre médecin.

même nombre de semaines pour revenir à votre niveau antérieur. Soyez indulgent envers vous-même, puisque vous aurez un long parcours à effectuer.

Imaginez que votre tête est l'entraîneur et que votre corps est l'équipe. Pour réussir, tous les membres de l'équipe méritent votre attention. Soyez un bon entraîneur : encouragez-vous et félicitez-vous. Créez des « jeux » que votre équipe devrait aimer. Choisissez des endroits que vous aimez et qui sont sécuritaires. Un bon entraîneur connaît chacun de ses joueurs, fixe des objectifs réalistes et contribue à la réussite et à l'augmentation du niveau de confiance de l'équipe. Un bon entraîneur est loyal, il ne dénigre pas et n'embête pas ses joueurs et il ne les culpabilise pas. Soyez un bon entraîneur pour votre équipe.

En plus d'être un bon entraîneur, tous les joueurs ont besoin d'une ou deux meneuses de claque. Bien entendu, vous pouvez être votre propre meneuse de claque, mais il peut être difficile de porter les deux chapeaux. Une personne qui réussit son parcours d'exercices a souvent un membre de sa famille ou un ami proche pour l'encourager. Votre meneuse de claque peut vous accompagner dans vos exercices, vous aider avec vos autres corvées quotidiennes, vous féliciter ou simplement porter une attention particulière à votre horaire d'exercices quand vous faites des plans ensemble. Parfois, les meneuses de claque se manifestent d'elles-mêmes, mais ne soyez pas timide quand vient le temps de demander de l'aide.

À mesure que vous prenez de l'expérience avec vos exercices, vous développez un sentiment de contrôle de vous-même et de votre maladie. Vous apprenez comment choisir une activité qui répond à vos besoins. Vous savez quand vous pouvez en faire plus et quand vous devez en faire moins. Vous savez qu'un changement de vos symptômes ou une période d'inactivité n'est que temporaire et que ce n'est pas une catastrophe. Vous savez que vous avez les outils pour reprendre le dessus. Donnez-vous une chance de réussir. La persévérance et l'écoute de votre corps vous ouvriront la porte du succès.

Autres lectures suggérées

Dahm, Diane, et Jay Smith, eds. *Mayo Clinic Fitness for Everybody.* Rochester, Minn. : Mayo Clinic Health Information, 2005.

Fredrikson, Eric. *How to Avoid Falling: A Guide for Active Aging and Independence.* Toronto : Firefly Books, 2004.

Moffat, Marilyn, et Steve Vickery. *Book of Body Maintenance and Repair.* New York : Henry Holt, 1999.

Nelson, Miriam E., et Sarah Wernick. *Strong Women Stay Young,* rev. ed. New York : Bantam Books, 2005.

White, Martha. *Water Exercise: 78 Safe and Effective Exercises for Fitness and Therapy.* Champaign, Ill. : Human Kinetics, 1995.

Autres ressources

Lignes directrices en matière d'activité physique :

- ☐ Canadian Physical Activity Guidelines for Seniors. www.uwo.ca.
  Canadian Centre for Activity and Aging. Vidéos, webinaires, brochures en format PDF, et articles informatifs. Université Western Ontario.
- ☐ Coalition d'une vie active pour les aîné(e)s (CVAA). www.alcoa.ca.
  Site de ressources offrant des nouvelles, des événements et des plans d'activités.
- ☐ Santé Canada : www.phac-aspc.gc.ca
  Information sur les collectivités-amies des aînés et les soins prodigués aux aînés par des aînés.
- ☐ Société canadienne de physiologie de l'exercice (SCPE). www.csep.ca.
  Site Web qui dresse la liste des entraîneurs certifiés par la SCPE partout au Canada et offre le Guide personnel pour une vie active et des documents imprimés portant sur l'activité pour tous les groupes d'âge. Disponible en français, en inuktitut et en inuinnaqtun.

Chapitre 7

Des séances d'exercices axées sur la souplesse, la force et l'équilibre : se faciliter la vie

Les exercices présentés dans le présent chapitre peuvent être utilisés de plusieurs façons : pour vous préparer à faire un exercice aérobique, pour améliorer votre souplesse, votre force et votre équilibre, pour étirer et renforcer votre dos et votre poitrine afin d'améliorer votre posture et de vous permettre de respirer plus facilement, et comme période d'échauffement et de récupération lors des séances d'exercices aérobiques.

Les exercices sont répartis selon l'ordre suivant : de votre tête et de votre cou jusqu'à vos orteils. La majorité des exercices pour le haut du corps peuvent être effectués en position assise ou debout. Les exercices en position couchée peuvent être effectués au sol ou sur un matelas ferme. Nous avons indiqué les exercices qui sont particulièrement importants pour la respiration et la bonne posture avec les lettres « TIP » (très important pour la posture). Les exercices pour améliorer l'équilibre en augmentant la force et la souplesse des jambes et des chevilles sont indiqués par les lettres « ME » (meilleur équilibre). Il y a aussi une section où vous trouverez des exercices axés sur l'équilibre conçus pour vous aider à améliorer cette compétence.

Si vous voyez ce symbole à côté d'un exercice, vous pouvez ajouter des poids aux mains ou aux chevilles pour faire cet exercice, qui deviendra ainsi plus difficile. Si vous êtes en mesure de faire facilement au moins dix répétitions d'un exercice, vous pouvez ajouter des poids. Commencez par des poids de 0,5 à 1 kg (1 à 2 livres) et augmentez progressivement la charge selon votre force et la facilité avec laquelle vous faites l'exercice. Vous pouvez utiliser des poids que vous trouvez chez vous (comme des boîtes de conserve, des sacs de haricots, des bouteilles de plastique remplies d'eau ou de sable) ou en acheter de différentes tailles.

Vous pouvez créer une séquence d'exercices qui vont de pair et les disposer de façon à éviter de vous asseoir et de vous lever trop souvent. Faites de l'exercice en écoutant la musique de votre choix. Une vidéo d'exercices accompagne ce livre. (Consultez la section « Autres ressources » à la fin du présent chapitre.)

Les conseils suivants s'appliquent à tous les exercices du présent chapitre :

- Bougez à une vitesse confortable. Ne faites pas de sauts ni de mouvements brusques.
- Pour décontracter les muscles et les articulations, étirez-vous jusqu'à ce que vous sentiez une tension, maintenez cette position pendant 10 à 30 secondes et détendez-vous. N'oubliez pas de respirer et de ne pas retenir votre souffle.
- Cessez tout exercice si vous commencez à sentir de la douleur. Les étirements doivent être agréables et non douloureux.
- Commencez par un maximum de cinq répétitions par exercice. Augmentez ce nombre progressivement selon les progrès que vous réalisez.
- Effectuez toujours le même nombre d'exercices pour les deux côtés de votre corps.
- Respirez normalement. Ne retenez pas votre souffle. Comptez à voix haute pour vous assurer de bien respirer.
- Si vous ressentez des symptômes (comme de la douleur) qui persistent plus de deux heures après la fin de vos exercices, diminuez le nombre de répétitions lors de votre prochaine séance d'exercices. Si un exercice vous pose problème, arrêtez de le faire et essayez-en un autre. N'abandonnez pas vos exercices.

Les exercices suivants ont été conçus pour les deux côtés du corps et l'amplification complète des mouvements. Si vous êtes limité en raison d'une faiblesse musculaire ou d'une raideur des articulations, vous pouvez néanmoins exécuter les mouvements tout en respectant vos limites. *Un exercice est bénéfique quand le mouvement est exécuté pour atteindre une certaine posture, et non pour la perfection du mouvement complété.* Dans certains cas et après un certain temps, vous pourriez constater que vous êtes capable de compléter le mouvement et d'augmenter son amplitude. Parfois, vous poursuivrez votre exercice selon votre version personnelle.

Exercices pour le cou

1. Redressement de la tête (TIP)

Cet exercice est un excellent point de départ pour une bonne posture et permet de soulager la tension ou la douleur dans la mâchoire, le cou et le haut du dos. Vous pouvez effectuer cet exercice en conduisant, en étant assis à votre bureau, en cousant, en lisant ou en exécutant un autre exercice. Adoptez une position assise ou debout et penchez doucement votre menton vers l'arrière. Continuez de regarder vers l'avant tout en déplaçant votre menton vers l'arrière. Vous sentirez l'arrière de votre cou s'allonger et se redresser. Pour vous aider, placez un doigt sur votre nez et écartez votre tête le plus loin possible de votre doigt. (Ne vous inquiétez pas pour le double menton, vous aurez une bien meilleure apparence avec le cou bien droit.)

Trucs pour se positionner correctement

- Vos épaules doivent être alignées à vos oreilles et non pas se trouver devant.
- Votre tête doit être équilibrée au-dessus de votre cou et de votre tronc; votre menton ne doit pas se trouver devant votre poitrine.
- L'arrière de votre cou doit être en position verticale et non pas penché vers l'avant.
- Un petit double menton paraîtra.

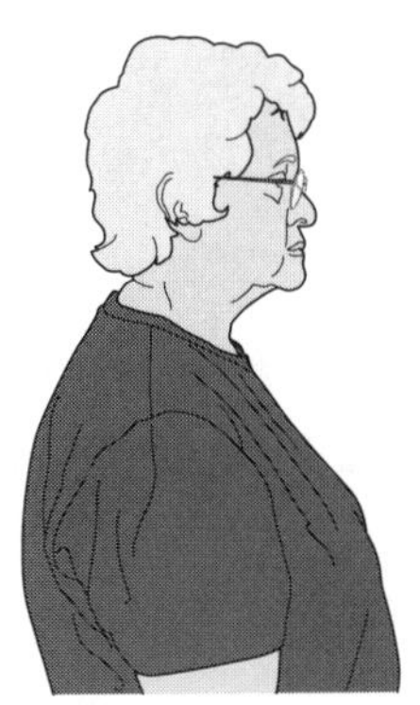

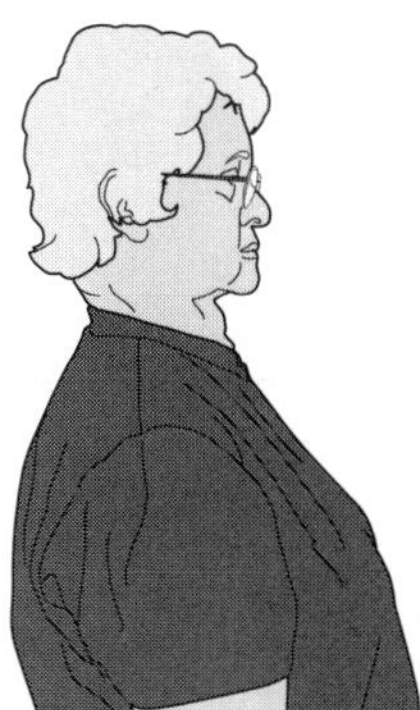

2. Étirement du cou

En position de redressement de la tête (exercice 1) avec vos épaules détendues, tournez lentement votre tête pour regarder par-dessus votre épaule droite. Tournez ensuite lentement votre tête pour regarder par-dessus votre épaule gauche. Inclinez votre tête vers la droite, puis vers la gauche. Baissez votre oreille vers votre épaule. Ne soulevez pas votre épaule jusqu'à votre oreille.

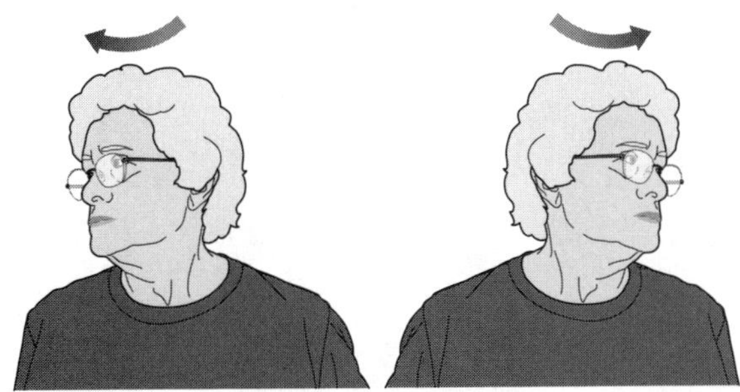

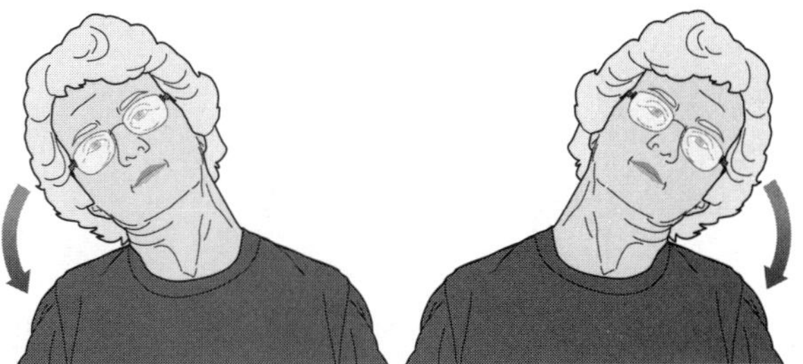

Exercices pour les mains et les poignets

Une table sur laquelle vous pouvez appuyer vos avant-bras est idéale pour effectuer les exercices des mains. Faites vos exercices quand vos mains sont réchauffées et plus souples, comme après avoir lavé la vaisselle, à la sortie du bain ou de la douche, ou durant une pause d'un travail manuel.

3. La marche du pouce

Tenez votre poignet bien droit et formez la lettre « O » en touchant légèrement votre pouce avec chacun des autres doigts. Après chaque « O », redressez et étirez vos doigts. Utilisez votre autre main pour vous aider au besoin.

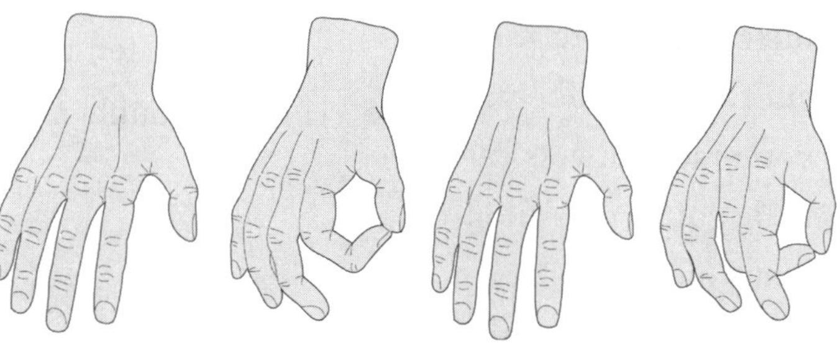

Exercices pour les épaules

4. Rotation des épaules

En position de redressement de la tête (exercice 1), soulevez lentement les épaules jusqu'à vos oreilles; maintenez la position et relâchez-les. Ensuite, soulevez à nouveau les épaules jusqu'à vos oreilles et commencez à effectuer une lente rotation vers l'arrière pour que vos omoplates se contractent; terminez la rotation de vos épaules vers le bas et l'avant pour former un cercle et revenir à la position de redressement de la tête. Finalement, refaites les mêmes rotations, mais en sens inverse. Il s'agit d'un bon exercice si l'étirement du cou (exercice 2) est trop difficile pour vous.

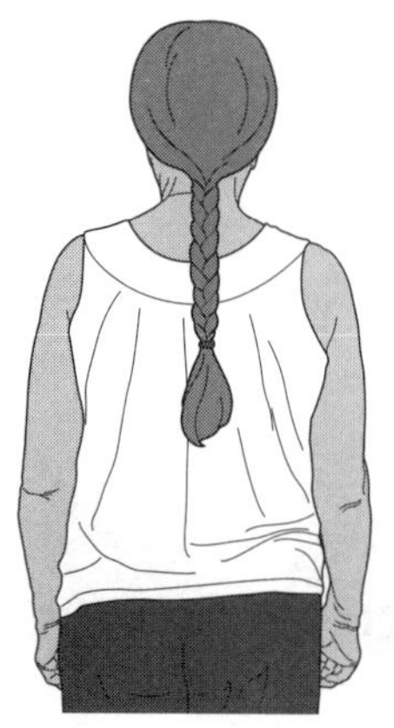

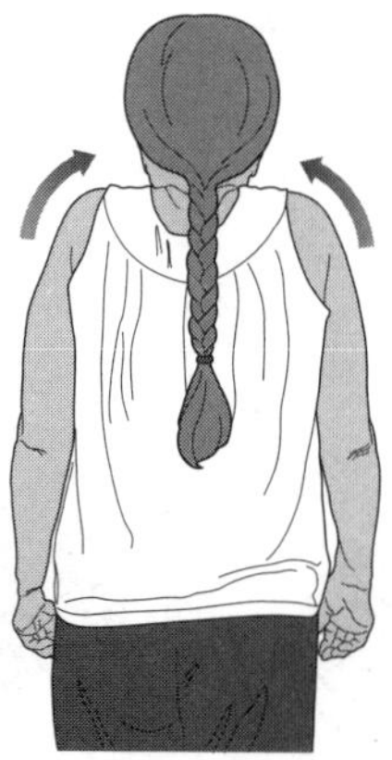

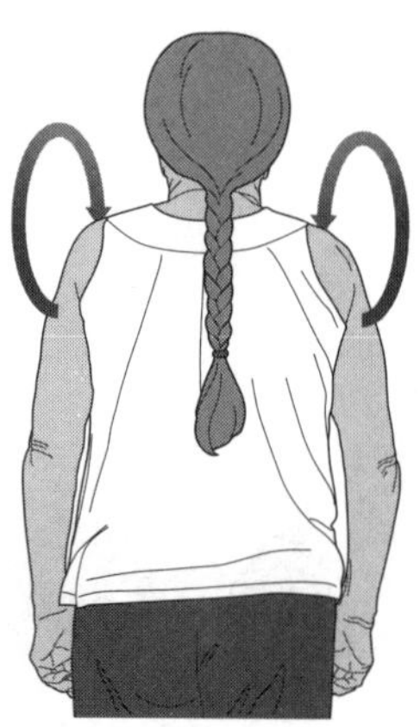

5. L'étirement du matin (TIP) 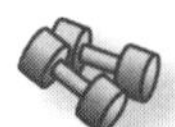

Fermez d'abord vos mains, les paumes tournées vers le bas, et croisez les poignets. Inspirez et étirez vos doigts tout en décroisant les bras et en les soulevant le plus haut possible. Expirez alors que vous étirez vos bras et détendez-vous.

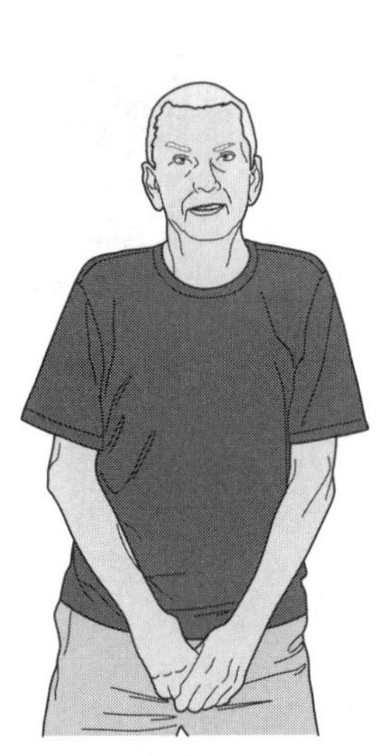

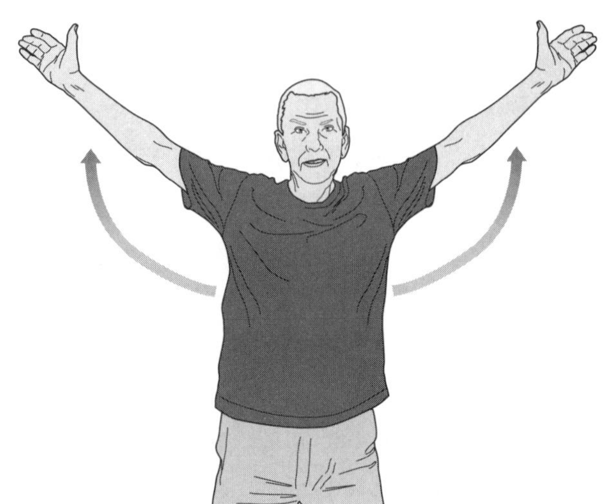

6. Exercice à l'aide d'un bâton

Si l'une de vos épaules ou les deux sont tendues ou faibles, vous souhaiterez peut-être vous donner un « coup de main ». Cet exercice pour les épaules et le suivant permettent à vos bras de s'entraider.

Pour cet exercice, utilisez un bâton, comme une canne, une grande règle ou le manche d'une vadrouille. Posez vos mains sur chaque extrémité du bâton et soulevez-le le plus haut possible au-dessus de votre tête. Essayez de faire cet exercice devant un miroir en position debout, assise ou étendue.

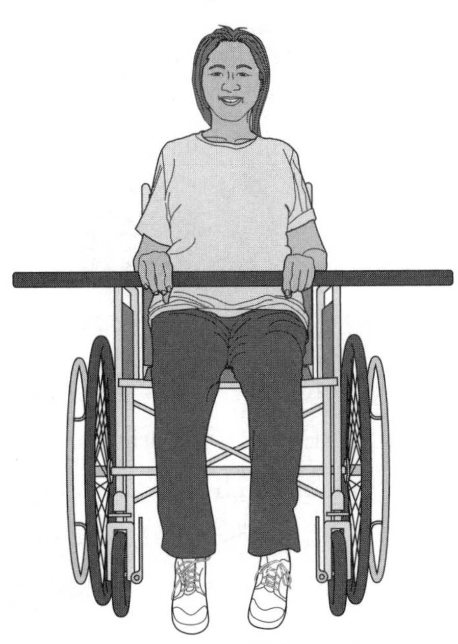

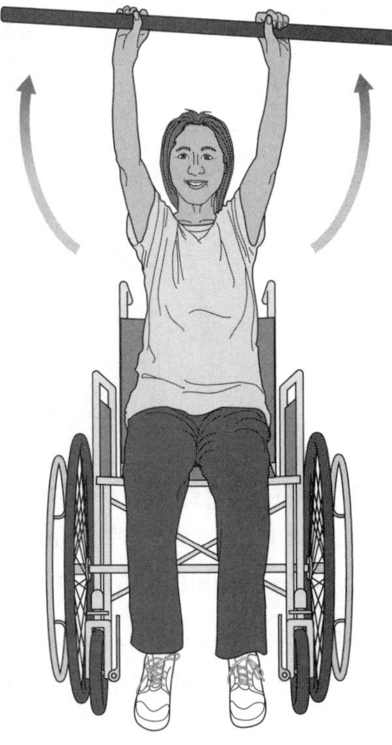

7. Étirement du tronc supérieur

Cet exercice a la double tâche de vous aider à accroître la souplesse et la force de vos deux épaules. Levez un bras au-dessus de votre tête et fléchissez votre coude pour que vous puissiez vous taper dans le haut du dos. Déplacez votre autre bras vers le bas de votre dos et fléchissez votre coude pour essayer d'atteindre votre autre main. Pouvez-vous toucher le bout de vos doigts? Détendez-vous et inversez la position de vos bras. Pouvez-vous toucher le bout de vos doigts de ce côté? La plupart des gens ont une position qu'ils préfèrent à l'autre. Ne vous inquiétez pas si vous ne parvenez pas à toucher vos doigts. De nombreuses personnes n'y arrivent pas, mais vous vous améliorerez avec de la pratique. Si vous le désirez, vous pouvez utiliser une serviette comme quand vous séchez votre dos. Le mouvement sera ainsi plus réaliste et facile à exécuter.

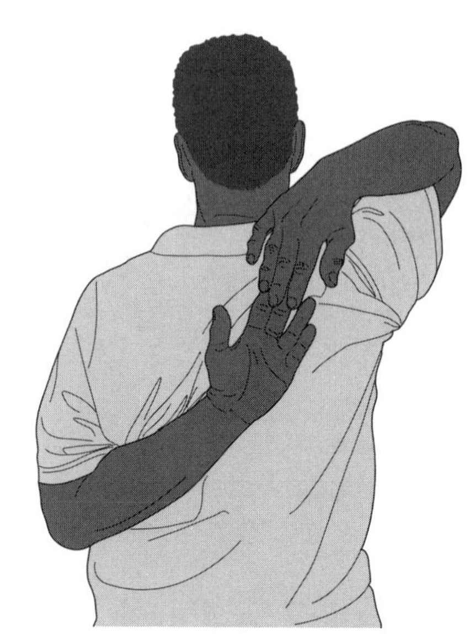

8. Contraction des omoplates (TIP)

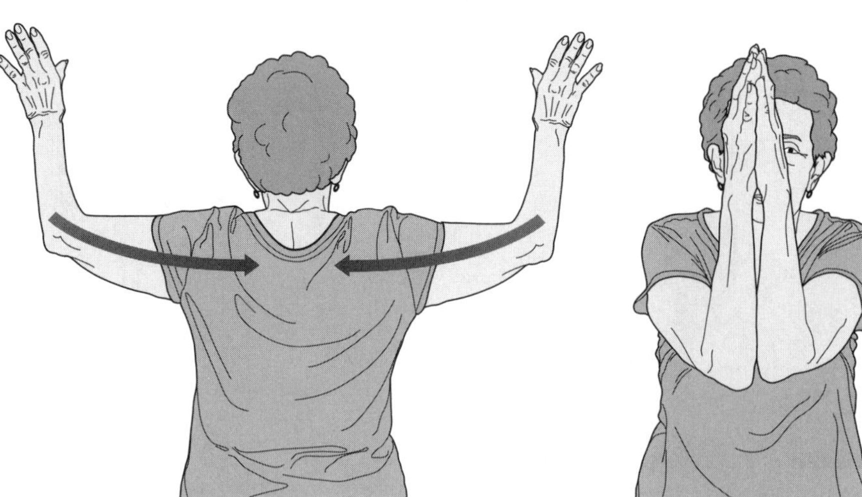

Cet exercice permet de renforcer les parties supérieure et médiane du dos et d'étirer la cage thoracique, et il est particulièrement bénéfique pour les personnes ayant des troubles respiratoires. En position assise ou debout, redressez la tête (exercice 1), tout en ayant les épaules détendues. Élevez vos bras de chaque côté de votre corps en fléchissant les coudes. Contractez vos omoplates en déplaçant vos coudes vers l'arrière le plus loin possible. Maintenez brièvement cette position et déplacez lentement vos bras vers l'avant jusqu'à ce que vos coudes se touchent. Si cette position est inconfortable, baissez vos bras ou posez vos mains sur vos épaules.

Exercices pour le dos et les abdominaux

9. Étirement du genou jusqu'à la poitrine

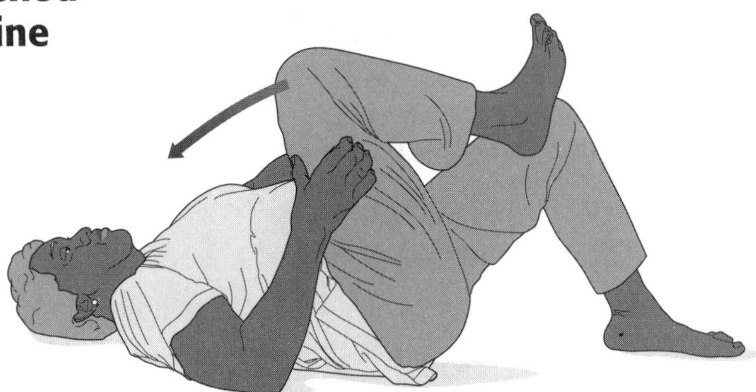

Pour étirer le bas du dos, étendez-vous sur le sol avec les genoux fléchis et les pieds posés à plat. Amenez un genou vers votre poitrine en utilisant vos mains pour vous aider. Tenez votre genou près de votre poitrine pendant dix secondes et redescendez-le lentement. Répétez le même exercice avec l'autre genou. Si vous le désirez, vous pouvez aussi faire l'exercice avec les deux jambes en même temps. Détendez-vous et appréciez la sensation d'étirement.

10. Inclinaison pelvienne (TIP)

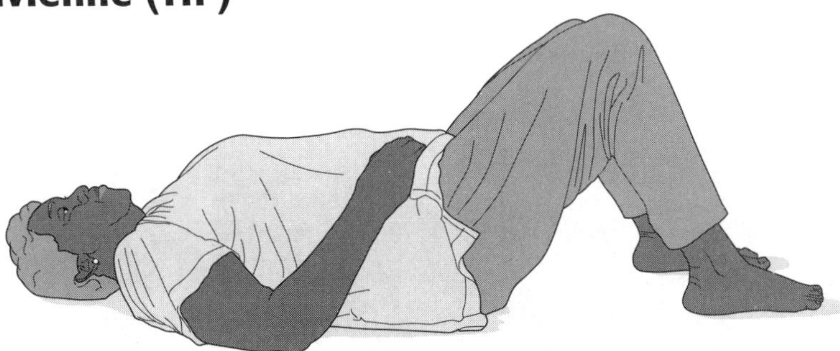

Il s'agit d'un excellent exercice qui peut aider à soulager la douleur dans le bas du dos. Étendez-vous sur le dos avec les genoux fléchis et les pieds posés à plat. Placez vos mains sur votre abdomen. Pressez le bas de votre dos contre le sol en resserrant vos muscles abdominaux et vos fesses. Quand vous faites cet exercice, inclinez votre coccyx vers l'avant et rentrez votre ventre, comme si vous deviez attacher un pantalon trop serré. Gardez cette position inclinée de cinq à dix secondes, puis détendez-vous. Cambrez légèrement votre dos. Détendez-vous et répétez l'inclinaison pelvienne. N'arrêtez pas de respirer. Comptez les secondes à voix haute. Quand vous aurez maîtrisé la technique de l'inclinaison pelvienne en position couchée, pratiquez-la en position assise, debout ou en marchant.

11. Soulèvement arrière (TIP)

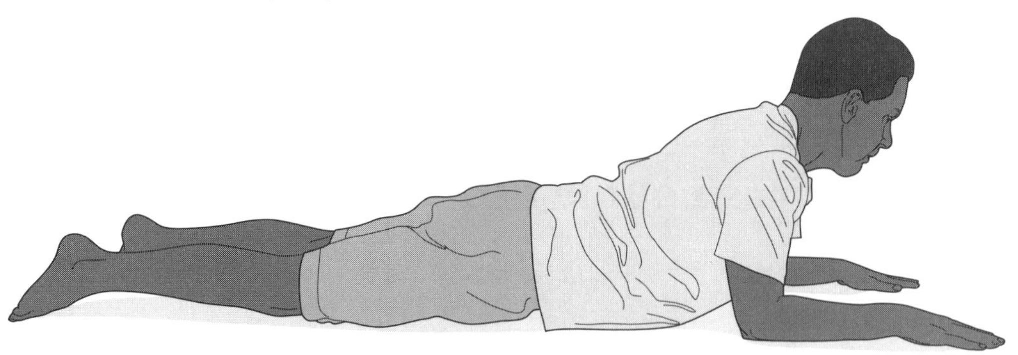

Cet exercice améliore la souplesse de votre colonne et vous aide à soulever votre poitrine pour vous permettre de respirer plus facilement. Étendez-vous sur le ventre en vous appuyant sur vos avant-bras. Gardez votre dos détendu; votre abdomen et vos hanches doivent s'appuyer sur le sol. Si cette posture est confortable, redressez vos coudes. Respirez normalement et détendez-vous pendant au moins dix secondes. Si vous ressentez des douleurs modérées à sévères dans le bas du dos, ne faites pas cet exercice à moins qu'il vous ait été prescrit.

Pour renforcer vos muscles du dos, étendez-vous sur le ventre, vos bras de chaque côté du corps ou au-dessus de votre tête. Soulevez votre tête, vos épaules et vos bras. Ne levez pas les yeux. Vos yeux doivent regarder le sol avec votre menton refoulé (comme dans la position du double menton). Maintenez cette position et comptez à voix haute pendant dix secondes. Détendez-vous. Vous pouvez aussi soulever vos jambes plutôt que votre tête et vos épaules.

Soulever les deux extrémités de son corps en même temps est un exercice exigeant qui n'est pas conseillé aux personnes souffrant de douleurs au dos.

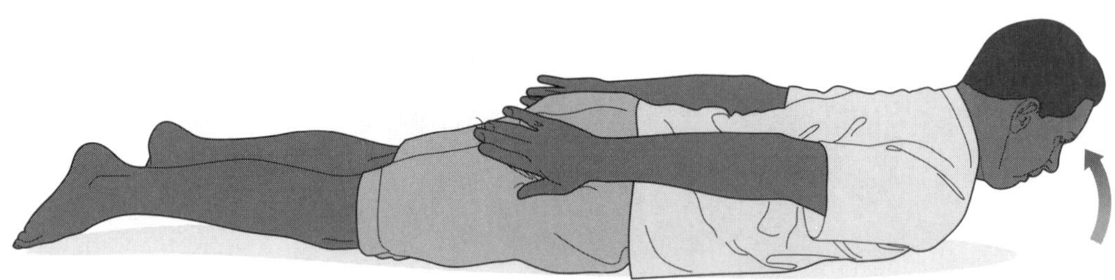

12. Balancement de la partie lombaire

Étendez-vous sur le dos et amenez vos genoux vers votre poitrine. Vous pouvez tenir vos jambes en plaçant vos mains derrière vos cuisses ou étirez vos bras sur le côté de façon à ce qu'ils soient à plat sur le sol à la hauteur de vos épaules. Maintenez cette position pendant dix secondes et balancez doucement vos hanches et vos genoux de chaque côté de votre corps.

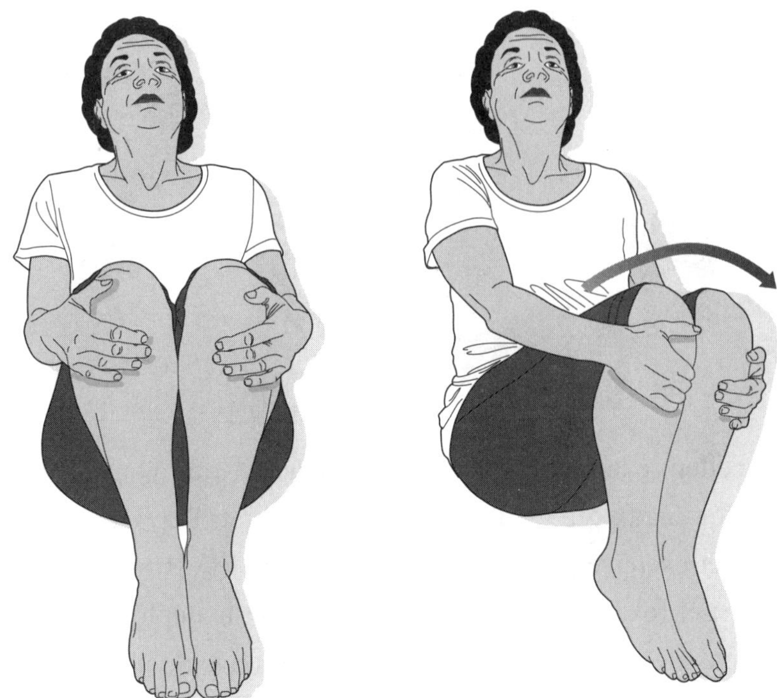

Maintenez la position et détendez-vous chaque fois que vous balancez d'un côté. Maintenez le haut de votre dos et vos épaules à plat sur le sol.

13. Redressement partiel (ME)

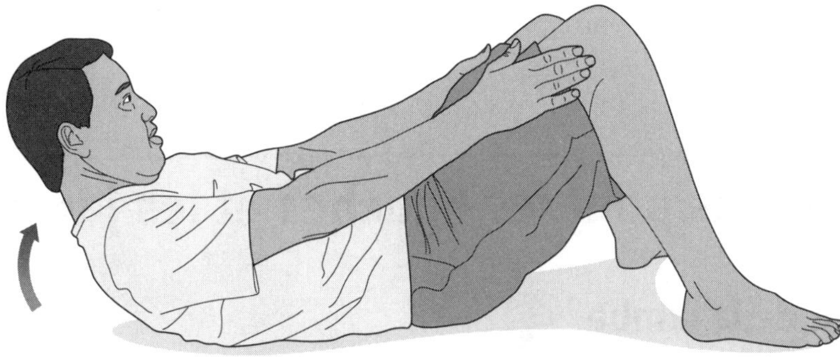

Comme illustré ci-contre, un redressement partiel est une excellente façon de renforcer vos muscles abdominaux. Étendez-vous sur le dos, les genoux fléchis et les pieds à plat. Effectuez l'inclinaison pelvienne (exercice 10). Commencez à vous redresser lentement, rentrez votre menton tout en redressant votre tête et en soulevant vos épaules du sol. Reposez lentement la tête et les épaules au sol ou maintenez cette position pendant dix secondes avant de revenir au sol. Expirez lors du redressement et inspirez lors du retour au sol. Ne retenez pas votre respiration. Si vous avez des problèmes au cou ou si vous ressentez des douleurs au cou lors du mouvement, essayez plutôt le prochain exercice. Ne coincez jamais vos pieds sous un fauteuil et ne demandez jamais à une autre personne de tenir vos pieds!

14. Exercice de déploiement

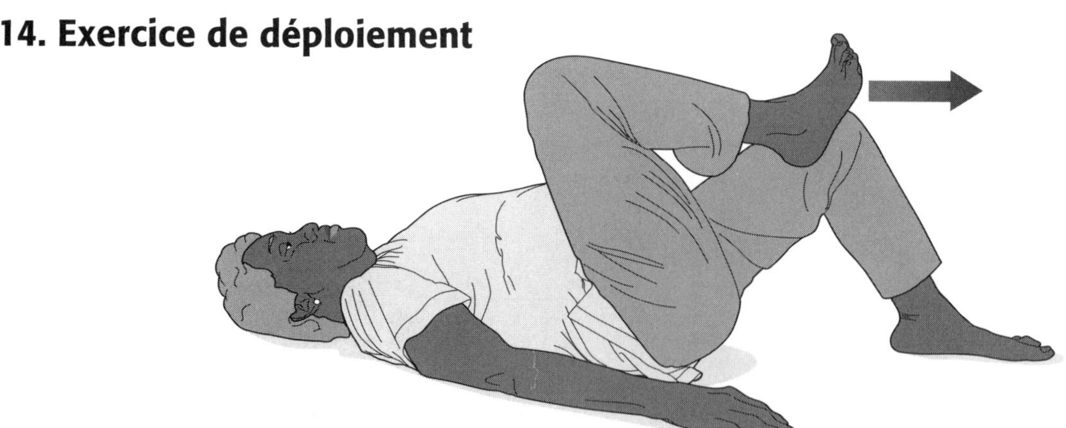

Il s'agit d'un autre excellent exercice pour renforcer vos muscles abdominaux qui est tout en douceur pour le cou. Cet exercice peut remplacer le redressement partiel (exercice 13), mais, si vous ne ressentez pas de douleurs au cou, effectuez les deux exercices.

Étendez-vous sur le dos, les genoux fléchis et les pieds posés à plat sur le sol. Effectuez l'inclinaison pelvienne (exercice 10) tout en collant le bas de votre dos fermement contre le sol.

Lentement et avec prudence, éloignez votre jambe de votre poitrine en dépliant votre genou, jusqu'à ce que vous sentiez le bas de votre dos se cambrer. Repliez ensuite le genou vers votre poitrine. Effectuez à nouveau l'inclinaison pelvienne et le déploiement de votre jambe tout en expirant. Ne retenez pas votre respiration. Répétez le même exercice avec l'autre jambe.

Vous renforcez vos muscles abdominaux en maintenant votre inclinaison pelvienne contre le poids de votre jambe. À mesure que vous renforcerez vos muscles, vous serez capable de déployer vos jambes plus loin et même de les déplacer ensemble.

Exercices pour les hanches et les jambes

15. Soulèvement de la jambe

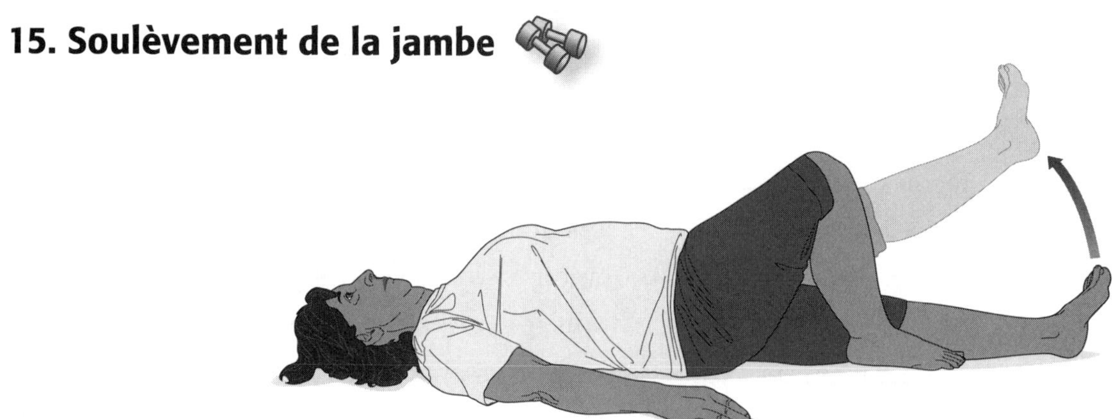

Cet exercice renforce les muscles qui fléchissent la hanche et redressent le genou. Étendez-vous sur le dos, les genoux fléchis et les pieds posés à plat sur le sol. Redressez une jambe. Contractez le muscle du haut de cette hanche et redressez le genou autant que possible. Tout en gardant le genou bien droit, soulevez la jambe d'environ 50 centimètres (1 à 2 pieds). Ne cambrez pas votre dos. Tenez votre jambe soulevée et comptez à voix haute pendant dix secondes. Détendez-vous. Répétez le même exercice avec l'autre jambe.

16. Étirement des hanches (uniquement en position debout)

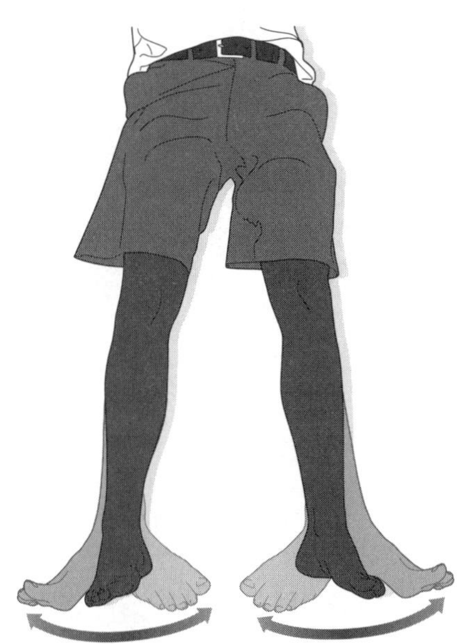

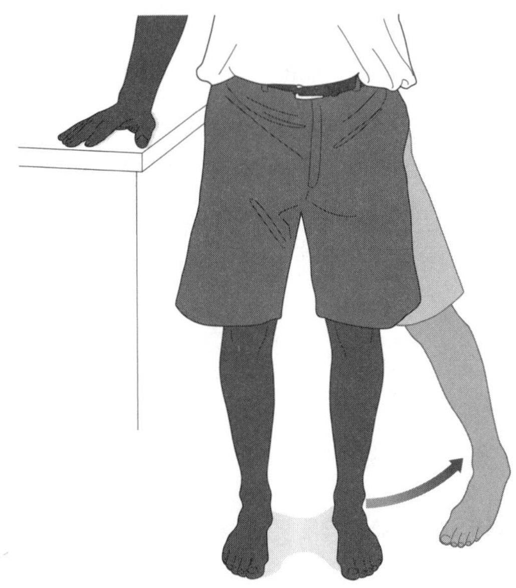

Cet exercice peut être effectué en position debout ou couchée sur le dos. Si vous vous étendez, écartez vos jambes le plus loin possible l'une de l'autre. Placez vos jambes et vos pieds à la manière d'un canard, puis tournez les pieds vers l'intérieur et groupez à nouveau vos jambes ensemble. Si vous êtes en position debout, étirez une jambe le plus loin possible vers l'extérieur. Pointez votre talon vers l'extérieur quand vous étirez la jambe et vos orteils vers l'intérieur quand vous ramenez la jambe vers vous. Appuyez-vous sur un comptoir pour un meilleur soutien. Uniquement en position debout, vous pouvez rendre cet exercice plus difficile en ajoutant un poids à votre cheville.

17. Coup de pied arrière (TIP) (ME) 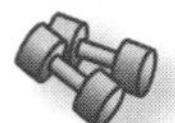

Cet exercice accroît la mobilité vers l'arrière et renforce votre hanche. Appuyez-vous sur un comptoir pour un meilleur soutien. Déplacez votre jambe de l'avant à l'arrière avec le genou bien étiré. Gardez une posture droite sans vous pencher.

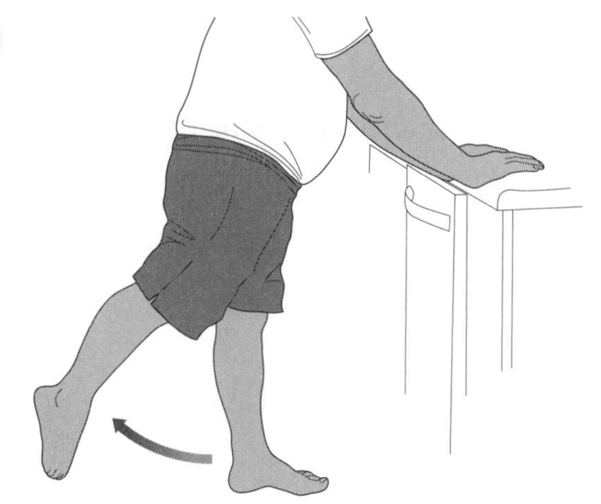

18. Renforcement du genou (ME) 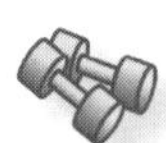

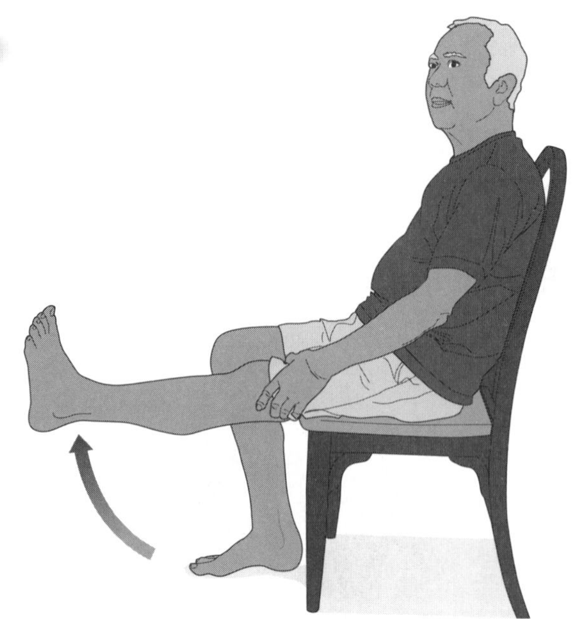

Des genoux solides sont importants pour marcher et se tenir debout confortablement. Cet exercice renforce les genoux. En position assise, redressez le genou en contractant le muscle du haut de la cuisse. Posez la main sur votre cuisse et vous sentirez le muscle travailler. Si vous le désirez, effectuez des cercles avec vos orteils. À mesure que votre genou se renforce, essayez de garder cette position pendant 30 secondes en comptant à voix haute. Ne retenez pas votre respiration.

19. La puissance des genoux

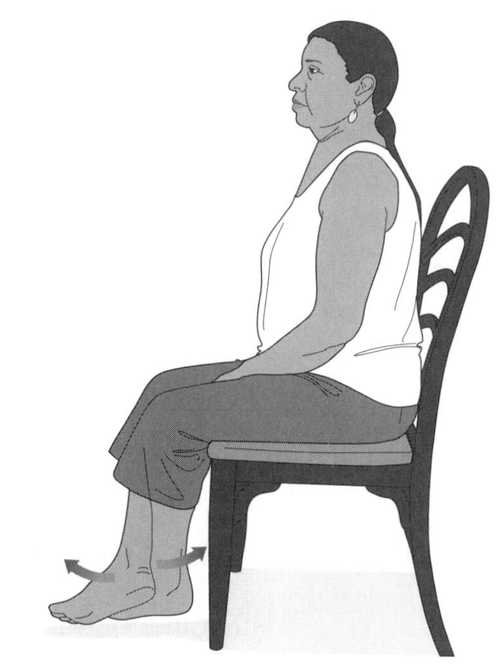

Cet exercice renforce les muscles qui fléchissent et redressent les genoux. En position assise, croisez les jambes à la hauteur des chevilles. Vos jambes peuvent être en position quasi droite ou vous pouvez fléchir vos genoux à votre guise. Essayez plusieurs positions. Poussez vers l'avant avec votre jambe arrière et poussez vers l'arrière avec votre jambe avant. Exercez une pression de façon uniforme pour que vos jambes restent immobiles. Maintenez cette posture en comptant à voix haute pendant dix secondes. Détendez-vous. Changez la position de vos jambes. Assurez-vous de bien respirer. Répétez cet exercice.

20. Prêt, partez (ME)

En position debout avec une jambe légèrement à l'avant, redressez le talon de votre pied comme si vous alliez faire un pas en avant. Contractez les muscles du devant de votre cuisse pour que votre genou soit solide et droit. Maintenez cette position et comptez jusqu'à dix. Détendez-vous. Répétez le même exercice avec l'autre jambe.

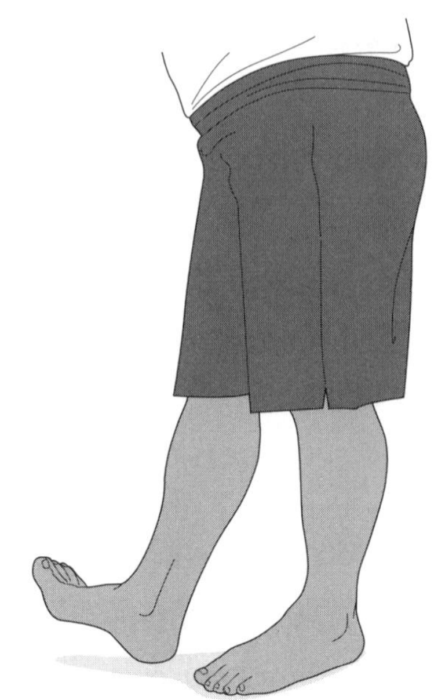

21. Étirement des muscles ischio-jambiers

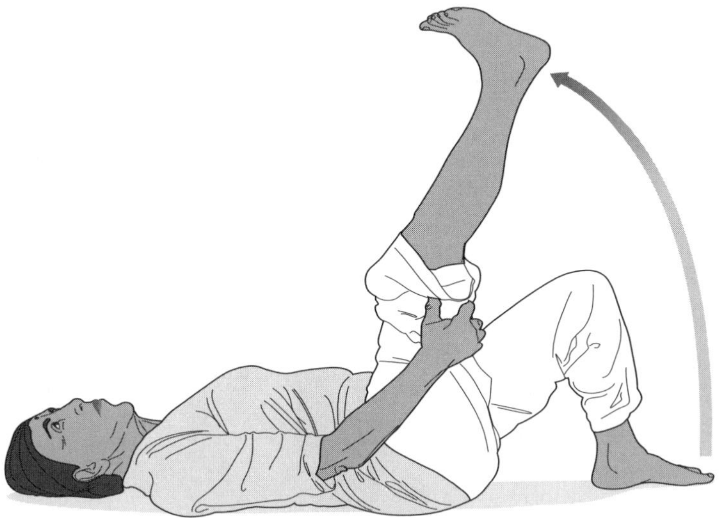

Dans le but de savoir si vous avez besoin d'effectuer cet exercice, faites d'abord un test d'autocontrôle pour la contraction de vos muscles ischio-jambiers (page 146). Si vos genoux sont instables ou atteints d'une déformation (un genou qui courbe vers l'arrière quand vous êtes debout), ne faites pas cet exercice.

Si vos muscles ischio-jambiers sont raides, étendez-vous sur le dos avec les genoux fléchis et les pieds posés à plat. Prenez une jambe à la fois à l'aide de vos mains posées à l'arrière de la cuisse. Tenez votre jambe à la longueur de vos bras et redressez lentement le genou. Maintenez votre jambe aussi droite que possible et comptez jusqu'à dix. Vous devriez ressentir un léger étirement à l'arrière de votre genou et de votre cuisse.

Soyez prudent quand vous effectuez cet exercice. Il est facile de trop s'étirer et de ressentir de la douleur.

22. Étirement du tendon d'Achille (ME)

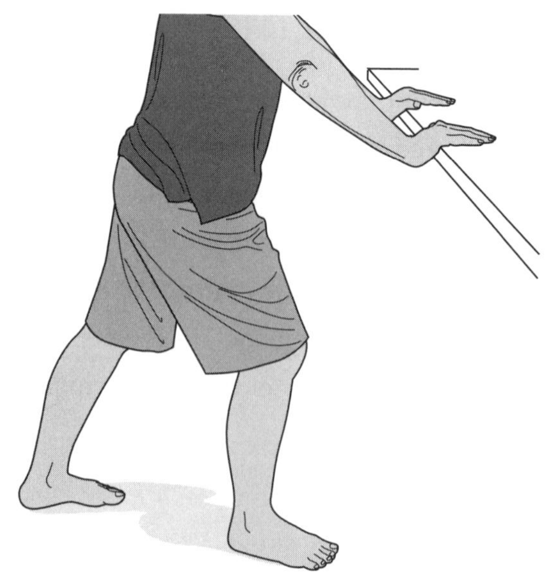

Cet exercice favorise le maintien de la souplesse du tendon d'Achille, le gros tendon situé à l'arrière de votre cheville. Une bonne souplesse peut réduire les risques de blessures, l'inconfort dans les mollets et les douleurs aux talons. L'étirement du tendon d'Achille est particulièrement utile pour la récupération après une promenade ou une randonnée en vélo et pour les personnes souffrant de crampes aux muscles des mollets. Si vous souffrez de pertes d'équilibre ou d'hypertonie spastique (spasmes musculaires), vous pouvez effectuer cet exercice en position assise. Assoyez-vous sur une chaise avec vos pieds posés à plat sur le sol. Gardez vos talons sur le sol et glissez lentement votre pied (un à la fois) vers l'arrière afin de fléchir votre cheville et de sentir une certaine tension à l'arrière de votre mollet (jambe inférieure).

Appuyez-vous sur un comptoir ou contre un mur. Placez un pied à l'avant de l'autre, les orteils pointant vers l'avant et les talons au sol. Penchez-vous vers l'avant en fléchissant le genou de la jambe placée devant et en gardant bien droit le genou de la jambe placée derrière et le talon au sol. Maintenez cette position pendant dix secondes. Vos mouvements doivent être doux et vous ne devez pas sautiller. Vous pouvez modifier cet exercice pour qu'il fasse travailler l'autre grand muscle du mollet en fléchissant légèrement le genou de votre jambe arrière pendant que vous étirez votre mollet. Sentez-vous une différence? Cet exercice peut facilement vous causer de la douleur. Soyez très prudent, surtout si vous portez des souliers à talons hauts pendant de longues périodes.

23. Exercices sur la pointe des pieds (ME)

Cet exercice contribuera à renforcer les muscles de vos mollets (jambe inférieure) et à réduire votre fatigue quand vous marchez, montez des escaliers et restez debout. Il peut aussi vous permettre d'améliorer votre équilibre. Appuyez-vous sur un comptoir ou une table et redressez-vous sur la pointe des pieds. Maintenez cette position pendant dix secondes. Reposez lentement vos pieds à plat sur le sol. Le but de cet exercice est de maintenir votre équilibre et de maîtriser vos chevilles; la hauteur est sans importance. Il est facile d'effectuer cet exercice avec les deux jambes en même temps. Si vos pieds sont trop douloureux quand vous faites cet exercice debout, commencez par le faire en position assise. Si vos chevilles ne supportent pas cet exercice, arrêtez de le faire et demandez à votre thérapeute s'il existe d'autres méthodes pour renforcer les muscles de vos mollets.

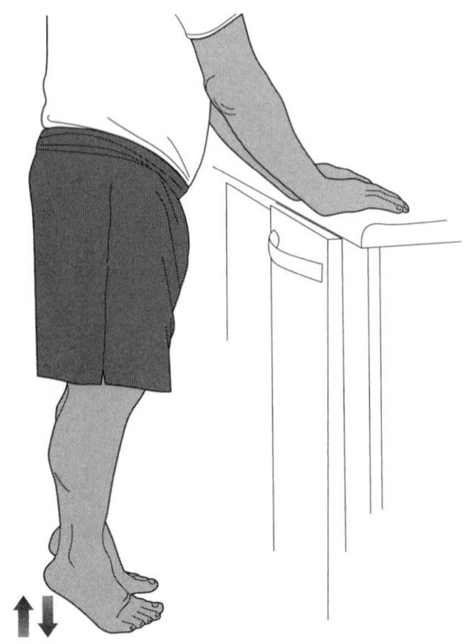

Exercices pour les chevilles et les pieds

Effectuez les exercices suivants pieds nus en position assise sur une chaise droite. Vous aurez besoin d'une serviette de bain et de dix billes près de vous. Ces exercices contribuent à la souplesse, à la force et au confort. C'est le moment idéal pour examiner vos pieds et vos orteils afin de détecter des problèmes circulatoires ou cutanés et pour vérifier si vos ongles doivent être coupés.

24. Le jeu de la serviette

Étendez une serviette au sol devant votre chaise. Posez votre pied sur la serviette avec votre talon touchant le bord de la serviette le plus près de vous. Gardez votre talon bien à plat et votre pied légèrement surélevé. Ramenez la serviette sous votre pied à l'aide de vos orteils. Quand vous avez atteint l'autre extrémité de la serviette, faites l'exercice en sens inverse pour remettre la serviette comme elle était au départ.

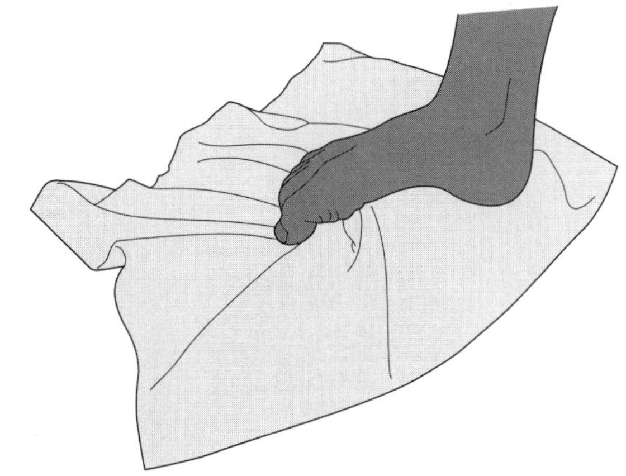

25. Collecte de billes

Faites cet exercice un pied à la fois. Posez plusieurs billes sur le sol entre vos pieds. Gardez votre talon posé à plat et pivotez vos orteils vers les billes. Ramassez une bille avec vos orteils et pivotez votre pied pour laisser tomber la bille le plus loin possible. Répétez l'exercice jusqu'à ce que toutes les billes aient été déplacées. Faites ensuite l'exercice en sens inverse et ramenez les billes à leur point de départ. Si les billes sont trop difficiles à ramasser, essayez d'autres objets, comme des bâtonnets, des dés ou des boules de papier.

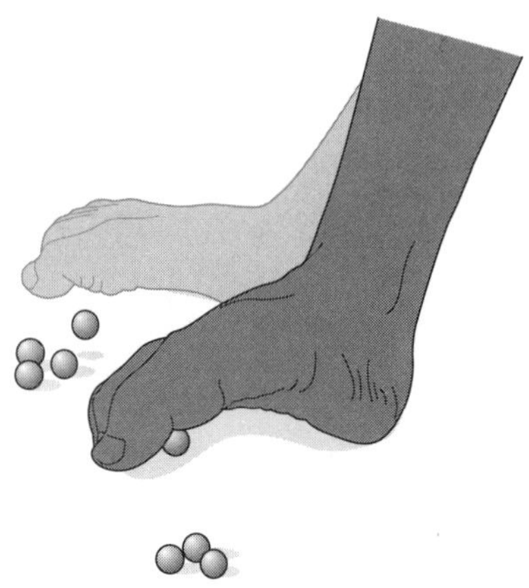

26. Roulement du pied

Placez un rouleau à pâtisserie (ou une grande tringle à rideau ou à placard) sous la voûte plantaire et faites-le rouler de l'avant à l'arrière. Vous verrez, la sensation est agréable et vous étirerez les ligaments de la voûte plantaire.

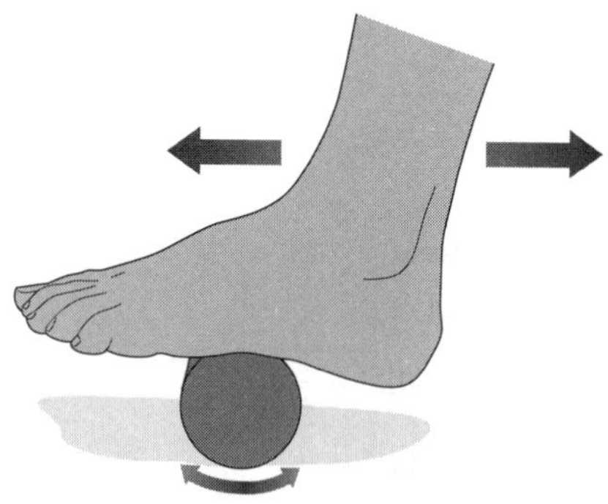

Exercices pour l'équilibre

Les exercices suivants sont conçus pour pratiquer des activités axées sur l'équilibre de façon sécuritaire et progressive. Puisqu'ils sont présentés par degré de difficulté, commencez par le premier exercice et progressez à mesure que votre force et votre équilibre s'améliorent. Si vous jugez que votre équilibre est particulièrement faible, faites les exercices avec une personne qui pourra vous aider au besoin. Pratiquez toujours ces exercices en vous appuyant sur un comptoir ou une chaise stable afin de vous soutenir au besoin. Voici quelques signes d'amélioration de votre équilibre : vous êtes capable de tenir une position plus longtemps ou sans soutien additionnel, vous réussissez l'exercice, ou vous maintenez la position les yeux fermés. Peut-être offre-t-on dans votre communauté des séances d'exercices axés sur l'équilibre qui vous permettront de continuer à réaliser des progrès. Le tai-chi est un excellent programme pour vous aider à améliorer votre force et votre équilibre; c'est un exercice qui est doux pour vos articulations. En janvier 2011, la Société canadienne de physiologie de l'exercice (SCPE) en collaboration avec l'Agence de la santé publique du Canada (ASPC) a lancé de nouvelles lignes directrices en matière d'activité physique pour les personnes âgées de plus de 65 ans. Visitez le site Web pour télécharger une copie imprimable gratuite (en format PDF) de la brochure portant sur les nouvelles recommandations en matière d'activité physique.

27. Exercices d'équilibre pour débutants

En position debout, écartez légèrement vos pieds tout demeurant à l'aise. Posez vos mains sur vos hanches et tournez la tête et le tronc le plus loin possible vers la gauche, puis vers la droite. Répétez l'exercice de cinq à dix fois. Pour augmenter le degré de difficulté, faites le même exercice avec les yeux fermés.

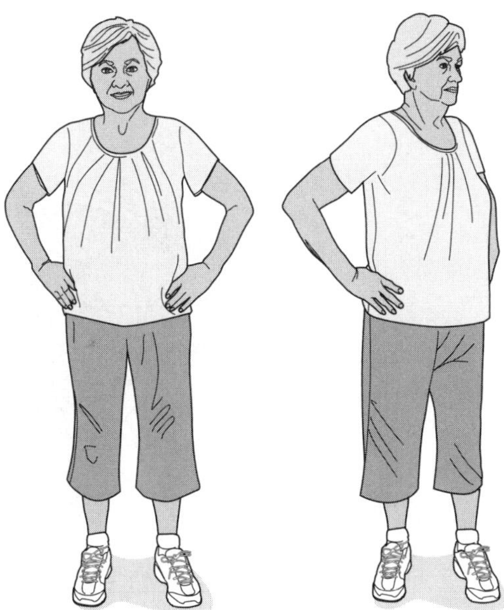

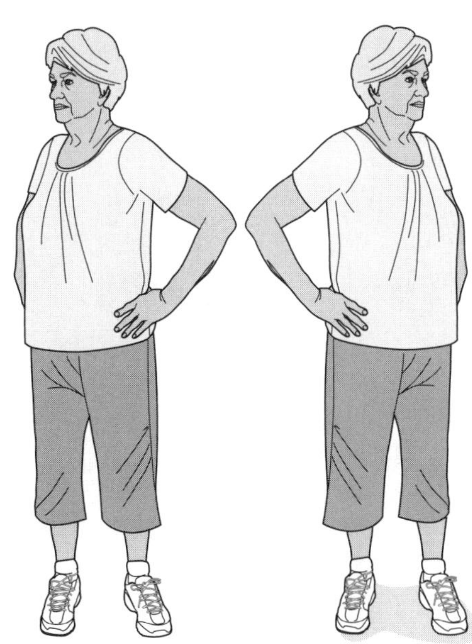

28. Des pas de danse

En vous appuyant sur un comptoir ou sur le dossier d'une chaise, faites les exercices suivants de cinq à dix fois :

1. Balancez-vous vers l'arrière sur vos talons et redressez-vous sur la pointe des pieds.

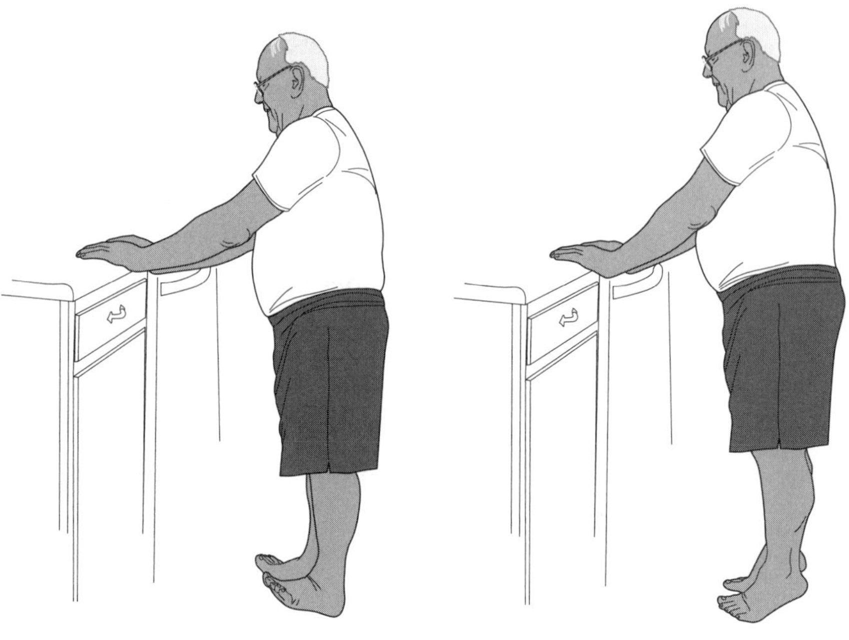

2. Faites un pas en avant, un pas à droite, un pas en arrière et un pas à gauche (comme si vous dansiez la valse).

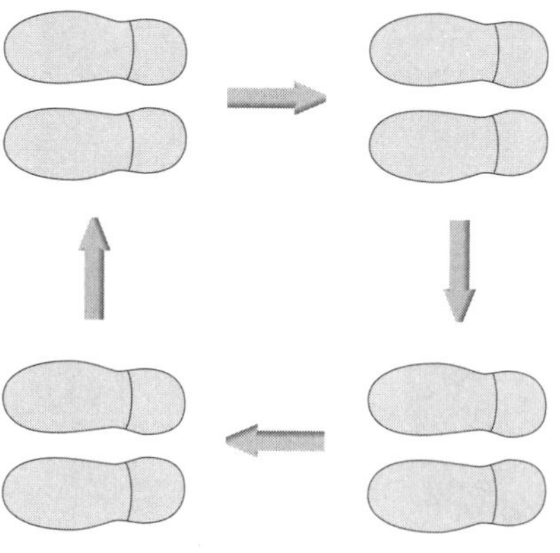

3. Marchez sur place, tout d'abord avec les yeux ouverts et ensuite avec les yeux fermés.

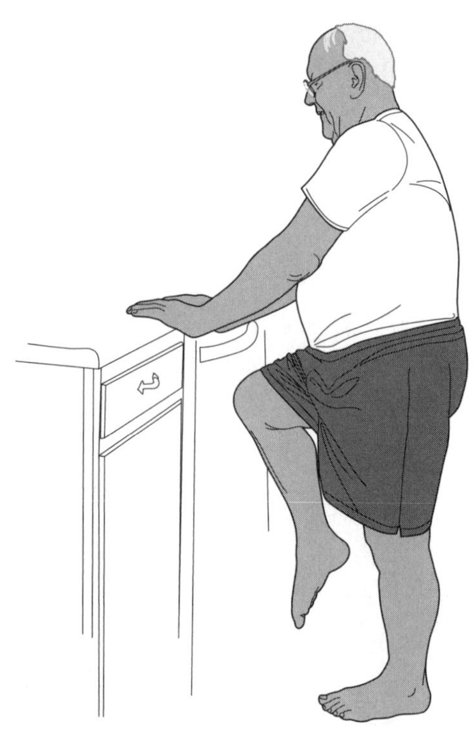

29. Point d'appui

Faites ces exercices avec l'aide d'une autre personne ou en vous appuyant sur un comptoir. Leur but est de vous aider à améliorer votre équilibre en passant d'un grand à un plus petit point d'appui. Travaillez de façon à être capable de maintenir chaque position pendant dix secondes. Quand vous réussissez l'exercice avec les yeux ouverts, essayez de le faire les yeux fermés.

1. En position debout, collez vos pieds ensemble.
2. Tenez-vous debout avec un pied à l'avant et l'autre à l'arrière.
3. Tenez-vous debout avec le talon d'un pied touchant les orteils de l'autre.

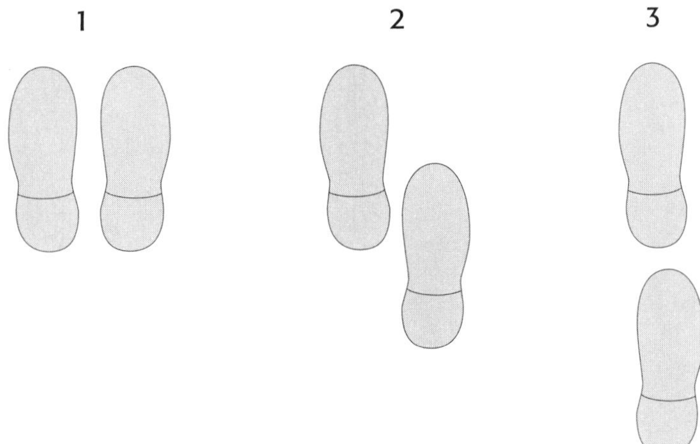

30. Marche sur la pointe des pieds

Le but de cet exercice est d'accroître la force de la cheville et de vous permettre de pratiquer l'équilibre sur point d'appui réduit tout en vous déplaçant. Restez près d'un comptoir ou d'un autre appui. Redressez-vous sur la pointe des pieds et marchez par en avant et par en arrière le long du comptoir. Quand vous serez capable de faire aisément l'exercice sans appui et avec les yeux ouverts, essayez de le faire les yeux fermés.

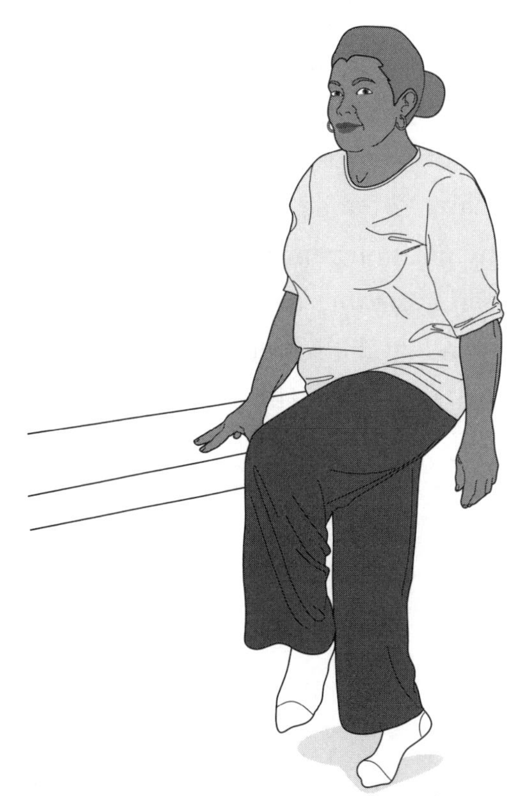

31. Marche sur les talons

Le but de cet exercice est d'augmenter la force de la partie inférieure de vos jambes et de vous permettre de pratiquer le mouvement sur un point d'appui réduit. Restez près d'un comptoir ou d'un autre appui. Redressez vos orteils et vos avant-pieds et marchez par en avant et par en arrière le long du comptoir. Quand vous serez capable de faire aisément l'exercice sans appui et avec les yeux ouverts, essayez de le faire les yeux fermés.

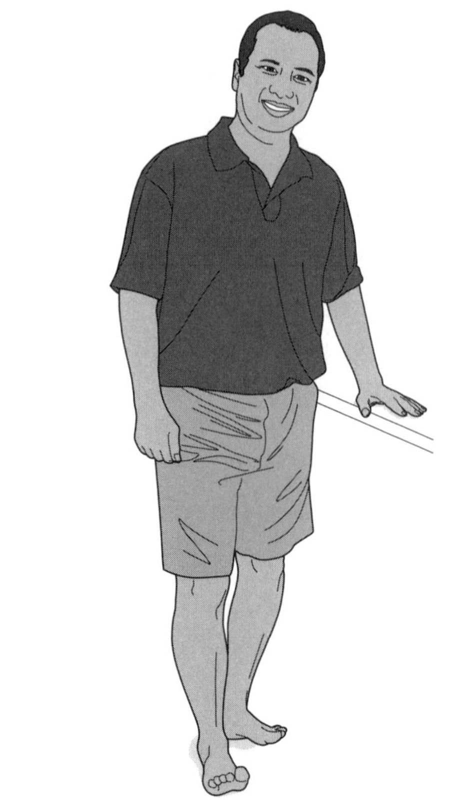

32. Position debout sur une jambe

En vous appuyant sur un comptoir ou une chaise, soulevez entièrement un pied du sol. Quand votre corps est en équilibre, soulevez votre main. Le but de cet exercice est de maintenir cette position pendant dix secondes. Quand vous serez capable de faire cet exercice sans appui pendant dix secondes, essayez de le faire les yeux fermés. Répétez l'exercice avec l'autre jambe.

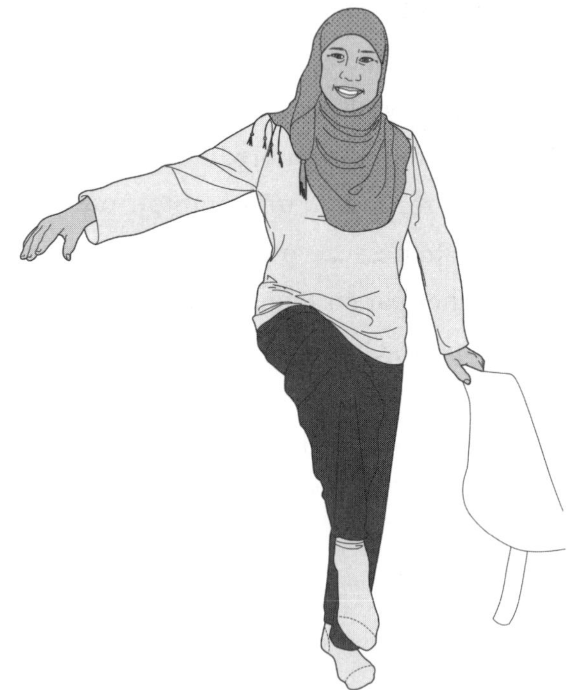

Tout le corps

33. L'étirement

Cet exercice permet d'étirer toutes les parties du corps. Étendez-vous sur le dos et commencez les mouvements des chevilles, comme expliqués ci-dessous, ou inversez les exercices si vous préférez commencer par vos bras.

1. Pointez vos orteils, puis courbez-les vers votre nez. Détendez-vous.
2. Fléchissez vos genoux. Reposez-les ensuite au sol et détendez-vous.
3. Cambrez votre dos. Faites l'exercice de l'inclinaison pelvienne (exercice 10). Détendez-vous.
4. Inspirez et étirez vos bras au-dessus de votre tête. Expirez et baissez les bras. Détendez-vous.
5. Étirez votre bras droit au-dessus de votre tête et étirez votre jambe gauche en poussant avec votre talon. Maintenez cette position pendant dix secondes. Refaites le même exercice avec votre bras gauche et votre jambe droite.

Tests d'autocontrôle

Quels que soient nos objectifs, il est toujours satisfaisant de constater que nos efforts ont porté leurs fruits. Puisqu'un programme d'exercices procure un changement progressif, il est souvent difficile d'affirmer si le programme est efficace et s'il présente des améliorations. Afin de mesurer votre progrès, choisissez parmi plusieurs de ces tests de souplesse et de renforcement. Certaines personnes ne seront pas en mesure de faire tous les tests. Choisissez ceux qui répondent le mieux à vos besoins. Effectuez chaque test avant de commencer votre programme d'exercices et notez les résultats. Après chaque période de quatre semaines, effectuez à nouveau les tests et analysez votre amélioration.

1. Souplesse des bras

Effectuez l'exercice 7 (étirement du tronc supérieur) de chaque côté du corps. Demandez à quelqu'un de mesurer la distance entre les extrémités de vos deux mains. *Objectif* : Une plus petite distance entre les bouts de vos doigts.

2. Souplesse des épaules

Appuyez-vous face au mur en le touchant avec vos orteils. Soulevez un bras à la fois vers le plafond en utilisant un crayon pour indiquer l'endroit atteint ou en demandant à une personne de le faire. Faites le même exercice en vous tenant sur le côté du mur à une distance d'environ huit centimètres (trois pouces). *Objectif :* Atteindre une cible plus haute.

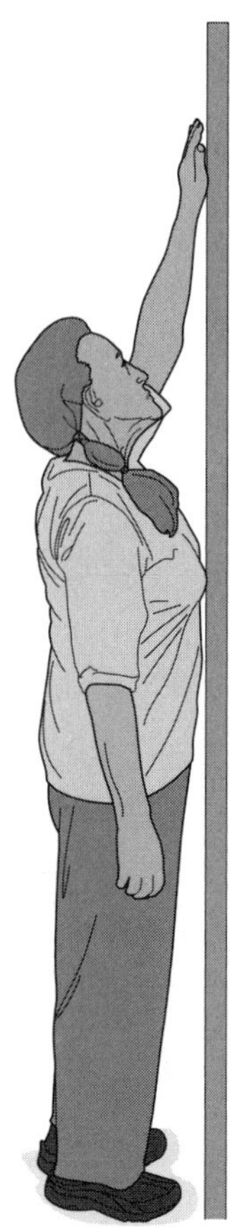

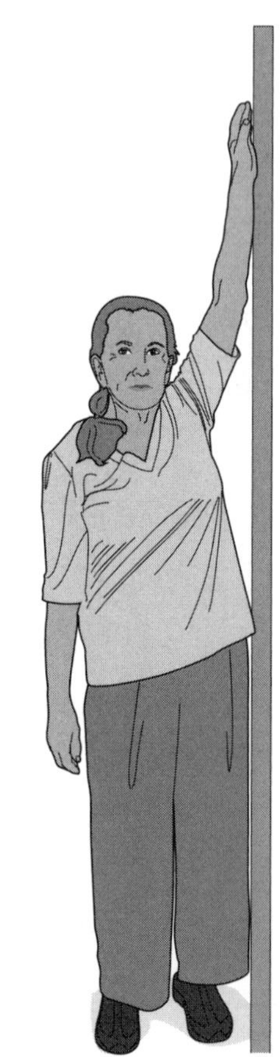

3. Souplesse des muscles ischio-jambiers

Faites l'exercice 21 (étirement des muscles ischio-jambiers), une jambe à la fois. Votre cuisse (jambe supérieure) doit être positionnée de façon perpendiculaire à votre corps. Jusqu'à quel point votre genou fléchit-il? Jusqu'à quel point l'arrière de votre jambe est-il tendu? *Objectif :* Redresser le genou et réduire la tension à l'arrière de la jambe.

4. Souplesse des chevilles

En position assise sur une chaise, posez vos pieds nus à plat sur le sol et fléchissez vos genoux à un angle de 90 degrés. Tout en gardant vos talons à plat sur le sol, redressez vos orteils et votre avant-pied. Demandez à quelqu'un de mesurer la distance entre la pointe de votre pied et le sol. *Objectif :* Atteindre une distance de trois à cinq centimètres (un à deux pouces) entre votre pied et le sol.

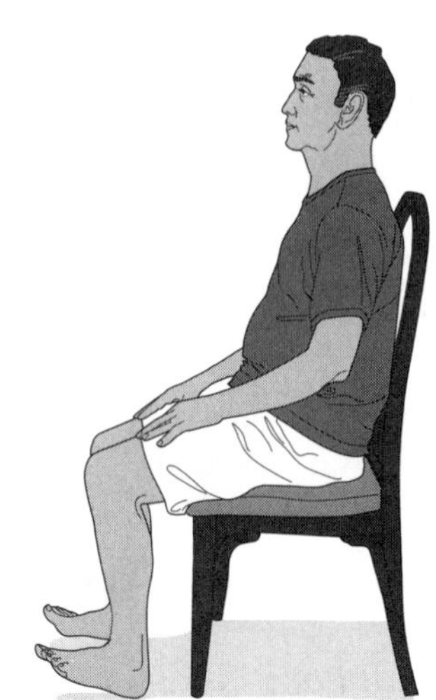

5. Renforcement des abdominaux

Faites l'exercice 13 (redressement partiel). Comptez le nombre de répétitions que vous pouvez faire avant de vous sentir fatigué ou pendant une minute. *Objectif :* Un plus grand nombre de répétitions.

6. Renforcement des chevilles

Ce test est composé de deux parties. Appuyez-vous sur une table ou un comptoir pour un meilleur soutien.

Faites l'exercice 23 (exercices sur la pointe des pieds) aussi rapidement et souvent que possible. Combien de répétitions pouvez-vous réussir avant de vous sentir fatigué?

En position debout avec les pieds posés à plat sur le sol, mettez le plus de poids possible sur un pied et tapez rapidement sur le sol avec la partie avant de votre autre pied. Combien de fois pouvez-vous taper du pied avant de vous sentir fatigué? *Objectif :* Dix à quinze répétitions de chaque mouvement.

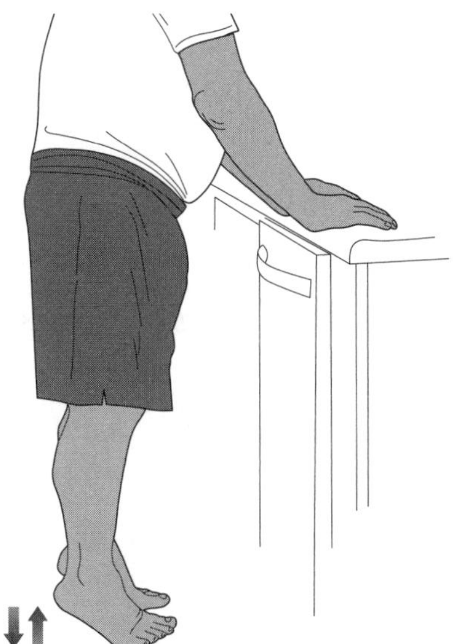

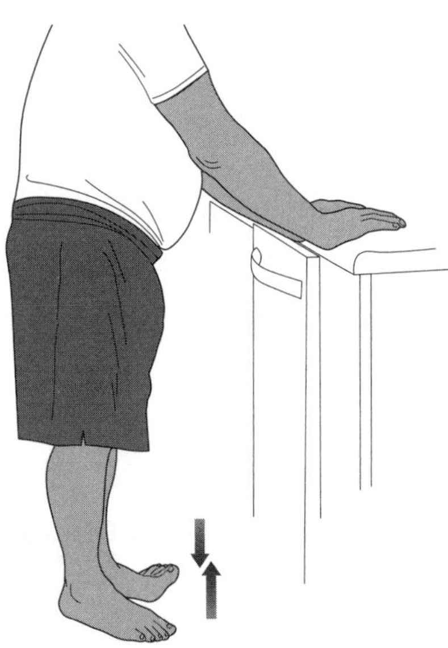

7. Équilibre

Faites l'exercice 31 (marche sur les talons) et notez combien de temps vous pouvez rester en équilibre sur chaque pied sans aucun appui. Notez le temps avec les yeux ouverts et fermés. Quand vous êtes prêt à évaluer à nouveau votre équilibre, essayez de rester en équilibre sans appui plus longtemps ou avec les yeux fermés. L'objectif est de pouvoir demeurer en équilibre sur un pied avec les yeux ouverts et fermés pendant trente secondes.

Autres lectures suggérées

Blahnik, Jay. *Full Body Flexibility.* Champaign, Ill.: Human Kinetics, 2007.

Knopf, Karl. *Stretching for 50+.* Berkeley, Calif.: Ulysses Press, 2005.

Knopf, Karl. *Weights for 50+.* Berkeley, Calif.: Ulysses Press, 2005.

Moccandanza, Roberto. *Stretching Basics.* New York: Sterling, 2007.

Stark, Steven. *The Stark Reality of Stretching: An Informed Approach for All Activities and Every Sport.* Vancouver: Stark Reality Corp., 2000.

Torkelson, Charlene. *Get Fit While You Sit: Easy Workouts from Your Chair.* Alameda, Calif.: Hunter House, 1999.

Autres ressources

- ☐ Asthme : *Don't Let Exercise-Induced Asthma Keep You Sidelined,* American Lung Association. www.lungusa.org/about-us/our-impact/top-stories/active-exercise-asthma.html
- ☐ Canadian Physical Activity Guidelines for Seniors. www.uwo.ca.
  Canadian Centre for Activity and Aging. Vidéos, webinaires, brochures en format PDF, et articles informatifs. Université Western Ontario.
- ☐ Société canadienne de physiologie de l'exercice (SCPE). www.csep.ca.
  Site Web qui offre le *Guide personnel pour une vie active* et des liens vers les lignes directrices canadiennes en matière d'activité physique. Disponible en français, en inuktitut et en inuinnaqtun.
- ☐ *Exercises : Arthritis Self-Management.* [2 CD audio] Bull Publishing Company, Boulder, 2006.
- ☐ Souplesse, force et équilibre : *Sit and Be Fit* [DVD]. www.sitandbefit.org
- ☐ Prévention des chutes : National Council on Aging. www.ncoa.org/improving-health/falls-prevention
- ☐ *The Stark Reality of Stretching: An Informed Approach for All Activities and Every Sport.* www.drstevenstark.com
- ☐ Entraînement en force : Centers for Disease Control and Prevention, *Growing Stronger for Older Adults.* www.cdc.gov/physicalactivity/growingstronger/index.htm

Chapitre 8

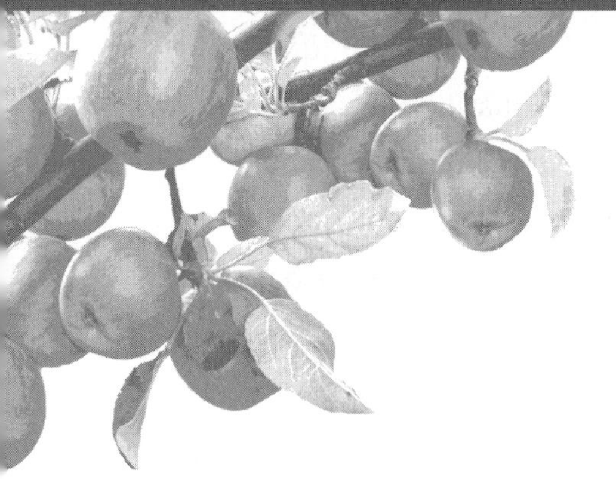

Des séances d'exercices axées sur l'endurance : les activités aérobiques

Quand ils pensent à l'exercice aérobique (d'endurance), beaucoup de gens ne savent pas quoi faire ni à quelle fréquence. Le chapitre 6 décrit les lignes directrices en matière d'exercices aérobiques, de souplesse et de renforcement. Déterminer votre propre programme peut être un défi. Les lignes directrices recommandent que les adultes fassent au moins 150 minutes d'exercices aérobiques modérés par semaine. Il y a de nombreuses façons d'intégrer des exercices aérobiques dans votre journée. Dans le présent chapitre, vous apprendrez en quoi consiste le niveau d'effort à l'entraînement, quelles sont les différentes activités aérobiques et comment élaborer un programme d'exercices efficace pour vous. Quelques exercices valent mieux que rien du tout; c'est pourquoi nous vous encourageons à faire plus d'activité physique. Commencez par faire des exercices faciles et augmentez progressivement vos efforts; cette méthode augmente vos chances d'adopter un nouveau mode de vie sain et durable. Vous apprendrez à rester actif et à reprendre vos activités même quand votre état de santé vous ralentit temporairement. En règle générale, il est préférable de commencer votre programme par des exercices d'intensité modérée.

Vous pouvez ajuster le niveau d'efforts et travaillez à l'atteinte de votre objectif en utilisant les trois pierres d'assise : la fréquence, le temps et l'intensité.

- La **fréquence** est le nombre de séances d'exercices que vous effectuez. La plupart des lignes directrices suggèrent d'effectuer un minimum d'exercices presque tous les jours de la semaine. Trois à cinq séances d'exercices aérobiques d'intensité modérée par semaine est une bonne fréquence. Le fait d'effectuer des exercices une journée sur deux permet à votre corps de se reposer et de récupérer, ce qui diminue les risques de blessures.
- Le **temps** est la durée de chaque période d'exercices. Selon les lignes directrices, une séance d'exercices devrait idéalement se poursuivre pendant au moins 10 minutes. Vous pouvez ajouter des séances d'exercices de 10 minutes tout au long de la semaine pour finalement atteindre 150 minutes par semaine. Par exemple, trois marches de 10 minutes par jour durant cinq jours vous donnent 150 minutes par semaine. Si, au départ, 10 minutes représentent une trop longue séance d'exercices pour vous, commencez par faire ce que vous pouvez et rapprochez-vous de l'objectif de 10 minutes.
- **L'intensité** est l'effort que vous déployez lors de votre séance d'exercices. L'exercice aérobique est sécuritaire et bénéfique à une intensité modérée. Quand vous vous exercez à intensité modérée, vous avez chaud et votre respiration est plus profonde et rapide qu'à l'habitude. Votre cœur bat plus vite. Vous sentez cependant que vous êtes en mesure de continuer encore un certain temps. L'intensité de l'exercice est liée à votre condition physique. Pour un athlète, courir 1,6 km en dix minutes est sans doute un exercice à faible intensité. Pour une personne n'ayant pas fait d'exercices depuis longtemps, une marche rapide de 10 minutes pourrait représenter un effort modéré à intense. Pour quelqu'un ayant d'importantes limitations physiques, une marche lente pourrait représenter un effort intense. L'astuce est évidemment de découvrir ce qu'est un effort modéré pour vous, et il existe plusieurs façons d'y parvenir.

Test par la conversation

Essayez de converser avec une autre personne ou avec vous-même, ou de réciter des poèmes à voix haute tout en effectuant vos exercices. Un exercice d'intensité moyenne vous permet de parler avec un débit régulier. Si vous êtes incapable de tenir une conversation parce que vous respirez trop rapidement ou êtes trop essoufflé, il faut que vous ralentissiez pour atteindre une intensité plus modérée. Le test par la conversation est une méthode rapide et facile de déterminer votre niveau d'efforts et d'ajuster votre intensité. Ce test n'est pas désigné pour les personnes souffrant d'une maladie pulmonaire. Elles devraient plutôt se servir de l'échelle de perception de l'effort.

Perception de l'effort

Une autre méthode d'évaluation de l'intensité est de mesurer votre travail sur une échelle de perception de l'effort. Il y a deux échelles : de 0 à 10 et de 6 à 20. Sur une échelle de 0 à 10, zéro, soit le bas de l'échelle, correspond à rester en position allongée et à ne déployer aucun effort, et 10 équivaut à un degré maximal d'efforts qui ne peut être soutenu plus de quelques secondes. Les niveaux visés par vos séances d'exercices aérobiques modérés sur une échelle de 0 à 10 se situent entre 4 et 5.

Sur l'échelle de 6 à 20, 6 est considéré comme si vous étiez assis paisiblement et 20 comme un effort maximal. Sur l'échelle de 6 à 20, une intensité modérée se situe entre 11 et 14.

Utilisez l'échelle qui correspond le mieux à votre style personnel.

Fréquence cardiaque

La prise de votre fréquence cardiaque est un autre moyen de mesurer l'intensité de l'exercice, sauf si vous prenez un médicament pour la réguler (comme le propranolol, un bêtabloquant). Plus votre cœur bat rapidement, plus vous déployez d'efforts à l'exercice. (Votre cœur bat aussi plus rapidement quand vous avez peur ou que vous êtes nerveux, mais, dans le cas qui nous concerne, nous parlons plutôt de la façon dont le cœur réagit à l'activité physique.) Un exercice d'endurance à intensité moyenne augmente votre fréquence cardiaque pour qu'elle atteigne entre 55 et 70 % de sa limite sécuritaire. La fréquence cardiaque maximale sécuritaire et le seuil de votre fréquence cardiaque sécuritaire à l'exercice diminuent avec l'âge. Suivez les lignes directrices générales présentées au tableau 8.1 à la page suivante ou calculez votre fréquence cardiaque à l'exercice en utilisant la formule présentée à la page suivante. Quelle que soit votre méthode, vous devez savoir comment prendre votre pouls.

Prenez votre pouls en plaçant le bout de votre index, le majeur et l'annulaire sur votre poignet, juste en dessous de la base de votre pouce. Déplacez vos doigts sans exercer de pressions jusqu'à ce que vous ressentiez les pulsations de sang produites par chaque battement de cœur. Comptez le nombre de battements ressentis pendant 15 secondes. Multipliez ce nombre par quatre. Commencez par prendre votre pouls quand vous y pensez et vous remarquerez rapidement la différence entre vos fréquences cardiaques au repos et à l'exercice. La fréquence cardiaque au repos moyenne se situe entre 60 et 100 battements par minute.

Voici comment calculer les seuils de votre fréquence cardiaque à l'exercice :

1. Soustrayez votre âge du nombre 220 :

   Exemple : 220 − 60 = 160

   Vous : 220 − ______ = ______

2. Pour connaître le seuil inférieur de votre fréquence cardiaque pour un exercice d'intensité modérée, multipliez la réponse obtenue à l'étape 1 par 0,55 :

   Exemple : 160 × 0,55 = 88

   Vous : ______ × 0,55 = ______

3. Pour connaître le seuil supérieur de votre fréquence cardiaque pour un exercice d'intensité modérée, multipliez la réponse obtenue à l'étape 1 par 0,7 :

   Exemple : 160 × 0,7 = 112

   Vous : ______ × 0,7 = ______

Dans notre exemple, la fréquence cardiaque pour un exercice d'intensité modérée se situe entre 88 et 112 battements par minute. Quelle est la vôtre?

Prenez votre pouls seulement pendant 15 secondes au lieu d'une minute complète. Pour connaître votre pouls à l'exercice sur 15 secondes, divisez les seuils supérieur et inférieur de votre fréquence cardiaque par quatre. Dans notre exemple, la personne devrait compter entre 22 (88 ÷ 4) et 28 (112 ÷ 4) battements par 15 secondes durant une séance d'exercices.

Le but ultime de connaître sa fréquence cardiaque à l'exercice est d'apprendre à s'exercer de façon modérée. Prenez votre pouls après avoir terminé votre période d'échauffement et cinq minutes d'exercices d'endurance. Ne paniquez pas même s'il est plus élevé que le seuil supérieur de votre fréquence cardiaque. Ralentissez un peu et mettez un peu moins d'efforts dans votre séance d'exercices.

Si vous prenez un médicament pour régulariser votre fréquence cardiaque, si vous avez de la difficulté à sentir votre pouls, ou si vous trouvez ennuyeux de devoir effectuer le suivi de votre fréquence cardiaque, utilisez les tests par la conversation ou de perception de l'effort pour surveiller l'intensité de vos exercices.

Tableau 8.1 **Fréquence cardiaque pendant un exercice d'intensité moyenne selon l'âge**

Âge	Fréquence cardiaque à l'exercice (battements par minute)	Fréquence cardiaque à l'exercice (battements par 15 secondes)
30	105–133	26–33
40	99–126	25–32
50	94–119	24–30
60	88–112	23–28
70	83–105	21–26
80	77–98	19–25
90 et plus	72–91	18–23

La bonne formule : FIT

Vous pouvez élaborer votre propre programme en utilisant l'approche FIT. FIT signifie la fréquence de vos exercices (F = Fréquence), l'intensité des efforts déployés (I = Intensité) et la durée de vos séances d'exercices (T = Temps). Selon les lignes directrices, il est recommandé de s'entraîner à une intensité modérée au moins 150 minutes par semaine. Vous pouvez élaborer votre programme d'exercices en variant la fréquence, le temps et les activités. Nous recommandons des exercices à intensité modérée pour que vous commenciez lentement et que vous augmentiez la fréquence et le temps durant votre cheminement vers 150 minutes d'exercices ou plus par semaine. Vous pouvez utiliser différentes combinaisons d'exercices. Voici des exemples de programmes à intensité modérée d'une durée totale de 150 minutes par semaine :

Une marche de 10 minutes à une intensité modérée trois fois par jour, cinq jours par semaine.

Une randonnée en vélo de 20 minutes à une intensité modérée (avec le moins de pentes possible) trois jours par semaine, et une marche de 30 minutes trois jours par semaine.

Une séance de danse aérobique de 30 minutes à intensité modérée deux fois par semaine et trois marches de 10 minutes trois jours par semaine.

Si vous êtes un débutant, vous pourriez commencer par :

- Faire une promenade de 5 minutes autour de la maison trois fois par jour, six jours par semaine (total = 90 minutes).
- Suivre un cours d'aérobie aquatique de 40 minutes, deux fois par semaine et deux promenades de 10 minutes deux autres jours par semaine (total = 120 minutes).
- Suivre un cours d'aérobie sans sauts une fois par semaine (50 minutes), tondre la pelouse pendant 30 minutes et faire deux promenades de 20 minutes (total = 120 minutes).

Un moyen facile de se rappeler la ligne directrice sur l'activité physique minimale est d'accumuler 30 minutes d'activité physique modérée la plupart des jours de la semaine; une combinaison de marche, de vélo d'exercice, de danse, de natation ou de corvées qui nécessitent un effort modéré. Il est important de se rappeler que faire 150 minutes est un objectif et non pas le point de départ. Si vous commencez à vous entraîner seulement 2 minutes à la fois, vous serez sûrement en mesure d'atteindre la recommandation : 10 minutes trois fois par jour. La majorité des gens peuvent atteindre les objectifs fixés par les lignes directrices et apporter des changements bénéfiques à leur santé. Si vous êtes contraint d'arrêter l'entraînement pendant un certain temps, recommencez les

La bonne formule : FIT

Voici une façon efficace de se rappeler les trois pierres d'assises de votre programme d'exercices :

F = Fréquence (le nombre de fois)
I = Intensité (la difficulté)
T = Temps (la durée)

exercices à une fréquence et intensité moindres que lors de votre arrêt. Il faut un peu de temps pour revenir au niveau atteint précédemment; soyez patient.

Le Canadian Centre for Activity,* situé à l'Université Western Ontario, propose un site Web informatif qui indique les niveaux d'activité physique pour les personnes âgées. Vous y trouverez des vidéos, des séminaires en ligne, des brochures en format PDF et des idées novatrices pour votre programme personnel d'entraînement.

* Ce site est en anglais seulement. Veuillez consulter la section "Autres ressources" à la fin de ce chapitre pour trouver d'autres sites Web francophones.

Les séances d'échauffement et de récupération

Si vous vous préparez à faire de l'exercice à intensité modérée, il est important de prévoir des séances d'échauffement et de récupération.

Échauffement

Ne vous entraînez pas à froid. Avant d'effectuer des exercices à intensité modérée, vous devez préparer votre corps pour un effort intense. Pour ce faire, vous devez effectuer au moins 5 minutes d'activité à faible intensité pour permettre à vos muscles, à votre cœur, à vos poumons et à votre circulation d'augmenter progressivement leur activité. Si votre exercice est une marche rapide, commencez par une marche lente de 5 minutes. Si vous faites du vélo d'exercice, échauffez-vous en effectuant 5 minutes de vélo en pédalant lentement. Dans un cours d'aérobie, vous commencerez par une routine d'échauffement léger avant de vous exercer à fond. Une séance d'échauffement réduit les risques de blessures et les douleurs.

Récupération

Une période de récupération après un exercice à intensité modérée permet à votre corps de revenir à son état de repos normal. Le fait de répéter l'activité d'échauffement de 5 minutes ou de marcher lentement permet à vos muscles de se détendre graduellement et de ralentir votre respiration et votre fréquence cardiaque. Durant la période de récupération, de légers exercices de souplesse peuvent être relaxants et des étirements délicats après les exercices réduisent les douleurs et la rigidité musculaires.

Exercices d'aérobie (endurance)

Dans la présente section, il sera question de quelques exercices aérobiques sans sauts. Tous ces exercices peuvent contribuer au conditionnement du cœur et des poumons, au renforcement des muscles, au soulagement de la tension et au contrôle de poids. La majorité de ces exercices peuvent aussi renforcer vos os (à l'exception de la natation et de l'aquaforme).

La marche

La marche est une activité facile, économique et qui peut être pratiquée presque partout. Vous pouvez marcher seul ou avec d'autres personnes. La marche est plus sécuritaire et cause moins de stress pour votre corps que le jogging ou la course. C'est une activité idéale si vous êtes inactif depuis un certain temps ou si vous éprouvez des problèmes d'équilibre ou d'articulations.

Si vous pouvez marcher pour faire vos emplettes, visiter des amis ou effectuer vos tâches quotidiennes, alors la marche s'avère un excellent exercice. L'utilisation d'une canne ou d'une marchette ne doit pas vous empêcher de choisir la marche comme exercice. Si vous êtes en fauteuil roulant, si vous utilisez des béquilles, ou si vous ressentez un certain inconfort quand vous marchez sur une courte distance, essayez plutôt un autre type d'exercice aérobique ou demandez conseil à votre médecin ou thérapeute.

Soyez prudent au cours des deux premières semaines de marche. Commencez par des périodes de cinq à dix minutes à la fois. Faites votre période de marche en y intégrant des intervalles de marche plus lente. Chaque semaine, augmentez d'un maximum de cinq minutes votre séquence de marche rapide jusqu'à ce que vous ayez atteint un total de 20 à 30 minutes. Souvenez-vous que votre objectif est une marche de 10 minutes à la fois, à une intensité modérée pratiquement chaque jour de la semaine. Avant de commencer, lisez les conseils suivants sur la marche.

Conseils sur la marche

- **Choisissez un lieu approprié.** Marchez sur une surface nivelée et lisse. Marcher sur des collines, des chemins inégaux, de la terre meuble, du sable ou du gravier demande plus d'efforts et entraîne souvent des douleurs aux hanches, aux genoux et aux pieds. Il existe des endroits plus appropriés pour la marche, comme les sentiers pédestres, les centres commerciaux, les parcours d'écoliers, les rues avec des trottoirs et les quartiers plus tranquilles.

- **Faites toujours une petite promenade comme séance d'échauffement et de récupération.** Marchez lentement pendant cinq minutes pour préparer votre circulation et vos muscles à une marche rapide. Terminez votre activité physique avec une marche lente afin de permettre à votre corps de ralentir progressivement. Les marcheurs aguerris savent qu'ils peuvent éviter de ressentir de l'inconfort aux pieds et aux tibias s'ils commencent et terminent leur exercice par une marche lente.

- **Établissez votre propre rythme.** Il faut de la pratique pour trouver sa vitesse de marche appropriée : marchez d'abord lentement pendant quelques minutes et augmentez votre vitesse à un rythme un peu plus rapide que votre allure normale. Après cinq minutes, évaluez l'intensité de votre exercice à l'aide du test de perception de l'effort ou du test par la conversation. Si vous travaillez trop fort ou que vous êtes essoufflé, ralentissez. Si vous n'atteignez pas l'intensité visée, essayez de marcher un peu plus rapidement. Marchez encore pendant cinq minutes et vérifiez de nouveau votre intensité. Si vous n'atteignez toujours pas l'intensité visée, continuez de marcher à une vitesse confortable et vérifiez votre intensité à mi-parcours et à la fin de chaque période de marche.

- **Augmentez les efforts des bras.** Vous pouvez utiliser vos bras pour augmenter votre rythme cardiaque à la fréquence d'exercice cible. (Veuillez noter que beaucoup des personnes atteintes d'une maladie pulmonaire doivent éviter d'augmenter les efforts des bras puisqu'ils peuvent causer un essoufflement accru.) Fléchissez légèrement les coudes et balancez vos bras plus vigoureusement. Vous pouvez porter un poids de 0,5 à 1 kilogramme (1 à 2 livres) dans chaque main. Vous pouvez acheter des poids désignés pour la marche, tenir une boîte de conserve dans chaque main, ou remplir deux bas ou deux petites bouteilles de plastique avec du sable, des fèves séchées ou de la monnaie. Les efforts supplémentaires que vous déployez avec vos bras augmentent l'intensité de l'exercice et vous évitent de devoir marcher trop rapidement.

Les chaussures de marche

Portez des chaussures de la bonne grandeur équipées de semelles intérieures et extérieures pouvant absorber les chocs. Assurez-vous qu'il y a suffisamment d'espaces pour vos orteils. La règle du pouce consiste à vérifier qu'il y a un pouce de largeur entre l'extrémité de votre plus long orteil et le bout de votre chaussure. Aucune pression ne doit être ressentie de chaque côté et sur le dessus de vos orteils. Le contrefort doit maintenir fermement votre talon dans vos chaussures quand vous marchez.

Portez des chaussures en bonne condition munies d'une semelle de caoutchouc. Les modèles s'attachant avec des lacets ou une bande Velcro vous permettent d'ajuster la largeur désirée et vous procurent un plus grand soutien que les modèles à enfiler. Si vous avez de la difficulté à lacer vos chaussures, optez pour les modèles à fermeture Velcro ou à cordons élastiques. Des chaussures composées d'une semelle en cuir et d'un talon séparé n'absorbent pas aussi bien les chocs que les chaussures de sport ou tout aller. Il n'est pas nécessaire de débourser une somme astronomique pour l'achat de chaussures de marche; n'importe quel type de chaussure qui respecte les critères que nous venons de décrire répondra à vos besoins.

De nombreuses personnes préfèrent les chaussures avec une semelle intérieure amovible puisqu'elle peut être remplacée par une semelle absorbant les chocs. Les semelles intérieures sont vendues dans les magasins de sport ou de chaussures. Quand vous magasinez pour des semelles, emportez vos chaussures de marche. Essayez la semelle dans votre chaussure pour vous assurer que vos pieds sont confortables. Les semelles sont offertes en différentes grandeurs et peuvent être découpées avec des ciseaux pour obtenir la grandeur désirée. S'il manque d'espace pour vos orteils, essayez des semelles taillées aux trois quarts qui se terminent à la base des orteils. Si vous avez déjà des semelles orthopédiques dans vos chaussures, parlez à votre médecin des semelles intérieures.

Évitez d'acheter des chaussures trop lourdes ou munies de semelles trop épaisses, caoutchouteuses ou collantes qui pourraient vous faire trébucher.

Les problèmes possibles

Si vous ressentez de la douleur autour de vos tibias quand vous marchez, votre séance d'échauffement est peut-être trop courte. Essayez de faire des exercices pour les chevilles (chapitre 7, exercices 24 à 26) avant de commencer votre marche. Commencez par marcher lentement pendant cinq minutes et assurez-vous que vos pieds et vos orteils soient détendus.

La douleur aux genoux est un autre problème courant. La marche rapide exerce une tension sur les articulations de vos genoux. Dans le but de ralentir votre vitesse tout en maintenant une fréquence cardiaque élevée, essayez de bouger davantage vos bras, comme décrit plus tôt. Effectuez les exercices intitulés « Renforcement du genou » et « Prêt, allez-y » (chapitre 7, exercices 18 et 20) durant votre séance d'échauffement.

Les crampes aux mollets et les douleurs aux talons peuvent être réduites en effectuant l'exercice d'étirement du talon d'Achille (chapitre 7, exercice 22). Une marche lente en guise d'échauffement est aussi très bénéfique. Si vous avez des problèmes circulatoires aux jambes ainsi que des crampes et des douleurs aux mollets quand vous marchez, alternez les intervalles de marche lente et rapide à un rythme que vous pouvez tolérer. Avant que la douleur soit si intense qu'elle vous force à arrêter, ralentissez votre rythme pour permettre à votre circulation de récupérer. Vous constaterez que de tels exercices peuvent même vous aider à augmenter progressivement vos distances de marche tout en éprouvant moins de crampes et de douleurs. Si ces exercices s'avèrent inefficaces, demandez des suggestions à votre médecin ou thérapeute.

Assurez-vous de maintenir une bonne posture. Souvenez-vous de garder la tête haute, comme démontré au chapitre 7, tout en ayant les épaules détendues pour aider à diminuer l'inconfort ressenti dans le cou et le haut du dos.

La natation

La natation est un autre excellent exercice aérobique. Le fait de flotter dans l'eau vous permet de bouger vos articulations au maximum de leur amplitude et de renforcer vos muscles et votre système cardiovasculaire tout en subissant moins de pression que les exercices au sol. Puisque la natation comporte des mouvements de bras, elle peut entraîner un essoufflement excessif, surtout chez les personnes atteintes d'une maladie pulmonaire. Toutefois, la natation peut être un exercice bénéfique pour les asthmatiques puisque l'humidité contribue à diminuer l'essoufflement. Les personnes cardiaques qui souffrent d'arythmie sévère et portent un défibrillateur interne doivent éviter la natation. Cependant, la natation est un excellent exercice pour la majorité des gens atteints d'une maladie chronique, puisque les nageurs utilisent toutes les parties de leur corps. Si vous n'avez pas nagé depuis un certain temps, pourquoi ne pas vous inscrire à un cours de natation dans une piscine communautaire?

La natation devient un exercice aérobique quand vous nagez de façon continue pendant dix minutes. Essayez différents styles de nage en les modifiant après une ou deux longueurs de piscine. Vous entraînerez ainsi tous vos muscles et articulations sans surmener aucune région de votre corps.

Prenez note que bien que la natation soit un excellent exercice aérobique, elle n'améliore pas l'équilibre et elle ne remplace pas les exercices utilisant le poids du corps essentiels à une bonne santé osseuse. L'ajout de la natation à votre programme de conditionnement physique est recommandé.

Conseils sur la natation

- La brasse et le crawl requièrent habituellement de nombreux mouvements du cou et peuvent être inconfortables. Vous pouvez résoudre ce problème en utilisant un masque et un tuba pour respirer sans devoir tourner votre cou.
- Le chlore peut être irritant pour les yeux. Pourquoi ne pas porter une paire de lunettes de natation? Ce type de lunette peut même être adapté à votre prescription visuelle.
- Prendre une douche chaude ou un bain à remous peut vous aider à réduire la raideur et la douleur musculaire après votre séance de natation. Souvenez-vous de ne pas déployer trop d'efforts et d'éviter de vous épuiser. Si vos muscles sont endoloris pendant plus de deux heures, allez-y plus doucement la prochaine fois.
- Si possible, vos séances de natation doivent toujours être surveillées par des maîtres nageurs qualifiés, ou sinon sous la vigilance d'un ami. Ne nagez jamais seul.

L'aquaforme

Si vous n'aimez pas nager ou si vous n'êtes pas à l'aise pour apprendre des styles de nage, vous pouvez faire des longueurs dans la piscine ou vous joindre aux millions d'adeptes de l'aquaforme, une mise en forme dans l'eau.

L'aquaforme est une activité aérobique qui favorise la souplesse et le renforcement tout en ayant du plaisir à effectuer des exercices efficaces et agréables. Le fait de flotter sur l'eau permet d'alléger le poids des hanches, des genoux, des pieds et du dos. Cet exercice en piscine est généralement mieux toléré que la marche par les personnes ayant des douleurs aux hanches, aux genoux, aux pieds et au dos. Les exercices effectués dans l'eau vous permettent d'avoir un certain degré d'intimité pour faire votre routine personnelle puisque personne ne peut vous voir plus bas que vos épaules.

Pour commencer

S'inscrire à un cours d'exercices aquatiques dirigés par un bon instructeur est un excellent point de départ. Les YMCA-YWCA, certaines institutions scolaires, et les services de loisirs et parcs de votre localité offrent des séances de différents niveaux d'intensité et, pour un grand nombre d'entre eux, il n'est pas nécessaire de savoir nager, car les exercices s'effectuent en eau peu profonde. Les séances d'aquaforme sont enseignées par des instructeurs qualifiés conscients de votre sécurité. Les Canadiens et les Canadiennes sont privilégiés de profiter de normes nationales élevées adoptées à l'échelle provinciale en ce qui a trait à la natation et au conditionnement physique.

Certains de ces programmes aquatiques, comme Waterworks (qui a été conçu par La Société de l'arthrite, mais dont l'enseignement n'est pas dispensé par cet organisme), sont offerts par votre piscine communautaire. La plupart des programmes aquatiques offrent des séances d'exercices à faible intensité désignées pour les personnes du troisième âge et à mobilité réduite. Communiquez avec le centre de loisirs de votre localité.

Si vous avez accès à une piscine et que vous désirez effectuer vos exercices par vous-même, il existe de nombreux livres consacrés aux exercices aquatiques qui pourront vous guider. La température de l'eau préoccupe souvent les gens quand il est question d'exercices aquatiques. La Société de l'arthrite recommande une température de l'eau de 29°C (84°F), ainsi qu'une température ambiante se situant dans les mêmes degrés. Si vous ne vivez pas dans un climat chaud, il faut donc que la piscine soit chauffée. Si vous commencez l'aquaforme, il est préférable de trouver une piscine à cette température. Vous pouvez effectuer vos exercices dans une eau plus froide s'ils sont plus vigoureux et que vous ne souffrez pas de sensibilité au froid. Plusieurs piscines où les nageurs effectuent des longueurs sont maintenues autour de 27–28°C (80–83°F). L'eau peut vous sembler froide aux premiers abords, mais vous parviendrez à vous réchauffer rapidement si vous faites une marche ou du jogging aquatique, ou tout autre exercice faisant bouger toutes les parties de votre corps.

Plus l'eau est profonde, moins il y a de pression exercée sur vos articulations. Cependant, il peut être difficile de maintenir votre équilibre si l'eau dépasse le milieu de votre poitrine. Vous pouvez adopter une position pour permettre à l'eau de couvrir une plus grande partie de votre corps en écartant vos jambes ou en fléchissant un peu vos genoux.

Conseils sur l'aquaforme

- Portez des chaussures qui protègent vos pieds contre les surfaces dures des piscines et qui vous procurent une meilleure adhérence dans la piscine et sur le bord. Certains modèles de chaussures sont spécialement conçus pour être portés dans l'eau ou disposent d'une bande Velcro pour vous permettre de les enfiler plus facilement. Les chaussures de plage avec des semelles en caoutchouc et recouvertes de mailles en tissu sont un autre modèle efficace.
- Si vous êtes atteint du phénomène de Raynaud ou d'un autre type de sensibilité au froid, portez une paire de gants chirurgicaux en latex jetables. Ces gants sont vendus dans la plupart des pharmacies. Il semble que l'eau qui s'infiltre dans le gant se réchauffe, ce qui permet d'isoler la main du froid. Si votre corps se refroidit dans l'eau, portez un tee-shirt ou une paire de collants d'exercice en lycra pour conserver la chaleur de votre corps.
- S'il n'y a pas de marches pour entrer et sortir de la piscine et qu'il vous est difficile de monter et descendre l'échelle, suggérez au personnel de la piscine d'installer un tabouret de cuisine de trois marches près de l'échelle de la piscine. Ce tabouret est un moyen économique d'installer des marches pour entrer et sortir plus facilement de la piscine et il peut être retiré et rangé au besoin.
- Porter un coussin flotteur ou un gilet de sauvetage accroît la flottabilité tout en enlevant du poids aux hanches, aux genoux et aux pieds.
- Comme lorsque vous êtes hors de l'eau, des mouvements plus lents rendront vos exercices plus faciles. Une autre façon de contrôler l'intensité est de modifier la quantité

d'eau que vous déplacez lors de vos mouvements aquatiques. Par exemple, quand vous faites un mouvement de va-et-vient avec vos bras sous l'eau, vous déployez davantage d'efforts si vous placez les paumes de vos mains face à face pour taper des mains. L'exercice sera plus facile si vous tournez la paume de vos mains vers le bas et que vous faites un mouvement de va-et-vient avec vos bras en poussant contre l'eau uniquement avec le côté de vos mains.

- Il est important de savoir qu'une flottabilité accrue permet de bouger plus facilement les articulations, surtout si vous faites de l'exercice dans une piscine chauffée. Commencez lentement et ne prolongez pas le temps passé dans la piscine tant que vous ne savez pas comment votre corps réagira ou se sentira le lendemain.
- Si vous souffrez d'asthme, l'exercice aquatique contribue à éviter l'aggravation des symptômes qui se manifestent durant d'autres types d'exercices. La raison réside probablement dans l'effet bénéfique que procure la vapeur d'eau sur les poumons. Toutefois, il ne faut pas oublier que la plupart des personnes atteintes d'une maladie pulmonaire sont davantage essoufflées quand elles s'exercent avec les bras plutôt qu'avec les jambes. Vous devriez alors vous concentrer sur les exercices aquatiques dont les mouvements sont principalement axés sur les jambes.
- Si vous avez souffert d'un accident vasculaire cérébral ou d'une autre maladie qui peut réduire votre force et votre équilibre, assurez-vous que quelqu'un pourra vous aider dans la piscine et sur le bord. Pour assurer davantage votre sécurité lors de vos exercices aquatiques, positionnez-vous près d'un mur ou rester près d'un ami qui peut vous aider au besoin. Vous pourriez même vous asseoir sur une chaise dans une eau peu profonde pour faire vos exercices. Demandez l'aide de votre instructeur pour concevoir un programme d'exercices et choisir les équipements les plus appropriés à vos besoins particuliers.

Le vélo d'exercice

Le vélo d'exercice offre des bienfaits sur la forme physique sans les risques en plein air. Certaines personnes le préfèrent parce qu'elles n'ont pas la souplesse, la force et l'équilibre pour pédaler aisément tout en maintenant la direction sur une route. Certaines personnes atteintes de paralysie à un bras ou une jambe peuvent s'exercer sur un vélo d'exercice à l'aide de courroies spéciales pour leur membre paralysé. Les gens demeurant dans des régions froides ou montagneuses peuvent aussi préférer l'utilisation du vélo d'exercice à l'intérieur.

Le vélo d'exercice représente donc une solution de rechange très intéressante. Son utilisation exerce moins de tensions sur vos hanches, vos genoux et vos pieds. De plus, vous pouvez ajuster facilement votre effort et la météo importe peu. Remplacez votre marche ou vos exercices vigoureux par du vélo d'exercice, surtout quand vous ne pouvez pas faire vos exercices à l'extérieur.

Rendre l'activité intéressante

Ce que l'on entend le plus souvent à propos du vélo d'exercice est qu'il s'agit d'une activité ennuyeuse. Une solution est de faire du vélo tout en regardant la télévision, en lisant ou en écoutant de la musique; vous vous mettrez ainsi en forme sans que l'exercice devienne ennuyeux. Une femme que nous connaissons prend une autre approche : elle élabore des parcours d'endroits à travers le monde qu'elle aimerait visiter et elle trace ses progrès sur une carte alors qu'elle accumule les kilomètres. D'autres personnes règlent leur temps d'exercice sur le vélo pour la durée de leur feuilleton préféré ou de leur bulletin de nouvelles télévisées qu'elles regardent chaque jour. Vous pouvez aussi regarder des vidéos ou des DVD de randonnées à bicyclette dans des pays exotiques, vous permettant ainsi d'adopter le point de vue du cycliste. Installez un appui-livres sur les guidons pour vous permettre de lire plus aisément.

Conseils sur le vélo d'exercice

- Le vélo d'exercice n'utilise pas les mêmes muscles que la marche. Il est possible que votre période d'exercice ne dure que quelques minutes jusqu'à ce que les muscles de vos jambes s'adaptent au fait de pédaler. Commencez par vous exercer sans mettre aucune résistance et augmenter légèrement la résistance dès que l'exercice devient plus facile. L'augmentation de la résistance est comparable à faire du vélo dans des sentiers montagneux. Si la résistance est trop élevée, il est probable que vous ressentiez de la douleur aux genoux et que vous deviez vous arrêter sans profiter des bienfaits de l'endurance.
- Pédalez à un rythme confortable. Pour la plupart des gens, de 50 à 70 tours par minute (tr/min) représentent un bon rythme de départ. Certains vélos vous indiquent le nombre de tours par minute ou vous pouvez compter vous-même le nombre de fois que votre pied droit atteint le niveau le plus bas dans une minute. Plus vous faites de vélo, plus vous pouvez augmenter votre vitesse. Toutefois, la vitesse ne signifie pas nécessairement que votre rendement est meilleur. Écouter de la musique avec un bon rythme vous permet de pédaler plus facilement à vitesse constante. Votre propre expérience vous dira quelle est la meilleure combinaison de vitesse et de résistance.
- Fixez-vous comme objectif entre 20 et 30 minutes de vélo à une vitesse confortable. Faites votre séance en alternant des intervalles d'exercices rapides avec d'autres demandant moins d'efforts. Utilisez votre fréquence cardiaque ou le test de perception de l'effort pour vous assurer de ne pas travailler trop fort. Si vous vous exercez seul, récitez des poèmes ou racontez-vous une histoire en pédalant pour que le temps passe plus vite. Ralentissez le rythme si vous êtes essoufflé.
- Notez par écrit le temps et la distance parcourue à chacune de vos séances de vélo d'exercice. Vous serez étonné de la progression de vos efforts.
- Si vous avez eu une dure journée, poursuivez votre routine d'exercices en pédalant sans résistance et en réduisant votre nombre de tours par minute et la durée de votre séance.

Liste de vérification d'un vélo d'exercice

- Le vélo est stable quand vous y montez ou en descendez.
- La résistance est facile à régler et peut être fixée à zéro.
- Le siège est confortable et peut être ajusté pour une extension complète des genoux quand la pédale est à son point le plus bas.
- Des pédales larges et des courroies desserrées permettent aux pieds de bouger légèrement tout en pédalant.
- Le cadre du vélo ne gêne pas les mouvements des genoux et des chevilles.
- Les guidons permettent une bonne posture et une position confortable pour les bras.

Autres appareils d'exercice

Si vous avez de la difficulté à monter sur un vélo d'exercice ou à en descendre, ou si vous n'avez pas suffisamment d'espace à la maison pour avoir un vélo d'exercice, vous pourriez essayer un pédalier d'exercice ou un exerciseur pour bras. Parlez-en à votre physiothérapeute ou à votre médecin, ou contactez une entreprise de fournitures médicales. Ces appareils peuvent être prêtés ou loués.

Un pédalier d'exercice est un petit appareil muni de pédales qui peut être attaché au pied d'un lit ou installé sur le sol devant une chaise. Il vous permet de vous exercer en pédalant. Sa résistance peut être réglée et il peut être placé afin de vous permettre de l'ajuster selon la longueur des jambes et le fléchissement des genoux. Un pédalier peut être une bonne solution de rechange pour les personnes ayant des problèmes d'équilibre, des muscles affaiblis ou qui sont atteintes de paralysie. Les personnes souffrant d'autres maladies chroniques, comme une maladie pulmonaire, peuvent constater qu'un pédalier est un outil pratique pour démarrer un programme d'exercices.

L'exerciseur pour bras ou l'ergomètre pour les bras sont des vélos pour les bras. Ils s'installent sur une table. Les personnes qui sont incapables d'utiliser leurs jambes pour faire des exercices actifs peuvent améliorer leur forme cardiovasculaire et la force du haut de leur corps en utilisant l'exerciseur pour bras. Il est important de travailler en étroite collaboration avec un thérapeute physique pour établir votre programme, étant donné que l'usage seul des bras pour un exercice d'endurance requiert une surveillance d'intensité différente de celle utilisée pour l'usage des grands muscles de la jambe. Comme nous l'avons mentionné précédemment, de nombreuses personnes atteintes d'une maladie pulmonaire peuvent constater un essoufflement lors d'exercices pour les bras, contrairement aux exercices pour les jambes qui sont plus agréables à effectuer.

Il existe de nombreux autres appareils d'exercice. On retrouve, entre autres, les tapis roulants, les rameurs motorisés ou non, les simulateurs de ski de fond, les petits trampolines, les simulateurs d'escaliers et les exerciseurs elliptiques. La plupart des modèles sont vendus à l'échelle commerciale ou résidentielle. Assurez de bien déterminer vos objectifs avant de faire l'achat d'un appareil d'exercice. Sur le plan de l'endurance et de la forme cardiovasculaire, un appareil qui vous aide à exercer simultanément toutes les parties du corps s'avère un excellent choix. Les mouvements doivent être rythmiques, répétitifs et continus.

L'appareil doit être confortable, sécuritaire et sans pression sur les articulations. Si un nouvel appareil en particulier vous intéresse, essayez-le pendant une semaine ou deux avant d'en faire l'achat.

Les appareils d'exercice qui requièrent l'utilisation de poids n'améliorent pas la forme cardiovasculaire, à moins qu'un parcours d'entraînement personnalisé puisse être conçu. La plupart des gens trouveront que les exercices de souplesse et de renforcement suggérés dans ce livre les aideront à considérablement augmenter leur force et leur souplesse, et ce, en toute sécurité. Si vous préférez ajouter dans votre programme des exercices de renforcement qui exigent l'utilisation de poids ou d'appareils à contrepoids, assurez-vous d'en parler d'abord avec votre médecin, votre physiothérapeute ou votre instructeur de conditionnement physique certifié.

La danse aérobique à faible impact

La majorité des gens considèrent la danse aérobique à faible impact comme un type d'exercice sécuritaire et amusant. « Faible impact » signifie qu'un pied est toujours posé au sol et que l'exercice ne comporte aucun saut. Cependant, une activité à faible impact ne signifie pas à faible intensité ni qu'elle protège toutes les articulations. Si vous participez à une séance de danse aérobique à faible impact, vous devrez sans doute apporter certains changements pour l'adapter à vos besoins. Vous pouvez aussi suivre des cours de danse aérobique à faible impact comme du Zumba ou du Jazzercise. La danse plus traditionnelle—comme la salsa, la danse sociale et la danse carrée—est aussi un bon exercice aérobique.

Pour commencer

Commencez par informer l'instructeur de votre état en précisant que vous pourriez devoir modifier certains mouvements pour répondre à vos besoins et que vous aurez peut-être besoin de ses conseils. Il est plus facile de commencer dans un nouveau groupe que de joindre une session déjà entamée. Si vous ne connaissez personne dans le groupe, profitez-en pour faire de nouvelles connaissances. Soyez ouvert sur les raisons vous obligeant à faire vos exercices de façon un peu différente. Vous serez ainsi plus à l'aise et ferez peut-être même la connaissance d'autres personnes qui ont aussi des besoins particuliers.

La plupart des instructeurs utilisent la musique ou comptent en suivant un rythme précis tout en exécutant un certain nombre de mouvements répétitifs. Vous trouverez peut-être qu'un mouvement est trop rapide ou que vous êtes incapable d'exécuter ce nombre de mouvements répétitifs. Modifiez la routine en ne faisant qu'un mouvement sur deux ou maintenez le rythme jusqu'à ce que vous ressentiez de la fatigue, puis ralentissez ou arrêtez-vous. Si vous êtes fatigué parce que le groupe exécute des mouvements axés sur les bras ou les jambes, essayez de reposer vos bras tout en poursuivant les mouvements des jambes ou marchez sur place jusqu'à ce que vous soyez prêt à recommencer. Si vous avez besoin de reposer vos pieds, la plupart des instructeurs pourront vous montrer des exercices aérobiques sur chaise.

Certaines routines à faible impact utilisent de nombreux mouvements des bras effectués à la hauteur ou au-dessus des épaules dans le but d'augmenter votre fréquence cardiaque. Souvenez-vous que trop d'exercices axés sur les bras au-dessus des épaules peuvent aggraver l'essoufflement, augmenter la pression artérielle et causer des douleurs aux personnes ayant une maladie pulmonaire, de l'hypertension, ou des problèmes liés aux épaules. Vous pouvez modifier l'exercice en baissant vos bras ou en prenant une pause.

Exposer ses différences parmi un groupe réuni dans une salle remplie de miroirs demande du courage, de la conviction et un bon sens de l'humour. Ce qu'il y a de mieux à faire est de choisir un instructeur qui encourage les participants à s'exercer selon leur propre rythme et un groupe où les gens semblent sympathiques et avoir du plaisir. Avant de vous engager et de débourser des frais, profitez-en pour observer quelques séances, discuter avec les instructeurs, et participer à au moins une séance.

Conseils sur les activités aérobiques

- **Portez des chaussures.** De nombreux centres de conditionnement ont des revêtements de sol matelassés ou des tapis qui peuvent vous inciter à vouloir vous exercer pieds nus. Ne le faites pas! Les chaussures vous aident à protéger les petits muscles et articulations de vos pieds et de vos chevilles en vous permettant de vous tenir debout sur une surface lisse et ferme.
- **Protégez vos genoux.** Lors d'exercices debout, vos genoux doivent être droits, mais détendus. De nombreuses routines à faible impact sont effectuées avec les genoux fléchis et tendus, ainsi qu'avec beaucoup de mouvements de haut en bas. Ces exercices peuvent être douloureux et inutilement stressants. Vous pouvez éviter cette situation en vous souvenant de maintenir vos genoux détendus. (Les instructeurs d'aérobie utilisent souvent l'expression « genoux souples ».) Utilisez les miroirs pour vous assurer que vous maintenez le haut de votre tête bien droit quand vous faites vos exercices; ne faites pas de sautillements brusques et inutiles.
- **Ne faites pas d'étirements exagérés.** Le début (échauffement) et la fin (récupération) de la séance sont composés d'exercices d'étirement et de renforcement. Souvenez-vous de ne pas exagérer vos étirements et de toujours être à l'aise. Maintenez la position et ne faites pas de sauts. Si certains étirements sont douloureux, ne les faites pas. Demandez plutôt à votre instructeur de vous en suggérer un moins difficile ou choisissez vous-même un autre exercice.
- **Changez de mouvements.** Variez régulièrement vos mouvements afin d'éviter les douleurs aux muscles et aux articulations. Quand vous démarrez un nouveau programme d'exercices, il est normal de ressentir de nouvelles sensations dans vos muscles et autour de vos articulations. Toutefois, si le même mouvement vous procure de l'inconfort pendant quelque temps, changez-le ou interrompez votre séance et prenez une pause.
- **Alternez les types d'exercices.** De nombreux centres de conditionnement physique offrent divers types d'exercices : des salles

d'équipement avec des appareils cardiovasculaires, des piscines et des salles d'aérobie. Si vous avez de la difficulté à suivre un cours d'aérobie d'une heure, demandez s'il est possible de participer uniquement aux séances d'échauffement et de récupération et, pour le segment aérobique, de faire du vélo d'exercice ou du tapis roulant. Un grand nombre de personnes ont constaté que cette routine leur permet de profiter à la fois des bienfaits d'un programme personnalisé et d'exercices en groupe.

Tests d'autocontrôle pour l'endurance (mise en forme aérobique)

Pour certaines personnes, le sentiment d'avoir amélioré leur endurance et leur bien-être suffit à démontrer leurs progrès. D'autres personnes ont besoin de preuves tangibles démontrant que leur programme d'exercices fait une différence mesurable. Vous pouvez utiliser un ou les deux tests axés sur l'endurance et la mise en forme aérobique. Choisissez le test qui vous convient le mieux, car il peut être difficile pour certaines personnes de faire les deux tests. Notez vos résultats et, après quatre semaines d'exercices, effectuez de nouveau le test et évaluez votre amélioration. Répétez ce même scénario après quatre autres semaines.

Test sur la distance

- **Utilisez un podomètre.** Le podomètre est l'un des accessoires d'entraînement les plus économiques. Puisque la distance peut être difficile à établir, les meilleurs podomètres mesurent votre nombre de pas. Si vous prenez l'habitude de porter un podomètre, il sera plus facile de vous motiver à marcher de plus longues distances tous les jours. Vous serez surpris du nombre de pas que vous ferez.
- **Mesurez la distance.** Trouvez un endroit propice à la marche, au vélo, à la nage ou à la marche en piscine qui vous permette de mesurer la distance parcourue. Une piste de course à pied s'avère un excellent endroit. Vous pouvez aussi mesurer la distance d'une rue avec votre voiture. Un vélo d'exercice muni d'un odomètre procure une mesure équivalente. Si votre choix s'arrête sur la nage ou la marche en piscine, vous pouvez alors compter le nombre de longueurs de piscine. Après votre séance d'échauffement, notez votre point de départ et effectuez votre exercice (vélo, nage ou marche) de façon rapide et agréable pendant cinq minutes tout en maintenant toujours un rythme stable. Une fois les cinq minutes écoulées, marquez l'endroit de votre arrivée, ou notez la distance ou le nombre de longueurs. Prenez immédiatement votre pouls et évaluez votre perception de l'effort sur l'échelle de 0 à 10. Poursuivez cet exercice, cette fois-ci à un rythme lent, pour une séance de récupération de trois à cinq minutes. Notez de nouveau la distance, votre fréquence cardiaque et votre perception de l'effort.

- **Répétez le test** après plusieurs semaines d'exercices. Vous pourriez noter un changement dès la quatrième semaine, mais il faut habituellement de huit à douze semaines pour constater une amélioration. *Objectif* : Parcourir une plus longue distance, diminuer votre rythme cardiaque ou réduire votre effort perçu.

Test sur la durée

- **Établir une durée.** Mesurez la distance parcourue lors de l'exercice de marche, de vélo, de nage ou de marche en piscine. Estimez la distance que vous pensez parcourir dans une période d'une à cinq minutes. Vous pouvez estimer la distance selon le nombre de pâtés de maisons, la distance réelle, ou les longueurs dans une piscine. Effectuez une séance d'échauffement de trois à cinq minutes. Démarrez le chronométrage et commencez à bouger de façon stable, rapide et agréable. À la fin de cette période, notez le temps qu'il vous a fallu pour parcourir votre distance, votre rythme cardiaque et votre perception de l'effort.
- **Répétez le test** après plusieurs semaines d'exercices, comme pour le test sur la distance. *Objectif* : Parcourir une distance établie plus rapidement avec un rythme cardiaque moins accéléré et une variable plus faible de l'effort perçu.

Autres lectures suggérées

Fortmann, Stephen P., et Prudence E. Breitrose. *The Blood Pressure Book: How to Get It Down and Keep It Down*, 3e édition. Boulder, Colo. : Bull, 2006.

Karpay, Ellen. *The Everything Total Fitness Book*. Avon, Mass. : Adams Media, 2000.

Knopf, Karl. *Make the Pool Your Gym: No-Impact Water Workouts for Getting Fit, Building Strength and Rehabbing from Injury.* Berkeley, Calif. : Ulysses Press, 2012

Nelson, Miriam E, Alice H. Lichtenstein, et Lawrence Lindner. *Strong Women, Strong Hearts: Proven Strategies to Prevent and Reverse Heart Disease Now.* New York : Putnam, 2005.

Stark, Steven. *The Stark Reality of Stretching: An Informed Approach for All Activities and Every Sport*. Vancouver : Stark Reality Corp., 2000.

White, Martha. *Water Exercise: 78 Safe and Effective Exercises for Fitness and Therapy.* Champaign, Ill. : Human Kinetics, 1995.

Autres ressources

- ☐ Canadian Physical Activity Guidelines for Seniors. www.uwo.ca.
  Canadian Centre for Activity and Aging. Vidéos, webinaires, brochures en format PDF, et articles informatifs. Université Western Ontario.
- ☐ Guide d'activité physique pour les aînés. www.publications.gc.ca/collections/Collection/H88-3-30-2001/pdfs/healthy/acthb_f.pdf
- ☐ Kino Québec. www.kino-quebec.qc.ca/personnes.asp
- ☐ Participaction. www.publications.gc.ca/collections/Collection/H88-3-30-2001/pdfs/healthy/acthb_f.pdf
- ☐ Sit and Be Fit (exercices avec une chaise). www.sitandbefit.org
- ☐ Société canadienne de physiologie de l'exercice (SCPE). www.csep.ca.
  Site Web qui offre le Guide personnel pour une vie active et des liens vers les lignes directrices canadiennes en matière d'activité physique. Disponible en français, en inuktitut et en inuinnaqtun.

Chapitre 9

La communication avec les membres de la famille, les amis et les professionnels de la santé

« Tu ne comprends pas! »

Combien de fois avons-nous dit cette phrase à la suite d'une conversation frustrante? Quand nous parlons à quelqu'un, notre objectif est que la personne nous comprenne. Il est frustrant de sentir que nous n'avons pas été compris. Le manque de communication efficace peut mener à la colère, au désarroi, à l'isolement et à la dépression. Ces sentiments peuvent être encore plus aigus en présence d'un problème de santé de longue durée. Lorsque la communication se détériore, les symptômes peuvent s'amplifier. La douleur peut s'intensifier, la glycémie et la pression sanguine peuvent augmenter ce qui fait travailler inutilement le cœur. L'inquiétude engendrée par le conflit et l'incompréhension peuvent nous rendre irritable, interférer avec la concentration et parfois, entraîner des accidents. Il est clair que les problèmes de communication affectent notre santé physique, mentale et émotionnelle.

Une saine communication est vitale pour les relations et les relations sont essentielles pour adopter de saines stratégies d'adaptation. Le manque de communication est la principale cause de mauvaises relations entre les époux ou les partenaires, les membres de la famille, les amis, les collègues de travail ou les professionnels de notre équipe de soins.

Une bonne communication est nécessaire lorsque vous avez un problème de santé de longue durée. Votre équipe de professionnels de la santé, en particulier, doit vous comprendre. Lorsque vous ne comprenez pas les conseils ou les recommandations de votre médecin, les résultats peuvent mettre votre vie en danger. Pour un autogestionnaire, les compétences pour la communication efficace sont essentielles.

Dans le présent chapitre, nous traiterons des outils pour améliorer la communication. Plus particulièrement, il s'agit d'outils pour vous aider à exprimer vos sentiments de manière positive, à minimiser les conflits, à demander de l'aide et à apprendre à dire non. Nous parlerons également de comment écouter, comment reconnaître le langage corporel et les différents styles de communication et comment obtenir davantage de renseignements des autres.

Souvenez-vous que la communication doit aller dans les deux sens. L'idée d'exprimer vos sentiments ou de demander de l'aide vous rend peut-être inconfortable, mais il est probable que les autres se sentent de la même manière. Il ne tient peut-être qu'à vous de vous assurer de maintenir la communication ouverte. Voici deux clés pour une meilleure communication :

- Ne présumez pas que les autres « devraient savoir ». Les gens ne lisent pas dans les pensées. Si vous voulez être certain que quelqu'un sache quelque chose, dites-le.
- Vous ne pouvez modifier la manière de communiquer des autres. Ce que vous pouvez modifier, c'est votre manière de communiquer pour vous assurer d'être compris.

Exprimez vos émotions

Quand la communication est difficile, suivez les étapes suivantes. Premièrement, réexaminez la situation. Qu'est-ce qui vous contrarie? Que ressentez-vous? Voici un exemple.

Jean et Steve ont décidé d'assister à une partie de football. Quand Jean est arrivé chez Steve, il n'était pas encore prêt. En fait, il n'est pas certain de vouloir y aller parce qu'il a des problèmes avec ses genoux arthritiques. La conversation suivante s'ensuit :

Steve : *Tu ne comprends pas. Si tu ressentais la douleur que j'ai, tu ne m'accuserais pas si rapidement. Tu ne penses qu'à toi.*

Jean : *Bien, il semble que j'irai seul à la partie.*

Durant cette conversation, aucun des deux amis ne s'est arrêté pour penser à ce qui le contrariait ou à ce qu'il ressentait. Ils se sont blâmés l'un l'autre pour une situation regrettable.

La prochaine conversation présente les deux mêmes hommes en utilisant une méthode de communication plus attentive.

Jean : *Quand on prévoit une sortie et que, à la dernière minute, tu n'es pas certain d'y aller, je me sens frustré et en colère. Je ne sais plus quoi faire : y aller seul, rester avec toi et changez nos plans ou ne plus prévoir de sorties ensemble.*

Steve : *Je me sens un peu embêté quand mes douleurs arthritiques surviennent à la dernière minute. Je continue d'espérer que je pourrai y aller et c'est pour cette raison que je ne téléphone pas, car je ne veux pas te décevoir et je souhaite vraiment y aller. Au fur et à mesure que la journée avance, je continue d'espérer que la douleur dans mes genoux disparaîtra.*

Jean : *Je comprends.*

Steve : *Allons à la partie et tu n'auras qu'à me déposer près de l'entrée avant d'aller garer la voiture. Je n'aurai ainsi pas besoin de marcher une longue distance. Je monterai ensuite les marches lentement et je serai rendu à nos sièges quand tu arriveras. Je tiens vraiment à aller à cette partie avec toi. À l'avenir, je t'aviserai plus tôt si mes douleurs arthritiques surviennent.*

Jean : *Ça me convient parfaitement. J'apprécie ta compagnie et aussi de savoir comment je peux t'aider, sauf que je déteste être pris par surprise.*

Dans ce dialogue, Jean et Steve ont parlé de la situation et de ce qu'ils ressentaient. Personne n'a blâmé l'autre.

Malheureusement, nous vivons un grand nombre de situations où les autres utilisent une méthode de communication accusatrice, ou encore des situations où nous nous faisons prendre à ne pas écouter et rejetons le blâme sur l'autre. Même dans ce contexte, une méthode de communication plus attentive peut être utile. En voici un exemple.

Jeanne : *Pourquoi gâches-tu toujours mes plans? Tu aurais pu au moins me téléphoner. J'en ai vraiment assez d'essayer d'organiser des sorties avec toi.*

Sandra : *Je comprends. Je me sens un peu embêtée quand une crise d'anxiété survient à la dernière minute. Je continue d'espérer que je pourrai y aller et je ne te téléphone pas, car je ne veux pas te décevoir et que je souhaite vraiment y aller. Au fur et à mesure que la journée avance, je continue d'espérer que ma crise d'anxiété s'apaisera.*

Jeanne : *Enfin, j'espère que tu me téléphoneras la prochaine fois. Je déteste me faire prendre par surprise.*

Sandra : *Je comprends. Si tu es d'accord, pourquoi n'irions-nous pas magasiner maintenant? Si je commence à me sentir trop anxieuse, je me reposerai dans un café avec mon livre pendant que tu poursuis tes achats. Je veux que l'on continue à planifier des sorties. À l'avenir, je t'aviserai plus tôt si je me sens trop anxieuse.*

Dans cet exemple, seule Sandra utilise une méthode de communication plus attentive. Jeanne continue de blâmer son amie. Toutefois, le résultat est concluant parce que les deux amies ont obtenu ce qu'elles voulaient.

Voici quelques suggestions pour parvenir à une communication fructueuse tout en établissant des rapports coopératifs.

- **Démontrez du respect.** Démontrez toujours du respect et de l'estime envers l'autre personne. Essayez de ne pas être trop exigeant. Évitez les commentaires humiliants ou accusateurs comme « Pourquoi gâches-tu toujours mes plans? » L'utilisation du pronom « tu » est un indice que votre communication peut être accusatrice. Un peu de tact et de courtoisie peuvent grandement vous aider à désamorcer les tensions. (Voir la section sur la colère au chapitre 4, page 68.)
- **Soyez clair.** Décrivez une situation précise ou vos observations en citant les faits. Évitez des mots comme « toujours » et « jamais ». Par exemple, Sandra mentionne : « Je me sens un peu embêtée quand une crise d'anxiété survient à la dernière minute. Je continue d'espérer que je pourrai y aller et je ne te téléphone pas, car je ne veux pas te décevoir et que je souhaite vraiment y aller. Au fur et à mesure que la journée avance, je continue d'espérer que ma crise d'anxiété s'apaisera. »
- **Ne faites pas de supposition.** Demandez plus de détails. Ce n'est pas ce que fait Jeanne. Elle suppose que Sandra n'a pas appelé par manque de politesse. Il aurait mieux valu qu'elle demande à Sandra pourquoi elle n'a pas appelé plus tôt. Les suppositions sont l'ennemi de la bonne communication. De nombreuses mésententes surviennent lorsqu'une personne s'attend à ce que l'autre lise dans ses pensées. Un signe pouvant indiquer que vous faites des suppositions est de penser « cette personne devrait savoir… ». Ne vous fiez pas à la lecture dans les pensées; exprimez vos propres besoins et sentiments directement et clairement, et posez des questions si vous ne comprenez pas quelque chose.
- **Soyez ouvert.** Essayez d'exprimer vos sentiments ouvertement et honnêtement. Ne faites pas deviner aux autres comment vous vous sentez; ils seraient probablement à côté de la plaque. Sandra a fait la bonne chose; elle a évoqué son désir d'y aller et de ne pas décevoir Jeanne et a expliqué qu'elle espérait que sa crise d'anxiété s'apaiserait.
- **Acceptez les sentiments des autres.** Essayez de les comprendre. Ce n'est pas toujours facile; vous avez parfois besoin de réfléchir à ce qui vient d'être dit, plutôt que de répondre immédiatement. Vous pouvez toujours gagner du temps en disant « je comprends » ou « je ne suis pas certain de comprendre; peux-tu m'expliquer davantage? »
- **Utilisez l'humour, mais avec modération.** Parfois, ajouter doucement une touche d'humour peut faire des merveilles. Mais évitez le sarcasme ou l'humour méprisant, et sachez quand c'est le temps d'être sérieux.
- **Évitez de jouer le rôle de la victime.** Vous devenez une victime quand vous n'exprimez pas vos besoins et vos sentiments ou quand vous vous attendez à ce qu'une autre personne agisse d'une certaine manière. À moins que vous n'ayez fait quelque chose

pour blesser une autre personne, vous ne devriez pas vous excuser. S'excuser sans cesse est un signe que vous vous percevez comme une victime. Vous méritez du respect et vous avez le droit d'exprimer vos désirs et vos besoins.

- **Écoutez d'abord.** Les gens qui savent écouter interrompent rarement. Attendez quelques secondes lorsqu'une personne a fini de parler avant de répondre. Il ou elle a peut-être quelque chose à ajouter.

Les messages au « je »

Plusieurs d'entre nous ne sont pas confortables pour exprimer nos sentiments, surtout quand il peut sembler que nous critiquons quelqu'un d'autre.

Si les émotions sont intenses, les tentatives pour exprimer de la frustration peuvent être pleines de messages au « tu ». Ces messages expriment un blâme et l'autre personne peut se sentir attaquée. Soudain, l'autre personne est sur la défensive et la communication devient difficile. La situation dégénère à partir de là, ce qui mène à la colère, à la frustration et au ressentiment.

Les messages au « je » sont l'expression directe et affirmée de nos opinions et de nos sentiments, tandis que les phrases au « tu » sont accusatrices et conflictuelles. Par exemple : « J'essaie vraiment de faire du mieux que je peux », plutôt que « Tu me critiques tout le temps. » Ou « J'apprécie que tu diminues le volume de la télévision quand que je parle », plutôt que « Tu ne m'écoutes jamais. » Remarquez que : « J'ai l'impression que tu ne me traites pas correctement » est en fait un message au « tu » dissimulé. Un véritable message au « je » serait : « Je me sens en colère et je suis blessé. » Voici d'autres exemples :

Message au « tu » : *« Pourquoi es-tu toujours en retard? Nous ne sommes jamais ponctuels. »?*

Message au « je » : *« Je suis en colère quand j'arrive en retard. C'est important pour moi d'être ponctuel. »*

Message au « tu » : *« Tu ne comprends vraiment pas à quel point je me sens mal. »*

Message au « je » : *« Je ne me sens pas bien. J'aurais bien besoin d'aide aujourd'hui. »*

Prenez garde aux messages au « tu » dissimulés. Ces messages commencent par « Je me sens… ». Voici un exemple :

Message au « tu » : *« Tu marches toujours trop rapidement. »?*

Message au « tu » dissimulé : *« Je me sens en colère quand tu marches si rapidement. »*

Message au « je » : *« J'ai beaucoup de difficulté à marcher rapidement. »*

L'astuce avec les messages au « je » est d'éviter l'usage des mots « tu » et « toi » et de plutôt exprimer ses émotions personnelles en utilisant les mots « je » et « moi ». Bien entendu, comme pour toute nouvelle compétence, il faut de l'entraînement pour bien maîtriser les messages au « je ». Commencez par vraiment écouter, vous-mêmes et les autres. (Les épiceries sont de bons endroits pour entendre de nombreux messages au « tu » quand les parents parlent à leurs enfants.) Dans votre tête, prenez certains des messages au « tu » et transformez-les en messages au « je ». Vous serez surpris de la rapidité à laquelle les messages au « je » deviennent une habitude. Si l'utilisation de messages au « je » vous semble difficile, essayez d'adopter ce modèle :

« Je remarque... » (Ne mentionnez que les faits.)

« Je pense... » (Exprimez votre opinion.)

« Je me sens... » (Énoncez quels sont vos sentiments.)

« Je veux... » (Énoncez exactement ce que vous aimeriez que l'autre personne fasse.)

Par exemple, vous confectionnez un pain spécial à offrir en cadeau à un ami. Quelqu'un arrive dans la cuisine, le voit sur le comptoir et en coupe une tranche épaisse. Vous êtes fâché parce que, entamé, le cadeau est gâché. Vous pourriez dire au mangeur de pain : « Tu as pris une tranche de mon pain spécial (observation). Tu aurais dû me le demander avant (opinion). Je suis très fâché et déçu parce que je ne peux plus le donner en cadeau maintenant (sentiment). Je voudrais des excuses et je voudrais que tu me le demandes la prochaine fois (désir). »

Voici quelques avertissements relativement aux messages au « je ». Tout d'abord, ils ne sont pas un remède universel. Parfois, l'écoutant a besoin de temps avant de les entendre. C'est encore plus vrai si la personne est habituée d'entendre des messages de reproche au « tu ». Si l'utilisation des messages au « je » ne fonctionne pas dans un premier temps, continuez de les utiliser. Les choses vont changer au fur et à mesure que vous développerez vos compétences et que les anciens modèles de communication seront brisés.

Ensuite, certaines personnes utilisent les messages au « je » pour faire de la manipulation. Ils expriment souvent de la tristesse, de la colère ou de la frustration afin d'obtenir la sympathie des autres. Quand ces messages sont utilisés de cette manière, les problèmes peuvent empirer. Les messages au « je » efficaces doivent faire état de sentiments honnêtes.

Exercice : Messages au « je »

Modifiez les propos suivants en messages au « je ». (Soyez attentif aux messages au « tu » dissimulés.)

1. « Tu t'attends à ce que je sois aux petits soins avec toi! »
2. « Docteur, vous n'avez jamais assez de temps pour moi. Vous êtes toujours à la course. »
3. « Tu ne me touches presque jamais. Depuis ma crise cardiaque, tu ne m'as plus accordé la moindre attention. »
4. « Docteur, vous ne m'avez pas mentionné les effets secondaires de tous ces médicaments ou la raison pour laquelle je dois les prendre. »

S'assurer de la clarté de la communication

Mots qui aident à la compréhension	Mots qui nuisent à la compréhension
Je	Tu
Maintenant, en ce moment, à ce stade-ci	Jamais, toujours, chaque fois, constamment
Qui, lequel, où, quand	Évidemment...
Que veux-tu dire, explique-toi s'il te plaît, dis-m'en davantage, je ne comprends pas	Pourquoi?

Finalement, remarquez que les messages au « je » sont une excellente façon d'exprimer des sentiments positifs et des compliments. Par exemple, « J'apprécie vraiment les minutes supplémentaires que vous m'avez accordées aujourd'hui, docteur. »

Les bonnes aptitudes pour la communication facilitent la vie de chacun, particulièrement ceux qui ont des problèmes de santé à long terme. Le tableau ci-dessous résume certains mots qui aident ou nuisent à la communication.

Minimiser les conflits

Outre les messages au « je », il y a d'autres façons de minimiser les conflits.

- **Changer de sujet.** Si une discussion se détourne du sujet et que les émotions deviennent intenses, changez le sujet de la conversation. C'est-à-dire, ramenez la discussion sur le sujet convenu. Par exemple, vous pouvez dire quelque chose comme : « Nous devenons tous les deux agités et nous nous éloignons du sujet dont nous avions convenu de discuter. » Ou « J'ai l'impression que nous évoquons d'autres sujets que ce dont nous avons convenu de parler et je commence à m'énerver. Pouvons-nous parler de ces autres choses plus tard et simplement discuter de ce dont nous avions convenu? »
- **Gagnez du temps.** Par exemple, vous pouvez dire : « Je crois comprendre tes inquiétudes, mais j'ai besoin de plus de temps pour y réfléchir avant de pouvoir répondre. » Ou « J'entends ce que tu dis, mais je suis trop frustré pour répondre maintenant. J'ai besoin d'en savoir plus à ce sujet avant de pouvoir répondre. »
- **Assurez-vous de comprendre le point de vue de l'un comme de l'autre.** Pour ce faire, résumez ce que vous avez entendu et demandez des précisions. Vous pouvez aussi échanger les rôles. Essayez de faire valoir le point de vue de l'autre aussi complètement et consciencieusement que possible. Cela vous aidera à comprendre tous les aspects d'un problème et de montrer que

vous respectez l'opinion de l'autre et que vous lui accordez de la valeur. Cela vous aidera également à développer votre tolérance et votre empathie pour les autres.

- **Trouvez des compromis.** Vous ne trouverez peut-être pas toujours la solution parfaite à un problème ou vous ne parviendrez pas toujours à vous entendre. Néanmoins, il pourrait être possible d'en arriver à un compromis. Trouvez une solution sur laquelle vous pouvez être d'accord. Par exemple, vous pouvez essayer votre façon de faire pour cette fois et la façon de faire de l'autre personne la prochaine fois. Ou vous pouvez vous entendre en partie sur ce que vous souhaitez et en partie sur ce que l'autre personne souhaite. Ou encore, décider ce que vous ferez et ce que l'autre personne fera en échange. Ce sont différentes formes de compromis qui peuvent vous aider lors de moments difficiles.
- **Présentez vos excuses.** Nous avons tous dit des choses ou posé des gestes qui ont, intentionnellement ou non, blessé les autres. De nombreuses relations sont endommagées, parfois pendant plusieurs années, parce que des personnes n'ont pas appris la puissante aptitude sociale qu'est l'excuse. Bien des fois, de simples excuses sincères suffisent pour rétablir une relation.

  Plutôt qu'être un signe de faiblesse de caractère, une excuse montre de grandes forces. Pour porter ses fruits, une excuse doit comporter tout ce qui suit :

  - Admettre l'erreur commise et en prendre la responsabilité. Vous devez nommer l'erreur sans chercher à la dissimuler en disant seulement : « Je suis désolé pour ce que j'ai fait. » Soyez précis. Vous pouvez dire, par exemple : « Je suis vraiment désolé d'avoir parlé derrière ton dos. » Expliquez les circonstances particulières qui vous ont menés à faire ce que vous avez fait. Ne cherchez pas à vous trouver des justifications ou à vous soustraire à vos responsabilités.
  - Exprimer ses sentiments. Des excuses authentiques et sincères supposent une certaine souffrance. La tristesse montre que la relation est importante pour vous.
  - Reconnaître les répercussions de vos gestes. Vous pouvez dire : « Je sais que je t'ai blessé et que ma conduite t'a beaucoup nuit. Pour cela, je suis sincèrement désolé. »
  - Offrir une réparation. Demandez ce que vous pourriez faire pour améliorer la situation, ou proposez des idées concrètes.

Présenter ses excuses n'est pas une partie de plaisir, mais c'est un geste de courage, de générosité et de guérison, et vous offrent la possibilité d'avoir une relation renouvelée et plus forte et elles peuvent même vous apaiser.

Demander de l'aide

Demander et offrir de l'aide fait partie de la vie, mais peut néanmoins causer son lot de problèmes. Bien que la plupart d'entre nous aient parfois besoin d'aide, peu de gens aiment en demander. Nous ne voulons pas admettre que nous sommes incapables de faire quelque chose par nous-mêmes. Ou alors, nous ne voulons pas être un fardeau pour les autres. Parfois, nous tournons autour du pot ou exprimons une requête très vague : « Je suis désolée d'avoir à te demander cela... », « Je sais que j'en demande beaucoup... », « Je n'aime pas te demander ça, mais... ». Tourner autour du pot a tendance à mettre l'autre personne sur la défensive : « Voyons, que va-t-il me demander de si gros? » Afin d'éviter cette réaction, soyez précis. Une demande générale peut mener à une incompréhension. La personne à qui l'on demande de l'aide peut réagir négativement si la demande n'est pas claire, ce qui mène alors à un bris de communication et l'aide n'est pas obtenue. Une demande précise a de meilleures chances d'avoir un résultat positif.

Demande générale : *« Je sais que c'est bien la dernière chose que tu as envie de faire, mais j'ai besoin d'aide pour déménager. Me donnerais-tu un coup de main? »*

Réaction : *« Ah... et bien... je ne sais pas. Laisse-moi te donner une réponse quand j'aurai vérifié mon horaire. » (Probablement l'an prochain!)*

Demande précise : *« Je déménage la semaine prochaine, mais j'aimerais transporter mes livres et mes articles de cuisine à l'avance. Pourrais-tu m'aider à charger mes boîtes dans ma voiture et à les décharger samedi matin? Je pense qu'un seul voyage sera suffisant. »*

Réaction : *« Je suis occupé samedi matin, mais je pourrais te donner un coup de main vendredi soir. »*

Les personnes ayant des problèmes de santé reçoivent parfois des propositions d'aide qui ne sont pas nécessaires ou souhaitées. Dans la plupart des cas, ces offres viennent de personnes importantes dans votre vie. Ces personnes se préoccupent de vous et veulent sincèrement vous aider. Un message au « je » bien formulé vous permet de décliner l'offre sans mettre l'autre personne dans l'embarras. « Merci de te montrer aussi attentionné, mais aujourd'hui, je pense que je peux m'en occuper moi-même. J'espère pouvoir compter sur ton offre une prochaine fois. »

Dire non

Regardons l'envers de la médaille : on vous demande de l'aide. Il est sans doute préférable de ne pas répondre immédiatement. Vous pourriez avoir besoin de plus de renseignements. Si une demande évoque chez vous des sentiments négatifs, fiez-vous à ce que vous ressentez.

L'exemple d'aider une personne à déménager en est un bon. « Aide-moi à déménager » peut signifier à peu près n'importe quoi; aussi bien déménager des meubles dans un escalier que d'aller chercher la pizza pour les déménageurs affamés. L'utilisation de compétences précises permet d'éviter les problèmes. Il est important de bien comprendre chaque demande avant d'y répondre. Demander plus de renseignements, ou reformuler la demande permet souvent d'obtenir plus de précisions : « Avant de te répondre… » permet non seulement de préciser la demande, mais aussi d'empêcher la personne de supposer que vous allez dire oui.

Si vous décidez de dire non, il est préférable de reconnaître l'importance de la demande. Ainsi, la personne saura que c'est sa demande que vous refusez plutôt qu'elle-même. Votre refus ne devrait pas être un rejet. « Ça semble être un projet valable, mais c'est plus que ce que je peux entreprendre cette semaine. » Encore une fois, l'objectif est d'être précis. Essayez d'être clair à propos des conditions de votre refus : refuserez-vous toujours la demande ou est-ce qu'aujourd'hui, cette semaine, ou que tout de suite pose un problème? Si vous vous sentez dépassé ou bousculé, dire non peut aussi être un outil utile. Vous pouvez souhaiter présenter une contre-offre comme « je ne pourrai pas conduire aujourd'hui, mais la semaine prochaine, oui ». Et rappelez-vous, vous avez toujours le droit légitime de refuser une demande, même si elle est raisonnable.

Accepter de l'aide

Nous entendons souvent « Comment puis-je aider? » et notre réponse est souvent « Je ne sais pas » ou « Merci, mais je n'ai pas besoin d'aide ». Chaque fois, nous pensons : « Ils devraient savoir… » Soyez prêt à accepter l'aide en ayant une réponse précise. Par exemple, « Ce serait bien si nous pouvions aller faire une promenade ensemble une fois par semaine » ou « Pourrais-tu s'il te plaît sortir les vidanges? Je n'arrive pas à les transporter. » Rappelez-vous que les gens ne peuvent pas lire dans vos pensées, alors vous devrez leur dire de quelle aide vous avec besoin et les remercier de vous avoir aidé. Pensez à la manière dont chaque personne peut aider. Si possible, donnez aux gens une tâche dont ils peuvent facilement s'acquitter. Vous leur faites un cadeau. Les gens aiment se sentir utiles et se sentent rejetés lorsqu'ils ne peuvent pas aider une personne dont ils se préoccupent. Il est aussi utile de vous montrer reconnaissant de l'aide que vous recevez. (Consultez « Soyez reconnaissant » à la page 102 du chapitre 5.)

Être à l'écoute

Une bonne écoute est probablement l'aptitude à la communication la plus importante. La plupart d'entre nous sont bien meilleurs pour parler que pour écouter. Lorsque les autres nous parlent, nous préparons souvent une réponse plutôt que de simplement écouter. Il y a de nombreuses étapes à suivre pour être un bon écoutant :

1. **Écoutez les mots et le ton de la voix, et observez le langage corporel.** (Consultez la page 170). Il se peut que, parfois, les mots utilisés ne racontent pas toute l'histoire. La voix est-elle chancelante? L'interlocuteur a-t-il de la difficulté à trouver les bons mots? Remarquez-vous une tension corporelle? La personne semble-t-elle distraite? Entendez-vous du sarcasme? Quelle est son expression faciale? Si vous percevez certains de ces signes, l'interlocuteur est probablement préoccupé par autre chose.
2. **Signalez à votre interlocuteur que vous l'écoutez.** Ce signalement peut être un simple « oui ». La plupart du temps, l'interlocuteur souhaite que l'autre personne démontre de l'intérêt ou sache bien écouter. Parfois, le simple fait de parler à une personne compatissante fait du bien.
3. **Signalez à votre interlocuteur que vous avez entendu à la fois le contenu et l'émotion soutenant ce qu'il ou elle a dit.** Pour ce faire, vous pouvez reformuler ce que la personne vous a dit. Par exemple, « Il semble que tu planifies un beau voyage. » Ou vous pouvez répondre en reconnaissant les émotions : « Ce doit être difficile », ou « Tu dois être triste ». Quand vous répondez au niveau émotionnel, les résultats sont souvent étonnants. Ces réponses tendent à ouvrir la porte à l'expression de plus de sentiments et de pensées. Réagir au contenu ou à l'émotion peut faciliter la communication et décourager l'autre personne de simplement répéter ce qui a déjà été dit. Toutefois, n'essayez pas de faire changer les sentiments des autres. Ils sont bien réels pour eux. Contentez-vous d'écouter et de réfléchir.
4. **Répondre par une demande de précisions.** (Consultez la page 170). Si vous êtes incertain des propos ou de la demande d'aide de votre interlocuteur, il est important de l'interroger pour clarifier la situation.

Obtenir davantage d'information

Obtenir davantage d'information est en quelque sorte un art qui comporte à la fois des techniques simples et d'autres plus compliquées.

La manière la plus simple d'obtenir plus de renseignements est de le demander. « Dis-m'en plus » vous permettra probablement d'en apprendre davantage, ainsi que « Je ne comprends pas; pourrais-tu m'expliquer, s'il te plaît? », « J'aimerais en savoir plus à propos de… », « Peux-tu l'expliquer d'une autre manière? », « Que veux-tu dire? », « Je ne suis pas certain d'avoir bien compris » et « Pourrais-tu développer davantage? »

Une autre manière d'obtenir plus d'information est de paraphraser (répéter ce que vous avez entendu dans vos propres mots). Il s'agit d'un bon outil si vous voulez vous assurer de comprendre ce que l'autre personne a voulu dire (la signification réelle derrière ce qu'il ou elle a dit). Paraphraser peut aider ou nuire à une communication efficace. Cela dépend de la manière dont la paraphrase est formulée. Il est important de se souvenir de reformuler sous la forme d'une question plutôt que d'une affirmation. Par exemple, une personne dit :

> « *Je ne sais pas. Je ne me sens pas à la hauteur pour faire la rencontre de plusieurs personnes à cette soirée. Ça m'ennuie de savoir qu'il y aura surement des fumeurs et que je ne connais pas vraiment les hôtes de cette soirée.* »

Paraphrase provocatrice :

> « *De toute évidence, tu me dis que tu ne veux pas assister à cette soirée.* »

Cette paraphrase peut provoquer une réponse colérique comme : « Non, ce n'est pas ce que j'ai dit! Si tu veux agir ainsi, je resterai à la maison, point final. » Ou la réponse peut ne pas en être une, mais plutôt une fermeture totale en raison de la colère ou du désespoir : « Il ne comprend tout simplement pas ». Les gens n'aiment pas se faire dire ce qu'ils ont voulu dire.

Voici une meilleure paraphrase, exprimée sous forme de question :

> « *Veux-tu dire que tu préfères rester à la maison plutôt que d'assister à cette soirée?* »

La réponse à cette paraphrase pourrait être :

> « *Ce n'est pas ce que j'ai voulu dire. Maintenant que j'utilise de l'oxygène, je me sens un peu plus nerveuse de rencontrer des gens. J'aimerais que tu restes près de moi durant la soirée. Je me sentirais plus à mon aise et je pourrais même prendre plaisir à cette soirée.* »

Comme vous pouvez le constater, la seconde paraphrase facilite la communication. Vous avez découvert la véritable raison des doutes exprimés relativement à la soirée. Bref, vous obtenez plus d'information quand vous paraphrasez en utilisant des questions.

Soyez précis. Si vous voulez des renseignements précis, vous devez poser des questions précises. Nous parlons souvent en termes généraux. Par exemple :

> Médecin : « *Comment vous sentez-vous?* »
>
> Patient : « *Pas très bien.* »

Le médecin obtient peu d'information. La réponse « Pas très bien » n'est pas très descriptive. Voici comment le médecin pourrait obtenir davantage d'information :

> Médecin : « *Avez-vous encore des douleurs intenses dans votre épaule droite?* »
>
> Patient : « *Oui, beaucoup.* »
>
> Médecin : « *À quelle fréquence?* »
>
> Patient : « *Quelques fois par jour.* »
>
> Médecin : « *Combien de temps durent-elles?* »
>
> Patient : « *Longtemps.* »
>
> Médecin : « *Combien de minutes diriez-vous?* »
>
> … et ainsi de suite.

Les professionnels de la santé sont formés pour obtenir des renseignements précis de leurs patients, bien qu'ils posent parfois des questions générales. La plupart d'entre nous ne sont pas formés, mais nous pouvons apprendre à poser des questions précises. Simplement demander des précisions fonctionne souvent : « Pouvez-vous être plus précis à propos de...? » ou « Pensez-vous à quelque chose en particulier? »

Éviter de demander « Pourquoi? » Cette question est beaucoup trop générale. « Pourquoi? » amène les gens à penser en termes de cause à effet et peut les mettre sur la défensive. Les réponses données pourraient être d'un tout autre ordre d'idées de celle que vous avez en tête.

La plupart d'entre nous ont connu l'expérience d'être en présence d'un enfant de 3 ans qui demande sans arrêt pourquoi. Cette situation perdure jusqu'à ce que l'enfant ait obtenu le renseignement souhaité (ou que le parent se sauve de la pièce en criant). Le pauvre parent n'a pas la moindre idée de ce que l'enfant a en tête et répond « parce que… » dans un ordre de plus en plus précis jusqu'à ce que la question de l'enfant ait trouvé réponse. Parfois, cependant, les réponses du parent sont très différentes de ce que l'enfant cherche vraiment à savoir et l'enfant n'obtient jamais l'information voulue. Plutôt que d'utiliser simplement « pourquoi », commencez vos questions par « qui », « lequel », « quand » et « où ». Ces mots devraient entraîner une réponse précise.

Nous devons souligner que, parfois, nous n'obtenons pas les renseignements adéquats parce que nous ne savons pas quelle question poser. Par exemple, vous cherchez peut-être des services juridiques dans un centre pour personnes âgées. Vous appelez et demandez s'il y a un avocat parmi le personnel et raccrochez quand on vous répond que non. Si vous aviez plutôt demandé où vous pourriez obtenir un conseil juridique abordable, vous auriez peut-être reçu des références.

Langage corporel et styles de conversation

L'écoute de ce que les autres ont à dire comprend également l'observation de la manière dont ils le disent. Même quand nous ne disons rien, notre corps parle; parfois même il crie. Les recherches montrent que le langage corporel représente plus de la moitié de ce que nous communiquons. Si nous souhaitons vraiment bien communiquer, nous devons être conscients de notre langage corporel, de nos expressions faciales et du ton de notre voix. Ils devraient correspondre à ce que nous exprimons avec des mots. Sinon, nous envoyons des messages ambigus et créons ainsi de l'incompréhension. Par exemple, si vous voulez faire une déclaration ferme, regardez l'autre personne et maintenez une expression amicale. Tenez-vous droit et en confiance; relaxez vos jambes et vos bras et respirez. Vous pouvez même vous pencher vers l'avant pour montrer votre intérêt. Essayez de ne pas avoir de rictus ou de mordre vos lèvres; ce qui pourrait indiquer un inconfort ou du doute. Ne faites pas de mouvement de retrait et ne baissez pas les épaules, puisque ces gestes communiquent un manque d'intérêt et de l'incertitude.

Quand vous remarquez que le langage corporel et les mots des autres ne correspondent pas, faites-en doucement la remarque. Demandez des précisions. Par exemple, vous pouvez dire, « Mon cher, je t'entends me dire que tu voudrais venir au pique-nique familial, mais tu me sembles fatigué et tu bâilles en parlant. Préfèrerais-tu rester à la maison et te reposer pendant que j'y vais seul? »

En plus de lire le langage corporel des gens, il est très utile de reconnaître et d'apprécier le fait que nous nous exprimons tous différemment. Nos styles de conversation varient selon l'endroit où nous sommes nés, la façon dont nous avons été élevés, nos occupations et nos antécédents culturels, et particulièrement nos sexes.

Par exemple, les femmes ont tendance à poser des questions plus personnelles; elles montrent de l'intérêt et aident à établir des relations. Les hommes offrent plutôt des opinions ou des suggestions et énoncent des faits. Ils ont tendance à ne parler des problèmes que pour trouver des solutions, tandis que les femmes veulent partager leurs sentiments et leurs expériences. Il n'y a pas un style qui soit mieux que l'autre; ils sont simplement différents. En reconnaissant et en acceptant ces différences, nous pouvons diminuer certaines incompréhensions, frustrations et ressentiments que nous éprouvons dans nos communications avec les autres.

Communiquer avec les membres de votre équipe de soins de santé

Une des solutions pour obtenir de bons soins de santé est de bien communiquer avec nos professionnels de la santé. Cette communication peut représenter un défi. Il est possible que nous ayons peur de parler librement ou nous croyons que nous n'aurons pas assez de temps. Les professionnels de la santé peuvent utiliser des mots que nous ne comprenons pas; il est possible que nous répugnions à partager des renseignements personnels et possiblement embarrassants. Ces peurs et ces sentiments peuvent bloquer la communication avec les professionnels de la santé et nuire à notre santé.

Les professionnels de la santé ont leur part de responsabilité pour cette mauvaise communication. Ils se sentent parfois trop occupés ou trop importants pour prendre le temps de parler à leur patient et d'apprendre à les connaître. Ils peuvent ignorer ou éliminer nos questions. Leurs actions ou inactions peuvent nous offenser.

Bien que nous n'ayons pas à devenir meilleurs amis avec nos professionnels de la santé, nous devrions pouvoir nous attendre à ce qu'ils soient attentifs, bienveillants et qu'ils soient capables d'expliquer les choses clairement. C'est particulièrement important lorsque nous sommes touchés par des problèmes de santé. Nous pouvons croire que nous ne pourrons obtenir les meilleurs soins qu'en consultants des spécialistes. C'est parfois vrai, mais ces consultations peuvent aussi compliquer grandement les soins que vous recevez. Vous consultez peut-être de nombreux spécialistes. Ils n'apprendront peut-être pas vraiment à vous connaître et ils ne seront peut-être pas au courant de ce que les autres professionnels des soins font, pensent ou prescrivent. Ce sont de bonnes raisons d'avoir un professionnel de la santé ou un centre médical principal. Une relation avec un professionnel de la santé est très similaire à un partenariat d'affaires ou même à un mariage.

Établir et conserver une relation à long terme peut demander certains efforts, mais elle peut faire une grande différence pour votre santé.

Votre professionnel de la santé connaît sans doute des détails plus intimes sur vous que quiconque, à l'exception peut-être de votre conjoint, de votre partenaire ou de vos parents. Vous devriez donc vous sentir à l'aise d'exprimer vos peurs, de poser des questions qui peuvent vous sembler stupides et de négocier un plan de traitement qui vous satisfasse tous les deux.

Deux choses vous aideront à garder les lignes de communication ouvertes. Tout d'abord, il faut être clair relativement à ce que l'on attend des professionnels de la santé. Nombreux sont ceux d'entre nous qui aimeraient qu'ils soient comme des ordinateurs chaleureux; des cerveaux énormes remplis de connaissance sur le corps et l'esprit humain (surtout le nôtre). Nous voulons que nos professionnels de la santé analysent la situation, lisent dans nos pensées, établissent un diagnostic parfait, proposent un plan de traitement et nous disent à quoi nous attendre. En même temps, nous voulons qu'ils soient chaleureux et attentionnés et qu'ils nous fassent sentir comme si nous étions leur patient le plus important.

La plupart des professionnels de la santé aimeraient être ce type de personne. Malheureusement, aucun professionnel de la santé ne peut être toutes ces choses pour tous les patients. Les professionnels de la santé sont humains. Ils ont leurs mauvaises journées, ils ont des maux de tête, ils se fatiguent et ils ont mal aux pieds. Ils ont des familles qui occupent leur temps et leur attention ainsi que de la paperasse, des dossiers électroniques à tenir à jour et une bureaucratie importante qui peut être frustrante.

La plupart des médecins et des autres professionnels de la santé ont suivi une formation épuisante. Ils ont joint le système de santé parce qu'ils voulaient aider les personnes malades. Ils sont frustrés quand ils ne peuvent guérir quelqu'un qui souffre d'une maladie chronique. Souvent, ils doivent tirer leur satisfaction des progrès plutôt que de la rémission ou encore du ralentissement de la détérioration de certaines maladies. Sans doute avez-vous été frustré, en colère ou déprimé de temps à autre en raison de votre maladie, mais rappelez-vous que votre médecin a probablement connu les mêmes émotions relativement à son impuissance à vous guérir. Sur cet aspect, vous êtes de véritables partenaires.

Le temps est le second aspect qui menace une bonne relation entre un patient et un professionnel de la santé. Si vous ou votre professionnel de la santé aviez un rêve concernant la meilleure chose qui pourrait arriver à votre relation, ce serait probablement d'avoir plus de temps lors de vos rencontres. Quand le temps manque, l'anxiété qui en résulte peut causer des communications précipitées. Les messages au « tu » et les incompréhensions sont monnaie courante.

La plupart des médecins et des autres professionnels de la santé ont des horaires très serrés. Ce phénomène devient péniblement réel quand vous devez attendre au bureau du médecin en raison d'une urgence ou d'un patient en retard qui retarde votre rendez-vous. Les médecins tentent de respecter l'horaire. Parfois, à la fois les patients et les médecins se sentent bousculés. Une méthode pour vous aider à tirer le maximum de votre visite chez le médecin ou un autre professionnel de la santé est composée des actions suivantes : se préparer, demander, répéter et agir.

Faite votre part
Se préparer
Demander
Répéter
Agir

Se préparer

Avant votre visite ou votre appel chez le médecin, préparez un ordre du jour. Quelles sont les raisons de votre visite? Qu'attendez-vous de la part de votre médecin?

Prenez un peu de temps pour dresser une liste de vos inquiétudes ou de vos questions. Vous êtes-vous déjà dit après une visite chez le médecin : « Pourquoi n'ai-je pas demandé...? » ou « J'ai oublié de dire que... ». Dresser une liste avant la visite vous permet de vous assurer que le médecin répondra à vos principales inquiétudes. Soyez réaliste : si vous avez 13 problèmes différents, votre professionnel de la santé ne pourra probablement pas tous les traiter en une seule visite. Marquez d'une étoile ou surlignez les deux ou trois problèmes les plus importants.

Remettez la liste à votre médecin au début de la visite et expliquez-lui que vous avez marqué d'une étoile vos problèmes les plus importants. En donnant à votre médecin toute la liste, vous lui faites savoir quels éléments sont les plus importants pour vous; cela lui permet également de voir tous les problèmes au cas où quelque chose qui présente une importance médicale n'est pas marqué d'une étoile. Si vous attendez à la fin de votre visite pour soulever vos inquiétudes, il n'y aura plus de temps pour en parler.

Voici un exemple : le professionnel de la santé demande « Qu'est-ce qui vous amène ici aujourd'hui? » et vous dites quelque chose comme « Il y a plusieurs choses dont j'aimerais discuter au cours de cette visite » (en regardant sa montre et en pensant à l'horaire des rendez-vous, le médecin commence immédiatement à se sentir anxieux), « mais je sais que nous disposons d'une période de temps limitée. Ce qui m'inquiète le plus est la douleur à mon épaule, mes étourdissements et les effets secondaires d'un des médicaments que je prends. » (Le médecin est soulagé parce que vos inquiétudes sont précises et possiblement traitables dans le temps prévu pour la visite.)

Il y a deux autres choses à préparer avant votre visite : apportez une liste de tous les médicaments et des doses que vous prenez. Si c'est difficile, mettez tous vos médicaments dans un sac et amenez-les avec vous. Souvenez-vous d'inclure les vitamines et autres médicaments et suppléments en vente libre.

La dernière chose que vous devez préparer est votre historique. Le temps alloué pour la visite est court. Quand le professionnel de la santé demande comment vous vous sentez, certaines personnes parlent pendant de longues minutes de tels ou tels symptômes. Il vaut mieux dire : « Je crois que de manière générale, mon anxiété s'est apaisée, mais maintenant j'ai plus de difficulté à dormir. » Vous devriez vous préparer à décrire vos symptômes :

Quand ont-ils commencé?

Combien de temps ont-ils duré?

Où sont-ils localisés?

Qu'est-ce qui aide et qu'est-ce qui nuit?

Avez-vous eu des problèmes similaires dans le passé?

Avez-vous changé votre diète, vos exercices ou votre médication d'une manière qui puisse contribuer aux symptômes?

Qu'est-ce qui vous inquiète par rapport à ces symptômes?

Selon vous, quelle est la cause de ces symptômes?

Si vous suiviez un nouveau traitement ou preniez un nouveau médicament, soyez prêt à en faire rapport. Si vous consultez plusieurs professionnels de la santé, apportez tous les tests que vous avez subis au cours des six derniers mois.

En racontant votre histoire, parlez des tendances (vous sentez-vous mieux ou moins bien, ou vous sentez-vous pareil?). Parlez aussi de la fréquence (vos symptômes sont-ils plus ou moins fréquents ou intenses?). Par exemple : « De manière générale, je me sens mieux petit à petit, mais aujourd'hui, je ne me sens pas très bien. »

Soyez aussi ouvert que possible dans la communication de vos pensées, de vos sentiments et de vos peurs. Souvenez-vous, votre professionnel de la santé ne lit pas dans vos pensées. Si vous êtes inquiet, expliquez-lui pourquoi : « Je m'inquiète de ne plus pouvoir travailler éventuellement » ou « Mon père avait des symptômes similaires aux miens avant de mourir. » Plus vous êtes ouvert, plus il est probable que votre professionnel de la santé pourra vous aider. Si vous avez un problème, n'attendez pas que le professionnel de la santé le « découvre ». Énoncez votre inquiétude immédiatement. Par exemple, « Je m'inquiète au sujet du grain de beauté sur ma poitrine ».

Plus vous êtes précis (sans ajouter de détails non pertinents), plus le médecin peut se former une image claire de votre problème et moins de temps sera perdu pour vous deux.

Partagez vos intuitions ou vos suppositions sur ce qui pourrait avoir causé vos symptômes, puisqu'ils offrent souvent des indices importants pour obtenir un diagnostic juste. Même si vos suppositions n'étaient pas correctes, elles donnent au médecin l'occasion de vous rassurer ou de parler de vos inquiétudes dissimulées.

Demander

Votre outil le plus puissant dans le partenariat médecin–patient est la question. Vous pouvez obtenir des éléments d'information manquantes d'une importance capitale et combler des écarts critiques dans la communication avec vos questions. De plus, poser toutes vos questions reflète votre participation active dans le processus de soins, un des principaux ingrédients pour restituer votre santé. Obtenir des réponses et des renseignements que vous comprenez est une pierre angulaire de l'autogestion. Soyez prêt à poser des questions sur les diagnostics, les examens, les traitements et le suivi.

- **Le diagnostic.** Demandez à votre médecin quel est votre problème médical, quelle en est la cause, est-il contagieux, quelle est la prévision de son évolution (pronostic) et que pouvez-vous faire pour le prévenir ou le gérer.
- **Les examens.** Si votre médecin veut faire des examens, demandez-lui de quelle manière les résultats risquent d'influencer le traitement et que se passera-t-il si vous ne subissez pas d'examen. Si vous décidez de subir un examen, apprenez comment

vous préparez à l'examen et comment il se déroulera. Demandez également comment et quand vous obtiendrez les résultats.

- **Les traitements.** Demandez s'il y a des choix de traitement et des avantages ou des inconvénients pour chacun. Demandez ce qui se passera si vous ne recevez pas de traitement. (Consultez la section sur les médicaments à la page 273.)
- **Le suivi.** Demandez si vous devez téléphoner pour un rendez-vous et à quel moment ou si vous devez revenir pour une visite de suivi. À quels symptômes devriez-vous porter une attention particulière et que devez-vous faire s'ils surviennent?

Répéter

Une façon de vérifier si vous avez tout saisi est de résumer les éléments clés. Par exemple : « Vous voulez que je prenne ce médicament trois fois par jour. » Répétez donne également l'occasion au professionnel de la santé de corriger rapidement les incompréhensions ou les problèmes de communication.

Si vous ne comprenez pas ou ne vous rappelez pas quelque chose que le professionnel de la santé a dit, mentionnez-lui que vous devez l'entendre une seconde fois. Par exemple : « Je pense que vous me l'avez déjà dit avant, mais je ne suis pas sûr d'avoir bien saisi. » N'ayez pas peur de demander ce que vous pouvez considérer comme une question stupide. De telles questions sont importantes et peuvent prévenir les incompréhensions.

Il est parfois difficile de tout se rappeler. Vous aimeriez peut-être prendre des notes ou être accompagné d'une autre personne pour les visites importantes. Vous pouvez enregistrer la visite si le professionnel de la santé vous en donne la permission.

Agir

À la fin d'une visite, vous devez avoir clairement compris ce que vous devez faire par la suite, ce qui comprend les traitements, les examens et quand vous devez revenir. Vous devriez connaître tous les signes de danger et ce que vous devriez faire le cas échéant. Si nécessaire, demandez à votre professionnel de la santé de rédiger ces instructions, de recommander des lectures supplémentaires ou d'indiquer d'autres endroits où vous pourriez obtenir de l'aide.

Si, pour une raison ou une autre, vous ne pouvez suivre ou ne suivez pas les conseils du professionnel de la santé, faites-le lui savoir. Par exemple : « Je n'ai pas pris l'aspirine; ça me donne des problèmes d'estomac. », « Mon assurance ne couvre pas autant de thérapie. Je ne peux le payer. » ou « J'ai essayé de faire de l'exercice, mais je ne semble pas y arriver. » Si votre professionnel de la santé sait pourquoi vous ne pouvez suivre ou ne suivez pas ses conseils, il ou elle pourra peut-être vous proposer autre chose. Si vous ne partagez pas ces obstacles qui vous empêchent de passer à l'action, il est difficile pour votre professionnel de la santé de vous aider.

Demander un deuxième avis médical

Il peut arriver que vous souhaitiez consulter un autre professionnel de la santé ou avoir une deuxième opinion. En faire la demande peut être difficile, surtout si vous avez une relation de longue date avec votre professionnel de la santé. Vous pourriez craindre de fâcher votre professionnel de la santé en demandant une autre opinion, ou qu'il le prenne mal. Les professionnels de la santé sont rarement blessés par les demandes de deuxième opinion. Si votre cas est complexe ou difficile, le médecin en a peut-être déjà consulté un autre (ou plus d'un). Cela se fait souvent de façon informelle. Toutefois, si vous demandez une troisième, une quatrième ou une cinquième opinion, alors votre démarche peut devenir improductive.

Demander une deuxième opinion est tout à fait acceptable et les professionnels de la santé apprennent à s'attendre à de telles demandes. Demandez une seconde opinion en utilisant un message non accusateur au « je » :

> « *Je me sens encore embêté et mal à l'aise avec ce traitement; je crois qu'un autre avis me rassurerait davantage. Pouvez-vous me suggérer les services d'un autre professionnel de la santé?* »

De cette façon, vous exprimez vos sentiments sans suggérer que le médecin est le coupable. Vous confirmez également votre confiance en lui par la recommandation d'un autre médecin. (Toutefois, vous n'êtes pas obligé de suivre sa suggestion; vous pouvez choisir n'importe quel autre médecin.)

Donner des commentaires positifs à ses professionnels de la santé

Dites à votre professionnel de la santé à quel point vous êtes satisfait de vos soins. Si vous n'aimez pas la manière dont vous avez été traité par n'importe quel membre de votre équipe de soins de santé, dites-leur. De la même manière, si vous êtes satisfait de vos soins, dites-leur également. Tout le monde apprécie les compliments et la rétroaction positive, surtout les membres de votre équipe de soins de santé. Ils sont humains et votre appréciation peut aider à alimenter et à réconforter ces professionnels travaillants et occupés. Leur faire savoir que vous appréciez leurs efforts est une des meilleures manières d'améliorer votre relation avec eux, et cela leur fait du bien!

Votre rôle dans les décisions médicales

De nombreuses décisions sur les soins médicaux ne sont pas clairement définies et, bien souvent, il existe plusieurs options. Les meilleures décisions, sauf dans les cas d'urgence mettant la vie en danger, dépendent de vos valeurs et de vos préférences et ne devraient pas être laissées seulement au médecin. Par exemple, si vous avez une pression sanguine élevée, vous pourriez dire : « J'ai de grandes réserves relativement à la prise de médicaments. Combien de temps pourrais-je raisonnablement m'accorder pour essayer l'exercice, la diète et la relaxation, avant de commencer à prendre des médicaments? »

Pour faire des choix éclairés relativement à un traitement, vous devez en connaître les risques et les coûts supplémentaires, ce qui comprend la probabilité de complications possibles, comme les réactions aux médicaments, les saignements, les infections, les blessures ou la mort, ainsi que les coûts individuels, comme les absences au travail, et les considérations financières, comme la proportion dans laquelle le traitement proposé est payé par vos assurances.

Vous devez également comprendre quelle est la probabilité que les traitements proposés vous aident à prolonger votre vie, à soulager vos symptômes ou à améliorer votre capacité de fonctionner.

Parfois, le meilleur choix peut être de reporter une décision concernant un traitement en faveur d'une « période d'observation » des symptômes.

Personne ne peut vous dire quel choix est le meilleur pour vous. Mais pour prendre une décision éclairée, vous avez besoin d'information sur les options de traitement. Un choix éclairé, pas simplement un consentement éclairé, est essentiel pour la qualité des soins médicaux. Les meilleurs soins médicaux pour vous associent l'expertise de votre médecin avec vos propres connaissances, vos compétences et vos valeurs.

Il peut être difficile de prendre des décisions quant aux traitements. Consultez la page 22 pour d'autres suggestions sur la prise de décisions et le chapitre 14 pour de l'aide sur l'évaluation des nouveaux traitements.

Travailler en collaboration avec le système de soins de santé

Jusqu'à présent, nous avons discuté de la communication avec les professionnels de la santé. Ceux-ci travaillent parfois dans un hôpital, dans une clinique communautaire, dans un bureau privé ou dans une clinique sans rendez-vous. Il arrive que nous ressentions de la frustration d'avoir à se déplacer dans une autre communauté pour obtenir un traitement. Il nous faut parfois attendre que notre plan de santé à long terme obtienne une approbation de traitement. De plus, un traitement pour lequel une personne est admissible dans une province ou un territoire ne sera peut-être pas couvert pour une autre personne dans une province différente.

Si vous n'êtes pas satisfait de vos soins de santé, ne continuez pas à souffrir en silence. Faites quelque chose. Trouvez qui est responsable, qu'il s'agisse d'un politicien ou d'un administrateur, et qui prend les décisions. Partagez ensuite vos sentiments de façon constructive dans une lettre, par téléphone ou par courriel. L'ennui, c'est que les gens qui prennent les décisions ont tendance à s'isoler. Il est plus facile d'exprimer nos sentiments à la réceptionniste, à l'infirmière ou au médecin. La plupart des ministères provinciaux de la santé financent désormais des programmes de défense des droits des patients. Des organismes communautaires donnent des conseils et du soutien. Il ne devrait jamais y avoir de coût pour aider à s'orienter dans le système de santé. Plus vous parvenez à établir un lien rapproché avec vos professionnels de la santé, plus vous serez aptes, ensemble, à améliorer la réactivité du système de santé.

Si vous décidez d'écrire ou d'envoyer un courriel, voici quelques suggestions. Rédigez une lettre courte et factuelle. Énumérez les gestes qui vous sembleraient utiles. Par exemple :

> M. Brown,
>
> Hier, j'avais un rendez-vous à 10 h avec Dre Zim. Elle ne m'a reçu qu'à 12 h 15, et la totalité de ma rencontre avec le médecin a été de huit minutes. On m'a demandé de prendre un autre rendez-vous pour avoir des réponses à mes questions.
>
> Je sais qu'il y a parfois des urgences. Je souhaiterais que l'on m'appelle si mon médecin

accumule du retard, ou qu'on me dise à quelle heure je devrais revenir. J'aimerais également avoir 15 minutes et plus lors des rencontres avec mon médecin.

Je souhaiterais avoir une réponse dans les deux semaines.

Vous trouverez ci-après quelques conseils pour fonctionner avec le système de soins de santé. Ces problèmes et suggestions ne s'appliqueront pas à tous les systèmes de santé, mais à la plupart d'entre eux.

- **« Je déteste le système téléphonique. »** Souvent, lorsque nous appelons pour prendre un rendez-vous ou pour avoir des renseignements, nous tombons sur un système de réponse automatisée, ce qui peut être frustrant. Malheureusement, nous ne pouvons rien y changer. Toutefois, les systèmes téléphoniques ne changent pas souvent. En mémorisant les numéros ou les touches à composer, il est possible d'accélérer la séquence d'une partie du système à une autre. Parfois, appuyer sur la touche dièse (#) ou 0 nous permet de parler à une personne. Une fois que vous entrez en communication, demandez s'il y a une manière d'accélérer le processus la prochaine fois.
- **« L'attente est interminable pour obtenir un rendez-vous. »** Demandez le prochain rendez-vous disponible et acceptez-le immédiatement. Demandez ensuite comment vous pouvez être mis au courant des annulations. Certains bureaux sont heureux de vous appeler quand ils ont des places libres. Ailleurs, vous aurez peut-être à appeler une ou deux fois par semaine pour vérifier s'il y a eu des annulations. Demandez à la personne qui fait les horaires ce que vous pouvez faire pour obtenir un rendez-vous plus tôt. Demandez un numéro de téléphone afin que vous puissiez joindre la personne qui prend les rendez-vous directement. Certains bureaux mettent du temps de côté chaque jour pour des rendez-vous le jour même. Si ce service est disponible, sachez à quel moment appeler. C'est habituellement tôt le matin. Si vous souffrez ou que vous croyez que vous devriez voir le médecin rapidement, dites-le à la personne qui prend les rendez-vous. Si aucune place n'est disponible, demandez comment vous pouvez consulter quelqu'un rapidement. Peu importe votre degré de frustration, soyez aimable. La personne qui prend les rendez-vous a le pouvoir de vous donner un rendez-vous ou non.
- **« Plusieurs médecins s'occupent de mon cas et je ne sais plus vers qui me tourner. »** Un de ces médecins doit être le responsable de votre dossier et votre rôle est de trouver lequel. Demandez à chaque médecin qui est responsable de votre dossier. Le nom que vous obtiendrez sera certainement celui de votre médecin de famille ou de votre omnipraticien. Communiquez avec lui pour confirmer qu'il est bien responsable de la coordination de vos soins. Profitez-en pour lui demander de quelle façon vous pourriez l'aider. Une manière d'y arriver est d'indiquer au médecin quand quelqu'un d'autre commande un examen ou prescrit un nouveau médicament. Informez le médecin est particulièrement important quand vos professionnels de la santé sont dans des établissements différents et

qu'ils n'utilisent peut-être pas les dossiers médicaux informatisés.

- **« Qu'est-ce qu'un dossier médical informatisé (DMI)? »** Si vous êtes dans une région qui a adopté le dossier médical informatisé, la plupart de vos renseignements médicaux sont sur un ordinateur sécurisé. Tout professionnel de la santé qui utilise le même système peut consulter vos renseignements. Vous devriez savoir quels renseignements se trouvent dans le système. Dans certains cas, le DMI ne contient que les résultats des examens. Dans d'autres cas, il contient aussi les renseignements relatifs à la médication et, parfois, il contient toutes les informations connues sur vous. Un dossier médical informatisé est comme un dossier papier : il ne sert à rien si vos professionnels de la santé ne le lisent pas. Par exemple, quand vous passez un examen, le médecin qui l'a prescrit saura quand les résultats sont prêts. Toutefois, vos autres médecins ne sauront rien de cet examen à moins que vous ne leur demandiez de consulter les résultats. En résumé, apprenez comment fonctionne le système de dossiers médicaux afin de pouvoir aider vos professionnels de la santé à l'utiliser adéquatement.

  Au Canada et dans de nombreux autres pays, vous avez droit à une copie de presque tout ce qui figure à votre dossier. Demandez des copies de vos consultations, des rapports de laboratoire et des résultats d'imagerie médicale. Cela se fait habituellement par l'entremise du bureau de la communication des renseignements de l'hôpital ou d'un autre établissement. Avoir des copies de tous vos résultats d'examen afin de pouvoir les apporter d'un professionnel à un autre peut se révéler très utile. De plus, vous savez qu'ils ne seront pas égarés.

- **« Je ne peux jamais parler à mon médecin. »** Il est difficile d'avoir un professionnel de la santé au téléphone, mais vous seriez peut-être capable de communiquer par courriel. Certains bureaux et cliniques ont maintenant des moyens par lesquels les patients et les médecins peuvent communiquer par texte ou par courriel. La prochaine fois que vous verrez votre professionnel de la santé, demandez-lui.

  Une urgence médicale est une situation importante. Ne perdez pas de temps à essayer de communiquer avec votre médecin; appelez plutôt le 911 ou rendez-vous au service des urgences de l'hôpital.

- **« L'attente est interminable dans la salle d'examen ou d'attente. »** Il arrive que le médecin doive répondre à une urgence et que ça prolonge votre temps d'attente. Il est possible que l'attente soit plus longue à une clinique sans rendez-vous qu'au bureau de votre médecin. Si votre horaire est chargé et que cela peut causer un problème si votre rendez-vous est retardé, vous pourriez tenter d'appeler au bureau du médecin pour demander quel sera le temps d'attente. Si vous apprenez que votre médecin prend du retard, vous pourriez décider de vous y rendre avec un livre ou de demander un autre rendez-vous. Vous pouvez aussi vous présenter avec un livre et demander quel sera le temps d'attente. Plutôt que de vous fâcher, informez la réceptionniste que vous allez à l'extérieur pour marcher, vous chercher une tasse de café ou faire des achats et dites-lui l'heure exacte à laquelle vous serez de retour.

- **« Le médecin ne me consacre pas assez de temps. »** Il se peut qu'il y ait eu un problème de prise de rendez-vous puisque quelqu'un d'autre décide généralement du nombre de patients qui seront reçus et pour combien de temps. La décision est parfois basée sur ce que vous dites au responsable de la prise des rendez-vous ou à l'assistant du bureau de médecin. Si vous dites que vous avez besoin de faire vérifier votre pression sanguine, votre visite sera de courte durée. Si vous dites que vous êtes très déprimé et que vous ne pouvez pas fonctionner, votre visite sera peut-être plus longue. Quand vous prenez un rendez-vous, demandez la période de temps que vous désirez, surtout si c'est plus de 10 ou 15 minutes. Soyez prêt à justifier votre demande de temps additionnel. Vous pouvez aussi demander le dernier rendez-vous de la journée; vous aurez peut-être à attendre un peu, mais au moins le professionnel de la santé ne sera pas pressé parce qu'il a d'autres patients à voir.

- Si vous attendez d'être avec votre professionnel de la santé pour demander plus de temps que ce qui a été prévu, vous ferez attendre les autres. Cinq minutes supplémentaires ne semblent peut-être pas beaucoup, mais un médecin voit souvent une trentaine de patients par jour et si chacun prend cinq minutes supplémentaires, cela signifie que le médecin devra travailler deux heures et demie de plus ce jour-là. Ces petits moments de temps additionnels finissent par s'accumuler.

Quelques bons conseils

- Si quelque chose dans le système de soins de santé ne fonctionne pas pour vous, demandez de quelle façon vous pourriez participer à son amélioration. Très souvent, si vous apprenez à naviguer dans le système, vous pourrez résoudre, du moins en partie, vos problèmes.
- Soyez gentil autant que possible. Si le bureau, la clinique ou votre professionnel de la santé vous considère comme un patient difficile, alors vous aurez plus de difficulté à obtenir les services souhaités.

Si vous êtes en désaccord avec les choses telles qu'elles sont et que vous trouvez injuste de placer ce fardeau sur le patient, nous approuvons de tout cœur vos reproches. Les cliniques, les établissements et les bureaux de médecins devraient être modifiés pour être plus réceptifs et conviviaux envers les patients. Par exemple, Patient Voices fait partie d'ImpactBC et permet de joindre un groupe de partenaires des soins de santé en faveur du changement. Votre province compte peut-être un groupe de défense des patients similaires. Entre-temps, voici quelques suggestions pour vous aider à mieux composer avec ces situations difficiles.

Autres lectures suggérées

Beck, Aaron T. *Love Is Never Enough: How Couples Can Overcome Misunderstandings, Resolve Conflicts, and Solve Relationship Problems Through Cognitive Therapy.* New York : HarperCollins, 1989.

Davis, Martha, Kim Paleg, et Patrick Fanning. *The Messages Workbook: Powerful Strategies for Effective Communication at Work and Home.* Oakland, Calif. : New Harbinger, 2004.

Dector, Michael. *Navigating Canada's Health Care.* Toronto : Penguin Canada, 2006.

Feldman, William. *Take Control of Your Health: The Essential Roadmap to Making the Right Health Care Decisions.* Toronto : Key Porter Books, 2007.

Gottman, John M., et Joan DeClaire. *The Relationship Cure : A Five-Step Guide to Strengthening Your Marriage, Family, and Friendships.* New York : Three Rivers, 2001.

Gottman, John M., et Nan Silver. *The Seven Principles for Making Marriage Work: A Practical Guide from the Country's Foremost Relationship Expert.* New York : Three Rivers, 1999.

Hendrix, Harville. *Getting the Love You Want: A Guide for Couples.* New York : Henry Holt, 1988.

Jones, J. Alfred, Gary L. Kreps, et Gerald M. Phillips. *Communicating with Your Doctor: Getting the Most Out of Health Care.* Cresskill, N.J. : Hampton Press, 1995.

Marquis, Serge md. *Pensouillard le hamster, petit traité de décroissance personnelle.* Montréal : Les éditions Transcontinentales, 2013.

McKay, Matthew, Martha Davis, et Patrick Fanning. *Messages: The Communication Skills Book.* Oakland, Calif. : New Harbinger, 2009.

Rosenberg, Marshall B. *Les mots sont des fenêtres (ou bien ce sont des murs), Introduction à la communication non violente.* 2e édition. Paris : La Découverte, 2005.

Tannen, Deborah. *« You Just Don't Understand »: Women and Men in Conversation.* New York : HarperCollins, 1990.

Autres ressources

- ☐ Medline Plus, Talking with Your Doctor, 2012, www.nlm.nih.gov/medlineplus/talkingwithyourdoctor.html.
- ☐ Patient Voices. www.patientvoices.ca.
  Ateliers et renseignements sur la défense des patients.
- ☐ CARP. A new vision of aging for Canada. www.carp.ca
  Une organisation canadienne à but non lucratif de défense des patients : pension, renseignements médicaux et financiers.

Chapitre 10

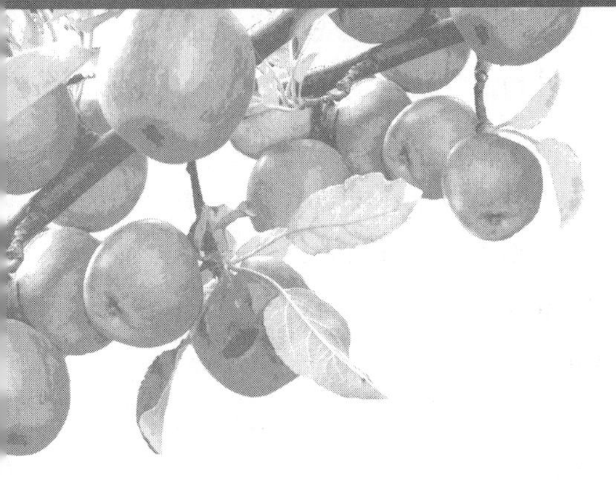

Les relations sexuelles et l'intimité

Les relations amoureuses où il y a un partage d'intimité physique et de plaisir sexuel sont des besoins humains fondamentaux. Toutefois, un grand nombre de personnes et de couples ayant des problèmes de santé physique et mentale chroniques ont de la difficulté à satisfaire ces besoins. Les émotions, comme la crainte de blessures, d'être incapable de performer ou de provoquer une urgence médicale, peuvent réprimer le désir de l'un ou des deux partenaires. De la même façon, la crainte d'augmenter les symptômes peut frustrer les conjoints, même si les symptômes se produisent uniquement durant les relations sexuelles. Après tout, la sexualité doit être une activité agréable qui procure du plaisir; elle ne devrait jamais être terrifiante ou inconfortable.

Pour l'être humain, le sexe représente bien plus que de simples rapports sexuels ou l'atteinte de l'orgasme; il permet aussi le partage de nos êtres physiques et émotionnels. Une intimité spéciale s'installe quand nous faisons l'amour. Croyez-le ou non, un problème de santé chronique peut en réalité vous permettre d'améliorer votre vie sexuelle en vous encourageant à faire l'expérience de nouvelles stimulations physiques et émotionnelles. Ce processus d'exploration de la sensualité avec votre partenaire peut favoriser la communication et consolider votre relation. De plus, quand nous faisons l'amour, des hormones apaisantes naturelles, dont les endorphines, sont libérées dans notre circulation sanguine. Ces hormones nous aident à atteindre un profond sentiment de détente et de bien-être.

Pour de nombreuses personnes atteintes d'une maladie chronique, c'est le rapport sexuel qui est difficile en raison des exigences physiques. Le rapport sexuel augmente le rythme cardiaque et respiratoire, et il peut mettre à l'épreuve une personne ayant une énergie limitée ou des troubles respiratoires ou circulatoires. C'est pourquoi il est préférable de consacrer plus de temps à la sensualité ou aux préliminaires qu'au rapport sexuel. En apportant une attention particulière aux façons d'exciter votre partenaire et de lui offrir du plaisir dans une position confortable, votre période d'intimité peut durer plus longtemps et être très satisfaisante. De nombreuses personnes aiment atteindre l'orgasme sans rapport sexuel, tandis que d'autres souhaitent atteindre l'orgasme pendant la relation. Pour certaines personnes, l'atteinte de l'orgasme n'est peut-être pas aussi importante que le plaisir partagé. Durant les activités sexuelles, il existe de nombreuses façons d'approfondir la sexualité. Dans nos rapports sexuels, comme dans la plupart des autres aspects de notre vie, notre esprit et notre corps sont liés. En nous soumettant à cette évidence, nous pouvons augmenter le plaisir sexuel ressenti par une stimulation à la fois physique et mentale.

Des préoccupations émotionnelles peuvent aussi être un facteur important pour une personne ayant des problèmes de santé. Un individu qui a souffert d'une crise cardiaque ou d'un accident vasculaire cérébral est souvent préoccupé par le possible déclenchement d'une autre crise causée par les activités sexuelles. Les personnes qui ont des troubles respiratoires se préoccupent de l'intensité des rapports sexuels et du possible déclenchement d'une crise de toux, d'une respiration sifflante ou d'un trouble plus grave. Leurs partenaires pourraient craindre qu'une activité sexuelle cause des problèmes et même le décès dont ils se sentiraient responsables. Certaines maladies, comme le diabète, peuvent causer des troubles érectiles ou de la sécheresse vaginale. Ces préoccupations peuvent certainement nuire à la relation.

La perte d'estime de soi et la modification de l'image de soi peuvent être des obstacles sexuels subtils et dévastateurs. De nombreuses personnes atteintes d'une maladie chronique croient qu'elles ne sont pas attirantes physiquement, que ce soit en raison d'une paralysie, d'un essoufflement, d'une prise de poids causée par des médicaments, de la transformation de leurs articulations, ou de la perte d'un sein ou d'une autre partie de leur corps. Les troubles de santé mentale nuisent aussi à l'estime de soi, ce qui pousse les gens à éviter les relations sexuelles et à « essayer de ne pas y penser. » Le fait de mettre de côté toute activité sexuelle dans une relation ou de se distancer de son partenaire tant sur le plan physique qu'émotionnel mène souvent à la dépression, qui entraîne un manque d'intérêt sexuel, ce qui accroît la dépression; c'est ce que l'on appelle un cercle vicieux. La dépression peut être traitée et vous pouvez vous sentir mieux. Pour de plus amples renseignements sur la dépression et sur comment la surmonter, consultez le chapitre 4. Si les techniques d'autogestion ne sont pas suffisantes, parlez-en à votre médecin ou à votre thérapeute.

Même des relations sexuelles satisfaisantes peuvent être améliorées. Il existe heureusement des méthodes qui permettent à vous et à votre partenaire d'explorer la sensualité et l'intimité, ainsi que d'autres façons de surmonter vos peurs durant les relations sexuelles.

Surmonter la peur durant les relations sexuelles

Toute personne atteinte d'une maladie chronique a déjà eu peur que son état de santé se détériore ou que toute aggravation puisse mettre sa vie en danger. Les problèmes de santé peuvent grandement compromettre les activités que nous voulons et pouvons faire. Quand le sexe est l'activité qui nous fait peur, nous avons un problème difficile à résoudre. Non seulement nous nous privons d'un élément important et plaisant dans notre vie, mais nous nous sentons probablement aussi coupables de désappointer notre partenaire. Par contre, notre partenaire ressent peut-être une plus grande crainte et culpabilité que nous : la crainte de nous faire mal durant une relation sexuelle et la culpabilité de peut-être éprouver du ressentiment. Cette dynamique peut causer de graves problèmes dans une relation amoureuse. Le stress et la dépression qui en découlent peuvent provoquer encore plus de symptômes. Nous ne devons pas permettre que cette situation se produise!

Pour que vos relations sexuelles soient satisfaisantes, le principal élément est la communication. La méthode la plus efficace pour faire face aux craintes des deux partenaires est de les affronter et de trouver des moyens de les alléger par une communication et une résolution de problèmes efficaces. Sans une communication efficace, il ne sera pas suffisant d'apprendre de nouvelles positions et façons d'approfondir la sensualité. Il s'agit d'un aspect particulièrement important pour les personnes qui ont peur que leur problème de santé se répercute sur leur apparence physique face aux autres. Elles constatent souvent que leur partenaire est beaucoup moins préoccupé par leur apparence qu'elles-mêmes le sont.

Quand vous et votre partenaire êtes assez à l'aise pour discuter de sexualité, il est temps de trouver des solutions. Commencez par parler des types de stimulations physiques qui vous plaisent et des positions les plus confortables pour vous. Vous pouvez ensuite partager les fantasmes sexuels que vous trouvez les plus excitants. Il est difficile de se concentrer sur vos peurs quand votre esprit vagabonde dans les fantasmes.

Pour amorcer ce processus, vous et votre partenaire pouvez consulter le chapitre 9 sur les aptitudes en communications et le chapitre 2 sur les techniques de résolution de problèmes. Souvenez-vous que si ces techniques sont nouvelles, vous devez y consacrer du temps et de la pratique. Comme pour l'acquisition de n'importe quelle nouvelle compétence, il faut de la patience pour apprendre à bien les maîtriser.

Mythes au sujet de la sexualité

Une grande partie de nos comportements et de nos croyances sexuels sont acquis; ils ne sont pas innés ni instinctifs. Nous commençons à les acquérir quand nous sommes jeunes. Ils proviennent de nos amis, d'enfants plus âgés, de nos parents et d'autres adultes. Nous les apprenons aussi par les blagues, dans les magazines, à la télévision et dans les films. Presque tout ce que nous apprenons sur la sexualité est associé à des inhibitions (quoi faire ou ne pas faire) et des mythes.

Pour maximiser votre plaisir sexuel, vous devez souvent briser ces mythes afin que vous soyez libre de découvrir et d'explorer votre propre sexualité. Par exemple, un grand nombre de personnes croient des affirmations qui sont tout simplement fausses :

- Les personnes âgées ne peuvent aimer le sexe.
- Le sexe est réservé aux personnes qui ont de beaux corps.
- Un « vrai homme » est toujours prêt pour le sexe.
- Une « vraie femme » doit être sexuellement disponible chaque fois que son partenaire est intéressé.
- Quand on fait l'amour, il doit y avoir des rapports sexuelles.
- Le sexe doit mener à l'orgasme.
- L'orgasme doit se produire en même temps pour les deux partenaires.
- Les baisers et les touchers doivent mener à une relation sexuelle.

Le sexe sensuel

Dans notre société, l'attirance sexuelle est devenue presque exclusivement tributaire de l'apparence physique, ce qui nous amène à mettre l'accent sur notre image physique. Toutefois, la vue n'est qu'un de nos cinq sens. Par conséquent, quand nous pensons à être sensuels, nous devons aussi apprécier le pouvoir de séduction de la voix, de l'odeur, du goût et du toucher de notre partenaire. Le sexe sensuel est l'établissement d'un lien étroit avec notre partenaire par tous nos sens; c'est faire l'amour non seulement avec nos yeux, mais aussi avec nos oreilles, notre nez, notre bouche et nos mains.

Le toucher sensuel est très important, car la peau est le plus grand organe sensuel de notre corps. Elle est composée d'un grand nombre de terminaisons nerveuses. L'exploration de toutes les régions de notre peau peut être très érotique. Heureusement, une stimulation sexuelle peut être effectuée dans presque toutes les positions et elle peut être accrue par l'utilisation d'huiles, de lotions aromatisées, de parfums, de plumes et de gants de velours; laissez libre cours à votre imagination. Presque toutes les parties de notre corps sont des zones érogènes, mais les plus populaires sont la bouche, les lobes d'oreilles, le cou, les seins et les mamelons (pour les deux sexes), la région du nombril, les mains (le bout des doigts si vous offrez du plaisir et la paume si vous recevez du plaisir), les poignets, le creux du dos, les fesses, les orteils, et l'intérieur des cuisses et des bras. Faites l'expérience avec différents types de touchers; certaines personnes préfèrent l'excitation par un léger toucher, alors que d'autres préfèrent un toucher ferme. De nombreuses personnes sont excitées par le toucher avec le nez, les lèvres, la langue, ou même des accessoires sexuels.

Un fantasme axé sur la sensualité

Nos pensées peuvent être très excitantes. Si ce n'était pas le cas, les clubs de danseuses, la pornographie et les romans d'amour n'existeraient pas. La plupart des gens ont expérimenté des fantasmes sexuels à un moment ou l'autre de leur vie. On dénombre sans doute autant de fantasmes sexuels que de personnes. Il est convenable de se livrer à ce genre de pensées. Si vous découvrez un fantasme que vous partagez avec votre partenaire, vous pouvez le reproduire au lit, même s'il ne s'agit que de répéter les paroles érotiques que vous ou votre partenaire aimeriez entendre durant votre relation sexuelle.

Se livrer à ce genre de pensées durant une activité sexuelle peut être aussi excitant qu'une stimulation physique. Cette pratique peut aussi être utile quand les symptômes nuisent à votre plaisir durant la relation sexuelle. Cependant, vous devez aussi être prudent; parfois le fantasme provoque des attentes irréalistes. Votre partenaire ne se compare peut-être pas favorablement à votre amant idéal. Vous diminuerez peut-être votre satisfaction sexuelle si vous vous excitez régulièrement en regardant des photos ou des vidéos explicites de corps jeunes et fermes.

Surmonter les symptômes durant les relations sexuelles

Certaines personnes sont incapables de trouver une position sexuelle avec laquelle ils se sentent parfaitement à l'aise. D'autres personnes trouvent que la douleur, l'essoufflement, la fatigue et même les pensées négatives (monologue intérieur) durant les relations sexuelles sont si perturbantes qu'elles font obstacle à leur plaisir sexuel ou à leur capacité d'atteindre l'orgasme. Cette situation peut poser des problèmes particuliers. Si vous êtes incapable d'atteindre l'orgasme, vous pourriez en vouloir à votre partenaire. Si votre partenaire est incapable d'atteindre l'orgasme, vous pourriez vous sentir coupable. Si vous évitez toute activité sexuelle parce que vous êtes frustré, votre partenaire pourrait vous en vouloir et vous pourriez vous sentir coupable. Votre estime personnelle pourrait en souffrir, tout comme votre relation amoureuse et tout ce qui concerne votre couple.

Une des façons de vous aider à gérer cette situation est de déterminer l'heure de la prise de vos médicaments afin que leur efficacité soit maximale quand vous êtes prêt à faire l'amour. Bien entendu, vous devez planifier! Le type de médicament peut aussi être important. Par exemple, si vous prenez un analgésique narcotique, un médicament relaxant les muscles ou un tranquillisant, vous pourriez constater que vos nerfs sensoriels, tout comme votre douleur, sont indolents. Bien sûr, ce type de médicament va à l'encontre du but recherché : stimuler les terminaisons nerveuses qui vous donnent du plaisir. En raison de la prise de certains médicaments, vos pensées pourraient être confuses et vous pourriez avoir de la difficulté à vous concentrer. Certains médicaments peuvent aussi causer des problèmes érectiles, alors que d'autres vous aideront à avoir une érection. Si tel est votre cas, demandez à votre médecin ou pharmacien à quelle heure il est préférable de prendre vos médicaments et s'il existe d'autres options pour éviter ce genre de situations.

Une autre façon de combattre des symptômes inconfortables est de devenir un expert en fantasmes. Pour être un expert, il faut de la pratique et le fantasme ne fait pas exception. L'idée est de créer un ou plusieurs fantasmes sexuels que vous pouvez utiliser, si le besoin se fait sentir, pour stimuler votre esprit. Ensuite, quand vous faites l'amour, vous n'avez qu'à vous souvenir de votre fantasme et à vous concentrer sur ces images. En associant ce fantasme ou cette image de vous et votre partenaire faisant l'amour à vos véritables relations sexuelles, vous gardez votre esprit imprégné de pensées érotiques plutôt que de pensées négatives ou axées sur vos symptômes. Si vous n'avez toutefois pas fait l'expérience des techniques de visualisation et d'imagerie habituellement utilisées pour les exercices de relaxation (voir le chapitre 5), vous devrez les mettre en pratique plusieurs fois par semaine pour parvenir à bien les maîtriser. Cependant, toute cette pratique doit être axée sur le fantasme sexuel que vous avez choisi. Vous pouvez commencer en écoutant un enregistrement ou en lisant un scénario d'imagerie guidée, comme ceux présentés au chapitre 5, en travaillant à le rendre plus réel chaque fois que vous le pratiquez. Commencez simplement par évoquer des images mentales. Quand vous êtes devenu bon, ajoutez-y des couleurs et attardez-vous sur chacune d'elles. Puis, dans votre esprit, regardez vos pieds alors que vous marchez; écoutez ensuite les sons qui vous entourent; concentrez-vous sur les odeurs et les goûts de l'image tout en sentant une brise légère vous caresser la peau et, à la toute fin, touchez le décor de votre image. Travaillez sur un sens à la fois et, quand vous êtes satisfaits, passez à un autre. Quand vous aurez maîtrisé votre imagerie, vous pouvez y intégrer votre propre fantasme sexuel et l'imaginer, l'entendre, le sentir et le ressentir. Vous pouvez même commencer votre fantasme en vous imaginant faire abstraction de vos symptômes. Les possibilités ne sont limitées que par votre imagination.

L'apprentissage de ce niveau de concentration peut aussi vous aider à centrer votre attention sur le moment présent. Le fait de se concentrer sur les sensations physiques et émotionnelles durant les relations sexuelles peut être très érotique. Si vos pensées s'égarent (ce qui est normal), centrez à nouveau votre attention sur le moment présent.

IMPORTANT : N'essayez pas de surmonter l'apparition d'une douleur à la poitrine ou d'une soudaine faiblesse d'un côté du corps. Ces symptômes ne doivent pas être ignorés et il est important de consulter immédiatement un médecin.

Si vous décidez de vous abstenir de toute activité sexuelle en raison de votre problème de santé chronique ou si elle ne représente pas une partie importante de votre vie, c'est votre choix. Cependant, il est important que votre partenaire soit d'accord avec votre décision. Il est donc essentiel d'entretenir une bonne communication dans cette situation; vous pourriez même profiter tous les deux des services d'un thérapeute professionnel pour discuter de cette situation. Une personne formée pour concilier ce type d'importantes situations interpersonnelles peut vous aider à faciliter la discussion.

Positions sexuelles

Trouver une position sexuelle confortable peut minimiser les symptômes durant les relations sexuelles ainsi que la crainte de la douleur ou d'une blessure pour les deux partenaires. L'expérimentation est sans doute le meilleur moyen de trouver les positions les plus confortables pour vous et votre partenaire. Nous sommes tous différents les uns des autres et il n'existe aucune position universelle. Nous vous encourageons à essayer différentes positions, de préférence avant que vous et votre partenaire soyez trop excités. Faites l'essai d'oreillers ou utilisez une chaise en position assise. L'expérimentation peut être érotique.

Quelle que soit la position que vous essayez, il est souvent utile d'effectuer certains exercices d'échauffement avant de faire l'amour. Consultez le chapitre 7 pour des exemples d'exercices d'étirement. L'exercice peut contribuer à votre vie sexuelle d'autres façons. Être plus en forme est une excellente façon d'augmenter le confort et l'endurance durant les relations sexuelles. La marche, la natation, le vélo et d'autres activités peuvent procurer des bienfaits au lit et ailleurs en diminuant l'essoufflement, la fatigue et la douleur. L'exercice vous aide aussi à connaître vos limites et à respecter votre rythme, comme pour n'importe quelle autre activité physique.

Durant une activité sexuelle, il est conseillé de changer de position de temps à autre, surtout si vos symptômes surviennent ou augmentent quand vous restez trop longtemps dans une même position. Amusez-vous tout en changeant de position et faites en sorte que ce soit une partie de plaisir pour les deux partenaires. Comme pour n'importe quel exercice, vous pouvez prendre une pause pour vous reposer.

Mesures spéciales

Les personnes ayant certains problèmes de santé ont des inquiétudes précises concernant le sexe et l'intimité. Par exemple, les gens qui se remettent d'une crise cardiaque ou d'un accident vasculaire cérébral sont souvent craintifs de reprendre les relations sexuelles de peur d'être incapable de maintenir le rythme, de souffrir d'une autre crise ou même de mourir. Cette crainte est encore plus répandue chez leurs partenaires. Heureusement, elle n'est pas fondée et vous pouvez reprendre vos relations sexuelles dès que vous vous sentez prêt. Des études montrent que le risque que l'activité sexuelle provoque une crise cardiaque est inférieur à 1 %.

Ce risque est encore plus bas chez les personnes qui font régulièrement de l'activité physique. À la suite d'un accident vasculaire cérébral, en particulier, toute paralysie ou faiblesse résiduelle peut exiger un peu plus d'attention afin de trouver les positions offrant le meilleur soutien et confort ainsi que les régions les plus sensibles pour les caresses. Il peut aussi y avoir des inquiétudes quant au contrôle des intestins et de la vessie. La Fondation des maladies du cœur du Canada offre des guides sur la sexualité pour les personnes qui ont souffert d'une crise cardiaque ou d'un accident vasculaire cérébral. Ils offrent aussi de l'information sur le sildénafil (Viagra) et d'autres médicaments similaires ainsi que sur les risques pour les hommes ayant des troubles érectiles. Votre pharmacien peut aussi être une ressource précieuse.

Les personnes diabétiques observent parfois des problèmes avec leur fonction sexuelle. Les hommes peuvent avoir de la difficulté à atteindre ou à maintenir l'érection, ce qui peut être causé par les effets secondaires des médicaments ou par d'autres troubles médicaux associés au diabète. Les hommes et les femmes peuvent remarquer une perte de sensations (neuropathie) dans la région génitale. Le problème le plus courant chez la femme est une lubrification vaginale inadéquate. Pour les personnes diabétiques, les méthodes les plus efficaces pour prévenir ou diminuer ces problèmes sont d'assurer un suivi étroit de la glycémie, de faire de l'exercice, d'adopter une attitude positive et de veiller sur sa santé globale. Les hommes et les femmes peuvent aider à leur sensibilité en appliquant du lubrifiant. Si vous utilisez un condom, assurez-vous d'utiliser un lubrifiant à base d'eau; les lubrifiants à base de pétrole détruisent le latex. Pour les personnes atteintes d'une neuropathie, l'utilisation d'un vibrateur et la stimulation des régions du corps les plus sensuelles peuvent aider à rendre les relations sexuelles plus agréables. Il existe de nouvelles thérapies pour les hommes ayant des problèmes érectiles. Selon l'Association canadienne du diabète, un médicament reconnu comme le sildénafil (Viagra) peut aider les hommes diabétiques. On pense souvent à tort qu'un homme qui prend une pilule de sildénafil obtient instantanément une érection. Une érection se produit uniquement s'il y a une excitation; alors prenez votre temps et détendez-vous. Votre médecin ou un expert de l'Association canadienne du diabète pourra vous aider à parler de votre activité sexuelle. Ces personnes sont formées pour vous aider et vous mettre à l'aise avec ces sujets délicats.

Les douleurs chroniques ou récurrentes peuvent grandement refroidir vos ardeurs sexuelles. Une personne peut avoir de la difficulté à se trouver séduisante si elle ressent de la douleur ou qu'elle craint que les relations sexuelles lui causent des douleurs. La douleur est souvent le principal symptôme de l'arthrite, des migraines, des maladies intestinales et de nombreux autres troubles. Les personnes qui en sont atteintes doivent d'abord réussir à calmer la douleur pour être excitées sexuellement ou avoir un orgasme. Comme discuté précédemment dans le présent chapitre, la concentration et l'attention constituent les compétences les plus utiles dans ces situations. Apprendre à se concentrer sur le moment présent ou sur un fantasme sexuel peut vous distraire de votre douleur et vous permettre de porter toute votre attention sur la relation sexuelle et votre partenaire. Prenez votre analgésique pour que vous puissiez bénéficier de son efficacité maximale durant votre relation sexuelle, trouvez une position confortable, prenez votre temps, détendez-vous et appréciez les longs préliminaires.

Les personnes qui ont dû subir l'ablation d'un sein, d'un testicule ou d'une autre partie du corps à la suite d'un traitement pour le cancer ou pour toute autre raison médicale ou les personnes qui portent des cicatrices de chirurgies ou dont les articulations sont enflées et déformées par l'arthrite peuvent aussi avoir des craintes face aux relations sexuelles et à l'intimité. Ces personnes peuvent être inquiètes de ce que pensera leur partenaire. Leur partenaire ou un partenaire potentiel pourrait-il ne pas les trouver attirantes? Bien que cette situation puisse parfois se produire, c'est bien plus rare que vous pouvez le croire. Habituellement, quand nous tombons en amour avec quelqu'un, nous tombons en amour avec toute la personne et non seulement avec un sein, un testicule ou une autre partie du corps. Encore une fois, la communication et le partage de vos inquiétudes et de vos peurs avec votre partenaire peuvent vous aider. Si vous avez de la difficulté à communiquer ensemble, peut-être que le recours aux services d'un conseiller conjugal pourrait vous aider. Souvent, nous voyons des problèmes là où il n'y en a pas.

La fatigue est un autre symptôme qui peut éteindre le désir sexuel. Au chapitre 4, il a été abondamment question de comment surmonter la fatigue. Nous ne vous donnerons donc qu'un seul conseil : planifiez vos activités sexuelles quand vous n'êtes pas fatigué; essayez d'avoir des relations sexuelles quand vous êtes moins fatigué. Il faut donc préférer les matins aux soirs!

De nombreux problèmes de santé mentale et les médicaments pour en traiter les symptômes peuvent aussi nuire à votre fonction et à votre désir sexuels. Il est donc important de discuter avec votre médecin des effets secondaires afin que vous puissiez trouver ensemble une autre solution. Parfois, le médecin peut vous prescrire un autre médicament, changer la dose et le moment où vous devez prendre votre médicament, ou vous recommander à un thérapeute qui pourrait vous aider, vous et votre partenaire, à apprendre d'autres stratégies d'adaptation pour réduire ou éliminer les symptômes. La thérapie individuelle ou conjugale peut aussi vous aider à régler vos autres problèmes personnels, intimes et sexuels qui n'ont rien à voir avec vos médicaments.

Quel que soit votre problème de santé chronique, votre médecin doit être votre principal conseiller sur les problèmes sexuels. Il est peu probable que votre problème soit unique; votre médecin a certainement dû entendre parler de ce problème de nombreuses fois et il peut peut-être vous offrir certaines solutions. Souvenez-vous que ce n'est qu'un autre problème associé à votre maladie chronique. Comme la fatigue, la douleur et les limitations physiques, ce problème peut être traité. Les problèmes de santé chronique ne doivent pas mettre un terme à l'activité sexuelle. Une communication et une planification efficaces assureront la satisfaction sexuelle. Si vous êtes créatif et prêt à expérimenter, vos relations sexuelles et amoureuses n'en seront qu'améliorées.

Une Canadienne spécialisée en relations sexuelles

Sue Johanson parle de sexualité depuis 35 ans. Citoyenne canadienne, Sue Johanson est une infirmière diplômée et une éducatrice en relations sexuelles à la retraite qui discutent de sujets sexuels de façon franche et directe. Son site Web (www.talksexwithsue.com – en anglais) offre des articles sur l'adaptation à la maladie et au vieillissement et sur la communication du couple, ainsi que des liens vers d'autres sites informatifs. Vous y trouverez également une excellente sélection de livres et de DVD, dont la plupart sont disponibles à la bibliothèque ou dans des librairies en ligne.

Autres lectures suggérées

Agravat, Pravin. *A Guide to Sexual and Erectile Dysfunction in Men*. Leicester, Angleterre : Troubador, 2010.

Ford, Vicki. *Overcoming Sexual Problems*. Londres : Constable & Robinson, 2010.

Garrison, Eric Marlowe. *Mastering Multiple-Position Sex: Mind-Blowing Lovemaking Techniques That Create Unforgettable Orgasms*. Beverly, Mass. : Quiver Books, 2009.

Hall, Kathryn. *Reclaiming Your Sexual Self: How You Can Bring Desire Back into Your Life*. Hoboken, N.J. : Wiley, 2004.

Johanson, Sue. *Sex, Sex, and More Sex*. Canada : Penguin. 2004.

Kaufman, Miriam, Cory Silverburg, et Fran Odette. *The Ultimate Guide to Sex and Disability: For All of Us Who Live with Disabilities, Chronic Pain, and Illness*. Berkeley, Calif. : Cleis Press, 2007.

Klein, Marty. *Beyond Orgasm: Dare to Be Honest About the Sex You Really Want*. Berkeley, Calif. : Celestial Arts, 2002.

McCarthy, Barry W., et Michael E. Metz. *Men's Sexual Health: Fitness for Satisfying Sex*. New York : Routledge, Taylor & Francis, 2008.

Schnarch, David. *Intimacy and Desire: Awaken the Passion in Your Relationship*. New York : Beaufort Books, 2009.

Schnarch, David. Resurrecting Sex: Solving Sexual Problems and Revolutionizing Your Relationship. New York : HarperCollins, 2002.

Taguchi, Yosh. *Private Parts: A Doctor's Guide to the Male Anatomy*. Montréal : McClelland & Stewart, 1988

Autres ressources

- ☐ Association canadienne du diabète : www.diabetes.ca/
- ☐ Fondation des maladies du cœur du Canada : www.fmcoeur.com
- ☐ La Société de l'arthrite : www.arthrite.ca
- ☐ Sexualité et cancer : www.cancer.ca
- ☐ Talk Sex with Sue : www.talksexwithsue.com/

CHAPITRE 11

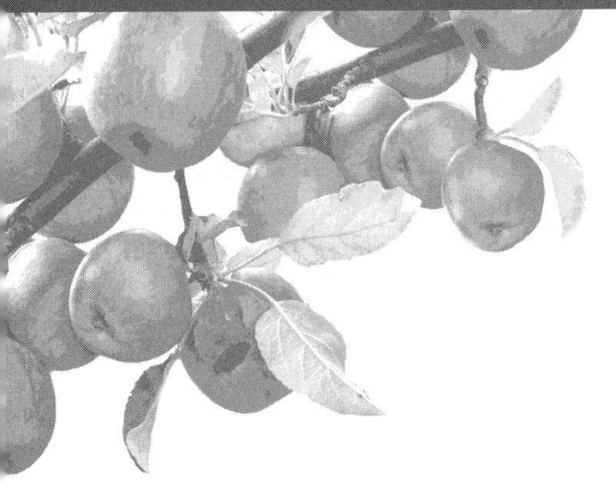

Une alimentation saine

UNE ALIMENTATION SAINE est un de vos meilleurs investissements personnels. Elle est un acteur central qui influence votre santé. Peu importe ce que les médias ou vos amis disent, il n'existe aucune façon de s'alimenter qui convienne à tout le monde ni d'aliment parfait.

Une alimentation saine signifie que, la plupart du temps, vos choix alimentaires sont sains. Elle ne signifie pas qu'elle doit être rigide ou parfaite. Une alimentation saine peut consister en de nouvelles et différentes façons de préparer vos repas pour les rendre savoureux et appétissants. Si vous êtes atteint de certains problèmes de santé, vous devrez peut-être être plus sélectif. Bien manger ne signifie habituellement pas que vous ne pouvez plus manger vos aliments préférés.

Nous remercions particulièrement Bonnie Bruce, D.H.P, Dt.P, pour son aide pour le présent chapitre.

Malheureusement, l'Internet, les livres, les autres médias, les amis et les parents peuvent nous surcharger d'information sur ce que nous devrions manger ou non.

L'alimentation devient très déroutante. Dans le présent chapitre, nous vous donnons des renseignements scientifiques de base sur la nutrition et l'alimentation. Nous ne vous dirons pas quoi manger ni comment vous alimenter; c'est votre décision. Il sera plutôt question de ce l'on connaît de la nutrition chez les adultes et de certains moyens qui vous aideront à intégrer ces renseignements à vos préférences et à vos besoins. Aux pages 224 à 229, nous donnons de l'information destinée aux personnes atteintes des problèmes de santé à long terme les plus courants. Nous espérons que le présent chapitre vous aidera à commencer à apporter des changements qui vous permettront de mieux vous alimenter.

Pourquoi est-il si important de manger sainement?

Le corps humain est une machine complexe et exceptionnelle, un peu comme une voiture. Les voitures ont besoin du bon mélange de carburants pour bien fonctionner. Sans lui, elles pourraient commencer à avoir des ratés et même arrêter de fonctionner. Le corps humain est similaire. Il a besoin du bon mélange d'aliments (carburant) pour bien fonctionner. Son fonctionnement est perturbé s'il est mal alimenté ou s'il est vide.

Une alimentation saine a une incidence sur tous les aspects de votre vie. Elle est liée au bien-être de votre corps et de votre esprit, y compris à la réaction de votre corps face à certaines maladies.

Voici ce qui se passe quand vous donnez à votre corps le bon carburant et les bons aliments :

- Vous avez plus d'énergie et vous vous sentez moins fatigué.
- Vous augmentez vos chances de prévenir ou réduire de futurs problèmes de santé comme les cardiopathies, le diabète et le cancer.
- Vous nourrissez votre cerveau, ce qui vous aidera à relever les défis de la vie et à faire face aux hauts et aux bas émotionnels.

Qu'est-ce qu'une alimentation saine?

Les choix que nous faisons à long terme sont au cœur d'une alimentation saine. Une alimentation saine consiste à faire preuve d'ouverture et à se permettre à l'occasion de petites quantités d'aliments qui ne sont peut-être pas si sains. Il n'existe aucune façon parfaite de s'alimenter. Être trop stricte ou rigide et ne pas se permettre quelques gâteries condamneront sans doute vos meilleurs efforts à l'échec.

Pour certains d'entre nous, mangez sainement signifie d'avoir parfois le droit de faire la fine bouche. Par exemple, les personnes diabétiques doivent surveiller leur consommation de glucides pour gérer leur glycémie. La meilleure façon est de choisir chaque jour quels glucides manger, comme des fruits, du pain, des légumineuses, des céréales et du riz. Le choix de glucides avec un faible indice glycémique est bénéfique pour les personnes diabétiques. D'autres personnes atteintes de cardiopathies ou qui sont à risque de développer de telles maladies remarquent que de surveiller la quantité et les types de gras qu'ils mangent peut aider à contrôler leurs niveaux de cholestérol sanguin. Les personnes souffrant d'hypertension remarquent qu'elles peuvent réduire leur hypertension en mangeant beaucoup de fruits, de légumes et de produits laitiers faibles en gras. D'autres personnes ont réduit leur hypertension en diminuant leur consommation de sel. Pour gagner ou perdre du poids, il faut porter attention au nombre de calories consommées.

Les choses ont changé depuis le temps où la viande et les pommes de terre étaient considérées comme la base d'une bonne alimentation. De nos jours, les légumes, les fruits, les grains entiers, le lait et les produits laitiers faibles en gras, les viandes maigres, la volaille, et les poissons sont essentiels à une bonne alimentation. Il y a encore de la place pour la viande et les pommes de terre; seule leur importance a diminué.

Pour la plupart d'entre nous, le vrai problème n'a rien à voir avec notre choix d'aliments santé; il réside plutôt dans nos choix d'aliments moins santé. Le tiers des Américains se nourrissent d'aliments riches en sucres ajoutés, en gras solides—beurre, gras de bœuf (suif), gras de porc (saindoux), gras de poulet, margarine dure, graisse végétale)—et en sodium (sel). Nous mangeons aussi beaucoup d'aliments préparés avec de la farine blanche et d'autres grains raffinés. Les sucres ajoutés, le gras et le sodium contribuent au développement de problèmes de santé comme l'hypertension, le diabète et l'obésité.

Les compromis jouent un rôle important dans une alimentation saine. Vous devez donc apprendre quel effet la nourriture peut avoir sur votre santé et, ensuite, comment décider quand vous pouvez vous gâter et quand mieux vaut vous abstenir. Par exemple, il est peut-être important pour vous d'avoir un repas très spécial le jour de votre anniversaire. Cependant, vous devrez faire des compromis et choisir des aliments plus santé la prochaine fois que vous sortez pour un repas décontracté. Le compromis est un outil qui peut vous permettre de rester sur la voie de la saine alimentation. Au fil du temps, vous remarquez qu'il est de plus en plus facile de faire des compromis et qu'ils feront même partie de votre vie quotidien.

La majorité des directives alimentaires suggèrent qu'un bon point de départ est de consommer davantage d'aliments végétaux : grains entiers, fruits, légumes, haricots et pois séchés cuits, lentilles, noix et graines. Il ne s'agit pas pour autant de devoir abandonner les viandes, et les autres aliments riches en sucre, en gras et en sel, mais plutôt en manger en quantité limitée ou moins souvent. De nombreuses directives alimentaires recommandent de consommer des quantités modérées de viande maigre, de volaille et d'œufs. Un équilibre dans les types d'aliments que vous consommez et la quantité de nourriture que vous mangez sont les éléments principaux. (Nous aborderons ce sujet plus en détail plus loin dans le présent chapitre.)

Tout ça semble bien simple, mais, chaque jour, nous devons faire des centaines de choix alimentaires. Il est souvent plus facile et rapide de choisir un aliment moins sain que de réfléchir à ce que l'on veut manger; ce choix est encore plus facile s'il faut cuire cet aliment. Alors comment doit-on agencer des repas qui sont à la fois savoureux, agréables et sains? Essayons d'adopter l'approche la plus simple possible.

Les principes clés d'une alimentation saine

- **Choisissez des aliments tels qu'on les retrouve dans la nature.** Il est préférable de choisir les aliments les moins transformés. Les aliments transformés sont ceux dont leur état original a été modifié par l'ajout d'ingrédients (souvent du sucre ou du gras) ou le retrait d'ingrédients (souvent des fibres ou des nutriments) pour en améliorer le goût (par exemple, les grains entiers transformés en farine blanche pour des produits de boulangerie ou les produits d'origine animale transformés en viandes froides ou en charcuteries). Parmi les aliments qui sont moins ou peu transformés, on retrouve une poitrine de poulet grillé au lieu de croquettes de poulet panées, une pomme de terre cuite au four (avec la pelure) au lieu de patates frites, et des grains entiers, comme le pain et les pâtes de grain entier et le riz brun, au lieu de grains raffinés, comme le pain blanc et le riz blanc.

- **Tirez vos nutriments de la nourriture et non de compléments.** Nous savons que, pour la plupart des gens, les vitamines, minéraux et autres compléments alimentaires ne peuvent remplacer totalement la nourriture. Les aliments à leur état naturel contiennent des quantités et des combinaisons appropriées de nutriments et d'autres éléments sains (comme des fibres) pour assurer le bon fonctionnement du corps. Quand on retire les nutriments de leur état naturel dans les aliments, ils ne fonctionnent pas nécessairement comme ils le devraient. Ils pourraient même avoir des effets secondaires néfastes.

  Par exemple, le bêta-carotène, une importante source de vitamine A que l'on retrouve dans des aliments végétaux comme la carotte et le potiron, améliore notre vue et renforce notre système immunitaire. Toutefois, il a été démontré que, chez certaines personnes, les compléments artificiels de bêta-carotène augmentent certains risques de cancer. Ce même risque ne se pose pas quand le bêta-carotène est consommé tel qu'on le retrouve dans la nourriture.

  Une autre raison de tirer ses nutriments d'aliments aussi proches que possible de leur état naturel est qu'ils contiennent peut-être d'autres composés bénéfiques à la santé que nous ne connaissons pas encore. Quand vous prenez un complément, comme un comprimé de vitamine, vous pourriez être privé de nombreuses autres substances bénéfiques à votre santé que l'on retrouve naturellement dans l'aliment duquel provient cette vitamine.

Dans la plupart des pays, dont le Canada, les compléments diététiques et alimentaires ne sont pas assujettis aux normes gouvernementales pour leur qualité ou leurs bienfaits. Contrairement aux médicaments en vente libre, il n'y a aucune garantie que vous recevez les nutriments pour lesquels vous avez payé ou que ces compléments ne contiennent pas de substances néfastes.

Les compléments alimentaires sont-ils utiles à l'occasion? Oui, parfois nous ne pouvons consommer une quantité suffisante d'un ou de plusieurs nutriments essentiels. Par exemple, les hommes et les femmes âgés ont besoin d'une plus grande quantité de calcium pour aider à prévenir ou ralentir l'ostéoporose. Bien que l'on puisse retrouver tout le calcium nécessaire dans le lait et les produits laitiers, comme le yogourt ou le fromage, il peut être difficile d'obtenir la quantité nécessaire. Si vous songez à prendre un complément, parlez-en d'abord avec votre professionnel de la santé ou un diététiste agréé.

- **Mangez une grande variété d'aliments colorés et peu transformés.** Plus votre alimentation est diversifiée, mieux c'est; plus il y a de couleurs dans votre assiette, mieux c'est; moins vous consommez d'aliments transformés, mieux c'est.

  Si vous respectez[3] ces trois règles simples, votre corps recevra sans doute toutes les bonnes choses dont il a besoin. On doit donc retrouver dans votre assiette une petite quantité de viande, poisson ou volaille peu transformés et beaucoup de fruits et légumes colorés : pensez au bleu et au mauve pour les bleuets et les raisins; au jaune et au orange pour les ananas, les oranges et les carottes; au rouge pour les tomates, les fraises et le melon d'eau; au vert pour les épinards et les fèves vertes; et au blanc et aux tons marrons chauds pour les champignons, les oignons, les choux-fleurs et les grains entiers, comme le riz brun.

- **Mangez des aliments riches en composés phytochimiques.** On retrouve les composés phytochimiques uniquement dans les aliments végétaux, comme les fruits, les légumes, les grains entiers, les noix et les graines (phyto signifie « plante »). Il existe des centaines de composés phytochimiques qui sont bénéfiques pour la santé et qui luttent contre la maladie, ce qui comprend les composés phytochimiques qui donnent aux fruits et légumes leurs couleurs vives. Chaque fois qu'un aliment est transformé ou raffiné, comme le blé entier transformé en farine blanche, les composés phytochimiques sont éliminés. Il est donc préférable de choisir surtout des aliments non raffinés et aussi proches de leur état naturel que possible.

- **Mangez régulièrement.** Un véhicule alimenté à l'essence ne fonctionnera pas sans carburant, comme un feu s'éteindra si on n'y ajoute pas de bois. Il en va en grande partie de même pour votre corps. Il a besoin régulièrement de carburant pour être à son meilleur. Mangez quelque chose, aussi peu soit-il, à des intervalles réguliers permettra d'alimenter votre « feu ».

  Mangez à des heures fixes durant la journée, de préférence en espaçant également vos repas, afin de vous aider à maintenir et à équilibrer votre taux de glycémie.

Le taux de glycémie est un élément important dans l'apport énergétique que vous fournissez à votre corps et surtout à votre cerveau. Le cerveau tire principalement son énergie du glucose dans votre sang. Si vous ne mangez pas régulièrement, votre taux de glycémie baisse et, selon le niveau qu'il atteint, vous pouvez ressentir les symptômes suivants : faiblesses, sueurs, tremblements, changements d'humeur (par exemple, vous devenez irritable, anxieux, colérique), nausées, maux de tête ou manque de coordination. Un bas taux de glycémie (hypoglycémie) peut être dangereux pour beaucoup de gens.

Mangez régulièrement vous permet d'obtenir les nutriments dont vous avez besoin et aide votre corps à les utiliser. Évidemment, ne pas sauter de repas ou manger à des intervalles réguliers vous aidera à ne pas devenir trop affamé. Être affamé vous poussera souvent à trop manger, ce qui peut entraîner des problèmes comme des indigestions, des brûlures d'estomac et une prise de poids.

Finalement, manger régulièrement ne signifie pas que vous devez adopter la même routine quotidienne ni que vous devez absolument prendre vos trois repas par jour. Donnez-vous une marge de manœuvre.

Si vous avez certains problèmes de santé, comme le cancer, vous trouverez peut-être parfois que plusieurs petits repas par jour vous aideront alors qu'à d'autres moments vous préférerez prendre de plus gros repas. Pour les personnes diabétiques, il est important d'espacer les repas à des intervalles réguliers et d'équilibrer les aliments que vous mangez. Ce qui vous convient le mieux sera peut-être plusieurs petits repas par jour, trois repas avec une collation, ou simplement trois repas.

- **Mangez ce dont votre corps a besoin (ni plus ni moins).** C'est facile à dire, mais plus difficile à faire. La quantité de nourriture que vous devez manger dépend de différents facteurs :
  - Votre âge. (En vieillissant, nous avons besoin de moins de calories.)

Une remarque concernant le déjeuner

Le déjeuner, c'est justement cela : « sortir du jeûne ». Il revigore votre corps après une longue période sans avoir mangé et vous aide à résister à l'envie de manger des collations supplémentaires ou à trop manger pendant le reste de la journée.

Nous savons que vous n'êtes peut-être pas enclin à déjeuner, pas seulement parce que vous n'avez pas le temps ou que vous n'avez pas faim, mais parce que vous n'aimez peut-être pas les aliments habituels du déjeuner. Il n'existe pas de règles définitives sur ce que vous devriez manger le matin. Le déjeuner peut être n'importe quoi : des fruits, des haricots, du riz, du pain, du brocoli ou même des restes. L'important est de faire redémarrer votre corps chaque matin en l'alimentant.

- Si vous êtes un homme ou une femme. (Les hommes ont habituellement besoin de plus de calories que les femmes.)
- La forme et la taille de votre corps. (En général, si vous êtes plus grand ou plus musclé, vous pouvez manger plus.)
- Vos besoins en matière de santé. (Certains états de santé influencent l'utilisation des calories par votre corps.)
- Votre niveau d'activité. (Plus vous bougez ou faites de l'exercice, plus vous pouvez consommer de calories.)

Conseils pour vous aider à contrôler les portions que vous mangez

- **Arrêtez de manger dès que vous vous sentez rassasié.** Vous pourrez ainsi contrôler la quantité de nourriture que vous mangez et éviter de manger de façon excessive. Portez attention à votre corps afin d'apprendre comment vous vous sentez. Comme pour toutes les nouvelles compétences, il faut s'exercer un peu. S'il vous est difficile d'arrêter de manger quand vous commencez à vous sentir rassasié, retirez votre assiette ou levez-vous de table, si possible.
- **Mangez lentement.** Manger lentement vous apporte davantage de satisfaction et vous aide à ne pas trop manger. Faites durer vos repas pendant au moins 15 à 20 minutes. C'est le temps dont votre cerveau a besoin pour s'ajuster et signaler à votre estomac qu'il commence à être plein. Si vous finissez rapidement, attendez au moins 15 minutes avant de prendre plus de nourriture. Si c'est difficile, il y a quelques conseils supplémentaires aux pages 230 à 232.
- **Faites attention à ce que vous mangez.** Si vous ne faites pas attention, il est facile de manger tout un sac de croustilles ou de biscuits ou de manger trop de morceaux de n'importe quelle nourriture en format de bouchées sans même le savoir. Ces situations peuvent se produire facilement quand nous sommes en présence d'amis, devant l'ordinateur ou quand nous regardons la télévision. Essayez de prendre une portion de la taille de ce que vous voulez manger ou de garder la nourriture hors de portée ou de votre champ de vision.
- **Sachez comment mesurer la taille d'une portion.** Pour ce faire, vous devez savoir quelle devrait être la taille d'une portion. Une portion de 1/2 tasse est environ la taille d'une balle de tennis ou d'un poing fermé. Une portion de 85 grammes (3 onces) de viande, de poisson ou de poulet cuit est environ la taille d'un paquet de cartes à jouer ou de la paume de votre main. Le bout de votre pouce jusqu'à la première jointure équivaut à une cuillère à thé et trois fois cette mesure équivaut à une cuillère à soupe. (Conseil : l'utilisation d'une tasse à mesurer est une excellente façon de voir à quoi ressemble une portion.)
- **Méfiez-vous des repas très copieux et de l'augmentation des portions.** Au cours des dernières années, les portions ont augmenté. Le hamburger au fromage

pour adulte traditionnel contenait environ 330 calories; il compte à présent un impressionnant total de 590 calories. Il y a 20 ans, le biscuit moyen mesurait environ 3,8 cm (1½ pouce) de largeur et contenait 55 calories; maintenant, il mesure 8,9 cm (3½ pouces) de largeur et compte 275 calories; cinq fois plus de calories! La boisson gazeuse était traditionnellement offerte en bouteille de 192 ml (6½ onces) contenant 85 calories; aujourd'hui, c'est 591 ml (20 onces) par bouteille, pour 250 calories.

Il faut 3500 calories de plus que ce dont nous avons besoin pour gagner 0,45 kg (une livre) de gras corporel. Ainsi, au cours d'une année, seulement 100 calories de plus par jour vous feront prendre 4,5 kg (10 livres), ce qui revient à manger tous les jours un surplus équivalant seulement au tiers d'un bagel! Il y a de nombreuses publications présentant les portions recommandées pour différents aliments. Le guide alimentaire, aux pages 234 à 253, dresse la liste des portions habituelles pour divers aliments, ainsi que des renseignements sur les nutriments qu'ils contiennent.

- **Solution pratique : sélectionnez des portions individuelles.** Les aliments qui sont préemballés en portion individuelle peuvent vous aider à voir la taille d'une portion suggérée. Si cette portion semble trop petite comparée à ce que vous mangez habituellement, nous vous suggérons de commencer lentement en coupant ce que vous mangeriez normalement de seulement une petite quantité à la fois. Par exemple, si vous mangez habituellement 1 tasse de riz, essayez de manger 1/2 tasse à la place.
- **Rendez votre nourriture appétissante.** Nous mangeons vraiment avec nos yeux! Comparez la qualité appétissante d'un plat de poisson blanc avec du riz blanc et du chou-fleur blanc avec un plat de poulet doré avec des patates douces grillées et des épinards d'un vert éclatant. Lequel de ces deux plats vous semble le plus savoureux?

Un plan facile à suivre pour manger sainement

Un plan vous aidera en cours de route à arriver là où vous souhaitez vous rendre : le Plan pour une alimentation saine (A Map for Healthy Eating) du département américain de l'Agriculture à la figure 11.1 vous aide à voir en quoi devrait consister un repas sain. Composez votre repas de sorte que près d'un quart de l'assiette soit composée de fruits colorés, un quart de légumes, un quart d'une source de protéines (viande maigre, poisson ou volaille, ou encore mieux des légumineuses comme du tofu, des haricots secs cuits ou des lentilles), et le dernier quart de céréales (dont préférablement au moins la moitié de grains entiers) ou d'autres féculents comme des pommes de terre, du riz, des ignames ou des potirons. Complétez votre assiette avec des aliments riches en calcium, notamment du lait ou des produits laitiers (de préference sans gras ou faibles en gras), comme du fromage, du yogourt, du yogourt glacé, des poudings, ou des produits de soja fortifiés en calcium comme du lait de soja. Évidemment, vos choix alimentaires et leur quantité dépendront de ce que vous aimez et de ce dont vous avez besoin. Si vous désirez obtenir de plus amples renseignements sur cette façon de manger, consultez le site Web MyPlate du USDA au www.chooseMyPlate.gov (en anglais seulement).

Pour les personnes diabétiques, l'Association canadienne du diabète recommande une assiette similaire, présentée au chapitre 18, à la figure 18.2 de la page 366). Le Projet harmonie santé au Québec encourage «l'assiette harmonie santé» pour les personnes diabétiques et monsieur tout-le-monde. Par ailleurs, il est recommandé de suivre le guide « Bien manger avec le Guide alimentaire canadien » de Santé Canada.

Même avec ce plan (assiette), les calories et la taille des portions sont importantes. L'assiette est maintenant plus remplie que par le passé, ce qui facilite la consommation de plus de calories que vous voulez ou avez besoin. La figure 11.2 à la page suivante peut vous aider à planifier. Elle donne des exemples de portions quotidiennes recommandées de différents groupes alimentaires. Remarquez que ces quantités sont des recommandations générales et qu'elles peuvent être différentes si vous avez des besoins diététiques particuliers. Si vous avez des questions, vérifiez auprès de votre médecin ou d'un diététiste agréé.

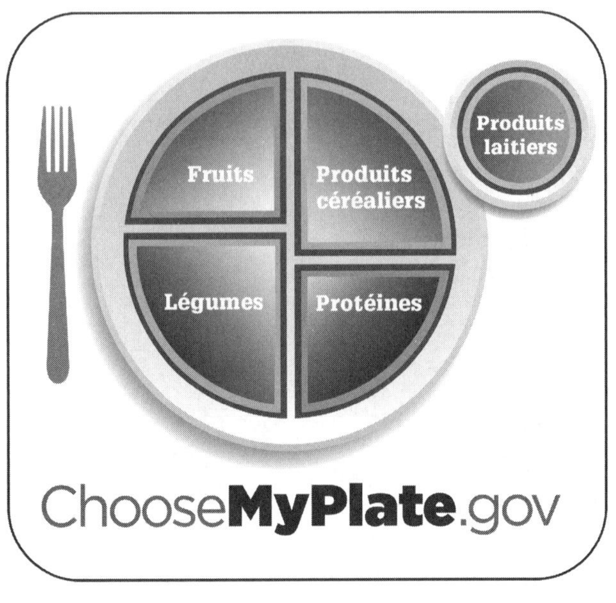

Figure 11.1 **Mon assiette : un plan pour une alimentation saine**

Remarquez également que vous trouverez sur Internet de nombreuses personnes qui se diront expertes en nutrition, mais qui ne le sont pas nécessairement. Si vous voulez consulter un véritable expert, cherchez un diététiste agréé. Ces professionnels de la santé sont spécifiquement formés et sont les meilleures ressources pour des conseils et renseignements en matière de régime alimentaire ou de nutrition.

Nutriments : Ce dont le corps a besoin

Nous avons parlé précédemment du besoin de retrouver des éléments nutritifs dans ce que nous consommons. Dans les sections suivantes, nous parlerons des glucides, des matières grasses, des protéines, de l'eau et de quelques vitamines et minéraux. De plus, bien qu'elles ne constituent pas, techniquement, un nutriment, nous parlerons aussi des fibres. Heureusement, il est assez facile d'obtenir ce dont nous avons besoin avec une alimentation saine.

Tout d'abord, consultez la figure portant sur le nombre de portions recommandées chaque

Figure 11.2 **Nombre de portions du Guide alimentaire recommandées chaque jour**

	Enfants			Adolescents		Adultes			
Âge (ans)	2–3	4–8	9–13	14–18		19–50		51 +	
Sexe	Filles et garçons			Filles	Garçons	Femmes	Hommes	Femmes	Hommes
Légumes et fruits	4	5	6	7	8	7–8	8–10	7	7
Produits céréaliers	3	4	6	6	7	6–7	8	6	7
Lait et substituts	2	2	3–4	3–4	3–4	2	2	3	3
Viandes et substituts	1	1	1–2	2	3	2	3	2	3

Le tableau ci-dessus indique le nombre de portions du Guide alimentaire dont vous avez besoin chaque jour dans chacun des quatre groupes alimentaires. Le fait de consommer les quantités et les types d'aliments recommandés dans le Guide alimentaire canadien et de mettre en pratique les trucs fournis vous aidera à :

- combler vos besoins en vitamines, minéraux et autres éléments nutritifs;
- réduire le risque d'obésité, de diabète de type 2, de maladies du cœur, de certains types de cancer et d'ostéoporose;
- atteindre un état de santé globale et de bien-être.

jour sur laquelle on retrouve des exemples de planification de repas équilibrés. On peut y lire le nombre de portions recommandées pour les femmes et les hommes adultes avec des exemples de portions. Ces recommandations sont destinées aux personnes qui font moins de 30 minutes d'exercice modéré par jour et mangent de 1000 à 3000 calories. Si vous avez une maladie ou un problème de santé particulier, comme le diabète, vous pourriez devoir modifier la quantité de certains aliments que vous mangez. Même dans ce cas, vous pouvez continuer de suivre le plan pour une alimentation saine. Nous parlerons des problèmes particuliers en matière d'alimentation, comme le diabète, plus loin dans ce chapitre.

Les glucides : la principale source d'énergie de votre corps

À quelques exceptions près, les glucides sont la principale source d'énergie de votre corps pour alimenter le cerveau, le système nerveux central

À quoi correspond une portion du Guide alimentaire?

Regardez les exemples présentés ci-dessous.

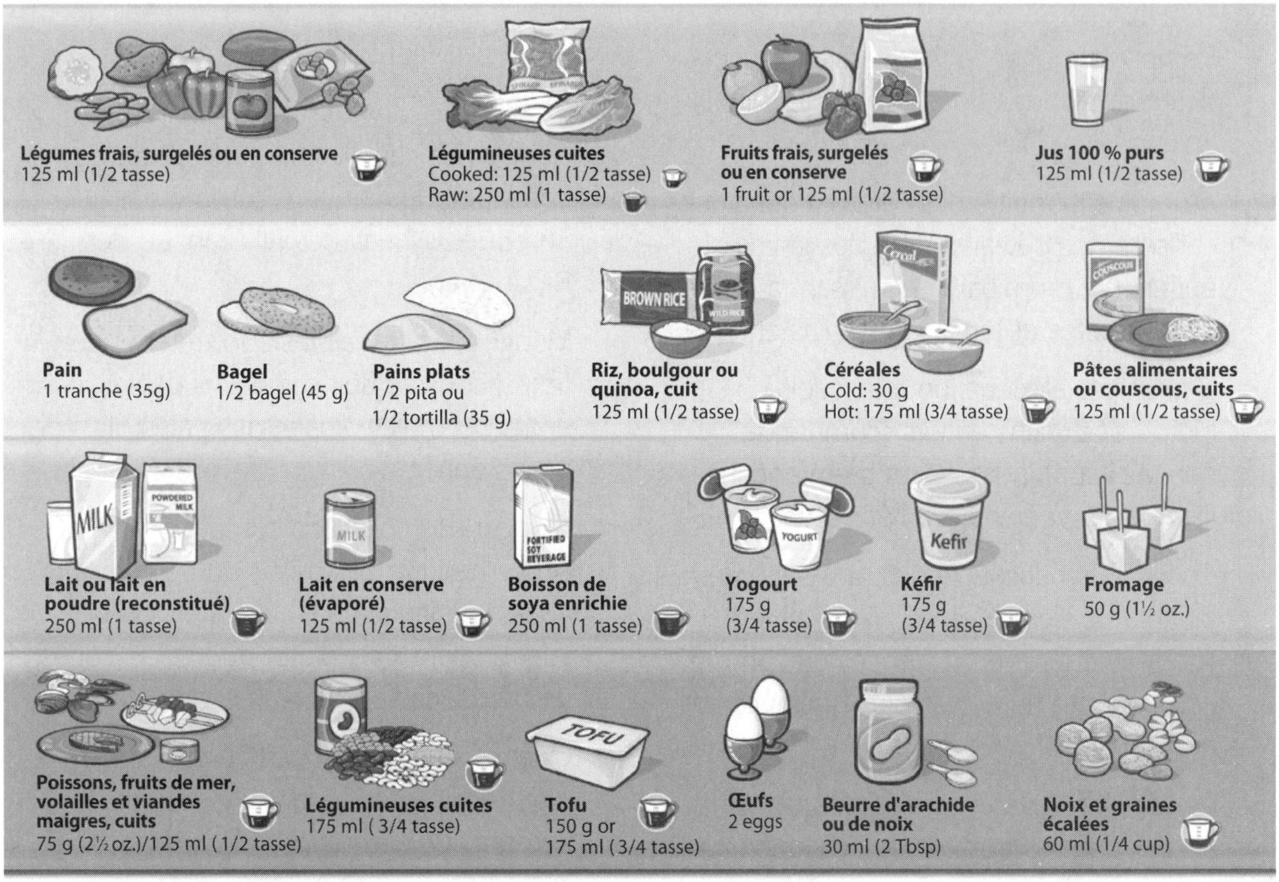

Légumes frais, surgelés ou en conserve
125 ml (1/2 tasse)
Légumineuses cuites
Cooked: 125 ml (1/2 tasse)
Raw: 250 ml (1 tasse)
Fruits frais, surgelés ou en conserve
1 fruit or 125 ml (1/2 tasse)
Jus 100 % purs
125 ml (1/2 tasse)
BROWN RICE
Cereal
Pain
1 tranche (35g)
Bagel
1/2 bagel (45 g)
Pains plats
1/2 pita ou
1/2 tortilla (35 g)
Riz, boulgour ou quinoa, cuit
125 ml (1/2 tasse)
Céréales
Cold: 30 g
Hot: 175 ml (3/4 tasse)
Pâtes alimentaires ou couscous, cuits
125 ml (1/2 tasse)
MILK
POWDERED MILK
FORTIFIED SOY BEVERAGE
YOGURT
Kefir
Lait ou lait en poudre (reconstitué)
250 ml (1 tasse)
Lait en conserve (évaporé)
125 ml (1/2 tasse)
Boisson de soya enrichie
250 ml (1 tasse)
Yogourt
175 g
(3/4 tasse)
Kéfir
175 g
(3/4 tasse)
Fromage
50 g (1½ oz.)
TOFU
Poissons, fruits de mer, volailles et viandes maigres, cuits
75 g (2½ oz.)/125 ml (1/2 tasse)
Légumineuses cuites
175 ml (3/4 tasse)
Tofu
150 g or
175 ml (3/4 tasse)
Œufs
2 eggs
Beurre d'arachide ou de noix
30 ml (2 Tbsp)
Noix et graines écalées
60 ml (1/4 cup)

Huiles et autres matières grasses

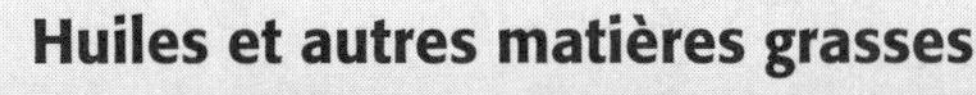

- Consommez une petite quantité, c'est-à-dire de 30 à 45 ml (2 à 3 c. à table) de lipides insaturés chaque jour. Cela inclut les huiles utilisées pour la cuisson, les vinaigrettes, la margarine et la mayonnaise.
- Utilisez des huiles végétales comme les huiles de canola, d'olive ou de soya.
- Choisissez des margarines molles faibles en lipides saturés et trans.
- Limitez votre consommation de beurre, margarine dure, saindoux et shortening.

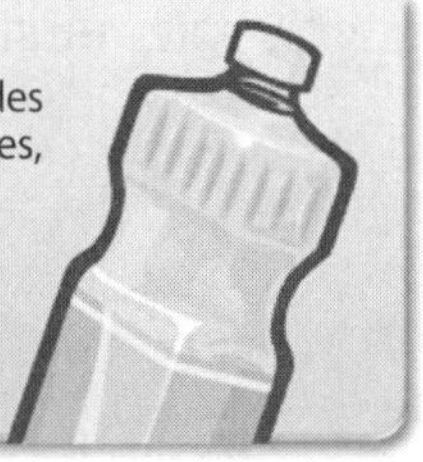

et les globules rouges. Les glucides influencent largement votre glycémie (taux de sucre dans le sang), davantage que les protéines ou les lipides. Mais les glucides en font bien plus; ils nous fournissent également les matières de base pour le fonctionnement d'autres parties vitales du corps. Presque toutes les parties de votre corps, de vos ongles d'orteils jusqu'au sommet de votre crâne, ont probablement besoin de certains composants des glucides pour leur formation. Ceux-ci comprennent les hormones, les lipides, le cholestérol et même certaines vitamines et protéines.

Les glucides se trouvent principalement dans les aliments d'origine végétale. Le lait et le yogourt sont pratiquement les seuls aliments d'origine animale contenant plus qu'une très petite quantité de glucides. Les aliments

Conseils pour choisir de bons glucides et augmenter la consommation de fibres

- Remplir la moitié de votre assiette avec différentes sortes de légumes et de fruits entiers.
- Au moins la moitié des céréales que vous consommez devraient être des grains entiers (riz brun, pain et croissant à grains entiers, pâtes et tortillas de grains entiers).
- Choisir des aliments pour lesquels du blé ou des grains entiers (comme de l'avoine) sont indiqués en premier dans la liste des ingrédients sur l'étiquette.
- Choisir des haricots et des pois secs, des lentilles ou des pâtes de grains entiers (pour alterner avec la viande) ou comme accompagnement au moins quelques fois par semaine.
- Choisir des fruits entiers plutôt que du jus de fruit. Les fruits entiers contiennent des fibres, ils prennent plus de temps à manger, vous rassasient davantage que le jus et peuvent vous aider à éviter de trop manger.
- Choisir des céréales à haute teneur en fibres pour le déjeuner comme des Shredded Wheat, des All-Bran, ou des Raisin Bran.
- Manger des craquelins à forte teneur en fibres, comme des craquelins de seigle entier ou multigrains et des pains plats de grains entiers.
- Manger des collations composées principalement de craquelins ou de pain à grains entiers, de fruits entiers ou de yogourt sans gras plutôt que de sucreries, de pâtisseries ou de crème glacée.
- Quand vous ajoutez des fibres à votre régime alimentaire, faites-le progressivement sur une période de quelques semaines. Buvez beaucoup d'eau pour faciliter le travail des fibres et éviter la constipation.

contenant des glucides peuvent être classifiés selon leur forte teneur en sucre ou en féculents. Les aliments à forte teneur en sucre sont généralement assimilés plus vite, ils se retrouvent rapidement dans votre sang et vous donne de l'énergie plus vite que les aliments riches en féculents. Plusieurs aliments d'origine végétale peu transformés contiennent également des fibres. Bien que les fibres ne soient essentiellement pas absorbées par le corps et ne contiennent pas de calories, elles vous aident d'une manière importante.

Les glucides sucrés se retrouvent dans les fruits et les jus, le lait, le yogourt, le sucre de table, le miel, les gelées, les sirops et les boissons sucrées. Il y a également plusieurs autres sortes de sucres (dont le maltose et le dextrose) qui se trouvent naturellement dans la nourriture et qui sont souvent ajoutés aux aliments transformés.

Les glucides féculents se trouvent dans les légumes, comme le maïs, les pois verts, les pommes de terre, les potirons, ainsi que dans les haricots et les pois secs, les lentilles et les produits céréaliers comme le riz. Les pâtes, les tortillas et le pain sont aussi riches en glucides. La quantité de glucides contenue dans les grains entiers, le riz brun et le pain de blé entier est semblable à celle contenue dans les céréales raffinées comme le pain blanc et le riz blanc. La principale différence est que les céréales raffinées ont perdu des nutriments, des composés phytochimiques et des fibres au cours de la transformation.

Les fibres se trouvent naturellement dans les aliments d'origine végétale complets et peu transformés avec « de la peau, des graines et des filaments ». Par exemple, les grains entiers, les haricots et pois secs, les lentilles, les fruits, les légumes, les noix et les graines contiennent tous des fibres. Certains aliments ont des fibres ajoutées (comme quand la pulpe est ajoutée au jus). Les aliments d'origine animale et les aliments raffinés ou transformés (farine blanche et pain blanc, plusieurs aliments précuits et collations) contiennent peu ou pas de fibres à moins que le fabricant en ait ajouté.

Différents types de fibres aident votre corps de différentes manières. Le son de blé, certains fruits et légumes, et les grains entiers agissent comme un « balai naturel »; ils permettent de garder votre système digestif en mouvement et aident à prévenir la constipation. Les fibres contenues dans le son d'avoine, l'orge, les noix, les graines, les haricots, les pommes, les agrumes, les carottes et le psyllium peuvent vous aider à contrôler votre glycémie parce qu'elles aident à ralentir le temps que prend le sucre pour atteindre votre sang. Elles peuvent aussi aider à diminuer votre niveau de cholestérol sanguin. Les régimes à forte teneur en fibres sont également réputés pour aider à diminuer les risques de cancers colorectaux.

Les huiles et les corps gras solides : ce qui est bon, ce qui est mauvais et ce qui est nocif

La plupart d'entre nous pensent que tous les gras sont mauvais pour nous. Mais nous avons besoin de lipides pour survivre et pour que notre corps fonctionne correctement. Le corps a besoin d'environ une cuillère à table de lipides par jour. Les lipides peuvent être utilisés presque sans limites par notre corps pour emmagasiner l'énergie sous forme de graisse.

Bien que tous les lipides, à portion égale, aient le même nombre de calories, certains gras sont plus sains que d'autres (nous les appelons les bons gras) alors que d'autres sont nocifs si nous en mangeons trop (les mauvais gras).

Les bons gras (aussi appelés gras insaturés) sont, de manière générale, les huiles qui sont habituellement liquides à la température de la pièce. Elles aident à maintenir les cellules en santé et certaines peuvent aider à réduire le taux de cholestérol sanguin. Les bons gras comprennent les huiles de soja, de carthame, de maïs, d'arachide, de tournesol, de canola et d'olive. Les noix, les graines et les olives (et leurs huiles), ainsi que les avocats, sont également riches en bon gras.

Il y a un autre groupe de bon gras : les oméga-3. Ces gras peuvent aider certaines personnes à réduire les risques de cardiopathies et à soulager les symptômes de la polyarthrite rhumatoïde. Ils se trouvent dans les poissons gras d'eau profonde comme le saumon, le maquereau, la truite et le thon. Il existe d'autres sources d'oméga-3, dont le germe de blé, les graines de lin et les noix de Grenoble, bien que le corps n'utilise peut-être pas les oméga-3 d'origine végétale aussi bien que ceux provenant des poissons.

ASPECTS D'UN MODE DE VIE SAIN
Liste des 10 aliments les plus riches en fibres

Quand il est question de fibres, de petits changements peuvent vraiment avoir un gros impact sur votre consommation de fibres et votre santé en général. La consommation de fibres a été reliée à une réduction des risques de maladie cardiaque, de diabète, d'obésité et de certains types de cancer.

Objectif de consommation de fibres :

Hommes 19 à 50 ans	38 g par jour	Femmes 19–50 ans	25 g par jour
Hommes 50 ans et +	30 g par jour	Femmes 50 ans et +	21 g par jour

Voici dix changements à apporter pour consommer davantage de fibres.

Aliments contenant moins de fibres	Grammes de fibres par portion	Aliments riches en fibres	Grammes de fibres par portion
Viande ou volaille	0 g par 75 g (2,5 oz)	Haricots rouges	12 g par 175 ml (3/4 tasse)
Soupe poulet et nouilles	2 g par 250 ml (1 tasse)	Soupe aux lentilles	12 g par 250 ml (1 tasse)
Céréales Corn Flakes	1 g par 30 g (1 tasse)	Fibre First/Bran Buds Bran flakes	12 g par 30 g (1/3 tasse) 5 g par 30 g (1 tasse)
Chili con carne	4 g par 250 ml (1 tasse)	Chili végétarien	9 g par 250 ml (1 tasse)
Pâtes blanches	3 g par 375 ml (1,5 tasse) cuites	Pâtes de blé entier	8 g par 375 ml (1,5 tasse) cuites
Muffin aux pépites de chocolat	2 g par muffin	Muffin son et raisins	5 g par muffin
Jus de pomme	0,1 g par 125 ml (1/2 tasse)	Pomme	3 g par pomme avec la pelure
Riz blanc	0,8 g par 250 ml (1 tasse) cuit	Riz brun	3 g par 250 ml (1 tasse) cuit
Croustilles régulières	0,8 g par 10 croustilles (20 g)	Maïs soufflé au micro-ondes	3 g par 20 g (2,5 tasses)
Pain blanc	1 g par tranche	Pain de grains entiers à 100 %	2,2 g par tranche

Dix trucs faciles pour ajouter des fibres dans votre alimentation : Ajouter des fibres dans votre alimentation ne signifie pas que vous devez abandonner vos mets favoris ou changer votre style de vie. Voici quelques trucs faciles pour ajouter des fibres à votre alimentation :

1. Choisissez une céréale riche en fibres. Vous devriez opter pour une céréale qui contient au moins 4 g de fibres par portion.
2. Ajoutez une céréale riche en fibres à vos céréales habituelles. Choisissez une céréale qui contient au moins 10 g de fibres par portion et saupoudrez-en sur vos céréales habituelles.
3. Mangez plus de fruits. Limitez votre consommation de jus et essayez plutôt de manger des fruits frais comme collation et au dessert. N'oubliez pas de manger la pelure des fruits comme les pommes et les poires. C'est là qu'on y retrouve le plus de fibres.
4. Ajoutez un légume à votre alimentation dès aujourd'hui. Les légumes contiennent peu de calories, mais beaucoup de fibres et d'éléments nutritifs.
5. Ajoutez des haricots et des lentilles à vos plats, comme dans vos salades, votre sauce pour pâtes ou vos soupes.
6. Choisissez des pains et des pâtes de grains entiers et de blé entier à 100 %. Recherchez les mentions « Grains entiers à 100 % » ou « Blé entier à 100 % ».

7. Ajoutez 75 ml (1/4 tasse) de son de blé, de son d'avoine ou de graines de lin moulues à vos pâtisseries.
8. Utilisez du hoummos ou d'autres trempettes à base de légumineuses dans vos sandwichs au lieu de la moutarde et de la mayonnaise.
9. Ajoutez des fruits séchés, des noix ou des graines aux céréales, aux salades ou au yogourt.
10. Remplacez la moitié de la farine blanchie par de la farine de blé entier dans vos recettes favorites.

Rappelez-vous d'ajouter les fibres graduellement à votre alimentation jusqu'à ce que vous ayez atteint votre objectif quotidien. Passer brusquement d'une alimentation pauvre en fibres à un régime riche en fibres peut provoquer de la constipation et des crampes abdominales.

Assurez-vous de boire beaucoup d'eau quand vous augmentez votre consommation de fibres. Visez entre 1 et 2 litres (6 et 8 tasses) par jour.

Les mauvais gras (aussi appelés gras saturés) sont habituellement solides à la température de la pièce (pensez au shortening, au beurre, au saindoux et à la graisse de bacon). Ils peuvent faire augmenter le cholestérol et les risques de cardiopathies. La plupart des mauvais gras se trouvent dans les aliments d'origine animale, comme le beurre, le gras de bœuf (suif), ainsi que le gras de poulet et de porc (saindoux). Les autres aliments à forte teneur en mauvais gras comprennent la margarine dure, la viande rouge, la viande hachée régulière, les viandes transformées (saucisses, bacon, viandes froides et charcuteries), la peau du poulet, le lait entier ou faible en gras, les fromages à lait entier ou faible en gras, y compris le fromage à la crème et la crème sure. L'huile de palme, de noix de coco et le beurre de cacao sont également considérés comme de mauvais gras parce qu'ils contiennent beaucoup de gras saturés.

Les gras qualifiés de « nocifs » sont les gras trans. Ils ont plus d'effets dommageables sur le cholestérol sanguin et les risques de cardiopathies que les mauvais gras. Les gras trans se trouvent dans plusieurs aliments transformés, dont les pâtisseries, les gâteaux, les biscuits, les craquelins, le glaçage, la margarine et la plupart des maïs soufflés cuits au four micro-onde. Ils sont indiqués sur les étiquettes des aliments comme des huiles « partiellement hydrogénées » ou « hydrogénées ». Attention : les entreprises alimentaires peuvent légalement indiquer « aucun gras trans » ou « sans gras trans » sur l'étiquette même si l'aliment en contient jusqu'à un demi-gramme (0,5 g) par portion. Le meilleur conseil est de manger aussi peu de gras trans que possible.

Il n'y a pas de recommandations quotidiennes sur la quantité de gras que vous devriez manger. La plupart des gens en consomment plus qu'assez. La meilleure recommandation est de manger très peu de mauvais gras et de les remplacer par des bons gras sans augmenter la quantité de gras que vous mangez.

Il y a une autre chose que vous devriez savoir à propos des matières grasses; elles contiennent toutes deux fois plus de calories par cuillère à thé que les protéines ou les glucides. Les calories

Conseils pour choisir des bons gras et des gras plus sains

Les conseils suivants vous aideront à manger moins de mauvais gras et davantage de bons gras. Assurez-vous toutefois, si vous décidez de manger davantage de bons gras, de diminuer les mauvais gras. Vous ne voulez pas augmenter la quantité de gras que vous consommez.

Quand vous choisissez des aliments…

- Consommer des portions de viande, poisson ou poulet cuit de 57 à 85 grammes (2 à 3 onces), ce qui correspond environ à la taille d'un paquet de cartes ou à la paume de votre main.
- Retirer tout le gras que vous pouvez voir dans la viande avant la cuisson.
- Ne pas manger la peau sur la volaille.
- Manger davantage de poisson d'eau profonde, comme du saumon, du thon et du maquereau.
- Choisir des coupes de viande maigre (ronde, surlonge ou flanc).
- Consommer du lait ou des produits laitiers faibles en gras ou sans gras (fromage, crème sure, fromage cottage, yogourt et crème glacée).
- Pour la cuisson, utiliser de l'huile (comme de l'huile d'olive ou de canola) et de la margarine molle plutôt que du shortening, du saindoux, du beurre ou de la margarine dure.

Lors de la préparation des aliments…

- Faire griller les viandes ou les faire cuire sur le barbecue.
- Éviter la friture des aliments.
- Si vous utilisez la friture, utilisez une poêle non adhésive ou une poêle avec de faibles quantités d'huile en vaporisateur.
- Écumer le gras des plats mijotés et des soupes pendant la cuisson. (Si vous les réfrigérez pour la nuit, les gras solides s'enlèvent facilement.)
- Utilisez moins de beurre, de margarine, de sauce brune, de sauce et de crème à base de viande, de tartinades et de vinaigrette à salade crémeuse.

provenant des matières grasses s'additionnent rapidement. Par exemple, 1 cuillère à thé de sucre contient environ 20 calories alors qu'une cuillère à thé d'huile ou de gras solide contient environ 35 calories. Quand nous mangeons plus de calories que nous en avons besoin, peu importe d'où elles viennent, les calories supplémentaires sont emmagasinées sous forme de graisse, ce qui entraîne un gain de poids.

Les protéines : pour construire les muscles et bien plus

Les protéines sont vitales pour des centaines d'activités qui vous gardent en vie et en santé. Elles font partie des globules rouges et des enzymes et hormones qui permettent de réguler le corps ainsi que les muscles. Elles permettent au système immunitaire de combattre les infections et de construire et réparer les tissus endommagés.

Les protéines peuvent aussi vous donner de l'énergie. Toutefois, comme les matières grasses, les protéines ne sont pas une aussi bonne source d'énergie pour le corps que les glucides.

Il existe deux types de protéines, catégorisées selon leur proportion d'acides aminés essentiels. Les protéines de haute valeur biologique ont tout ce qu'il faut dans les bonnes quantités. Votre corps les utilise telles quelles. Ces protéines se trouvent dans les aliments d'origine animale, comme la viande, le poisson, la volaille, les œufs, le lait et d'autres produits laitiers, ainsi que dans les aliments à base de soja, comme les fèves de soja, le tofu et le tempeh (produit de soja). Les protéines de basse valeur biologique manquent d'un ou de plusieurs acides aminés essentiels. Elles se trouvent dans les aliments d'origine végétale, comme les céréales, les haricots et les pois secs, les lentilles, les noix et les graines. La plupart des fruits et des légumes contiennent beaucoup moins, voire pas du tout de protéines. Pour que votre corps soit apte à utiliser les protéines de basse valeur biologique au maximum, mangez-les avec au moins une autre protéine à basse valeur biologique ou avec une protéine de haute valeur biologique.

Au fil des siècles, les gens ont appris à survivre en mangeant des combinaisons de protéines. Deux des paires de protéines de basse valeur biologique les plus complètes et les plus communes sont les haricots et le riz ainsi que le pain et le beurre d'arachides. Bien que presque toutes les protéines d'origine végétale soient des protéines de basse valeur biologique, elles sont au cœur d'une alimentation saine. En mangeant une petite quantité de protéine d'origine animale (comme du poulet) avec un aliment d'origine végétale (comme des lentilles ou des haricots noirs), vous obtenez tous les avantages des protéines de haute valeur biologique. De plus, certains aliments d'origine végétale, comme les noix et les graines, sont des sources de bons gras et nombre d'entre eux sont une bonne source de fibres. Les aliments d'origine végétale n'ont pas de cholestérol et peu ou pas de gras trans.

La bonne nouvelle est que la plupart des gens mangent plus de protéines qu'ils en ont besoin. À moins de souffrir d'un problème de santé particulier, vous n'avez pas à vous inquiéter. Malheureusement, la plupart des gens obtiennent la majorité de leurs protéines de la viande, qui tend à contenir beaucoup de mauvais gras. La meilleure manière d'obtenir des protéines est principalement des aliments d'origine végétale, accompagnés de petites quantités de viande maigre, de volaille ou de poisson.

Vitamines et minéraux

Les vitamines aident à réguler le fonctionnement interne du corps. Les minéraux font partie de nombreuses cellules et déclenchent des réactions importantes dans le corps. Toutes les vitamines et tous les minéraux sont essentiels pour la survie et la santé, et la plupart d'entre nous peuvent combler nos besoins grâce à une alimentation saine. Toutefois, les minéraux, comme le sodium, le potassium et le calcium, retiennent plus l'attention parce qu'ils sont liés à des problèmes de santé actuels et plusieurs d'entre nous mangent trop ou pas assez de ces nutriments.

Sodium

Pour certaines personnes, une trop grande consommation de sodium peut augmenter la pression artérielle, ce qui peut provoquer une cardiopathie, un accident vasculaire cérébral ou une insuffisance rénale. Réduire la consommation de sodium peut aider à diminuer la pression artérielle et aider à prévenir l'hypertension.

Il est facile de consommer assez de sodium pour combler les besoins de notre corps, mais la plupart d'entre nous en consomment beaucoup trop. Nous avons seulement besoin d'environ 500 milligrammes de sodium par jour (moins du cinquième d'une cuillère à thé de sel de table). Pourtant, la plupart des gens mangent entre 8 et 12 fois cette quantité. Les adultes devraient limiter leur consommation de sel à 2300 mg par jour, ce qui correspond à environ 1 cuillère à thé de sel de table. Les gens qui souffrent d'hypertension, d'une maladie rénale ou de diabète et qui sont d'âge moyen ou plus vieux ne devraient pas consommer plus de 1500 mg de sodium par jour.

Il y a du sodium dans la plupart des aliments que nous consommons, de très faibles quantités dans certains aliments d'origine végétale et des quantités supérieures dans certains aliments d'origine animale. Cependant, les vrais coupables sont les aliments transformés. Ils contiennent habituellement de nombreuses formes différentes de sodium ajouté.

Notre goût pour le sodium est acquis, nous ne naissons pas ainsi. Diminuer sa consommation demande une certaine adaptation, mais avec le temps vous apprendrez à apprécier les saveurs naturelles des aliments. Voici quelques conseils pour vous aider à contrôler votre consommation de sodium :

- Toujours goûter à sa nourriture avant de la saler; elle est souvent bonne telle quelle.
- Ne pas ajouter du sel à la nourriture au cours de la cuisson; assaisonner avec des épices, des herbes, du poivre, de l'ail, des oignons ou du citron.
- Utiliser du poulet, du poisson ou de la viande maigre fraîche ou congelée avec un minimum de transformation plutôt que des aliments en conserve, panés ou préparés et emballés.
- Choisir des aliments étiquetés « faibles en sodium » ou ceux en contenant 140 mg ou moins par portion. (Vérifier l'étiquette de la valeur nutritive pour connaître la quantité de sodium.)
- Conserver les aliments à forte teneur en sodium pour les occasions spéciales. Servir du bacon, des viandes froides et des charcuteries, des repas congelés, des mélanges préemballés, des noix salées, des vinaigrettes à salade et des soupes en conserve à forte teneur en sodium dans le cadre de célébrations, plutôt que dans son menu quotidien.
- Au restaurant, demander à ce que la nourriture ne soit pas salée pendant la préparation.

Potassium

Ce minéral aide à réguler les battements cardiaques, entre autres fonctions importantes pour le corps. Contrairement au sodium, qui fait augmenter la pression artérielle, le potassium peut aider à la faire diminuer. Quand vous respectez le plan pour une alimentation saine, il est facile de consommer assez de potassium. De nombreux légumes, comme le brocoli, les pois, les haricots de Lima, les tomates, les pommes de terre, les patates douces et les potirons, et de nombreux fruits, comme les agrumes, le cantaloup, les bananes, les kiwis, les prunes et les abricots, ainsi que les noix en sont une bonne source. La viande et la volaille, certains poissons (saumon, morue, sole et sardines) et le lait, le babeurre et le yogourt contiennent aussi du potassium.

Calcium

Vous savez probablement que le calcium contribue à la formation des os, mais saviez-vous qu'il est également nécessaire à la coagulation sanguine et qu'il aide à réguler la pression artérielle? Il peut aussi aider dans la prévention du cancer du côlon, des néphrites et du cancer du sein.

Malheureusement, la plupart des gens—surtout les femmes et les jeunes enfants—ne consomment pas assez de calcium. La plupart des femmes de moins de 60 ans devraient consommer quotidiennement la quantité de calcium qui se trouve dans 3 tasses de lait. D'autres bonnes sources de calcium sont le yogourt et le kéfir (une boisson similaire au yogourt), le soja à forte teneur en calcium, les laits de riz et d'amande et le jus d'orange, les algues et les légumes-feuilles (le pak-choï, le chou vert, les choux de Bruxelles, le brocoli, le chou-rave, les feuilles de chou vert et certains autres légumes-feuilles). Toutefois, notre corps ne peut utiliser le calcium contenu dans les épinards, la bette à cardes et la rhubarbe. La plupart des fruits contiennent peu de calcium à l'exception des figues séchées (par contre, il n'y en a pas beaucoup dans les biscuits aux figues) et la chérimole tropicale (cœur de bœuf).

L'eau

L'eau est le nutriment le plus important. Tout comme l'air que vous respirez, vous ne pouvez vivre sans eau. Plus de la moitié de votre corps est composé d'eau et toutes les cellules en sont baignées. L'eau aide à maintenir nos reins en marche, à prévenir la constipation et nous aide à manger moins en nous faisant se sentir plein. Elle aide aussi à prévenir les effets secondaires de certains médicaments.

Bien que la plupart des gens puissent survivre pendant plusieurs semaines sans manger, vous ne pouvez généralement pas vivre plus d'une semaine sans eau. La plupart des adultes perdent environ dix tasses d'eau par jour. Toutefois, nous n'avons habituellement pas de difficulté à consommer les six à huit verres d'eau par jour recommandé par les experts, surtout si l'on considère que la plupart des liquides et des aliments que nous mangeons contiennent une certaine quantité d'eau. Rappelez-vous, vous obtenez de l'eau dans ce que vous buvez, mais aussi dans la nourriture que vous mangez. Même le craquelin le plus sec contient une petite quantité d'eau.

Pour savoir si vous buvez assez, vérifiez votre urine. Si elle est pâle, tout va bien. Quand vous commencez à avoir soif, c'est que vous avez

Le tableau de la valeur nutritive : « Qu'est-ce qu'il y a dans cet emballage de nourriture? »

L'étiquetage alimentaire nous permet de savoir ce qu'il y a dans la nourriture emballée que nous mangeons. Le tableau de la valeur nutritive et la liste des ingrédients en sont deux parties importantes. Ils vous indiquent ce que vous mangez, ce qui peut vous aider à faire de meilleurs choix. Lire et comprendre les renseignements sur les emballages des aliments peut sembler difficile. Nous nous concentrerons sur la taille des portions, les calories, le total des lipides, les gras trans, le cholestérol, le sodium et le total des glucides.

Valeur nutritive

Per 28 g	1 portion
Teneur	**% valeur quotidienne***
Calories 280	
Lipides 5 g	7%
saturés 2 g + *Trans* 0 g	10%
Cholestérol 20 mg	7%
Sodium 540 mg	22%
Glucides 49 g	16%
Fibres 3 g	12%
Sucres 7 g	
Protéines 10 g	
Vitamine A 4%	Vitamine C 4%
Calcium 15%	Fer 4%

Taille de la portion

C'est la première chose à regarder puisque tous les renseignements sur l'étiquette sont indiqués en fonction de la taille de la portion et de nombreux emballages contiennent plus d'une portion. Par contre, la taille de la portion indiquée sur l'emballage n'est pas nécessairement ce que vous mangez habituellement. Si vous mangez habituellement une portion plus ou moins grande que ce qui est indiqué pour la taille d'une portion, alors vous devrez changer toutes les quantités indiquées. Par exemple, si une portion est 1/2 tasse de riz cuit et que vous en mangez 1 tasse, c'est-à-dire 2 portions, vous devrez doubler toutes les valeurs indiquées. La plupart des portions sont indiquées en tasses, en grammes ou en morceaux de nourriture.

Calories

Le total de calories est donné en fonction de la portion indiquée. Donc, si vous consommez une plus ou moins grande quantité que ce qui est indiqué pour une portion, vous devrez faire un peu d'arithmétique. Sur la même ligne, vous verrez une valeur pour les calories provenant des lipides. Si vous voulez, vous pouvez évaluer le pourcentage de calories provenant des lipides. C'est important si vous vous intéressez à la quantité de lipides que vous consommez, mais cela ne vous dit pas de quel type de lipides il s'agit. Divisez les calories provenant des lipides par le nombre de calories contenues dans la portion et multipliez par 100. Dans cet exemple, divisez les 45 calories de lipides par les 280 calories contenues dans la portion et vous obtenez 0,16. Multipliez ensuite par 100 pour obtenir 16 %.

Total des lipides, du cholestérol et du sodium

La quantité totale des lipides comprend les bons gras (polyinsaturés et mono-insaturés), les mauvais gras (saturés) et les gras trans en grammes (une unité de poids). Vous pouvez transformer les grammes en calories en multipliant par 9. Dans l'exemple, multipliez les 5 g (total des lipides) par 9 pour obtenir 45 calories. C'est le même nombre de calories que celui indiqué à la ligne des lipides. La quantité totale de calories pour chaque lipide doit correspondre aux calories pour le total des lipides. Si ce n'est pas le cas (pour une question d'arithmétique), elles doivent être proches.

Rappelez-vous notre avertissement concernant les gras trans! En raison de la façon dont les entreprises alimentaires peuvent faire leur calcul, toute nourriture contenant jusqu'à 0,5 g de gras trans par portion peut être étiquetée comme ne contenant aucun gras trans, mais vous pouvez tout de même en manger une certaine quantité. Si la liste des ingrédients comprend les mots partiellement hydrogéné ou hydrogéné, le produit contient des gras trans (même si la quantité de gras trans par portion est de 0 g). Les gras trans peuvent donc s'additionner, surtout si vous consommez plus d'une portion.

La ligne du cholestérol vous indique la quantité de cholestérol par portion. Comme le cholestérol ne se trouve que dans les aliments d'origine animale, cette ligne peut être absente ou indiquer 0 g pour les aliments qui ne sont pas d'origine animale. Si vous surveillez la quantité de cholestérol que vous consommez, vous devez faire attention parce que même si un aliment ne contient pas de cholestérol, il peut quand même contenir du mauvais gras ou du gras trans, surtout si les aliments sont transformés. Les gras trans peuvent faire augmenter le taux de cholestérol dans le sang davantage que le cholestérol provenant de la nourriture.

Pour déterminer si les lipides, le cholestérol ou le sodium sont élevés ou faibles, regardez la colonne « % valeur quotidienne ». Toute valeur de 20 % et plus est élevée. Si vous voulez manger plus ou moins d'une portion, recherchez les valeurs de 5 % et moins. Vous pouvez voir dans cet exemple que les valeurs totales pour les lipides, le gras saturé et le cholestérol sont faibles tandis que le sodium est élevé. Remarquez que les valeurs en pourcentage ne sont pas disponibles pour les gras trans et les protéines, puisqu'il n'y a pas de valeurs quotidiennes recommandées les concernant. Si vous voulez en savoir davantage sur ces valeurs quotidiennes recommandées, visitez le site Web MyPlate au http://www.choosemyplate.gov (en anglais seulement) ou le site Web canadien www.hc-sc.gc.ca.

Total des glucides, des fibres et des sucres

Cette section traite des valeurs pour les fibres et les sucres et est importante pour les personnes qui veulent surveiller ou compter leurs glucides. Vous pourrez également voir si un aliment a une forte ou une faible teneur en fibres. La plupart d'entre nous devraient manger plus de fibres. Remarquez qu'il n'y a pas de pourcentage de la valeur quotidienne pour les sucres. Toutefois, pour plusieurs personnes atteintes du diabète, c'est la quantité totale de glucides qui compte, pas le type en particulier. La ligne directrice générale est de maintenir cette quantité entre 45 et 60 g par repas, en supposant que vous prenez trois repas par jour.

Liste des ingrédients

Vérifiez toujours la liste des ingrédients contenus sur un emballage; vous y trouverez les aliments qui composent ce que vous mangerez. Les ingrédients y sont énumérés en ordre de poids. Si le sucre apparaît en tête de liste, c'est que l'aliment contient plus de sucre que de tout autre ingrédient. Rappelez-vous aussi, quand vous voyez les mots partiellement hydrogéné ou hydrogéné, que le produit contient des gras trans (même si la quantité de gras trans par portion est de 0 g).

besoin d'eau. Le lait, le jus et de nombreux fruits et légumes sont de bonnes sources d'eau. Attention, cependant : le café, le thé et les autres boissons contenant de la caféine et de l'alcool peuvent provoquer une perte d'eau. Ne comptez pas sur ces boissons pour obtenir votre quantité d'eau.

Si vous avez une maladie rénale ou une insuffisance cardiaque congestive ou si vous prenez certains médicaments, vos besoins en eau peuvent être différents. Parlez-en à un diététiste agréé ou à votre professionnel de la santé.

L'alimentation pour certaines maladies à long terme

Le plan pour une alimentation saine est un plan général que la plupart d'entre nous peuvent mettre en application. Toutefois, certaines personnes ont des goûts et des besoins différents qui dépendent de l'âge, du sexe, de la taille, du niveau d'activité, de la santé et même de la disponibilité et du coût de la nourriture. Nous présentons ici certains renseignements et certaines lignes directrices pour des problèmes de santé spécifiques à long terme.

Le diabète

Quand vous mangez un repas, le corps transforme les glucides en glucose, le carburant de base pour les cellules du corps, qui est ensuite absorbé dans le sang. Les protéines et les lipides contribuent habituellement peu au glucose sanguin. L'insuline prend le glucose (le sucre contenu dans le sang) des cellules. Chez les personnes diabétiques, les cellules n'absorbent pas ou n'utilisent pas très bien le glucose. Le glucose s'accumule donc dans le sang, ce qui peut mener à d'autres problèmes de santé. Le contrôle de la glycémie est un des principaux objectifs du diabète. La prise en charge efficace du diabète comprend l'exercice, une surveillance attentive de votre alimentation et la prise de médicaments ou d'insuline. (Pour en apprendre davantage sur le diabète, consultez le chapitre 18.)

Par le passé, les personnes diabétiques se sont fait dire qu'elles ne pouvaient pas manger de sucreries, mais seulement certains types de glucides. Les recherches actuelles nous ont montré que les personnes diabétiques n'ont pas à éviter d'aliments en particulier. Toutefois, elles doivent surveiller ce qu'elle mange et leurs portions, en fonction de la médication individuelle de chaque personne et de son plan de traitement.

L'Association canadienne du diabète suggère la « méthode de l'assiette » pour planifier les repas. En regardant votre assiette—qui doit faire environ 23 cm (9 po.) de diamètre—divisez-la en deux. Prenez ensuite une des deux moitiés et divisez-la de nouveau en deux. Vous devriez maintenant avoir 3 sections dans votre assiette (voir les figures 11.3 et 18.3).

- La moitié de l'assiette devrait contenir des légumes qui ne sont pas des féculents, comme des épinards, des légumes-feuilles, des carottes, de la laitue, du chou, du pak-choï, du brocoli, des haricots verts, des tomates, du chou-fleur, de la salsa, du concombre, des poivrons, des champignons, des betteraves ou des navets.

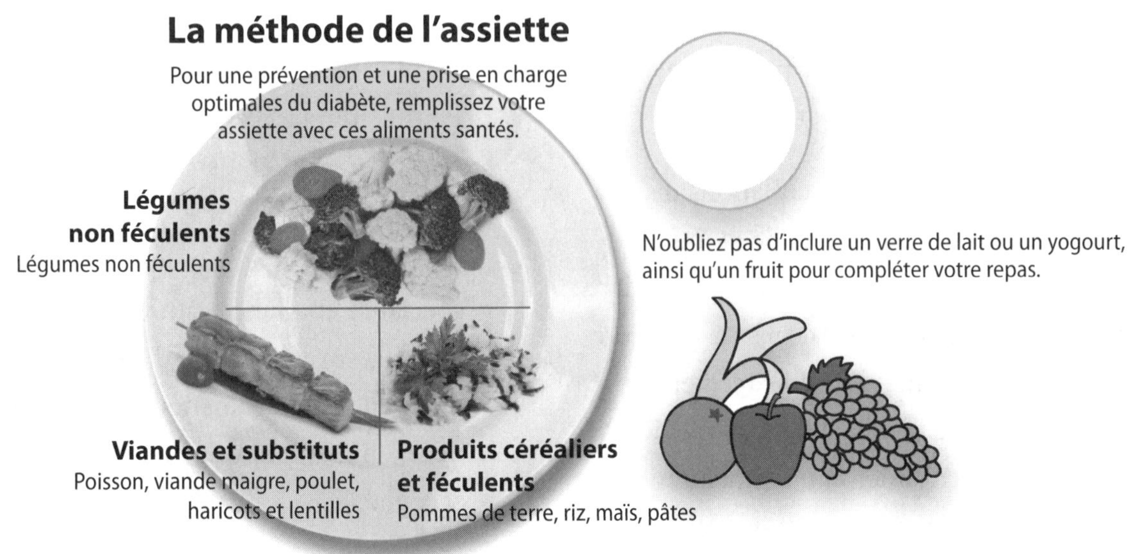

Figure 11.3 **Planificateur de repas**

- Un quart de l'assiette devrait contenir des féculents, comme du pain de grains entiers, des céréales de grains entiers, du riz, des pâtes, des tortillas, du dal, du pain naan, du pain pita, de la bannique, des fèves cuites, des pommes de terre, du maïs, des haricots de Lima, des pois verts, des patates douces, du maïs soufflé sans gras, des craquelins faibles en gras ou des bretzels.
- L'autre quart devrait contenir de la viande ou des substituts, comme du poulet ou de la dinde (sans la peau), du poisson, des coupes maigres de bœuf ou de porc, des œufs, du fromage faible en gras ou du tofu.

Ajoutez un verre de 240 ml (8 oz) de lait sans gras ou faible en gras, ou 180 ml (6 oz) de yogourt léger et un morceau de fruit, ou 1/2 tasse de salade de fruits.

Voici quelques points généraux concernant l'alimentation saine pour les personnes diabétiques :

Pour les personnes vivant au Canada, il est recommandé de suivre les recommandations de « Bien manger avec le Guide alimentaire canadien » de Santé Canada (voir la page 213 du présent chapitre pour plus de détails) et le Guide pratique : La planification de repas sains en vue de prévenir ou de traiter le diabète de l'Association canadienne du diabète aux pages 234 à 253. Ces guides faciles à suivre vous aideront à planifier des repas nutritifs et sains.

- Les personnes diabétiques courent un risque plus élevé de développer une cardiopathie et d'autres problèmes de santé chroniques. Avoir et conserver de bonnes habitudes alimentaires est particulièrement important dans la prévention de ces problèmes futurs.
- Commencez chaque jour en mangeant quelque chose. Déjeuner le matin sert réellement à « sortir du jeûne ». Ce repas aide à donner de l'énergie au corps après une

longue nuit de sommeil sans avoir mangé; il nous donne de l'énergie pour entreprendre nos activités quotidiennes.

- Espacez vos repas et vos collations de manière régulière au cours de la journée; ne sautez pas de repas. Manger de manière régulière permet à votre corps de produire et d'utiliser son insuline efficacement et donne le temps nécessaire à vos médicaments de fonctionner afin de maintenir votre niveau d'énergie. Le nombre de repas que vous mangez et le temps entre vos repas dépendent de votre santé et de votre style de vie personnel. Plusieurs d'entre nous mangent trois repas par jour, alors que d'autres préfèrent manger ou ont besoin de manger de plus petits repas, plus souvent.
- Si possible, mangez la même quantité de nourriture à chaque repas. Vous pourrez ainsi maintenir un flux énergétique et une glycémie constant tout au long de la journée. Sauter des repas ou mélanger des repas copieux et des petits repas peut affecter votre glycémie et vous encourager à trop manger ou à faire des choix alimentaires plus pauvres ou moins sains. Ces habitudes de vie peuvent, à leur tour, causer des déséquilibres dans votre glycémie et provoquer des symptômes, comme de l'irritabilité, de la faiblesse, des sautes d'humeur, des ballonnements de l'estomac, des brûlures d'estomac, de l'indigestion et même des problèmes de sommeil. Pour ceux qui mangent à des heures irrégulières en raison du travail, de déplacements ou pour d'autres raisons, il est important d'adopter un schéma d'insuline ou de médication flexible qui peut être modifié pour équilibrer la nourriture ingérée et la prise d'insuline ou de médicaments. Pour établir ce plan, il est recommandé de consulter un diététiste agréé qui vous donnera des conseils sur la planification des repas et votre médecin ou un éducateur spécialisé en diabète qui vous donnera des conseils sur la manière d'administrer l'insuline ou les médicaments. Il est important de maintenir, autant que possible, une glycémie acceptable.

Il est important que vous appreniez à contrôler la quantité de glucides que vous mangez. Presque tous les glucides sont transformés en glucose afin qu'ils aient le plus grand effet sur votre glycémie. Trop de glucides causent une augmentation du glucose sanguin alors que trop peu occasionnent une diminution. Les recommandations générales sont de manger entre 45 et 60 g de glucides par repas, mais cette quantité peut varier grandement d'une personne à une autre et la taille des portions peut aussi varier de beaucoup, à moins que chaque repas soit pesé et mesuré.

Les lignes directrices de l'Association canadienne du diabète recommandent que chaque personne diabétique reçoive des conseils nutritionnels d'un diététiste agréé.

Pour la plupart des personnes diabétiques, il n'existe pas de mauvais glucides ou de glucides qui doivent être évités. Ce qui importe est la quantité totale de glucides, pas le type spécifique, bien que certaines personnes peuvent sentir que certains aliments les affectent de différentes façons. Les glucides se trouvent principalement dans les aliments d'origine végétale (le lait et le yogourt sont des exceptions) sous forme de sucre (miel, gelée, sucre de table et autres) et dans les féculents (haricots secs, potirons et céréales, comme le riz et la farine). Choisir la majorité de vos glucides des grains entiers (riz brun, avoine, pain de blé entier), des fruits (préférablement des fruits entiers plutôt que des jus de fruits), des légumes et des haricots secs, des pois et des lentilles offrent les meilleurs bienfaits. Ces aliments sont riches en vitamines, minéraux, fibres et autres bons éléments qui aident à maintenir le corps en santé et à le protéger des maladies. Il a été prouvé que choisir des aliments ayant un faible indice glycémique—comme les haricots, les pois, les pommes et les oranges—plutôt que des aliments ayant un indice glycémique élevé—comme le pain blanc ou de blé entier, les céréales soufflées au déjeuner, les mangues, l'ananas et le melon d'eau—est bénéfique pour les personnes diabétiques. De plus, les aliments comme l'orge, les haricots secs, l'avoine, les pommes, les agrumes, les carottes et les graines de psyllium sont absorbés plus lentement par le corps, ce qui aide à contrôler la glycémie. Ces aliments aident à abaisser le cholestérol sanguin et ainsi à diminuer les risques de cardiopathies.

En raison des risques accrus de cardiopathies et d'accidents vasculaires cérébraux, il est très important de manger moins de mauvais gras (saturés et gras trans; voir la page 215). Remplacez-les par des bons gras (comme de l'huile d'olive et de canola), ne faites pas qu'en ajouter. De plus, mangez davantage d'aliments d'origine végétale et moins d'aliments d'origine animale. Consommez moins de sodium en mangeant moins d'aliments transformés et préparés et utilisez la salière avec parcimonie, voire pas du tout. Si vous avez un surpoids, perdre du poids peut vous aider à diminuer votre glucose sanguin. Même une perte de poids modeste de 5 ou 10 % de votre poids initial peut nettement améliorer votre contrôle glycémique. (Consultez les conseils pour une alimentation plus saine dans les encadrés aux pages 214 et 216, ainsi que les conseils sur le choix de bons gras à la page 218.)

Cardiopathies et accidents vasculaires cérébraux

L'alimentation saine pour les personnes atteintes de cardiopathies ou qui ont été victimes d'un accident cérébral vasculaire vise généralement à prévenir le durcissement ou l'obstruction des artères. (Pour plus de détails sur les cardiopathies, consultez le chapitre 16.) Il est important de surveiller la quantité et le type de lipides que vous mangez. La plupart des lipides que vous mangez devraient provenir des bons gras (insaturés) et très peu devraient provenir des mauvais gras (saturés). Vous devriez manger le moins de gras trans possible. Augmenter la quantité de fibres que vous consommez, surtout l'avoine, l'orge, les haricots et les pois secs, les lentilles, les pommes, les agrumes, les carottes et les graines de psyllium, peut vous aider à prendre en charge un niveau de cholestérol élevé, qui constitue un risque majeur de cardiopathie. Manger moins de sel et de sodium peut vous aider à contrôler ou à prévenir l'hypertension. Tentez de limiter votre consommation totale de sodium à un maximum d'une cuillère à thé de sel de table (environ 2300 mg). Utilisez des herbes, des épices, du citron et du vinaigre pour donner du goût. Les conseils offerts aux pages 214 et 216 offrent aussi des suggestions sur comment faire des choix santé en matière de lipides et augmenter la quantité de fibres dans votre plan d'alimentation.

Maladies pulmonaires

Pour les gens atteints de maladies pulmonaires, surtout l'emphysème, l'augmentation de votre apport en protéines est parfois nécessaire. Cet apport accru aide à augmenter votre énergie, votre force et la capacité à combattre les infections pulmonaires. Quand il est difficile pour vous de manger suffisamment, comme lorsque vous avez peu ou pas d'appétit, essayez de manger des aliments hautement caloriques, comme des nectars de fruits à la place du jus, des fruits séchés plutôt que des fruits frais, des patates douces plutôt que des pommes de terre blanches, ou essayez de grignoter une petite poignée de noix au cours de la journée. Notre discussion sur les défis courants de la prise de poids du chapitre 12 (page 270) vous offre quelques conseils pour vous aider à augmenter les quantités de nourriture que vous mangez.

Si vous avez des inquiétudes particulières relativement à votre alimentation, parlez-en à un médecin ou à un diététiste agréé. Ces professionnels peuvent vous dire ce qui est mieux pour vous ainsi que vous aider à adapter nos recommandations générales pour vos besoins particuliers en matière de santé.

Ostéoporose

L'ostéoporose rend les os fragiles et cassants. Elle est qualifiée de maladie silencieuse parce que son premier symptôme peut être la fracture d'un os, en particulier de la colonne vertébrale, de la hanche ou du poignet. Toutefois, il n'est jamais trop tard pour ralentir sa progression. Vous pouvez aider en consommant assez de calcium et de vitamine D, en renforçant régulièrement vos muscles et en pratiquant des exercices de port de poids (comme la marche; voir le chapitre 7), et en suivant les recommandations de votre professionnel de la santé, comme la prise des médicaments prescrits pour la perte osseuse.

L'ostéoporose n'est pas une déficience en calcium à proprement parler et, une fois que la perte osseuse s'est produite, consommer plus de calcium ne la comblera pas. Toutefois, consommer de la vitamine D et une quantité suffisante de calcium peut aider le corps à absorber le calcium. Tout le monde a besoin d'un peu de calcium tous les jours et les meilleures sources sont le lait et les aliments à base de lait. Certaines personnes évitent les produits laitiers parce qu'elles ne les aiment pas, qu'elles ne consomment pas de produits animaliers ou qu'elles ont de la difficulté à digérer le sucre provenant du lait (intolérance au lactose). Vous pouvez consommer assez de calcium même si vous avez des problèmes avec le sucre de lait. Plusieurs personnes peuvent apprécier les produits laitiers si elles les consomment en petites quantités ou si elles mangent d'autres aliments au même moment, comme des céréales avec du lait, si elles prennent des comprimés de lactase pour les aider à digérer le lactose ou si elles sont capables de consommer des aliments comme le kéfir ou le yogourt. Il y a aussi certains fruits et légumes qui contiennent beaucoup de calcium, dont le chou vert, les feuilles de chou vert, le pak-choï et le brocoli, ainsi que le tofu traité au sel de calcium, les haricots secs cuits et les aliments additionnés de calcium, comme le lait de soja, les jus, les céréales et les pâtes. Si vous pensez que vous ne consommez pas assez de calcium, discutez avec votre médecin ou avec un diététiste agréé de votre régime alimentaire et de la nécessité de prendre des compléments de calcium pour répondre à vos besoins.

L'alimentation et vos pensées

Mangez-vous quand vous vous ennuyez, quand vous êtes triste ou déprimé ou que vous vous sentez seul? De nombreuses personnes trouvent du réconfort dans la nourriture ou mangent pour s'occuper quand ils veulent cesser de penser à quelque chose ou qu'ils n'ont rien d'autre à faire. Certaines personnes mangent quand elles sont en colère, anxieuses ou déprimées. Durant ces périodes, il est facile de perdre le fil de ce que vous mangez et en quelle quantité. Ce sont aussi des occasions où les bâtonnets de céleri, les pommes ou le maïs soufflé ne sont pas satisfaisants. Voici quelques manières de vous aider à contrôler ces envies :

- Tenez un journal alimentaire. Chaque jour, inscrivez la quantité d'aliments consommés et l'heure à laquelle vous mangez. Notez comment vous vous sentez quand vous avez une envie irrésistible de manger. Essayez de déterminer les tendances afin que vous puissiez voir venir les moments où vous voudrez manger sans avoir vraiment faim.
- Si vous vous surprenez à vous ennuyer et que vous pensez à manger, demandez-vous « Ai-je vraiment faim? » Si la réponse est non, forcez-vous à faire autre chose pendant 2 ou 3 minutes; allez faire une petite promenade à l'intérieur de la maison ou autour du pâté de maisons, travaillez sur un casse-tête ou jouez à un jeu sur l'ordinateur.
- Gardez votre esprit et vos mains occupés. Vous salir les mains peut aider (comme pour le jardinage).
- Rédigez des plans d'action en prévision de ce genre de situation. Il est parfois plus facile de se référer à des mots écrits que de se remémorer ce que vous aviez prévu faire.

Les défis courants en matière de choix alimentaires plus sains

« La nourriture santé n'a pas le même goût que ce que je suis habitué de manger. Quand je mange, je veux quelque chose de consistant, comme de la viande et des pommes de terre et un morceau de tarte aux pommes! Les aliments santé ne me rassasient pas! »

Faire des choix alimentaires plus sains ne signifie pas que vous ne pouvez manger ce que vous voulez ou ce dont vous avez envie. Cela signifie de faire des changements pour conserver vos aliments favoris tout en faisant de meilleurs choix la plupart du temps. Certains de ces conseils sont expliqués au chapitre 12 et plus de renseignements sont offerts à la fin du présent chapitre. Il existe aussi de nombreux excellents livres de recettes avec des recettes santé, ainsi que des sites Internet avec de bonnes idées de recettes santé.

« Mais j'aime cuisiner! »

Si vous aimez cuisiner, vous êtes chanceux. Inscrivez-vous à un nouveau cours de cuisine, écoutez-en un à la télévision, achetez un nouveau livre de cuisine sur la cuisine santé ou trouvez un site Internet présentant des recettes santé. Si vous avez quelques aliments, même des restes, dans votre cuisine, effectuez une recherche sur l'ordinateur pour voir quelles recettes vous pouvez trouver. Amusez-vous à modifier vos recettes favorites, en diminuant les lipides, le sucre et le sodium qu'elles contiennent.

« Je vis seul et je ne suis pas habitué à cuisiner pour une seule personne. Je réalise que je mange trop afin de ne pas gaspiller de nourriture. »

Cette situation peut être problématique, surtout si elle est nouvelle. Vous mangez peut-être à l'excès, comme un « second souper » pour passer le temps. Peut-être êtes-vous une de ces personnes qui mangent aussi longtemps qu'il y a de la nourriture devant vous. Quelle que soit la raison, il y a des moyens pour vous aider à éviter les excès :

- Ne mangez pas un repas de style familial en mettant les plats de services sur la table. Mettez plutôt la quantité que vous pensez pouvoir confortablement manger dans une assiette et amenez uniquement cette assiette sur la table.
- Aussitôt que vous avez terminé de manger, ou même tout de suite après vous être servi une portion, placez les restes dans le réfrigérateur ou au congélateur. Vous aurez ainsi des restes pour le lendemain ou quand vous n'aurez pas envie de cuisiner.
- Invitez des gens à souper de temps à autre afin de pouvoir partager un repas en bonne compagnie. Planifiez un repas-partage avec des voisins, des proches, ou des membres de votre communauté religieuse, d'un club ou d'un autre groupe.

« La nourriture n'est pas aussi bonne qu'avant. »

De nombreuses choses peuvent changer le goût de la nourriture. Subir une chirurgie, prendre certains médicaments, être relié à un réservoir d'oxygène et même le froid peuvent faire en sorte que la nourriture goûte étrange, mauvais ou drôle. Quand ça arrive, vous avez tendance à manger moins. Plusieurs personnes ajoutent spontanément une pincée de sel à leur nourriture pour essayer d'en améliorer le goût. Malheureusement, l'ajout de sel peut causer de la rétention d'eau ou une sensation de ballonnement, ce qui peut faire augmenter la tension artérielle.

Voici comment vous pouvez améliorer le goût de la nourriture :

- Utilisez des herbes (basilic, origan, estragon), des épices (cannelle, cumin, cari, gingembre, muscade) lors de la cuisson, ou parsemez-en sur les aliments.
- Pressez du jus de citron frais sur les aliments.
- Utilisez une petite quantité de vinaigre sur les aliments chauds ou froids. Il en existe des douzaines de sortes différentes : balsamiques, aux baies ou des variétés aromatisées aux fruits; faites des essais avec de nouvelles saveurs.
- Ajoutez des ingrédients santé aux aliments que vous mangez habituellement (des carottes ou de l'orge dans la soupe, par exemple, ou des fruits séchés et des noix dans la salade) pour leur donner plus de texture et les rendre plus savoureux.

- Mastiquez vos aliments bien et lentement, ce qui permettra à la nourriture de rester dans votre bouche plus longtemps et de libérer plus de saveur.
- Si le manque de goût fait que vous ne mangez pas assez, vous devrez peut-être ajouter des calories à vos repas ou à vos collations. Des conseils dans ce but vous sont donnés à la page 231.

« C'est si long de préparer des repas. Quand j'ai fini, je suis trop fatigué pour manger. »

Cette situation est commune, surtout si vous n'avez pas beaucoup d'énergie. Il faut donc planifier pour vous assurer de manger. Voici quelques conseils pour vous aider :

- Quand vous avez un peu d'énergie, cuisinez assez pour deux, trois ou même plus de portions ou de repas, surtout si c'est quelque chose que vous aimez.
- Faites des échanges de repas avec vos amis ou votre famille et congelez ce que vous avez en portion individuelle en prévision des fois où vous êtes fatigué.
- Segmentez la préparation de vos repas en étapes, et reposez-vous entre chaque étape.
- Demandez de l'aide, surtout pour les gros repas de fêtes ou pour des réunions de famille.

« Parfois, manger cause de l'inconfort. »

« J'ai peur de devenir essoufflé pendant que je mange. »

« Je n'ai vraiment pas d'appétit. »

Les gens qui sont parfois essoufflés ou qui trouvent difficile ou physiquement inconfortable de manger ont tendance à manger moins. Pour certains, manger un gros repas peut causer des problèmes d'estomac, comme de l'indigestion, de l'inconfort ou des nausées. L'indigestion, combinée à un estomac plein, réduit l'espace disponible pour que les muscles de la respiration puissent prendre de l'expansion et se contracter, ce qui peut aggraver les problèmes respiratoires.

Si ce sont des problèmes auxquels vous faites parfois face, essayez ce qui suit :

- Mangez de quatre à six petits repas par jour, plutôt que les trois gros repas habituels. Vous utiliserez moins d'énergie pour chaque repas.
- Évitez les aliments qui causent des gaz ou des ballonnements. De nombreux aliments peuvent causer des gaz, bien que chaque personne réagisse différemment. Parmi les aliments les plus courants pouvant causer de l'inconfort, on retrouve le chou, le brocoli, les choux de Bruxelles, les oignons, les haricots et certains fruits dont les bananes, les pommes, les melons et les avocats.
- Mangez lentement, prenez de petites bouchées et mâchez bien votre nourriture. Vous devriez aussi faire des pauses occasionnelles pendant les repas. Manger rapidement afin d'éviter un épisode d'essoufflement peut en réalité provoquer l'essoufflement. Ralentir et respirer calmement réduit la quantité d'air que vous avalez en mangeant.
- Faites des exercices de relaxation environ une demi-heure avant le repas, ou arrêtez-vous pour prendre quelques profondes respirations pendant le repas.

- Choisissez des aliments faciles à manger, comme du yogourt ou du pouding, ou à boire, comme un lait frappé ou un nectar de fruits.

« Je ne peux pas manger beaucoup à la fois. »

Il n'existe pas de règle selon laquelle nous devons manger seulement trois repas par jour. En fait, plusieurs personnes trouvent que manger quatre à six repas plus petits fonctionne mieux. Si vous décidez de manger plus souvent, ajoutez des collations faciles et élevées en calories, comme des laits frappés, des muffins et d'autres produits de boulangerie, ainsi que des barres protéinées ou de repas. Si vous ne pouvez toujours pas terminer un repas complet, mangez la portion de votre repas qui compte le plus de calories en premier.

Les défis courants d'une alimentation saine

« J'aime manger au restaurant, comment vais-je savoir si je mange bien? »

Que ce soit parce que vous manquez de temps, que vous détestez cuisiner, ou que vous n'avez simplement pas l'énergie nécessaire pour faire les courses ou préparer les repas, manger au restaurant pourrait répondre à vos besoins. Ce n'est pas nécessairement mauvais si vous savez quels sont les meilleurs choix. Voici quelques conseils quand vous mangez au restaurant :

- Choisissez des restaurants qui offrent des menus variés préparés d'une manière saine (par exemple, des plats grillés ou cuits à la vapeur en plus ou à la place d'aliments frits).
- Demandez la composition d'un plat et comment il est préparé, surtout si vous êtes dans un restaurant qui offre sur son menu des plats que vous ne connaissez pas.
- Avant de sortir, décidez le type de repas que vous souhaitez prendre et la grosseur de la portion. Beaucoup de restaurants affichent leur menu sur Internet ou à l'entrée.
- Commandez des petites portions ou des entrées au lieu des plats principaux.
- Quand vous êtes en groupe, commandez en premier pour ne pas être tenté de changer d'idée après avoir entendu les choix des autres.
- Si possible, partagez un plat principal avec un compagnon de repas ou commandez une demi-portion. Vous pouvez aussi prévoir de manger seulement la moitié du repas servi et de ramener le reste à la maison pour vous faire un autre repas. Demandez-leur de vous apporter un récipient pour emporter votre repas à la maison lors de votre commande et placez-y la moitié de votre repas avant de commencer à manger.
- Si jeter de la nourriture ne vous dérange pas, salez ou poivrez (énormément) la moitié de votre plat pour que vous ne puissiez pas la manger.
- Choisissez des plats qui sont faibles en gras, en sodium, en sucre ou demandez s'ils peuvent être préparés de cette façon.

- Si possible, commandez des aliments grillés, cuits sur la broche, au four ou à la vapeur plutôt que des aliments panés, frits, sautés, en crème ou gratinés.
- Demandez des légumes cuits à la vapeur ou crus sans beurre, sauces ou trempettes.
- Mangez du pain sans beurre ou demandez à ce qu'aucun beurre ni huile ne soit servi en accompagnement.
- Demandez de la salade avec la vinaigrette à côté et trempez votre fourchette dans la vinaigrette avant chaque bouchée.
- Choisissez des fruits, du yogourt sans gras ou du sorbet comme dessert.
- Partagez une entrée ou un dessert avec au moins une autre personne.

« Je grignote chaque fois que j'entreprends une activité, que ce soit regarder la télévision, travailler sur l'ordinateur ou lire. »

S'il s'agit d'un problème pour vous, planifiez en conservant une liste de collations santé à portée de main. Voici quelques exemples :

- Remplacez les craquelins, les croustilles et les biscuits par des fruits frais, des légumes crus ou du maïs soufflé nature ou sans gras.
- Divisez vos collations en portions individuelles pour ne pas être tenté d'en manger plus.
- Désignez dans votre maison des endroits pour manger et ne mangez jamais dans un autre endroit.

Une alimentation saine est basée sur les choix alimentaires que vous faites le plus souvent. Il ne s'agit pas de ne jamais manger certains aliments. Il n'existe aucun aliment parfait ou mauvais. Une alimentation saine, c'est de consommer des quantités modérées d'une grande variété d'aliments peu transformés tout en vous accordant des petits plaisirs occasionnels. Ce type d'alimentation saine vous aidera à rester en santé, à prévenir de futurs problèmes de santé et à gérer les symptômes de votre maladie du mieux que vous le pouvez. Toutefois, mangez sainement pourrait apporter certains changements à votre alimentation : vous devrez choisir plus d'aliments riches en bons gras et en fibres et moins d'aliments riches en gras trans et en mauvais gras, en sucre et en sodium. Une alimentation saine est également importante si vous voulez perdre du poids et ne pas le reprendre, maintenir votre poids, ou prendre du poids. (Voir le chapitre 12.)

Si vous choisissez d'apporter les changements proposés dans le présent chapitre, voyez-les comme un élément positif et merveilleux pour vous et non comme une punition. À titre d'autogestionnaire, c'est à vous de trouver les meilleurs changements pour vous. Si vous essuyez des revers, trouvez les problèmes et tentez de les régler. Vous pouvez le faire!

L'Association canadienne du diabète offre de nombreuses ressources, dont une ligne de soutien et un site Web informatif.

Notez que si vous lisez de l'information sur le diabète provenant des États-Unis ou d'autres pays, les mesures, les valeurs et les résultats des tests peuvent être exprimés dans des valeurs différentes de celles que nous utilisons au Canada.

Certaines ressources utiles sont énumérées à la fin du présent chapitre.

Guide pratique :
La planification de repas sains en vue de prévenir ou de gérer le diabète

Mesures courantes

Mesures impériales	Mesures métriques
1 cuillérée à thé (c. à thé)	5 millilitres (ml)
1 cuillérée à table (c. à tab.)	15 ml
1/4 tasse	60 ml
1/3 tasse	75 ml
1/2 tasse	125 ml
2/3 tasse	150 ml
3/4 tasse	175 ml
1 tasse	250 ml
1 once (oz)	28 grammes (g)

Tr = Trace, une quantité non significative
S/O = Sans objet

GROUPE ALIMENTAIRE : PRODUITS CÉRÉALIERS ET FÉCULENTS

Chaque portion du groupe Produits céréaliers et féculents fournit environ 15 grammes de glucides et 3 grammes de protéines. Le Groupe Féculents a été renommé Produits céréaliers et féculents afin de mieux refléter les aliments qu'il contient. Il est préférable de choisir des produits à grains entiers, autant que possible. En général, les aliments de la catégorie « Consommer moins souvent » renferment peu de fibres tout en ayant un indice glycémique élevé (une échelle qui classe les aliments riches en glucides selon l'augmentation de la glycémie par rapport à un aliment de référence). Pour de plus amples renseignements sur l'indice glycémique, visitez le http://www.diabetes.ca/Section_Professionals/ng_glycemic.asp.

Choisir de préférence :

Aliment	Portion	Glucides disponibles (g)	Protéines (g)	Lipides (g)	IG
PAINS					
Bannique, grains entiers, au four	1,5 × 2,5 pouces	17	3	3	S/O
Chapati, roti, prata	1 morceau (44 g)	19	3	5	63
Muffin anglais, grains entiers	1/2 (28 g)	11	3	1	S/O
Pain pita, blé entier	1/2 (6 po./15 cm)	16	3	Tr	S/O
Pain, blé concassé	1 tranche (30 g)	13	3	1	48–58
Pain, blé entier	1 tranche (28 g)	11	3	1	52–72
Pain, pumpernickel	1 tranche (32 g)	13	3	1	58
Pain, seigle	1 tranche (32 g)	14	3	1	69
Tortilla, farine de blé	1/2 (10 po./25 cm)	13	1	2	30
CÉRÉALES					
All-Bran®	1/2 tasse (125 ml)	15	4	1	30–50
All-Bran Buds®	1/2 tasse (125 ml)	17	4	1	48–59
Crème de blé, cuite	3/4 tasse (175 ml)	20	3	1	67
Crème de blé, sèche	2 c. à tab. (30 ml)	16	2	Tr	S/O

Aliment	Portion	Glucides disponibles (g)	Protéines (g)	Lipides (g)	IG
CÉRÉALES (*suite*)					
Germe de blé	1/3 tasse (75 ml)	13	11	2	S/O
Gruau, cuit	3/4 tasse (175 ml)	16	5	2	67
Gruau, sec	1/3 tasse (75 ml)	15	4	2	S/O
Red River, cuit	1/2 tasse (125 ml)	14	3	1	50
Red River, sec	2 c. à tab. (30 ml)	15	3	1	S/O
Shredded wheat	1 biscuit	16	2	Tr	84
Son d'avoine, cuit	3/4 tasse (175 ml)	15	5	1	51
Son d'avoine, sec	1/3 tasse (75 ml)	16	5	2	S/O
CRAQUELINS					
Matzoh, blé entier	1 craquelin (28 g)	19	4	Tr	S/O
Ryvita®, seigle foncé	4 morceaux	15	4	1	64
Toast melba, multifibres	7 morceaux	17	4	1	S/O
Wasa®, grains entiers	2 morceaux	15	2	Tr	S/O
GRAINS CÉRÉALIERS					
Boulghour, cuit	1/2 tasse (125 ml)	13	3	Tr	48
Boulghour, sec	3 c. à tab. (45 ml)	13	3	Tr	S/O
Couscous, cuit	1/2 tasse (125 ml)	17	3	Tr	62–71
Couscous, sec	2 c. à tab. (30 ml)	16	3	Tr	61–69
Kamut	2 c. à tab. (30 ml)	15	4	5	S/O
Maïs, en crème	1/3 tasse (75 ml)	14	2	Tr	S/O
Maïs, en épi	1/2 épi (73 g)	16	3	Tr	48
Maïs, en grains	1/2 tasse (125 ml)	14	2	1	59
Millet, cru	2 c. à tab. (30 ml)	16	3	1	S/O
Millet, cuit	1/3 tasse (75 ml)	13	2	1	71
Orge, perlée, cuit	1/2 tasse (125 ml)	20	2	Tr	33
Orge, perlée, sèche	2 c. à tab. (30 ml)	16	3	Tr	S/O
Quinoa, sec	2 c. à tab. (30 ml)	13	3	1	46
Riz, brun et blanc, à long grain, cuit	1/3 tasse (75 ml)	13	2	Tr	48–55
Riz, brun et blanc, à long grain, sec	2 c. à tab. (30 ml)	19	2	Tr	S/O
Sarrasin, cuit	1/2 tasse (125 ml)	15	3	Tr	55
Sarrasin, sec	2 c. à tab. (30 ml)	13	2	Tr	S/O
Semoule de maïs, sèche	3 c. à tab. (45 ml)	16	2	Tr	70
Sorgho	2 c. à tab. (30 ml)	19	8	1	S/O
Tapioca, perlé, sec	2 c. à tab. (30 ml)	17	0	0	82
Triticale, grains	3 c. à tab. (45 ml)	13	3	Tr	S/O

Aliment	Portion	Glucides disponibles (g)	Protéines (g)	Lipides (g)	IG
PÂTES ALIMENTAIRES					
Pâtes alimentaires, blé entier, cuites	1/2 tasse (125 ml)	14	1	Tr	S/O
Pâtes alimentaires, cuites	1/2 tasse (125 ml)	16	3	Tr	32
SOUPES					
Champignons et orge	1 ½ tasse (375 ml)	17	3	3	S/O
Dinde et légumes	1 ½ tasse (375 ml)	13	5	5	S/O
Légumes	1 ½ tasse (375 ml)	18	3	1	S/O
Minestrone	1 ½ tasse (375 ml)	15	6	4	39–48
Soupe aux lentilles	1 tasse (250 ml)	15	8	2	45
Soupe aux pois	3/4 tasse (175 ml)	16	7	3	61–67
Soupes repas (Chunky)	1 tasse (250 ml)	15	7	3	S/O
LÉGUMES RICHES EN FÉCULENTS					
Cassave	1/4 tasse (60 ml)	18	1	Tr	46–56
Chou-chine	1/3 tasse (75 ml)	14	Tr	Tr	55
Fruit à pain, cru	1/3 tasse (75 ml)	16	1	Tr	68
Igname	1/2 tasse (125 ml)	16	1	Tr	51
Patates douces	1/3 tasse (75 ml)	16	1	Tr	60
Plantain, cuit, en purée	1/3 tasse (75 ml)	19	1	Tr	40
Pommes de terre, bouilles, au four	1/2 moy. (84 g)	15	2	Tr	61–64
Pommes de terre, en purée	1/2 tasse (125 ml)	17	2	1	74
AGENTS ÉPAISSISSANTS					
Farine	3 c. à tab. (45 ml)	15	2	Tr	69–71
Fécule de maïs	2 c. à tab. (30 ml)	15	0	0	S/O

Consommez moins souvent :

PAINS					
Bagel	1/2 (3 po. de diam.) 1/4 (4½ po. de diam.) 29 g	14	3	Tr	74
Baguette	1 tranche (25 g) 2 po. de long	12	2	1	95
Bannique, frite	1,5 × 2,5 po.	17	3	8	S/O
Biscuit pour le thé	1/12 de la recette (60 g)	18	3	9	55
Chapelure	3 c. à tab. (45 ml)	16	3	1	S/O
Crêpe	1 moyenne (4 po./10 cm)	14	2	1	67
Croissant	1 petit (42 g)	18	3	9	69

Aliment	Portion	Glucides disponibles (g)	Protéines (g)	Lipides (g)	IG
PAINS (*suite*)					
Croûte à pizza	1/12 (12 po.) (90 g)	16	1	1	S/O
Croutons	3/4 tasse (175 ml)	15	3	2	S/O
Crumpet	1 (47 g)	11	2	1	70
Eggroll (enveloppe)	1 (carré de 7 po.)	18	3	1	S/O
Gaufre	1 moyenne (39 g)	14	2	3	78
Muffin anglais, blanc	1/2	12	2	1	61
Pain aux raisins	1 tranche	13	2	1	S/O
Pain pita, blanc	1/2 (6 po./15 cm)	16	3	Tr	59
Pain, blanc	1 tranche (30 g)	13	3	1	72
Pain, hamburger ou hot-dog	1/2	11	3	1	62
Pain, naan	1/4 (6 po.)	14	3	3	S/O
Petit pain empereur (kaiser)	1/2 (29 g)	14	3	1	74
Petit pain ordinaire	1 petit	13	2	2	S/O
Scone	1/12 (75 g)	20	3	6	92
Taco (coquille)	2 (5 po. de diam.) (17 g)	15	2	6	69
Tortilla, farine blanche	1 (6 po./15 cm)	13	2	2	S/O
Wonton (enveloppe)	3 (carrés de 3½ po.)	14	2	Tr	S/O
CÉRÉALES					
Blé soufflé	1½ tasse (375 ml)	14	3	Tr	69
Cheerios®	2/3 tasse (150 ml)	13	2	1	76
Flocons de maïs	1/2 tasse (125 ml)	12	1	Tr	72–92
Flocons de son	1/2 tasse (125 ml)	13	2	Tr	74
Granola	1/4 tasse (60 ml)	15	3	5	S/O
Grape-Nuts®	3 Tbsp (45 ml)	14	2	Tr	69
Mueslix®	1/3 tasse (75 ml)	18	3	2	61
Rice Krispies®	2/3 tasse (150 ml)	17	1	Tr	82
Riz soufflé	1 tasse (250 ml)	12	1	Tr	81–85
CRAQUELINS					
Craquelins, soda	7	14	2	3	74
Matzoh, aux œufs	1/2 (15 g)	11	1	tr	S/O
Rusks	2	12	2	1	S/O
Toast melba, nature	4 rectangles	14	2	1	70
Triscuit®	5 morceaux	16	3	4	S/O
SOUPES					
Poulet et nouilles	2 tasses (500 ml)	17	8	5	S/O
Poulet et riz	2 tasses (500 ml)	13	7	4	S/O
Tomates (préparée avec de l'eau)	1 tasse (250 ml)	16	2	2	38–52

Aliment	Portion	Glucides disponibles (g)	Protéines (g)	Lipides (g)	IG
PÂTES ALIMENTAIRES					
Nouilles aux œufs	1/2 tasse (125 ml)	19	4	1	32
Nouilles Chow Mein	2/3 tasse (150 ml)	16	2	9	S/O
Nouilles de riz	1/3 tasse (75 ml)	14	1	Tr	59
LÉGUMES RICHES EN FÉCULENTS					
Patates frites	10 morceaux	14	2	4	76

GROUPE ALIMENTAIRE : FRUITS

Les fruits frais, congelés, en conserve et séchés représentent tous des choix santé. Choisissez des fruits en conserve dans du jus ou du sirop léger, plutôt que dans du sirop épais. Lisez les étiquettes afin de consommer des portions de fruits en conserve qui fournissent environ 15 g de glucides. Mangez des fruits au lieu de boire du jus parce qu'ils contiennent des fibres, prennent plus de temps à être digérés et augmentent plus lentement la glycémie.

Choisir de préférence :

Aliment	Portion	Glucides disponibles (g)	Protéines (g)	Lipides (g)	IG
Abricot	4 (140 g)	13	1	Tr	57
Avocat	*Voir* Matières grasses	–	–	–	–
Baies : Canneberges Groseilles à maquereau Framboises Fraises Mûres sauvages Mûres de Boysen	2 tasses entières	 12 17 17 13 16 18	2 av	1 av	S/O
Autres baies : baies de sureau, mûres blanches, bleuets, raisins de Corinthe, chicoutés, airelles, amélanches	1 tasse	11 to17	1 av	Tr	S/O
Banane	1 petite (101 g) 1/2 grosse (70 g)	20 15	1	Tr	46
Beurre de pommes	2 c. à tab. (34 g)	14	Tr	Tr	S/O
Cerises	15 (102 g) 3/4 tasse sans noyaux (109 g) 1 tasse avec noyaux (117 g)	14 15 16	1	Tr	22
Citron, entier	2 moyens (215 g)	15	3	1	S/O

Aliment	Portion	Glucides disponibles (g)	Protéines (g)	Lipides (g)	IG
FRUITS (*suite*)					
Clémentine	2 moyennes (148 g)	15	2	0	S/O
Coing	1 ou 100 g	13	Tr	Tr	S/O
Compote de pommes, sans sucre	1/2 tasse (122 g)	12	Tr	Tr	S/O
Corossol	1/2 tasse (112 g)	15	1	Tr	S/O
Dattes	2 moyennes (20 g)	12	1	Tr	60
Durion	1/4 tasse (60 g)	14	1	3	S/O
Feijoa	4 fruits (200 g) 3/4 tasse de purée (185 g)	13 12	2	1	S/O
Figue caque (kaki; fruit de Sharon)	1 moyenne	15	0	0	S/O
Figues de Barbarie	2 fruits ou 1,5 tasse (225 g)	13	2	1	S/O
Figues, fraîches, 1,5 po. de diam.	2 petites (80 g)	13	1	Tr	S/O
Fruit à pain	1/4 tasse (55 g)	15	1	Tr	S/O
Goyave	3 fruits (165 g)	15	4	2	S/O
Jaque	1/2 tasse (83 g)	19	1	Tr	S/O
Kiwi	2 moyens (150 g)	18	2	1	47–58
Kumquat	8 fruits (150 g)	14	3	1	S/O
Lime, entière	3 (200 g)	16	1	Tr	
Longan	30 fruits (100 g)	14	1	Tr	S/O
Mangue	1/2 moyenne (104 g) 1/2 tasse (83 g)	16 13	1 Tr	Tr Tr	51
Melons : cantaloup melon Casaba melon d'eau melon de miel	 1 tasse (160 g) 1 tasse (170 g) 1 tasse (170 g) 1 tasse (152 g)	 12 10 14 11	 1 2 1 1	 Tr Tr Tr Tr	 65 S/O S/O 80
Nectarine	1 grosse ou 1 tasse (138 g)	12	1	Tr	S/O
Nectarine	1 grosse ou 1 tasse (138 g)	12	1	Tr	S/O
Nèfle du Japon	1 tasse (150 g) 7 grosses (140 g)	15 16	1	Tr	
Orange	1 moyenne (131 g) 1 tasse en quartiers (180 g)	12 16	1 2	Tr Tr	40
Pamplemousse, toutes les couleurs	1 petit (240 g) 1 tasse (230 g)	22 21	1	Tr	25

Aliment	Portion	Glucides disponibles (g)	Protéines (g)	Lipides (g)	IG
FRUITS (*suite*)					
Papaye	1 petite ou 1 tasse en cubes (150 g)	13	1	Tr	60
Pêche	1 grosse ou 1 tasse (170 g)	13,	2	Tr	28
Plantain	*Voir* Produits céréaliers et féculents	—	—	—	—
Poire, asiatique	2 petites (244 g)	17	1	1	S/O
Poire	1 moyenne ou 1 tasse (165 g)	20	1	Tr	41
Pomélo	1 tasse (190 g)	16	2	Tr	S/O
Pomme	1 petite (106 g) 1 moyenne (138 g)	12 16	Tr	Tr	34
Prune	2 moyennes (132 g)	13	1	Tr	24
Raisins, concorde, pelure non adhérente	1 tasse (92 g)	15	1	Tr	S/O
Raisins, rouges ou verts	1/2 tasse ou 15 (80 g)	14	1	Tr	43
Ramboutan, en conserve	9 fruits (80 g) ou 1/2 tasse égoutté (75 g)	16	1	Tr	S/O
Rhubarbe, fraîche	*Voir* Extras	—	—	—	S/O
Tangerine	2 moyennes (168 g)	19	1	1	S/O
Ugli	1 ½ moyen	15	2	1	S/O
FRUITS EN CONSERVE (sirop léger sauf indication contraire)					
Abricots	1/2 tasse (125 g)	13	1	Tr	65
Ananas en conserve dans le jus tranches	 1/2 tasse (125 g) 2 tranches	 19 14	 Tr Tr	 Tr Tr	 S/O S/O
Cerises	1/2 tasse (125 g)	20			S/O
Mandarines en conserve dans le jus sirop léger	 3/4 tasse (190 g)	 17 20	 1 1	 Tr Tr	 S/O S/O
Mangoustan, en conserve dans le sirop	1/2 tasse, égoutté (98 g)	16	Tr	Tr	S/O
Pêches	1/2 tasse (125 g)	17	1	Tr	53
Poires	1/2 tasse (125 g)	17	Tr	Tr	45
Salade de fruits	1/2 tasse (125 g)	16			56

Consommer moins souvent :

Aliment	Portion	Glucides disponibles (g)	Protéines (g)	Lipides (g)	IG
JUS, sans sucre					
Anana	1/2 tasse (125 g)	16	Tr	Tr	46
Canneberge	1/2 tasse (125 g)	15	Tr	Tr	52
Citron	1/2 tasse (187 g)	16	1	Tr	S/O
Cocktail de légumes	1 tasse (250 g)	9	2	Tr	S/O
Lime	3/4 tasse (187 g)	15	1	Tr	S/O
Mélange d'agrumes	1/2 tasse (125 g)	13	1	Tr	S/O
Orange	1/2 tasse (125 g)	13	1	Tr	46
Pamplemousse	1/2 tasse (125 g)	11	1	Tr	48
Papaye (nectar)	1/2 tasse (125 g)	13	1	Tr	46
Pomme	1/2 tasse (125 g)	14	Tr	Tr	42
Prune	1/3 tasse (83 g)	14	1	Tr	S/O
Raisin	1/3 tasse (83 g)	13	Tr	Tr	52
Tomate et palourde	1/2 tasse (125 g)	13	1	Tr	S/O
Tomate	1 tasse (250 g)	9	2	Tr	S/O
FRUITS SÉCHÉS					
Abricot	8 moitiés (28 g)	16	1	Tr	32
Canneberges, sucrées	3 c. à tab. (23 g)	17	Tr	Tr	S/O
Croustilles de banane	1 oz (28 g)	14	1	10	S/O
Dattes	20 g	11	Tr	Tr	103
Figues, séchées et attendries	30 g	16	1	Tr	61
Pomme	4 tranches (26 g)	15	Tr	Tr	29
Raisins	2 c. à tab. (18 g)	14	1	Tr	64
AUTRE					
Noix de coco : crue sucrée sans sucre	 3 tasse 1/2 tasse 2 tasse	 16 17–21 14	 8 1 13	 85 15 124	 S/O S/O S/O

GROUPE ALIMENTAIRE : PRODUITS LAITIERS ET SUBSTITUTS

Le groupe Produits laitiers et substituts comprend des choix de laits et de yogourts favorables à la santé du cœur. Pour que les aliments de ce groupe contiennent 15 g de glucides, la plupart des portions correspondent à une tasse (250 ml).

Choisir de préférence :

Aliment	Portion	Glucides disponibles (g)	Protéines (g)	Lipides (g)	IG
Boisson de soja, enrichie en fibres	1 tasse (250 ml)	13	7	4	S/O
Boisson de soja, liquide	1 tasse (250 ml)	15	9	5	44
Lait, 1 %	1 tasse (250 ml)	12	8	2	S/O
Lait, 2 %	1 tasse (250 ml)	12	8	5	S/O
Lait, babeurre de culture, faible en gras	1 tasse (250 ml)	12	8	2	S/O
Lait, brebis	1 tasse (250 ml)	13	15	17	S/O
Lait, chèvre	1 tasse (250 ml)	11	9	10	S/O
Lait, chocolat/fraises	1/2 tasse (125 ml)	14	9	3	S/O
Lait, écrémé	1 tasse (250 ml)	12	8	Tr	32
Lait, en conserve, évaporé, sans gras	1/2 tasse (125 ml)	13	8	Tr	S/O
Lait, en conserve, évaporé	1/2 tasse (125 ml)	13	9	10	S/O
Lait, en poudre, écrémé	4 c. à tab. (30 ml)	15	8	Tr	S/O
Lait, entier, 3,25 %	1 tasse (250 ml)	11	8	8	34
Lait, réduit en lactose, 2 %	1 tasse (250 ml)	15	8	5	S/O
Yogourt de soja, vanille	1/3 tasse (75 ml)	15	5	2	S/O
Yogourt smoothie, faible en gras	236 ml	16	11	0	S/O
Yogourt smoothie, régulier	118 ml	17	6	1	S/O
Yogourt, à boire	200 ml	15	5	3	38
Yogourt, aromatisé, faible en gras, sucré artificiellement	1 tasse (250 ml)	15	8	Tr	14
Yogourt, mousse, faible en gras	1/3 tasse (75 ml)	10	6	Tr	S/O
Yogourt, mousse, régulier	1/4 tasse (60 ml)	15	3	5	S/O

Aliment	Portion	Glucides disponibles (g)	Protéines (g)	Lipides (g)	IG
Yogourt, nature, faible en gras	3/4 tasse (175 ml)	15	4	2	36
Yogourt, nature, lait entier	3/4 tasse (75 ml)	13	10	4	S/O

GROUPE ALIMENTAIRE : AUTRES ALIMENTS

Ce groupe alimentaire renferme une grande quantité de grignotines et de gâteries. La plupart de ces aliments doivent être consommés à l'occasion et avec modération.

Choisir de préférence :

Aliment	Portion	Glucides disponibles (g)	Protéines (g)	Lipides (g)	IG
Maïs soufflé à l'air, faible en gras	3 tasses (750 ml)	17,9	2,3	1	55
Pouding au lait, écrémé, sans sucre ajouté	1/2 tasse (125 ml)	11,9	4,2	0.2	40

Consommer moins souvent :

Aliment	Portion	Glucides disponibles (g)	Protéines (g)	Lipides (g)	IG
PRODUITS DE BOULANGERIE ET PÂTISSERIES					
Biscuits, arrowroot	4	14	2	3	64
Biscuits, brisures de chocolat	2	18	1	7	S/O
Biscuits, fourrés à la crème	2	14	1	4	S/O
Biscuits, gingembre	3	16	1	2	S/O
Biscuits, gruau	1	12	1	3	57
Brownie, sans glaçage	Carré de 2 po./5 cm	12	2	7	41
Gâteau, sans glaçage (gâteau des anges)	Carré de 2 po./5 cm	17	2	3	68
Muffin, nature	1 petit (45 g)	19	3	5	64
BOISSONS					
Boisson gazeuse, soda mousse	1/2 tasse (125 ml)	16	0	0	S/O
Boisson gazeuse, cola	1/3 tasse (75 ml)	14	Tr	Tr	S/O
Boisson gazeuse, orange	1/2 tasse (125 ml)	15	0	0	S/O
Soda tonique	3/4 tasse (175 ml)	16	0	0	S/O
BONBONS					
Bonbons, durs	5 petits	15	0	0	S/O
Jellybeans	5 gros	13	0	0	80
Life Savers®	6	15	0	0	70
Réglisse	2 morceaux	15	1	Tr	S/O

Aliment	Portion	Glucides disponibles (g)	Protéines (g)	Lipides (g)	IG
DESSERTS CONGELÉS					
Crème glacée, barre	1 barre (50 g)	12	2	12	S/O
Crème glacée	1/2 tasse (125 ml)	17	3	8	40
Sorbet, orange	1/3 tasse (75 ml)	17	1	1	S/O
Sucette glacée (Popsicle)	1 barre (55 g)	16	1	0	S/O
Yogourt glacé, sans gras	1 tasse (250 ml)	18	4	1	S/O
SUCRES ET SAUCES					
Confitures, gelées, marmelade	1 c. à tab. (15 ml)	13	0	0	S/O
Sauce aux canneberges, sucrée	2 c. à tab. (30 ml)	13	0	0	S/O
Sucre, sirop, miel, mélasse, sirop de chocolat	1 c. à tab. (15 ml)	14	0	0	S/O
DIVERS					
Barre de chocolat	1/2 barre (42 g), 1 ½ oz	13	3	8	65
Barre granola, type gruau	1 barre (28 g)	18	3	6	61
Bretzels, faibles en gras	7 gros/30 bâtonnets	17	2	1	83
Croustilles tortillas, cuites au four	6 croustilles	15	2	1	63
Croustilles, cuites au four	10 croustilles	17	2	1	51
Jell-O, régulier	1/2 tasse (125 ml)	18	2	0	S/O
Pâte de fruits déshydratés	1 petite (14 g)	12	Tr	Tr	S/O
Roulé aux fruits, moelleux	1 roulé (21 g)	18	Tr	2	S/O

GROUPE ALIMENTAIRE : LÉGUMES

La plupart des légumes contiennent peu de glucides et sont d'excellentes sources de vitamines, de minéraux et de fibres. Seuls les légumes accompagnés d'un astérisque (*) contiennent suffisamment de glucides pour que vous les comptiez comme une portion (15 g de glucides) quand vous en consommez plus d'une demi-tasse (125 ml).

Choisir de préférence :

Aliment	Portion	Glucides disponibles (g)	Protéines (g)	Lipides (g)	IG
*Artichaut, Jérusalem	1 tasse (250 ml)	24	3	Tr	S/O
*Châtaignes d'eau	1 tasse (250 ml)	14	1	Tr	S/O
*Panais	1 tasse (250 ml)	21	2	Tr	97
*Pois	1 tasse (250 ml)	14	8	Tr	48
*Tomates, en conserve, étuvées	1 tasse (250 ml)	13	2	Tr	S/O
Artichaut	1 tasse (250 ml)	10	6	Tr	S/O
Asperges	4 tiges	1	1	Tr	S/O
Aubergine	1 tasse (250 ml)	6	1	Tr	S/O
Betteraves	1 tasse (250 ml)	11	2	Tr	64
Brocoli	1 tasse (250 ml)	6	4	Tr	S/O
Carottes	1 tasse (250 ml)	8	1	Tr	47
Céleri	1 tasse (250 ml)	2	1	Tr	S/O
Champignons *Shitake, crus Shitake, séchés	1 tasse (250 ml) 1 tasse (250 ml) 1 champignon	5 18 2	3 2 Tr	Tr Tr Tr	S/O S/O S/O
Chou chinois	1 tasse (250 ml)	1	3	Tr	S/O
Chou vert, chou fourrager, chou-rave	1 tasse (250 ml)	6	3	Tr	S/O
Chou-fleur	1 tasse (250 ml)	2	2	Tr	S/O
Choucroute, en conserve	1 tasse (250 ml)	4	2	Tr	S/O
Choux de Bruxelles	1 tasse (250 ml)	7	4	Tr	S/O
Chou	1 tasse (250 ml)	4	2	Tr	S/O
Concombre	1 tasse (250 ml)	3	1	Tr	S/O
Courge *poivrée, cuite, en purée *Butternut, cuite Citrouille, bouillie, en purée Hubbard, cuite, en purée Spaghetti, cuite/bouillie	 1 tasse (250 ml) 1 tasse (250 ml) 1 tasse (250 ml) 1 tasse (250 ml) 1 tasse (250 ml)	 19 19 12 11 9	 2 2 4 2 1	 Tr Tr 1 Tr Tr	 S/O S/O S/O S/O S/O

Aliment	Portion	Glucides disponibles (g)	Protéines (g)	Lipides (g)	IG
Courgettes	1 tasse (250 ml)	8	2	Tr	S/O
Cœurs de palmier	1 morceau	1	1	Tr	S/O
Endive	1 tasse (250 ml)	Tr	1	Tr	S/O
Épinards	1 tasse (250 ml)	2	5	Tr	S/O
Feuilles de pissenlit	1 tasse (250 ml)	4	1	Tr	S/O
Germes de haricots	1 tasse (250 ml)	4	3	Tr	S/O
Haricots, jaunes ou verts	1 tasse (250 ml)	6	6	Tr	S/O
Laitue	1 tasse (250 ml)	1	1	Tr	S/O
Macédoine de légumes, pois et carottes en conserve ou congelés	1 tasse (250 ml)	11	5	Tr	48
Navet	1 tasse (250 ml)	5	1	Tr	S/O
Oignons	1 tasse (250 ml)	8	1	Tr	S/O
Okra	1 tasse (250 ml)	3	3	Tr	S/O
Poireau	1 tasse (250 ml)	7	1	Tr	S/O
Poivrons	1 tasse (250 ml)	5	1	Tr	S/O
Radis	1 radis	Tr	Tr	Tr	S/O
Rutabaga	1 tasse (250 ml)	12	2	Tr	S/O
Tomates, en conserve, régulières	1 tasse (250 ml)	7	2	Tr	S/O
Tomates, fraîches	1 tasse (250 ml)	6	2	Tr	S/O

GROUPE ALIMENTAIRE : VIANDES ET SUBSTITUTS

Choisir de préférence des viandes maigres, de la volaille sans la peau, du fromage faible en gras et du poisson. Vous réduirez ainsi la quantité de matières grasses que vous consommez. Les aliments de la catégorie « Choisir de préférence » sont faibles en gras saturés et ils peuvent être des sources de bons gras (mono-insaturés et polyinsaturés). Les légumineuses (haricots et lentilles) contiennent peu de gras et beaucoup de fibres, mais elles sont aussi une source de glucides. .

Choisir de préférence :

FROMAGE					
Fromage au lait écrémé < 7 % de matières grasses (MG)	1 po. × 1 po. × 2 po. (2,5 cm × 2,5 cm × 5 cm) (30 g)	0	7	0–3	0
Fromage léger < 20 % MG (cheddar, Colby, mozzarella, suisse, etc.)	1 po. × 1 po. × 2 po. (2,5 cm × 2,5 cm × 5 cm) (30 g)	0	7	0–5	0

Aliment	Portion	Glucides disponibles (g)	Protéines (g)	Lipides (g)	IG
Fromage cottage 1–2 % MG	1/4 tasse (60 ml) 55 g	0	7	1	0
Fromage feta léger < 20 % MG	1/3 tasse (75 ml) 50 g	0	7	0–5	0
Fromage ricotta léger < 20 % MG	1/4 tasse (60 ml) 60 g	0	7	0–5	0
Parmesan, râpé	2 c. à tab. (30 ml) 20 g	0	7	5	0
ŒUFS					
Oeuf entier (régulier ou oméga-3)	1 moyen–gros (50 g)	0	6	6	5
Succédané d'œuf, liquide	45 ml (1 ½ oz) (50 g)	0	6	6	2
POISSON					
Anguille	1 tranche (30 g)	0	7	4	0
Calmar, pieuvre	1/4 tasse (60 ml) (40 g)	0	7	3	0
Filet ou darnes de poisson, frais ou congelé : achigan, aiglefin, alose, brochet, espadon, flétan, goberge, hoplostète orange, maquereau, mérou, moine, morue, mulet, perche, poisson blanc, poisson-chat, requin, saumon, sole, thon, tilapia, truite, vivaneau	1/8–1/4 de filet (30 g) selon la grosseur des filets	0	0	7	0–2
Hareng mariné	3 morceaux (50 g)	0	7	9	0
Langues ou joues de morue	1/3 tasse (75 ml) (50 g)	0	7	0–3	0
Poisson en conserve dans l'eau ou dans l'huile, égoutté, crustacés, saumon, thon	1/4 tasse (60 ml) (30 g) 1/3 de boîte (6,5 oz)	0	7	1–5	0
Sardines, éperlans	1–2 poissons 1/3 tasse (75 ml) (40 g)	0	7	4	0

Aliment	Portion	Glucides disponibles (g)	Protéines (g)	Lipides (g)	IG
LÉGUMINEUSES					
Haricots cuits au four	1/2 tasse (125 ml) 125 g	18	7	2	57
Haricots noir	1/2 tasse (125 ml) 100 g	10–15	7	0–2	66
Haricots blancs, haricots rouges, lentilles, pois cassés, pois chiche :					
trempés	1/2 tasse (125 ml) (100 g)	10–15	7	0–2	22–46
secs	2 c. à tab. (30 ml) (30 g)	10–15	7	0–2	22–46
Hoummos	1/3 tasse (75 ml) 90 g	7,5	7	9	S/O
VIANDES ET VOLAILLES					
Bacon de dos enrobé de semoule de maïs	1–2 tranches (30 g)	0	7	2	0
Agneau, bœuf, caille, chèvre, cuisses de grenouille, dinde, émeu, faisant, gibier, jambon, oie, porc, poulet, veau (tranché, steak, maigre, côtelette désossée)	1 tranche (30 g)	0	7	1-5	0
Viande hachée, maigre ou extra maigre	2 c. à tab. (30 ml) (30 g)	0	7	3–5	0
Viandes transformées, faibles en gras (viandes préparées commercialement ou charcuteries fraîches) : bœuf, poulet, jambon, dinde, pastrami	1–3 tranches (30 g)	0	7	1–5	0
ABATS					
Cœur, foie, rognons (agneau, bœuf, dinde, poulet, veau)	1 tranche (30 g)	0	7	1–3	0
Langue, veau	1 tranche (30 g)	0	7	3	0
Tripes, bœuf	3–5 morceaux (60 g)	0	7	2	0
CRUSTACÉS					
Escargots, huitres, moules, palourdes, pétoncles,	3 moyens (30 g)	0	7	1	0
Crabe, homard	1/4 tasse (60 ml) (30 g)	0	7	0–1	0
Crevettes, fraîches ou surgelées	4–6 grosses ou 8–10 moyennes (30 g)	0	7	0–1	0

Aliment	Portion	Glucides disponibles (g)	Protéines (g)	Lipides (g)	IG
PRODUITS À BASE DE SOJA					
Tofu ou fromage de soja (mou)	2 × 1¾ po. (5 × 4,4 cm) (100 g)	1–3	4–7	2–4	S/O
Miso	1/4 tasse (60 ml) (60 g)	4	7	4	S/O
Tempeh	1/4 tasse (60 ml) (40 g)	15	7	4	S/O
Tofu ou fromage de soja (extra ferme)	1½ x 1¼ po. (3,8 × 3,1 cm) (50 g)	1–2	7	4–5	S/O
Tofu ou fromage de soja (ferme/régulier)	1¾ × 3 ¾ po. (4,4 × 1,9 cm) (85 g)	2	7	1–4	S/O
SUBSTITUTS VÉGÉTARIENS DE LA VIANDE					
Galettes végétariennes, saucisses	1 tranche (30 g)	0–3	11	0–2	S/O

Consommer moins souvent :

Ailes de poulet	2 (45 g)	0	7	10–12	0
Boudin noir	1 tranche (50 g)	0	7	17	0
Bœuf haché, mi-maigre, régulier	2 c. à tab. (30 ml) (30 g)	0	7	5–6	0
Bœuf salé	1 tranche (40 g)	0	7	7–8	0
Côtes levées, bœuf ou porc	1 côte (30 g)	0	7	9	0
Fromage feta > 21 % MG	1/3 tasse (75 ml) (50 g)	0	7	5–10	0
Fromage régulier > 21 % MG, brie, bleu, camembert, cheddar, Colby, chèvre, gouda, mozzarella, suisse	1 in × 1 in × 2 in (2,5 cm × 2,5 cm × 5 cm) (30 g)	0	7	5–10	0
Fromage ricotta > 21 % MG	1/4 tasse (60 ml) (60 g)	0	7	5–10	0
Langue, bœuf ou agneau	1 tranche (30 g)	0	7	8	0
Languettes de poulet	2 (45 g)	0	7	10–12	0
Pâté de foie, oie	1/2 tasse (125 ml) (55 g)	0	7	12–24	0
Ris	1 tranche (60 g)	0	7	6–7	0
Côtes levées, bœuf ou porc	1 côte (30 g)	0	7	9	0
Ris	1 tranche (60 g)	0	7	6–7	0
Langue, bœuf ou agneau	1 tranche (30 g)	0	7	8	0

GROUPE ALIMENTAIRE : MATIÈRES GRASSES

Choisissez des gras mono-insaturés et polyinsaturés qui sont bons pour le cœur, comme l'huile de canola, l'huile d'olive et de petites portions de noix. Lisez les étiquettes pour choisir les aliments qui contiennent le moins de gras saturés et trans possible. Il ne faut pas oublier que tous les gras doivent être consommés avec modération en raison de leur grand apport calorique.

***Note :** L'indice glycémique (IG) est un concept qui s'applique seulement aux aliments qui contiennent une quantité minimale de glucides. Pour les aliments de la liste ci-dessous, l'IG n'a pu être mesuré.

Aliment	Portion	Glucides disponibles (g)	Protéines (g)	Lipides (g)	IG
Consommer moins souvent :					
Avocat	1/6	1	1	5	*
Bacon	1 tranche	Tr	3	3	*
Beurre d'amandes	2 c. à thé (10 ml)	2	2	6	*
Beurre de pois	2 c. à thé (10 ml)	3	1	5	*
Beurre	1 c. à thé (5 ml)	0	0	4	*
Crème, moitié-moitié	1 ½ oz (45 ml)	1	1	4	*
Fromage à tartiner, léger	2 c. à tab. (30 ml)	4	4	4	*
Fromage à tartiner	1 c. à tab. (15 ml)	4	1	6	*
Lait de coco en conserve	2 c. à tab. (30 ml)	1	1	6	*
Margarine, non hydrogénée, légère	2 c. à thé (10 ml)	Tr	Tr	4	*
Margarine, non hydrogénée, régulière	1 c. à thé (5 ml)	Tr	Tr	4	*
Mayonnaise, légère	1 c. à tab. (15 ml)	1	Tr	5	*
Mayonnaise, régulière	1 c. à thé (5 ml)	2	Tr	5	*
Noix de coco, déshydratée, sucrée, en flocons	3 c. à tab. (45 ml)	6	1	5	*
Saindoux	1 c. à thé (5 ml)	0	0	4	*
Sauce	2 c. à tab. (30 ml)	S/O	S/O	5	*
NOIX ET GRAINES					
Amandes, séchées, rôties	7 ou 1/3 oz (10 g)	2	2	5	*
Noix de pacane, séchées, rôties	1/4 oz (7 g)	1	1	5	*
Noix, noires	1/3 oz (10 g)	1	Tr	6	*

Aliment	Portion	Glucides disponibles (g)	Protéines (g)	Lipides (g)	IG
Arachides, séchées, rôties	1/3 oz (10 g)	2	2	5	*
Crème fouettée	1/2 oz/1 c. à tab. (15 ml)	Tr	Tr	6	*
Crème sure, réduite en gras	2 c. à tab. (30 ml)	1	1	4	*
Crème sure, régulière	2 c. à tab. (30 ml)	1	1	5	*
Graines de citrouille ou de courge, rôties	1/2 oz (15 g)	2	5	6	*
Graines de sésame, entières, séchées, rôties	1/3 oz (10 g)	2	2	5	*
Graines de tournesol, séchées, rôties	1/3 oz (10 g)	2	2	5	*
Huiles	1 c. à thé (5 ml)	0	0	5	*
Noisettes	7 ou 1/3 oz (10 g)	1	Tr	6	*
Noix de cajou, séchées, rôties	1/4 oz (7 g)	1	1	6	*
Noix de macadam	3	0	0	5	*
Noix de pin, séchées	40 ou 1/4 oz (7 g)	1	1	5	*
Noix de soja avec huile de canola	13	2	5	4	*
Noix du Brésil, séchées, non blanchies	1 c. à tab. (15 ml)	1	1	6	*
Olives, noires	8 grosses	0	0	5	*
Olives, vertes, farcies	10	1	Tr	5	*
Pistaches, séchées, rôties	1/3 oz (10 g)	3	2	5	*
Shortening	1 c. à thé (5 ml)	0	0	4	*
Tahini	1/2 c. à tab. (8 ml)	1	1	4	*
Vinaigrette, faible en gras	2 c. à tab. (30 ml)	3	Tr	5	*
Vinaigrette, régulière	1 c. à thé (5 ml)	1	Tr	5	*

GROUPE ALIMENTAIRE : EXTRAS

Les aliments classés dans le groupe alimentaire Extras fournissent peu de calories et de glucides. Il n'est pas nécessaire de mesurer les extras à moins qu'une portion soit indiquée. La consommation de la portion indiquée ou d'une quantité raisonnable d'aliments pour lesquels aucune portion n'est indiquée vous fournira un maximum de 20 calories et de 5 grammes de glucides.

***Note** : L'indice glycémique (IG) est un concept qui s'applique seulement aux aliments qui contiennent une quantité minimale de glucides. Pour les aliments de la liste ci-dessous, l'IG n'a pu être mesuré.

Aliment	Portion	Glucides disponibles (g)	Protéines (g)	Lipides (g)	IG
Ail					
Anchois	2 filets	0	1	Tr	*
Aromatisants et extraits					
Bouillon, consommé					
Café, noir					
Dulse					
Gélatine					
Gelée en poudre, sans sucre, préparée	1/2 tasse (125 ml)	Tr	1	0	*
Gomme, sans sucre					
Herbes					
Ketchup	1 c. à tab. (15 ml)	4	Tr	Tr	*
Mélange en poudre pour boissons, sans sucre					
Poudre à pâte, bicarbonate de soude					
Poudre de cacao	1 c. à tab. (15 ml)	3	1	1	*
Préparation pour boissons sucrée à saveur de caroube	1 c. à thé (5 ml)	4	Tr	Tr	*
Racine de gingembre					
Raifort, préparé	1 c. à tab. (15 ml)	2	Tr	Tr	*
Sauce aux canneberges, sucrée	1 c. à tab. (15 ml)	5	Tr	Tr	*
Sauce barbecue	1 c. à tab. (15 ml)	2	Tr	Tr	*
Soda					
Son, naturel	2 c. à tab. (30 ml)	2	1	Tr	*
Tartinade aux fruits, sans sucre ajouté	2 c. à thé (10 ml)	4	0	0	*
Tisane					

Aliment	Portion	Glucides disponibles (g)	Protéines (g)	Lipides (g)	IG
Boisson gazeuse, sans sucre					
Cornichons à l'aneth	2 petits	3	Tr	1	*
Crème sure, sans gras	1 c. à tab. (15 ml)	2	1	Tr	*
Eau minérale					
Eau					
Garniture fouettée, faible en gras (congelée)	2 c. à tab. (30 ml)	2	Tr	Tr	*
Garniture fouettée, régulière	1 c. à tab. (15 ml)	1	Tr	1	*
Jus de citron, quartier de citron					
Jus de lime, quartier de lime					
Moutarde					
Persil					
Poivre de cayenne					
Relish, sucrée	1 c. à tab. (15 ml)	5	Tr	Tr	*
Rhubarbe					
Salsa	1/4 tasse (60 ml)	3	1	Tr	*
Sauce soja					
Sauce Worcestershire					
Sauce, chili					
Sauce, hoisin	2 c. à thé (10 ml)	5	Tr	Tr	*
Sauce, HP™	2 c. à tab. (30 ml)	5	Tr	Tr	*
Sauce, huîtres	1 c. à thé (5 ml)	1	Tr	Tr	*
Sauce, poisson					
Sauce, Tabasco™					
Sel, poivre, épices					
Succédané du sucre					
Thé, clair					
Vaporisateur à cuisson antiadhésif					
Vinaigrette, sans gras	2 c. à tab.	2	0	0	*
Vinaigre					

Autres lectures suggérées

Center for Science in the Public Interest, *Nutrition Action Healthletter* : http://www.cspinet.org/

Diabetes Dialogue. Un magazine trimestriel publié par l'Association canadienne du diabète destiné aux personnes diabétiques. Disponible au www.dialogue@diabetes.ca ou par téléphone au 416-363-3373.

Duyff, Roberta Larson. *American Dietetic Association's Complete Food and Nutrition Guide*. Hoboken, N.J. : Wiley, 2006.

Environmental Nutrition [bulletin d'information] : www.environmentalnutrition.com

Josephson, Ramona. *HeartSmart Nutrition: Shopping on the Run*. Toronto : Douglas & McIntyre, 2003.

Mayo Clinic, "Nutrition and Healthy Eating" : http://www.mayoclinic.com/health/nutrition-and-healthy-eating/MY0043.

Podleski, Janet et Greta Podleski. *Eat, Shrink & Be Merry*. Waterloo, Ontario : Granet Publishing Inc., 2005.

Topp, Ellie, et Marilyn Booth. *Fresh & Healthy Cooking For Two: Easy Meals for Everyday Life*. Halifax, Nova Scotia: Formac Publishing Company Limited, 2011.

University of California, Berkeley, Wellness Letter : www.wellnessletter.com/

Warshaw, Hope. *Eat Out, Eat Right: The Guide to Healthier Restaurant Eating*, 3e édition Chicago : Surrey Books, 2008.

Watts, Dolly et Annie Watts. *Where People Feast, An Indigenous Cookbook*. Vancouver : Arsenal Pulp Press, 2007.

Woodruff, Sandra et Leah Gilbert-Henderson. *Soft Foods for Easier Eating Cookbook: Easy-to-Follow Recipes for People Who Have Chewing and Swallowing Problems*. Garden City Park, N.Y. : Square One, 2010.

Autres ressources

- ☐ Association canadienne du diabète : www.diabetes.ca/
- ☐ Center for Science in the Public Interest : www.cspinet.org/
- ☐ Dial-A-Dietitian : 1-800-667-3438
- ☐ Fondation des maladies du cœur du Canada : www.fmcoeur.com
- ☐ Harvard School of Public Health : www.hsph.harvard.edu/
- ☐ International Food Information Council : www.ific.org
- ☐ Les diététistes du Canada : www.dietitians.ca/ ou www.eatracker.ca
- ☐ Santé Canada : www.hc-sc.gc.ca
- ☐ Société canadienne du cancer : www.cancer.ca

CHAPITRE 12

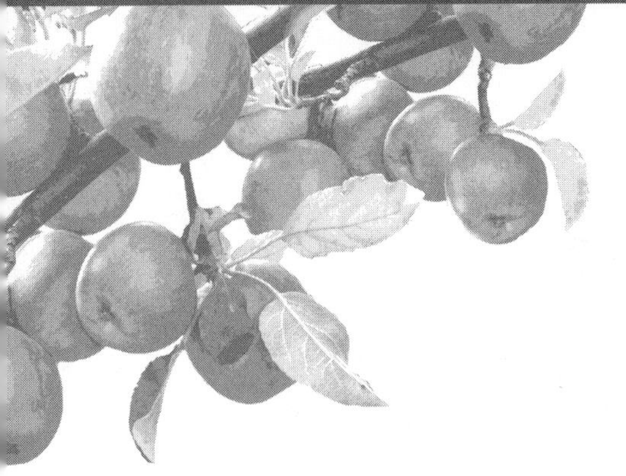

Laprise en charge du poids santé

LE POIDS JOUE UN RÔLE SUR NOTRE SANTÉ, notre apparence et notre capacité à bouger; il peut même influencer l'opinion que nous avons de nous-mêmes. Un surplus de poids favorise l'arthrite en créant une trop grande tension sur les articulations, le diabète en raison de l'hyperglycémie, et l'hypertension artérielle. Une insuffisance pondérale peut affaiblir le système immunitaire et diminuer la capacité à combattre les infections. Une insuffisance pondérale peut aussi augmenter les chances de développer de l'ostéoporose (des os minces) et, chez les jeunes femmes, elle peut jouer sur la fertilité et causer des problèmes menstruels. Ainsi, être en surpoids ou en insuffisance pondérale peut avoir d'importantes conséquences sur votre vie.

Nous remercions particulièrement Bonnie Bruce, D.H.P, Dt.P, pour son aide pour le présent chapitre.

Pourquoi le poids est-il important?

Avoir un poids santé favorise une meilleure santé et qualité de vie. Il peut nous aider à traiter des symptômes comme le manque d'énergie, les douleurs articulaires et l'essoufflement. Il peut aussi nous aider à prévenir ou à retarder des problèmes de santé comme le diabète ou l'hypertension artérielle. De plus, le maintien d'un poids santé aide à être plus actif et à mieux dormir. En général, le poids santé peut vous aider à faire les choses que vous voulez et devez faire. Dans le présent chapitre, nous exposerons en détail ce qui définit un poids santé, comment apporter des changements, comment décider si vous devriez perdre ou prendre du poids, et comment maintenir les changements que vous avez apportés.

Qu'est-ce qu'un poids santé?

Le poids de la plupart des gens a tendance à fluctuer avec le temps, même sur une période de quelques jours. Un poids santé n'est donc pas qu'un simple chiffre sur la balance ou un quelconque chiffre « idéal ». Le poids « idéal » n'existe pas. Un poids santé est un intervalle de kilogrammes qui est unique et personnel, un intervalle qui vous aidera à diminuer votre risque de développer des problèmes de santé et à vous sentir bien dans votre esprit et dans votre corps.

Établir votre intervalle de poids santé et déterminer si vous voulez ou devez modifier votre poids dépendent de plusieurs facteurs, dont votre âge, votre niveau d'activité, votre santé, votre masse adipeuse et l'endroit où elle est localisée, et vos antécédents familiaux en matière de problèmes liés au poids, comme l'hypertension artérielle et le diabète.

Comment déterminer votre poids santé

Pour avoir une idée de votre intervalle de poids santé, consultez le guide sur l'indice de masse corporelle de Santé Canada à la page suivante. Il vous permettra de connaître votre indice de masse corporelle (IMC). Bien que ce ne soit pas un outil parfait, l'IMC est un guide utile, rapide et général pour les adultes qui est basé sur le poids et la taille. Pour de nombreuses personnes, cet outil est lié au total de la masse adipeuse et aux risques pour la santé. Vous n'avez qu'à trouver votre taille dans le graphique et à suivre cette ligne jusqu'à votre poids. Consultez ensuite le tableau sous le graphique qui vous indique en unités d'IMC l'intervalle dans lequel se situe votre poids actuel.

Vous trouverez un calculateur simple et rapide dans la section *Évaluez votre IMC* du site Web des Diététistes du Canada (voir la section *Ressources* à la fin du présent chapitre). Indiquez votre taille et votre poids et cliquez sur

Guide de l'indice de masse corporelle (IMC)

Pour connaître votre IMC, trouvez le point d'intersection de votre taille et de votre poids. Votre IMC est le nombre inscrit sur la ligne brisée la plus proche du point d'intersection. Par exemple, un poids de 69 kg et une taille de 173 cm donnent un IMC d'environ 23, qui se situe dans le Poids Normal.

Pour calculer votre IMC, vous pouvez aussi utiliser la formule suivante : IMC = poids (kg)/taille (m)^2

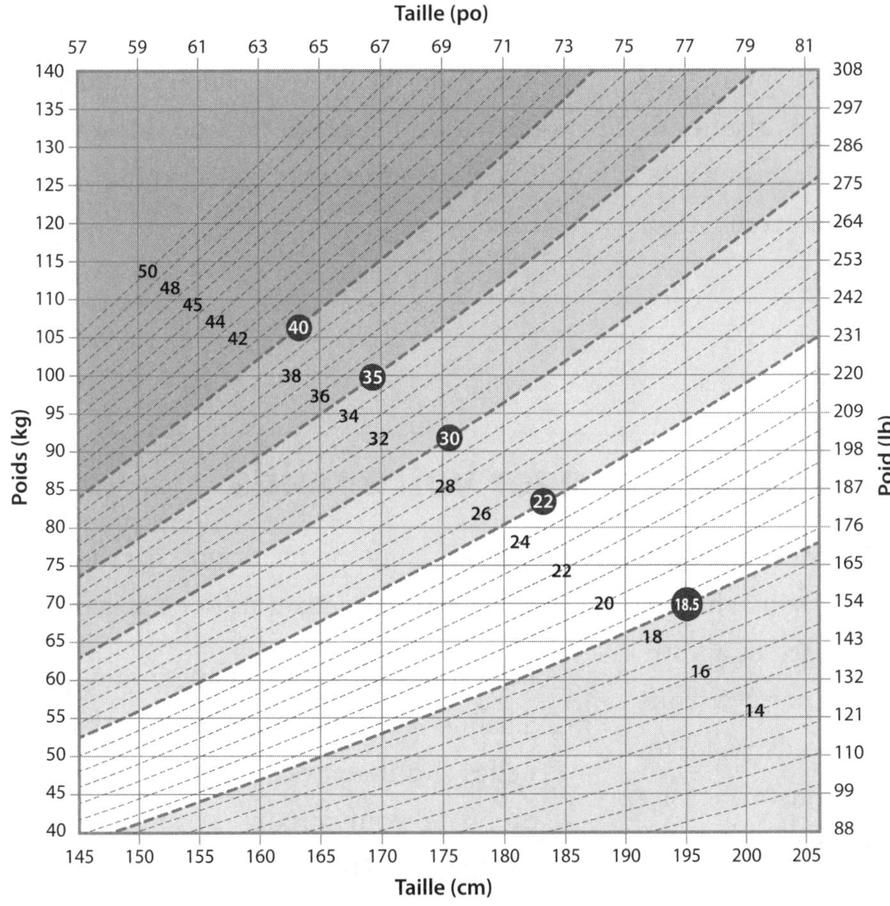

Note: Dans le cas des personnes de 65 ans et plus, l'intervalle «normal» de l'IMC peut s'étendre à partir d'une valeur légèrement supérieure à 18,5 jusqu'à une valeur située dans l'intervalle « excès de poids ».

Source: Santé Canada. Lignes directrices canadiennes pour la classification du poids chez les adultes. Ottawa : Ministre des Travaux publics et Services gouvernementaux du Canada, 2003.

Classification du risque pour la santé en fonction de l'indice de masse corporelle (IMC)*

Classification	Catégorie de l'IMC (kg/m2)	Risque de développer des problèmes de santé
Poids insuffisant	Moins de 18,5	Accru
Poids normal	18,5–24,9	Moindre
Excès de poids	25,0–29,9	Accru
Obésité, classe I	30,0–34,9	Élevé
Obésité, classe II	35,0–39,9	Très élevé
Obésité, classe III	40,0 et plus	Extrêmement élevé

*Pour préciser le risque individuel, d'autres facteurs tels que les habitudes de vie, la condition physique et la présence ou l'absence d'autres facteurs de risque pour la santé doivent aussi être pris en considération.

« Calculer l'IMC »; votre IMC apparaît ainsi que des conseils sur le contrôle du poids et des liens pour communiquer avec un diététiste agréé dans votre région.

Un autre moyen d'évaluer votre poids est de mesurer votre tour de taille. Si vous êtes en surpoids et si la majorité de votre gras corporel se trouve autour de votre taille (plutôt que sur vos hanches et vos cuisses), vos risques de souffrir d'une cardiopathie, d'hypertension artérielle et de diabète de type 2 sont accrus. Pour les femmes qui ne sont pas enceintes, les risques pour la santé augmentent avec un tour de taille de plus de 88 cm (35 po). Pour les hommes, les risques augmentent avec un tour de taille de plus de 100 cm (40 po). Pour mesurer correctement votre tour de taille, mettez-vous debout et placez un ruban à mesurer (qui n'est pas vieux et étirer) autour de votre taille dénudée, juste au-dessus de l'os de la hanche. Mesurez votre tour de taille juste après avoir expiré.

La décision de changer votre poids

Atteindre et maintenir un poids santé peut signifier que vous devrez apporter certains changements à vos habitudes alimentaires et à votre mode de vie. C'est vrai, peu importe si vous souhaitez gagner ou perdre du poids. Voici un conseil important : vous devez décider de le faire pour vous et non pour vos amis ou votre famille. Apportez des changements que vous pensez pouvoir maintenir. Si vous décidez de faire des changements pour quelqu'un d'autre que pour vous ou que vous planifiez faire des changements à court terme, vous ne réussirez probablement pas.

Pour commencer, relisez la section portant sur votre plan d'action au Chapitre 2. Si vous pensez vouloir changer votre poids, envisagez de demander à votre médecin de vous référer à un diététiste agréé qui pourra vous aider. Ce ne sont pas des changements que vous devez entreprendre seul.

Quand vous prenez cette décision, vous devez vous poser deux questions primordiales :

- **Pourquoi voudrais-je changer mon poids?** Chaque personne a des raisons personnelles et différentes pour gagner ou perdre du poids. Pour certains, la raison la plus valable peut être leur santé physique, alors que pour d'autres ce changement peut être associé à des raisons personnelles ou émotionnelles. Pour vous aider à commencer et pour augmenter vos chances de réussite, réfléchissez aux raisons qui vous poussent à vouloir gagner ou perdre du poids.

  Voici quelques exemples :

  Pour améliorer mes symptômes (douleur, fatigue, essoufflement, etc.);

  Pour contrôler ma glycémie;

Pour avoir plus d'énergie pour faire les choses dont j'ai envie;

Pour avoir une meilleure opinion de moi-même;

Pour changer la manière dont les autres me perçoivent;

Pour me sentir plus en contrôle de ma santé ou de ma vie.

Inscrivez vos raisons importantes ici :

____

____

____

____

____

____

- **Suis-je prêt à apporter des changements durables?** La prochaine étape est de découvrir s'il s'agit d'un bon moment pour commencer à apporter des changements à votre alimentation et à vos exercices. Si vous n'êtes pas prêt, votre entreprise est peut-être vouée à l'échec. Mais la vérité est qu'il n'y aura sans doute jamais de moment « parfait ». Évaluez donc votre situation afin de déterminer comment les choses pourraient tourner pour vous.

  Réfléchissez à ce qui suit :

  Y a-t-il quelque chose ou quelqu'un qui peut vous appuyer et vous faciliter la tâche pour entreprendre des changements et les maintenir?

  Y a-t-il des problèmes ou des obstacles qui vous empêcheront de devenir plus actif ou de changer vos habitudes alimentaires?

  Avez-vous des inquiétudes ou des préoccupations à l'égard de votre famille, de vos amis, de votre travail ou d'autres engagements qui pourraient actuellement nuire à votre capacité de mener vos plans à bien?

Utilisez le tableau 12.1 à la page 260 pour vous aider à déterminer certains de ces facteurs. Si vous trouvez des obstacles, utilisez certains des outils de résolution de problèmes énoncés au Chapitre 2.

Après avoir réfléchi à ces questions, vous pourriez conclure que maintenant n'est pas le bon ou le meilleur moment pour commencer. Dans ce cas, déterminez une date ultérieure pour réfléchir à nouveau à ces questions. Entretemps, acceptez qu'il s'agisse de la meilleure décision pour vous à ce moment-ci et concentrez-vous sur d'autres objectifs. Si vous décidez que maintenant est le meilleur moment, commencez par changer les choses que vous trouvez les plus simples, les plus faciles et les plus confortables; avancez à petits pas. Vous devrez travailler uniquement sur une ou deux choses à la fois; n'essayez pas d'en faire trop, trop vite. Rappelez-vous : lentement mais sûrement.

Tableau 12.1 **Les facteurs qui influencent *actuellement* la décision de prendre ou de perdre du poids**

Raisons qui me permettront d'effectuer les changements désirés	Raisons qui compliqueront mes efforts de changements
Exemple: J'ai le soutien de ma famille et de mes amis.	*Exemple:* La période des Fêtes approche et les nombreuses visites me compliqueront la vie.

Par où commencer

Un bon point de départ est de tenir un journal de ce que vous mangez et de la quantité d'exercices que vous faites pendant une semaine. Ce journal vous aidera à savoir où vous devez apporter des changements. Écrivez :

- ce que vous mangez et où vous mangez;
- pourquoi mangez-vous (avez-vous faim ou mangez-vous parce que vous vous ennuyez?);
- comment vous sentez-vous lorsque vous mangez (votre humeur ou vos émotions);
- vos exercices (ce que vous faites ou ce que vous ne faites pas en ce moment).

Vous pouvez aussi réserver une section de votre journal aux idées portant sur ce que vous aimeriez faire différemment. Ne vous inquiétez pas; si vos idées ne fonctionnent pas tout de suite, vous pouvez toujours y revenir plus tard. Notre exemple de journal de mode de vie (voir le tableau 12.2 à la page 263) peut s'avérer utile. Un autre outil utile est ProfilAN, un programme en ligne gratuit des diététistes du Canada qui vous permet d'apprendre comment planifier vos repas, analyser votre consommation de nourriture et faire le suivi de vos activités afin de vous aider à atteindre vos objectifs (voir la section Ressources).

Comment faire des changements

Il y a deux ingrédients importants pour réussir à changer votre poids : commencez petit à petit et adoptez des changements qui fonctionneront à coup sûr. Que vous vouliez gagner ou perdre du poids, c'est inévitable, la plupart des gens devront changer la quantité de nourriture qu'ils consomment et peut-être leur manière de manger. Ça peut vous paraître effrayant ou même impossible, mais en commençant par des changements qui sont à votre portée, vous réussirez. Si vous souhaitez perdre du poids, vous devrez manger un peu moins et, si vous voulez gagner du poids, vous devrez manger un peu plus. Par exemple, plutôt que de manger une demi-tasse de riz, mangez-en quelques cuillères à thé de moins ou de plus. Pour vous aider à moins manger, essayez de ralentir la vitesse à laquelle vous mangez; pour vous aider à augmenter le nombre de calories que vous mangez, étalez-les sur plusieurs petits repas par jour.

Quand vous voulez apporter des changements, commencez par en choisir seulement un ou deux à la fois. Oui, nous l'avons déjà mentionné, mais c'est vraiment important. Donnez-vous du temps pour vous habituer à ces changements et ajoutez ensuite lentement plus de choses que vous souhaitez changer. Si vous vous dites que vous allez marcher 8 km par jour chaque jour de la semaine et que vous ne mangerez plus jamais de pommes de terre ou de pain, vous ne serez pas capable de tenir très longtemps. Il est probable que vous ne perdrez pas de poids et que vous vous sentirez frustré et découragé. Mais si vous prévoyez ne manger qu'une tranche de pain grillé le matin plutôt que deux et marcher pendant 10 minutes 4 fois par semaine, vous respecterez vos engagements et vous apporterez de bons changements à long terme qui vous mèneront vers la réussite.

Quand vous changez votre poids lentement sur une longue période de temps, vous avez de meilleures chances de maintenir ce changement, en partie parce que votre cerveau commence à reconnaître tranquillement les changements que vous apportez à votre routine et pas seulement selon une lubie temporaire. Les compétences pour définir des objectifs et établir un plan d'action, dont il a été question au Chapitre 2, vous aideront à y parvenir. Rappelez-vous, le meilleur plan combine une saine alimentation et de l'exercice; il s'agit d'un plan lent et régulier qui vous convient.

Le plan 200

Le plan 200 est un plan simple et pratique pour commencer. Il consiste à apporter de petits changements quotidiens à ce que vous mangez et à la quantité d'activité physique que vous pratiquez. Si vous changez vos habitudes de 200 calories par jour, vous pourrez prendre ou perdre 9 kg au cours d'une année. Le plan 200 est une bonne façon d'équilibrer l'alimentation et l'exercice et de vous aider à apporter des changements à long terme à votre poids.

En quelques mots, pour perdre du poids, mangez 100 calories de moins par jour et brûlez 100 calories de plus par jour en faisant davantage d'exercice. Si vous voulez prendre du poids, ajoutez 100 calories tout en conservant les 20 à 40 minutes d'exercice recommandé la plupart des jours de la semaine. Il est essentiel que ce plan devienne votre routine quotidienne si vous voulez réussir.

Comment ajouter ou retrancher 100 calories par jour à votre alimentation

Commencez par lire les pages 234 à 253 du guide alimentaire qui vous donne une estimation des tailles des portions et des calories contenues. Par exemple, vous remarquerez qu'une tranche de pain de 28,35 g (1 oz) compte près de 100 calories. En ne mangeant pas une des tranches de pain de votre sandwich, vous coupez déjà près de 100 calories. Pour manger facilement 100 calories de plus, ajoutez environ 2 cuillères à table de noix à votre apport alimentaire au cours de la journée.

Comment brûler 100 calories de plus par jour

Ajoutez 20 à 30 minutes à votre régime d'exercices habituels, soit en marchant, en faisant du vélo, en dansant ou en jardinant. Utilisez davantage les escaliers et stationnez-vous plus loin du magasin ou du travail. Si le temps est un problème, faire vos exercices en trois tranches de cinq à dix minutes fonctionne aussi bien que si vous le faites en une seule fois.

Exercice et perte de poids

L'exercice peut vous aider à perdre du poids sans le regagner. Mais il est très difficile de faire assez d'exercice pour perdre du poids sans changer votre alimentation. Ajouter des exercices aérobiques ou cardiovasculaires est la meilleure façon de perdre du poids. Les exercices qui font pomper votre cœur, comme la marche, le jogging, le vélo, la nage et la danse, fonctionnent

Tableau 12.2 **Journal de mode de vie**

Date	Huere	Aliments consommés	Endroit	Raison	Mon humeur ou mes émotions	Mes exercices

tous. Ils vous aident à perdre du poids parce qu'ils sollicitent les grands muscles du corps qui brûlent le plus de calories. Les lignes directrices en matière d'exercice (voir le Chapitre 8) qui suggèrent 150 minutes d'activités aérobiques modérées à intenses par semaine sont les mêmes que ce soit pour la santé générale, la perte de poids ou le maintien de la perte de poids. Faire de l'exercice par tranches de 10 minutes fonctionne aussi bien que des séances plus longues. Si vous pouvez ajouter des minutes supplémentaires, c'est encore mieux.

Il est vrai que plus vous brûlez de calories avec l'exercice, plus vous pouvez perdre de poids. Toutefois, ce n'est qu'une partie de l'histoire. Il est important de comprendre que les plus grandes réussites viennent lorsque nous modifions nos habitudes actuelles en matière d'exercice et d'alimentation en habitudes plus saines.

Lorsque vous ajoutez de l'exercice à votre routine, soyez honnête avec vous-même à l'égard de ce que vous pouvez faire et de ce qui est sécuritaire et agréable pour vous. Si vous essayez de vous exercer trop intensément ou pendant de trop longues périodes pour votre corps et votre santé, vous avez plus de risques de devoir arrêter en raison d'une blessure, de la fatigue, de la frustration ou d'une perte d'intérêt. La vérité est que peu importe ce que vous faites pour augmenter votre activité physique afin de brûler plus de calories, cela vous aidera seulement si vous le faites régulièrement et à un rythme qui est bon pour vous.

Certaines personnes se découragent après quelque temps. Les kilos peuvent ne pas fondre dès le départ, et la perte de poids peut s'arrêter. Cette situation peut se produire même pour une personne qui continue de s'exercer et qui fait attention à son alimentation. De nombreuses raisons peuvent expliquer le ralentissement de la perte de poids. L'exercice permet de développer ses muscles en plus de réduire la masse adipeuse. Les muscles pèsent plus que le gras; alors il est possible que vous maigrissiez, mais que la balance ne le montre pas. Si vous consignez vos mensurations comme le tour de taille et de hanches ou remarquez que vos vêtements vous vont mieux ou sont plus amples, cela peut indiquer que l'exercice fonctionne. Et rappelez-vous, quand vous vous exercez régulièrement, même si vous ne perdez pas de poids, vous faites la bonne chose pour votre corps. Les exercices aérobiques réguliers peuvent donner plus d'énergie et aider une personne en état prédiabétique à éviter le diabète. L'exercice peut diminuer la glycémie et le niveau de gras sanguin (triglycérides), augmenter le bon cholestérol, réduire les risques de cardiopathie et aider à traiter la dépression et l'anxiété.

Conseils pour la perte de poids

De nombreuses études montrent que manger moins de calories et être physiquement actif sont deux éléments importants pour réussir à perdre du poids. La réduction de l'apport alimentaire n'est habituellement pas suffisante. Être actif vous aide non seulement à brûler des calories, mais aussi à développer des muscles (qui brûlent plus de calories que le gras) et à vous donner plus de force et d'énergie. Vous serez capable de mieux bouger et respirer et votre niveau d'énergie augmentera. Vous trouverez plus de renseignements sur l'exercice et des conseils pour choisir les activités qui répondent à vos besoins et à votre mode de vie aux Chapitres 6 à 8.

- **Établir des objectifs modestes et progressifs de perte de poids.** Divisez la quantité totale de poids que vous souhaitez perdre en petits objectifs faciles à atteindre. Envisagez, par exemple, de perdre entre 0,5 et 1 kg par semaine ou 2 à 4 kg par mois plutôt que de regarder le chiffre total, surtout si vous souhaitez perdre beaucoup de poids. Pour la plupart des gens, tenter de perdre entre 0,5 et 1 kg par semaine est un objectif réaliste et réalisable. Lorsque vous vous fixez des objectifs modestes plutôt qu'imposants, comme 2 kg plutôt que 9, vos objectifs deviennent possibles et atteignables.
- **Déterminer les étapes précises que vous devrez prendre pour perdre du poids.** Par exemple, marcher 20 minutes par jour 5 jours par semaine, ne pas manger entre les repas et manger plus lentement.
- **Faire un suivi des progrès.** Surveillez votre poids selon un calendrier qui vous convient. Certaines personnes décident que lorsqu'ils reprennent, par exemple, 1 kg, c'est alors le moment pour elles de se remettre au travail.
- **Penser à long terme.** Plutôt que de dire « Je dois vraiment perdre 4,5 kg tout de suite », dites-vous : « Perdre du poids de manière progressive m'aidera à ne pas le reprendre. »
- **Être « présent » lorsque vous mangez.** En vous concentrant sur ce que vous mangez plutôt que ce que vous faites (comme regarder la télévision), vous êtes plus susceptible d'apprécier la nourriture, d'être rassasié plus rapidement et de manger moins.
- **Manger plus lentement.** Si vous prenez moins de 15 à 20 minutes pour manger un repas, vous mangez probablement trop vite sans vous permettre de ressentir le plaisir de manger. Vous serez peut-être surpris d'apprendre que la plupart d'entre nous peuvent apprécier davantage la nourriture et manger moins en mangeant plus lentement. Si vous trouvez difficile de ralentir la cadence à laquelle vous mangez, essayez de déposer votre fourchette sur la table entre les bouchées et reprenez-la seulement après avoir avalé votre nourriture.
- **Être très attentif à son estomac.** Apprenez à vous rendre compte quand votre estomac commence à être plein et arrêtez de manger dès que vous en ressentez les signaux. Il vous faudra de l'attention et de la pratique. Quand vous reconnaissez la sensation de satiété, retirez votre assiette immédiatement ou levez-vous de table si vous le pouvez.
- **Mesurer les quantités de nourriture.** En particulier quand vous commencez à apporter des changements, mesurez vos portions et refaites-le souvent par la suite. Il est surprenant de voir la facilité avec laquelle une demi-tasse de riz peut « grandir » et devenir une portion d'une tasse. Quand vous le pouvez, utilisez des produits alimentaires qui sont déjà en portions individuelles.

- **Choisir de plus petites portions.** Lorsque vous mangez à l'extérieur de la maison, choisissez des entrées plutôt qu'un plat principal, ou demandez un repas pour enfant. Vous consommerez ainsi moins de calories. Au cours d'une année, il vous faut seulement 100 calories de plus par jour pour gagner 4,5 kg, ce qui équivaut à manger tous les jours un surplus équivalant seulement au tiers d'un bagel. Il y a plusieurs publications qui recommandent des tailles de portions pour différents aliments. Le guide alimentaire, aux pages 234 à 253, dresse la liste des portions habituelles pour divers aliments, ainsi que des renseignements sur les nutriments qu'ils contiennent.
- **Se chronométrer.** Prenez l'habitude d'attendre environ 15 minutes avant de prendre une deuxième portion ou de commencer à manger un dessert ou une collation. Vous découvrirez que c'est assez long pour que le désir de manger ou de continuer à manger s'estompe.

Les problèmes courants liés à la perte de poids

« Je dois perdre 4,5 kg au cours des deux prochaines semaines. Je veux bien paraître pour un événement spécial. »

Ça vous semble familier? Presque toutes les personnes qui tentent de perdre du poids veulent le perdre rapidement. Il existe des centaines de régimes d'amaigrissement qui promettent une perte de poids rapide et facile. Cependant, ces promesses sont fausses. Il n'y a pas de recette magique. Si ça semble trop beau pour être vrai, c'est sans doute le cas.

Pendant les quelques premiers jours de presque tous les programmes de régime, votre corps perd surtout de l'eau, ainsi qu'un peu de muscles. Cette perte de poids peut atteindre jusqu'à 2,5, voire même 5 kg. Pour cette raison, les modes et les régimes amaigrissants rapides peuvent prétendre obtenir du succès. Mais le poids perdu revient tout de suite après, dès que vous reprenez vos vieilles habitudes. De plus, lorsque vous suivez ces régimes miracles, vous pouvez ressentir des étourdissements, des maux de tête, de la constipation, de la fatigue et des troubles du sommeil, puisque ces régimes sont souvent mal équilibrés quant au type et à la quantité de nourriture permise. La perte de gras, ce que vous voulez vraiment perdre, se produit généralement après quelques semaines à manger moins de calories que ce dont votre corps a besoin.

Plutôt que de perdre du temps avec des régimes à la mode, faites-le correctement. Fixez des objectifs modestes et réalistes, mettez en place un plan d'action et utilisez la pensée positive et le monologue intérieur. (Il est question de ces activités plus en détail aux Chapitres 2 et 5.) Le surpoids n'est pas apparu en une nuit et il ne disparaîtra pas en une nuit.

« Je n'arrive tout simplement pas à perdre ce dernier kilo. »

Presque tout le monde atteint un point où la perte de poids s'arrête (un plateau) malgré les efforts continus. C'est frustrant et ça nous pousse souvent à vouloir abandonner. Les plateaux sont souvent temporaires. Ils peuvent signifier que votre corps a maintenant besoin de moins de calories et s'est adapté à sa consommation réduite de calories et à son plus haut niveau d'activités. Bien que notre première réaction puisse être de couper encore plus les calories, cette nouvelle réduction pourrait faire en sorte que votre corps brûle moins de calories, ce qui rend la perte de poids encore plus difficile.

C'est un bon moment pour vous demander si ces derniers kilos font vraiment une grande différence. Si vous vous sentez bien et que votre glycémie, votre cholestérol ou vos autres problèmes de santé vont bien, il est probable que vous n'ayez pas à perdre plus de poids. Si vous êtes relativement en santé, que vous demeurez actif et que vous avez adopté une alimentation saine, ce n'est généralement pas mauvais d'avoir un kilogramme en trop. De plus, vous avez peut-être remplacé une certaine quantité de graisse corporelle par des muscles, qui pèsent davantage que le gras; c'est un type de prise de poids qui est bon. Toutefois, si vous décidez que ce dernier kilo doit partir, essayez d'utiliser les tactiques suivantes :

- Plutôt que de vous concentrer sur la perte de poids, assurez-vous de maintenir le même poids et de ne pas en prendre pendant au moins quelques semaines, puis revenez à votre programme de perte de poids.
- Augmentez votre activité physique. Votre corps peut s'être habitué à votre perte de poids et a besoin de moins de calories, alors il vous faudra peut-être vous exercer davantage pour brûler plus de calories. Ajouter plus d'exercices pourrait faire redémarrer votre corps pour qu'il brûle plus de calories. (Vous trouverez des conseils pour augmenter sans danger vos exercices au Chapitre 6.)
- Restez positif. Rappelez-vous de ce que vous avez réussi à atteindre. (Voici un conseil : écrivez-le sur des papillons adhésifs et affichez-les là où vous pouvez les voir.)

« J'ai toujours l'impression d'être privé des aliments que je préfère quand j'essaie de perdre du poids. »

Vous êtes quelqu'un de spécial. Cette particularité signifie que les changements que vous décidez de faire doivent respecter ce que vous aimez, ce que vous n'aimez pas et ce dont vous avez besoin. Malheureusement, notre cerveau peut se laisser attirer par ce que nous ne voulons pas faire ou sur ce que nous ne devrions pas faire plutôt que d'offrir du soutien ou des encouragements, surtout quand vient le temps de perdre du poids.

Lorsque vous pensez, vous utilisez à la fois des images et des mots. Il faut donc apprendre à votre cerveau comment voir les choses sous un angle plus positif et lui dire d'arrêter de penser à certaines choses, puis de remplacer ces pensées par d'autres, plus positives, qui fonctionnent pour vous. (Vous trouverez plus de renseignements sur la pensée positive au Chapitre 5.) En voici quelques exemples :

- Remplacez les pensées qui comprennent les mots***jamais, toujours,*** et ***éviter.*** À la place, dites-vous que vous appréciez certaines choses à l'occasion, mais « qu'un choix plus sain est meilleur pour moi la plupart du temps ».

- Dites-vous que vous entraînez vos papilles et que de faire des choix plus sains peut vous aider à contrôler votre poids et à vous sentir mieux.

« Je mange trop rapidement ou je termine mon repas avant les autres et j'en redemande. »

Si vous terminez vos repas en seulement quelques minutes ou avant toutes les autres personnes à la table, vous mangez sans doute trop rapidement. Vous le faites peut-être pour différentes raisons. Vous attendez peut-être d'être affamé parce que trop de temps s'écoule entre les repas ou les collations et vous dévorez votre repas quand vous avez enfin l'occasion de manger. Vous êtes peut-être pressé, anxieux ou stressé quand vous vous asseyez pour manger. Ralentir le rythme auquel vous mangez peut vous permettre de manger moins et d'apprécier davantage la nourriture. Voici quelques conseils pour réduire la vitesse à laquelle vous mangez :

- Ne sautez pas de repas, sinon vous mangerez de façon démesurée au prochain repas.
- Faites-vous un jeu de ne pas être la première personne à la table qui finit de manger.
- Après avoir mangé quelque chose, si vous dites : « Je pense que c'était bon; je devrais en reprendre pour m'en assurer », alors vous ne portez sûrement pas attention à ce que vous mangez. Habituez-vous à penser à ce que vous mangez et à combien vous l'apprécier. Pratiquez-vous à le faire sans aucune source de distraction, comme des amis, des jeux vidéo ou la télévision.
- Prenez de petites bouchées, mâchez lentement et assurez-vous d'avaler chaque bouchée avant d'en prendre une autre. Bien mastiquer votre nourriture vous permet de l'apprécier davantage et de vous sentir mieux après le repas en diminuant les brûlures d'estomac ou les autres troubles digestifs.
- Essayez une méthode de relaxation environ une demi-heure avant de manger. De nombreuses méthodes sont abordées au Chapitre 5.

« Je suis incapable de perdre du poids par moi-même. »

Perdre du poids est un défi et, parfois, vous avez simplement besoin d'un peu de soutien et de conseils. Pour avoir de l'aide, vous pouvez communiquer avec une des ressources suivantes :

- Un diététiste agréé des Diététistes du Canada (http://www.dietitians.ca).
- Un groupe de soutien comme Weight Watchers ou Take Off Pounds Sensibly (TOPS), où vous pouvez rencontrer d'autres personnes qui essaient de perdre du poids ou de maintenir un poids santé.
- Un programme de perte de poids offert par le ministère de la Santé ou encore par un hôpital ou un CLSC[6] de votre région.

Les problèmes courants liés au maintien du poids

« J'ai suivi de nombreux régimes dans le passé et j'ai perdu beaucoup de poids. Mais je le reprends toujours, ainsi que quelques kilos en plus. C'est très frustrant et je ne comprends pas pourquoi ça se produit! »

Plusieurs personnes vivent cette situation. En fait, c'est le revers de la médaille des régimes amaigrissants rapides : ils causent habituellement des changements radicaux. Ils ne sont pas orientés sur des changements permanents des habitudes alimentaires, de l'exercice et du mode de vie. En général, lorsque vous en avez assez de cette diète ou que vous avez atteint votre poids visé, vous reprenez vos anciennes habitudes et vous regagnez le poids perdu. Parfois, vous gagnez même plus de poids que ce que vous aviez perdu.

La clé pour maintenir un poids santé est d'adopter une alimentation saine et de faire des exercices que vous appréciez, qui conviennent à votre mode de vie et qui font partie d'un mode de vie que vous pouvez conserver. Nous vous avons déjà donné plusieurs conseils dans le présent chapitre. En voici encore quelques-uns :

- Établissez une « alarme » de gain de poids personnelle, c'est-à-dire un gain de poids précis (1 kg, par exemple). Dès que vous atteignez cet objectif, reprenez votre programme régulier. Plus tôt vous commencerez, plus vite vous perdrez le poids nouvellement gagné.
- Faites le suivi de votre niveau d'activité. Une fois que vous avez commencé à perdre du poids, faites de l'exercice de trois à cinq fois par semaine pour améliorer vos chances de ne pas reprendre le poids perdu. La recherche suggère que pour maintenir la perte de poids, certaines personnes devraient s'exercer près d'une heure par jour; mais ne vous inquiétez pas, cela comprend les activités quotidiennes normales en plus des activités physiques planifiées. Rappelez-vous aussi qu'une augmentation de l'activité ne signifie pas seulement de s'exercer plus longuement, mais aussi d'aller plus vite ou de faire quelque chose qui est plus difficile à faire, comme marcher en montée ou nager avec des plaquettes.

« J'arrive à maintenir mon poids pendant une courte période. Puis il arrive quelque chose qui est hors de mon contrôle et je cesse de me préoccuper de ce que je mange. Avant que je m'en rende compte, j'ai repris mes vieilles habitudes alimentaires. »

Tout le monde peut avoir des moments de faiblesse. Personne n'est parfait. S'il s'agit seulement d'un petit moment de faiblesse, ne vous inquiétez pas. Continuez tout simplement comme si rien ne s'était passé et reprenez votre programme. Si le moment de faiblesse est plus important, essayez de comprendre ce qui s'est passé. Y a-t-il quelque chose qui occupe actuellement une grande part de votre attention? Si c'est le cas, le contrôle de votre poids pourrait devoir passer en second pour quelque temps. C'est correct. Mieux vaut le comprendre dès que possible; essayez toutefois de déterminer une date à laquelle vous reprendrez votre programme de prise en charge de votre poids. Vous pouvez même vous joindre à un groupe de soutien et y rester pendant 4 à 6 mois. Si c'est le cas, cherchez un groupe de soutien qui réponde aux critères suivants :

- Il met l'accent sur la saine alimentation.
- Il met l'accent sur les changements à long terme des habitudes en matière d'alimentation et de mode de vie.
- Il offre du soutien sous forme de rencontres en continu ou de suivis à long terme.
- Il n'a pas de prétentions miraculeuses ou de garanties. (Rappelez-vous, si quelque chose semble trop beau pour être vrai, c'est probablement le cas.)
- Il ne repose pas que sur des repas spéciaux ou des suppléments que vous devez acheter.

Les problèmes courants liés à la prise de poids

Parfois, les problèmes de santé à long terme rendent la prise de poids ou son maintien difficile, soit parce que votre état de santé ou votre traitement fait en sorte qu'il vous est difficile de manger ou parce que vous n'avez pas faim, que vous êtes triste ou déprimé, que votre corps est incapable d'utiliser la nourriture que vous consommez ou qu'il brûle les calories plus vite que vous ne pouvez les remplacer.

Quand vous n'avez pas faim ou que vous avez de la difficulté à manger, peu d'aliments semblent appétissants. Dans ce cas, il est plus important de manger, peu importe quoi, que de s'inquiéter à savoir si la nourriture que vous choisissez est « santé ». Vous devez manger pour avoir de l'énergie et de la force et pour répondre aux besoins nutritionnels de votre corps. Il est plus important de vous alimenter que de vous assurer que ce que vous mangez est « santé ». Pendant ces périodes, sentez-vous à l'aise de manger ce que vous pouvez, c'est probablement seulement temporaire et vous pourrez ensuite revenir à une alimentation saine.

Encore une fois; lentement, mais sûrement. Essayez le plan 200 (voir la page 262) en vous assurant de manger 100 calories de plus par jour. Ce plan peut se transformer en un gain de 4,5 kg au cours d'une année. Assurez-vous de choisir des aliments que vous appréciez, en insistant sur vos favoris. Conservez des aliments faciles à préparer et prêts à servir à porter de main afin que vous n'ayez pas à passer trop de temps dans la cuisine.

Si vous subissez une perte de poids continue ou extrême, ou que vous avez de la difficulté à garder le poids gagné, vous n'êtes pas seul. Regardons quelques défis courants et certaines idées pour les relever.

« Je ne sais pas comment ajouter des calories à ma diète actuelle. »

Voici quelques façons d'augmenter les calories et les nutriments que vous mangez sans augmenter la quantité de nourriture que vous devez manger :

- Puisque les lipides nous donnent plus de calories que les glucides ou les protéines, choisissez des aliments qui contiennent plus de lipides, mais essayez de vous en tenir aux aliments qui contiennent de bons gras (voir la page 218). Par exemple, mangez à la collation des aliments riches en calories, comme des avocats, des noix, des graines ou du beurre de noix.
- Mangez des fruits séchés ou des nectars plutôt que des fruits frais ou du jus régulier.
- Choisissez des patates douces plutôt que des pommes de terre blanches.
- Utilisez du lait entier plutôt que des produits laitiers faibles en gras et du bouillon ou de l'eau dans les soupes et les sauces.
- Essayez une boisson alimentaire comme supplément avec ou entre les repas.
- Buvez des breuvages à forte teneur calorique, comme des laits frappés, des malts, des fruits fouettés et du lait de poule.
- Garnissez vos salades et plats mijotés de fromage râpé, de noix, de fruits séchés ou de graines.

« Je n'ai pas beaucoup d'appétit ».

Consultez votre médecin ou un diététiste agréé pour déterminer si les conseils suivants vous conviennent.

- Mangez de plus petits repas plusieurs fois par jour.
- Gardez quelques noix ou fruits séchés dans un bol à portée de main et mangez-en un peu chaque fois que vous passez près du bol.
- Mangez les aliments les plus caloriques en premier et gardez les aliments moins caloriques pour plus tard. (Par exemple, mangez le pain beurré avant les épinards cuits.)
- Ajoutez du lait entier ou du lait en poudre aux sauces, sauces brunes, céréales, soupes et plats mijotés.
- Ajoutez du fromage fondu aux légumes ou aux autres mets.
- Utilisez du beurre, de la margarine ou de la crème sûre comme garniture.
- Pensez à vous garder une collation près de votre lit afin de pouvoir manger quelque chose si vous vous réveillez au milieu de la nuit.

D'autres problèmes courants liés aux changements dans les habitudes alimentaires sont également abordés au Chapitre 11. Plus de renseignements sur le poids peuvent aussi être consultés dans les ressources énumérées à la fin du présent chapitre.

Les gens ont des tailles et des formes variées dont certaines peuvent avoir une incidence sur leur santé et leurs symptômes, qu'ils soient en surpoids ou en insuffisance pondérale. Il n'existe pas de poids parfait ou « idéal », mais il y a plutôt un intervalle de poids qui est bon pour nous. Être dans un intervalle de poids santé aide le corps et l'esprit à avoir une bonne santé et un bien-être général. L'approche la plus intelligente pour atteindre un intervalle de poids santé comprend à la fois une alimentation saine et un mode de vie actif. Quand vous atteignez votre poids santé, le maintenir dans un bon intervalle pour vous est le plus important. Apporter les adaptations nécessaires selon vos besoins et votre mode de vie est la meilleure façon de faire. Choisissez des stratégies réalistes et durables que vous pouvez suivre plutôt que des solutions rapides, qui le plus souvent ne fonctionnent pas. Visez la réussite en apportant de petits changements au fil du temps.

Autres lectures suggérées

Ferguson, James M., et Cassandra Ferguson. *Habits, Not Diets*, 4e éd. Boulder, Colo. : Bull, 2003.

Hensrud, Donald D., ed. *Mayo Clinic Healthy Weight for Everybody.* Rochester, Minn. : Mayo Clinic Health Foundation, 2005.

Nash, Joyce D. *Maximize Your Body Potential*, 3e éd. Boulder, Colo. : Bull, 2003.

Schoonen, Josephine Connolly. *Losing Weight Permanently with the Bull's-Eye Food Guide.* Boulder, Colo. : Bull, 2004.

Zentner, Ali MD. *The Weight-Loss Prescription —A Doctor's Plan for Permanent Weight Reduction and Better Health for Life.* Toronto : Penguin Canada, 2013.

Autres ressources

- ☐ Les diététistes du Canada. Recettes et trucs pour manger sainement et pour contrôler son poids destinés à tous les Canadiens et toutes les Canadiennes : www.dietiste.ca
- ☐ ProfilAN. Planificateur de repas, recettes et suivi des activités : www.profilan.ca/
- ☐ Canadiens en santé. Valeurs nutritives, portions pour tous les Canadiens et toutes les Canadiennes : www.canadiensensante.gc.ca/index-fra.php

CHAPITRE 13

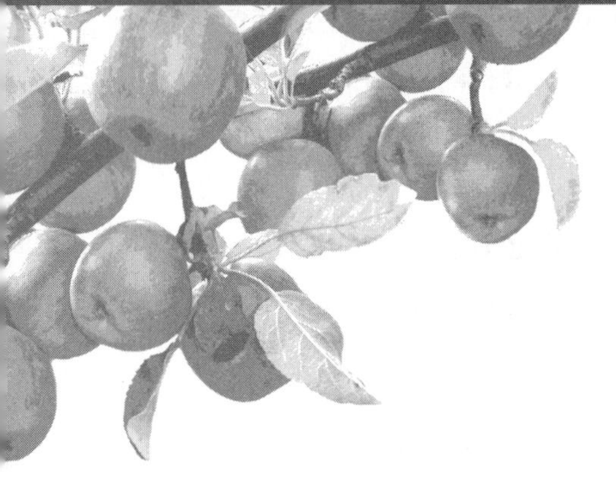

La prise en charge de vos médicaments

Les personnes ayant une maladie chronique doivent en général prendre un ou plusieurs médicaments. L'une des tâches très importantes de l'autogestionnaire est donc de comprendre ses médicaments et de les utiliser de façon appropriée. Voilà l'objectif du présent chapitre.

Quelques mots sur les médicaments

Peu de produits font l'objet de plus de publicité que les médicaments. Nous sommes inondés de publicités, que ce soit dans les magazines, à la radio ou à la télévision. Le but de ces publicités est de nous convaincre qu'avec l'utilisation de cette pilule, nos symptômes seront guéris. Certaines publicités nous disent que tel médicament est recommandé par 90 % des médecins interrogés. Mais il faut faire attention; peut-être ont-ils interrogé des médecins qui travaillent pour l'entreprise qui fabrique le médicament ou un petit nombre de médecins. Avez-vous aussi remarqué que les publicités à la télévision présentent les bienfaits de leur médicament d'une voix lente et forte alors que les effets secondaires sont mentionnés très rapidement? Presqu'en guise de réponse à ces publicités, on nous a enseigné à éviter l'usage excessif de médicaments. Nous avons tous entendu parler ou fait l'expérience des effets secondaires liés aux médicaments, ce qui peut être très déconcertant.

Votre corps est souvent son propre guérisseur et, avec le temps, de nombreux symptômes et troubles communs s'améliorent. Les prescriptions traitées par la « pharmacie interne » de notre corps sont souvent le traitement le plus efficace et le plus sécuritaire. C'est pourquoi la patience, une autosurveillance attentive et un suivi continu avec votre médecin constituent souvent d'excellents choix.

Il est également vrai que les médicaments peuvent représenter une partie très importante de la prise en charge d'une maladie chronique. Ces médicaments ne guérissent pas la maladie, mais ils procurent habituellement un ou plusieurs des bienfaits suivants :

- **Soulager les symptômes.** Par exemple, un inhalateur achemine les médicaments qui permettent l'expansion des bronches et facilitent la respiration. Un comprimé de nitroglycérine dilate les vaisseaux sanguins et permet une plus grande circulation du sang vers le cœur, atténuant ainsi la possibilité d'angine de poitrine. L'acétaminophène (Tylenol) peut soulager la douleur.
- **Prévenir des problèmes ultérieurs.** Par exemple, des médicaments qui permettent d'éclaircir le sang peuvent aider à éviter la formation de caillots sanguins qui peuvent causer des accidents vasculaires cérébraux et des troubles pulmonaires et cardiaques.
- **Améliorer la maladie ou ralentir sa progression.** Par exemple, les médicaments anti-inflammatoires non stéroïdiens peuvent calmer les inflammations arthritiques. De la même façon, les médicaments antihypertenseurs peuvent baisser la pression artérielle.
- **Remplacer les substances qui ne sont plus produites de façon adéquate par l'organisme.** C'est de cette façon que l'insuline est utilisée pour la prise en charge du diabète et que les médicaments thyroïdiens sont utilisés pour traiter l'hypothyroïdie.

Par conséquent, la médication a pour but d'amoindrir les conséquences d'une maladie ou d'en ralentir le parcours. Vous n'êtes peut-être pas conscient du travail que fait le médicament, comme ralentir l'évolution de votre maladie. (Le médicament peut empêcher votre état de se détériorer ou vous aider à ralentir cette détérioration.) Peut-être ne ressentez-vous rien et avez-vous l'impression que le médicament ne fonctionne pas. Il est important de continuer à prendre vos médicaments, même si vous ne pouvez concevoir comment ils peuvent vous aider. Si ce sujet vous préoccupe, n'hésitez pas à en discuter avec votre médecin.

Toutefois, ces substances puissantes ne sont pas sans danger. Malgré leurs bienfaits, tous les médicaments présentent des effets secondaires indésirables. Certains de ces effets sont prévisibles et peu dangereux, alors que d'autres sont inattendus et peuvent mettre votre vie en danger. De 5 à 10 % de toutes les admissions à l'hôpital sont le résultat de réactions aux médicaments. Parallèlement, le non-respect des prescriptions est aussi une importante cause d'hospitalisation.

Le pouvoir de l'esprit : s'attendre au meilleur

Les médicaments enclenchent deux types de réactions dans votre corps. La première réaction est déterminée par la nature chimique du médicament. La seconde est déclenchée par vos croyances et vos attentes. Vos croyances et votre confiance peuvent modifier la composition chimique de votre corps et vos symptômes. Cette réaction est connue sous le nom d'effet placebo. C'est un exemple qui montre à quel point le lien entre le corps et l'esprit est étroit.

De nombreuses études ont montré le pouvoir du placebo, soit le pouvoir de l'esprit sur le corps. Certaines personnes qui ont pris un placebo (un comprimé qui ne contient aucun médicament) ont quand même constaté une amélioration. Les placebos peuvent soulager les douleurs lombaires et chroniques, la fatigue, l'arthrite, les maux de tête, les allergies, l'hypertension, l'insomnie, l'asthme, le syndrome du côlon irritable et les troubles digestifs chroniques, la dépression, l'anxiété et la douleur après une chirurgie. L'effet placebo démontre clairement que nos croyances et nos attentes positives peuvent déclencher nos mécanismes d'autoguérison. Vous pouvez apprendre à profiter des avantages de votre puissante pharmacie interne.

Chaque fois que vous prenez un médicament, vous absorbez vos croyances et vos attentes en même temps que le comprimé. Anticipez donc des résultats positifs!

Voyons comment vous pouvez y parvenir.

- **Analyser vos croyances au sujet du traitement.** Si vous vous dites : « Je ne suis pas un adepte des médicaments » ou « Les médicaments me procurent toujours des effets secondaires désagréables », comment croyez-vous que votre corps va réagir? Si vous n'êtes pas convaincu que le traitement prescrit devrait vous aider à soulager vos symptômes et à améliorer votre état de santé, vos croyances négatives nuiront à l'effet thérapeutique du comprimé. Vous pouvez transformer ces images négatives en images plus positives. (La section sur la pensée positive au chapitre 5 pourrait vous aider dans cette transformation.)
- **Percevez vos médicaments de la même façon que les vitamines.** De nombreuses personnes associent les vitamines à une bonne santé, encore plus que les médicaments. La prise de vitamines vous fait croire que vous posez un geste positif pour prévenir la maladie et favoriser la santé. Donc, si vous percevez vos médicaments comme des outils pour rétablir et améliorer votre santé,

comme les vitamines, vous pourriez en soutirer des bienfaits encore plus grands.

- **Imaginez de quelle façon les médicaments vous aident.** Élaborez une image mentale de la façon dont les médicaments aident votre corps. Par exemple, si vous prenez des médicaments de substitution des hormones thyroïdiennes, imaginez qu'ils remplissent le lien manquant dans les chaînes chimiques de votre corps pour vous aider à équilibrer et réguler votre métabolisme. Pour certaines personnes, créer une image mentale intense est utile. Par exemple, un antibiotique peut représenter un balai puissant qui débarrasse votre corps des germes nuisibles. Ne vous inquiétez pas si votre image ne représente pas exactement le parcours chimique de votre physiologie interne. L'important est de transmettre votre croyance par une image claire et positive.
- **Souvenez-vous des raisons pour lesquelles vous prenez des médicaments.** Vous ne prenez pas uniquement des médicaments parce que le médecin vous les a prescrits. Vous prenez des médicaments pour vous aider à vivre votre vie. Il est donc important de comprendre comment les médicaments vous aident. Pourquoi ne pas utiliser cette information pour aider les médicaments à agir? Prenons l'exemple d'une femme qui doit suivre des traitements de chimiothérapie pour combattre le cancer. On lui a expliqué que ce traitement pourrait lui causer des nausées, des vomissements et la perte de ses cheveux. Bien entendu, elle pense aux symptômes et ils vont se manifester. Mais supposons qu'on lui dit aussi que ces symptômes ne dureront que quelques jours, que la perte de ses cheveux est un bon signe, car elle signifie que les cellules à croissance rapide (cancer et cheveux) sont détruites et que ses cheveux repousseront une fois que les traitements sont terminés. Alors, elle percevra peut-être sa perte de cheveux, ses nausées et ses vomissements comme des signes que les traitements fonctionnent. Elle peut aussi prendre des mesures pour contrer ces effets et souvent pouvoir les tolérer plus facilement. La présence d'effets secondaires peut parfois être une preuve que le médicament fonctionne.

La prise de plusieurs médicaments

Les personnes ayant de multiples problèmes de santé doivent souvent prendre plusieurs médicaments : un médicament pour diminuer la pression artérielle, un anti-inflammatoire pour l'arthrite, un comprimé pour l'angine, un bronchodilatateur pour l'asthme, des antiacides pour les brûlures gastriques, un tranquillisant pour l'anxiété et une poignée de remèdes et d'herbes vendus sans ordonnance. Plus vous prenez de médicaments (y compris les vitamines et les remèdes vendus sans ordonnance), plus vous risquez d'avoir des effets indésirables. De plus, certains médicaments ne s'aiment pas, et quand ils doivent cohabiter, ils causent parfois des problèmes. Heureusement, il est souvent possible de prendre moins de médicaments et de réduire les risques. Toutefois, vous ne devez jamais faire de changements sans l'aide de votre médecin. La plupart des gens ne changeraient pas les ingrédients d'une recette compliquée ou ne jetteraient pas quelques pièces quand ils réparent leur voiture ou font des rénovations dans leur maison. Ces changements ne sont pas impossibles à apporter, mais si vous voulez obtenir les meilleurs résultats en toute sécurité, mieux vaut demander l'aide d'un spécialiste.

Les réactions d'une personne à un médicament varient selon l'âge, le métabolisme, les activités quotidiennes, l'accélération et le ralentissement des symptômes, vos maladies chroniques, votre bagage génétique et votre état d'esprit. Pour tirer le maximum de bienfaits de vos médicaments, votre médecin compte sur vous pour lui signaler les effets des médicaments sur vos symptômes ainsi que les effets secondaires que vous ressentez, s'il y en a. À la lumière de ces renseignements essentiels, vos médicaments peuvent être maintenus, augmentés, suspendus ou modifiés. Tout bon partenariat entre le médecin et le patient doit être bâti sur une communication continue entre les deux parties.

Malheureusement, cet échange vital de renseignements est souvent court-circuité. Des études montrent que moins de 5 % des patients posent des questions sur leurs nouvelles ordonnances. Les médecins ont tendance à interpréter le silence de leurs patients comme un signe de compréhension et de satisfaction. Des problèmes se produisent souvent parce que les patients ne reçoivent pas suffisamment d'information sur les médicaments et qu'ils ne savent pas comment les prendre. De plus, trop souvent, les patients ne suivent pas les directives. L'utilisation efficace et sans danger du médicament dépend tout autant de l'expertise de votre médecin que de votre compréhension sur la façon de le prendre ainsi que des précautions nécessaires. Vous devez poser des questions. (Notre discussion sur la communication au chapitre 9 peut vous aider.)

Certaines personnes ont peur de poser des questions à leur médecin, craignant de paraître ignorantes ou stupides, ou d'être perçues comme contestant l'autorité du médecin. Cependant, le fait de poser des questions est une partie essentielle d'une relation saine entre le médecin et le patient.

L'objectif du traitement est de maximiser les bienfaits et de minimiser les risques. Il importe donc de prendre le moins de médicaments possible, de minimiser leurs doses et de réduire leurs périodes de traitement au maximum. Les effets bénéfiques ou nuisibles de vos médicaments dépendent souvent de ce que vous savez sur vos médicaments et de la façon dont vous communiquez avec votre médecin.

Quoi dire à votre médecin

Même si votre médecin ne vous le demande pas, il y a certains renseignements essentiels sur vos médicaments que vous devez transmettre à votre médecin à chaque consultation.

Prenez-vous d'autres médicaments?

Mentionnez à votre médecin et à votre dentiste tous les médicaments prescrits et sans ordonnance que vous prenez, y compris les contraceptifs oraux, les vitamines, les analgésiques, les antiacides, les laxatifs, l'alcool, et les remèdes à base de plantes. Un moyen simple est de dresser une liste de tous les médicaments que vous prenez avec leurs doses respectives. Vous pouvez aussi apporter tous les médicaments que vous prenez lors de votre rendez-vous avec le médecin. Dire au médecin que vous prenez « les petites pilules vertes » ne lui facilitera pas la tâche.

Cette communication est d'autant plus importante si vous êtes suivi par plus d'un médecin. Chacun d'entre eux ne sait peut-être pas quels médicaments les autres médecins vous ont prescrits. Il est essentiel qu'ils soient au courant de tous les médicaments et compléments que vous prenez afin de poser le bon diagnostic et de prescrire le bon traitement. Par exemple, si vous éprouvez des symptômes comme des nausées ou de la diarrhée, de l'insomnie ou de la somnolence, des étourdissements ou des pertes de mémoire, de l'impuissance ou de la fatigue, ils sont peut-être causés par les effets secondaires d'un médicament et non par une maladie. Si votre médecin n'a pas été informé de tous les médicaments que vous prenez, il ne pourra pas vous protéger des interactions médicamenteuses.

Avez-vous eu des réactions allergiques ou anormales à des médicaments?

Décrivez tout symptôme ou toute réaction anormale causée par les médicaments. Soyez précis : le nom des médicaments et quel type exact de réaction? Une éruption cutanée, une fièvre ou une respiration sifflante qui se manifeste après la prise d'un médicament est souvent une réaction allergique bien réelle. Si l'une de ces réactions se manifeste, communiquez sans tarder avec votre médecin. La nausée, la diarrhée, le bourdonnement dans les oreilles, les légers étourdissements, l'insomnie [RD3]et l'envie fréquente d'uriner sont davantage des effets secondaires que des allergies médicamenteuses.

De quelles maladies chroniques ou autres troubles médicaux êtes-vous atteints?

De nombreuses maladies peuvent interférer avec les propriétés d'un médicament ou augmenter le risque d'utiliser certains médicaments. Les maladies rénales ou hépatiques sont particulièrement dignes de mention, étant donné qu'elles peuvent ralentir le métabolisme de nombreux médicaments et augmenter leurs effets toxiques. Votre médecin peut aussi éviter certains médicaments si vous avez eu ou avez des maladies comme l'hypertension, un ulcère gastroduodénal, de l'asthme, une cardiopathie, le diabète, ou des troubles de la prostate. Assurez-vous d'informer votre médecin si vous êtes enceinte ou si vous allaitez, puisque de nombreux médicaments peuvent être contre-indiqués dans ces situations.

Quels médicaments ont déjà été essayés pour traiter votre maladie?

C'est une bonne idée de maintenir votre propre registre des médicaments utilisés par le passé pour traiter votre maladie et des effets qui y sont associés. En sachant ce que vous avez essayé et comment vous avez réagi, votre médecin saura plus facilement quels nouveaux médicaments vous prescrire. Toutefois, même si un médicament n'a pas fonctionné la première fois, il pourrait quand même faire l'objet d'un deuxième essai. Les maladies changent et un même médicament pourrait fonctionner à la deuxième occasion.

Quoi demander à votre médecin ou à votre pharmacien

Vous devez aussi connaître des renseignements importants sur vos médicaments. Assurez-vous de poser les questions suivantes.

Ai-je vraiment besoin de ce médicament?

Certains médecins prescrivent des médicaments non pas parce qu'ils sont nécessaires, mais parce qu'ils croient que leurs patients souhaitent et anticipent ces ordonnances. Les médecins se sentent souvent contraints de faire quelque chose pour leurs patients, alors ils prescrivent un nouveau médicament. N'exercez pas de pression sur votre médecin pour qu'il vous prescrive des médicaments. De nombreux nouveaux médicaments font l'objet de vastes campagnes de publicité par leurs fabricants. Certains médicaments fortement commercialisés se sont avérés si dangereux qu'ils ont été retirés du marché. Faites donc preuve de vigilance quand vous demandez de nouveaux médicaments. Si votre médecin ne vous prescrit pas de médicament, considérez ce refus comme une bonne nouvelle. Demandez-lui s'il y a d'autres options que les médicaments. Dans certains cas, des changements au mode de vie, comme faire de l'exercice, suivre un régime, et gérer son stress, pourraient être envisagés. Quand un traitement est recommandé, demandez quelles sont les possibles conséquences de reporter le traitement à plus tard. Parfois, mieux vaut n'effectuer aucun traitement, mais il est aussi possible que la prise d'un puissant médicament dès le début de la maladie évite les complications et les dommages permanents.

Quel est le nom du médicament et quelle dose dois-je prendre?

Tenez un registre de tous les médicaments que vous prenez. Prenez en note la marque du fabricant, le nom générique (chimique) s'il en existe un, et la dose prescrite par votre médecin. Si les mêmes informations ne se trouvent pas sur le médicament que vous achetez à la pharmacie, demandez à votre pharmacien de vous expliquer la différence. C'est le meilleur moyen de vous protéger des erreurs dans la prise des médicaments.

Quels sont les présumés effets du médicament?

Votre médecin devrait vous informer des raisons pour lesquelles le médicament vous a été prescrit et de quelle façon il vous aidera. Le médicament sert-il à prolonger votre vie, à apaiser vos symptômes complètement ou en partie, ou à améliorer votre capacité à fonctionner? Par exemple, si on vous prescrit un médicament pour l'hypertension artérielle, son rôle principal est d'éviter les complications futures (comme un accident vasculaire cérébral ou une cardiopathie) plutôt que d'arrêter vos maux de tête. Par ailleurs, si on vous prescrit un analgésique comme de l'ibuprofène (Motrin), l'objectif est alors d'apaiser les maux de tête. Vous devriez aussi savoir à quel moment vous devriez ressentir les effets du médicament. Les médicaments qui traitent les infections et l'inflammation peuvent prendre de quelques jours à une semaine avant de démontrer une amélioration, tandis que les médicaments antidépresseurs et traitant l'arthrite peuvent prendre plusieurs semaines avant de commencer à agir.

À quel moment, de quelle façon et pour combien de temps dois-je prendre le médicament?

Pour que les médicaments que votre médecin vous a prescrits fonctionnent, vous devez savoir quand, à quelle dose, et pendant combien de temps il faut les prendre. Ces informations sont essentielles pour un usage efficace et sans danger du médicament. Est-ce que l'indication « toutes les six heures » signifie toutes les six heures quand vous êtes éveillé ou toutes les six heures, même la nuit? Le médicament doit-il être pris avant, pendant ou après les repas? Que devez-vous faire si vous oubliez une dose par distraction? Devriez-vous l'omettre, prendre une double dose la prochaine fois ou la prendre dès que vous vous souvenez de cet oubli? Devez-vous renouveler votre prescription et continuer de prendre le médicament jusqu'à ce que vos symptômes s'estompent ou jusqu'à ce que le contenant soit vide? Certains médicaments sont prescrits pour être pris au besoin (« PRN »). Vous devez donc savoir quand commencer et terminer le traitement, et la dose de médicament que vous devez prendre. Vous et votre médecin devez élaborer un plan qui conviendra à vos besoins personnels.

Il est essentiel de prendre ses médicaments de la bonne façon. Pourtant, près de 40 % des patients révèlent ne pas avoir été informés par leur médecin de la façon de prendre le médicament ou de la quantité appropriée. Si vous êtes incertain des renseignements relatifs à votre ordonnance, communiquez avec votre médecin ou pharmacien.

Quels aliments, boissons, autres médicaments ou activités devrais-je éviter en prenant ces médicaments?

Les aliments contenus dans l'estomac peuvent aider à le protéger de certains médicaments, mais ils peuvent aussi neutraliser l'efficacité d'autres médicaments. Par exemple, les produits laitiers ou les antiacides bloquent l'absorption de la tétracycline; cet antibiotique devrait donc être pris à jeun. Certains médicaments peuvent vous rendre sensible au soleil et ainsi accroître vos risques de coups de soleil. Demandez si le médicament prescrit pourrait nuire à votre capacité de conduire en toute sécurité. D'autres médicaments que vous pouvez prendre, même ceux vendus sans ordonnance, ainsi que l'alcool peuvent amplifier ou inhiber les effets de vos médicaments sous ordonnance. Prendre de l'aspirine en même temps qu'un agent anticoagulant peut causer des saignements. Plus vous prenez de médicaments, plus vous êtes susceptible de faire face à une interaction médicamenteuse désagréable. N'hésitez pas à poser des questions sur les possibles interactions entre médicaments et entre aliments et médicaments.

Quels sont les effets secondaires les plus courants et que dois-je faire s'ils se manifestent?

Tous les médicaments présentent des effets secondaires. Votre médecin devra peut-être vous faire essayer plusieurs médicaments avant de trouver celui qui vous convient. Vous devez connaître les symptômes à surveiller et quoi faire s'ils se manifestent. Devriez-vous chercher une assistance médicale immédiate, cesser de prendre le médicament, ou communiquer avec votre médecin? Bien que votre médecin ne puisse vous informer de tous les effets indésirables possibles, il doit discuter des effets secondaires les plus courants et les plus importants. Malheureusement, un récent sondage a montré que 70 % des patients qui commencent à prendre un nouveau médicament n'ont aucun souvenir d'avoir été informés par leur médecin ou leur pharmacien des mises en garde et des possibles effets secondaires. C'est donc vous qui avez la responsabilité de poser des questions.

Des analyses sont-elles nécessaires pour suivre l'utilisation de ce médicament?

La plupart des médicaments sont évalués selon l'amélioration ou l'aggravation des symptômes. Toutefois, certains médicaments peuvent perturber la chimie physiologique avant que des symptômes se manifestent. Parfois, ces effets indésirables peuvent être détectés par des analyses en laboratoire, comme la numérotation globulaire ou des épreuves de fonction hépatique. De plus, les niveaux de certains médicaments dans le sang doivent être mesurés de façon périodique pour s'assurer que vous obtenez les doses appropriées. Demandez à votre médecin si le médicament prescrit requiert des analyses particulières.

Peut-on prescrire un médicament générique ou un autre médicament moins coûteux?

Chaque médicament dispose d'au moins deux noms : le nom générique et la marque du fabricant. Le nom générique est utilisé pour désigner le médicament dans les ouvrages scientifiques. La marque du fabricant est le nom unique donné au médicament par la compagnie pharmaceutique. Quand une compagnie pharmaceutique conçoit un nouveau médicament au Canada, on lui octroie les droits exclusifs pour fabriquer ce médicament pendant 20 ans. Une fois cette période terminée, d'autres compagnies peuvent commercialiser les équivalents chimiques de ce médicament. Ces médicaments génériques ont la réputation d'être aussi sécuritaires et efficaces que la marque originale du fabricant, tout en étant souvent vendus à un coût moindre. Dans certains cas, votre médecin peut avoir une bonne raison de privilégier une marque en particulier. Toutefois, si le prix est un sujet qui vous préoccupe, demandez à votre médecin s'il existe sur le marché un médicament de qualité égale et moins coûteux.

Existe-t-il de la documentation écrite sur ce médicament?

Votre médecin n'a peut-être pas le temps de répondre à toutes vos questions. Il est difficile de se souvenir de tout ce que vous avez entendu. Heureusement, il existe de nombreuses autres sources d'information : les pharmaciens, les infirmières, les livrets d'accompagnement du médicament, les brochures, les livres et les sites Web. Plusieurs sources utiles sont énumérées à la fin du présent chapitre.

Comment lire l'étiquette d'ordonnance

L'étiquette d'ordonnance est une excellente source d'information. L'image ci-dessous vous aidera à apprendre comment lire les étiquettes de vos ordonnances.

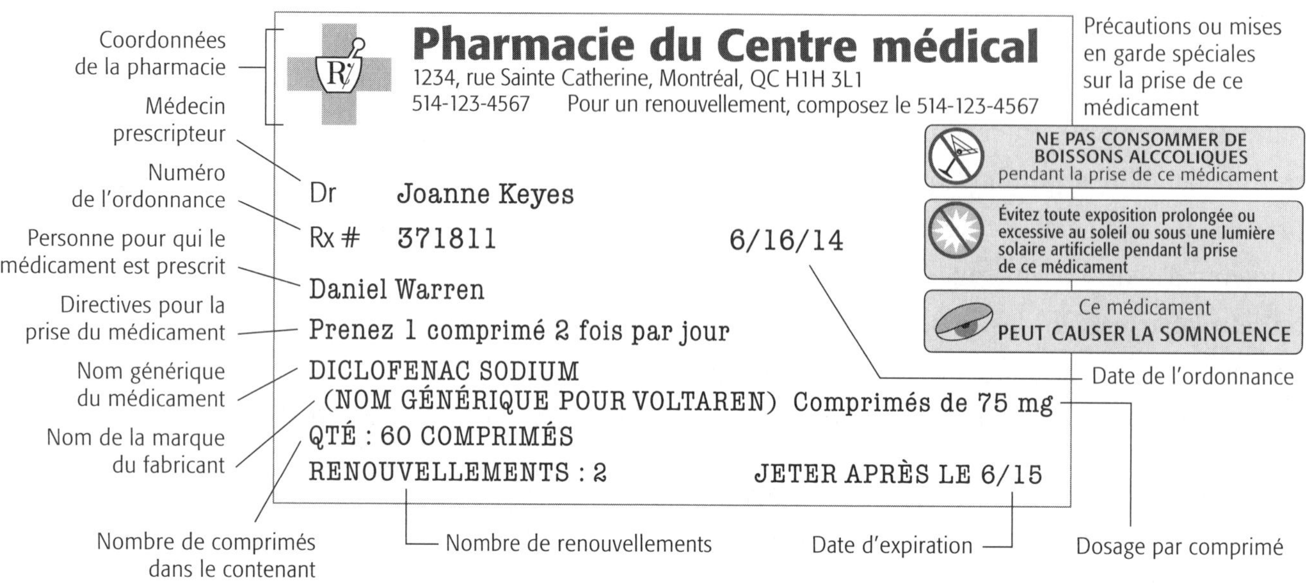

Une ressource précieuse : le pharmacien

Nous ne mettons pas suffisamment à profit les compétences de nos pharmaciens. Leurs longues années d'études universitaires leur ont permis d'acquérir des connaissances approfondies sur les médicaments, leurs interactions avec notre organisme, et leurs interactions entre eux. Votre pharmacien est un spécialiste des médicaments et il peut répondre à vos questions en personne, au téléphone, ou même par courriel. De plus, de nombreux hôpitaux, écoles de médecine et écoles de pharmacie offrent des services de renseignements sur les médicaments où vous pouvez appeler et poser des questions. En tant qu'autogestionnaire, n'oubliez pas que votre pharmacien est une ressource utile et précieuse.

Prendre ses médicaments

Quel que soit le médicament, il ne vous soulagera pas si vous ne le prenez pas. Près de la moitié des médicaments ne sont pas pris tel que prescrit; c'est ce que plusieurs appellent « l'autre problème des médicaments ». De nombreuses raisons en sont la cause : un oubli, un manque d'instructions claires, un horaire de doses complexe, des effets secondaires désagréables, le coût des médicaments, etc. Quelle que soit la raison pour laquelle vous avez de la difficulté à prendre vos médicaments tels que prescrits, discutez-en avec votre médecin. De simples ajustements peuvent souvent faciliter la prise de vos médicaments. Par exemple, si vous prenez plusieurs médicaments différents, il arrive parfois qu'un ou plusieurs médicaments puissent être éliminés. Si vous prenez un médicament trois fois par jour et un autre quatre fois par jour, votre médecin pourrait être en mesure de simplifier votre traitement en prescrivant, par exemple, des médicaments que vous pouvez prendre seulement une ou deux fois par jour. Acquérir de bonnes connaissances sur vos médicaments, y compris la façon dont ils peuvent vous aider, peut aussi vous motiver à les prendre régulièrement.

Si vous avez de la difficulté à prendre vos médicaments, posez-vous les questions suivantes et discutez des réponses avec votre médecin ou pharmacien.

- Avez-vous tendance à être distrait?
- Êtes-vous incertain quant aux directives sur la façon de prendre vos médicaments et à quel moment?
- Votre horaire pour prendre vos médicaments est-il trop complexe?
- Vos médicaments présentent-ils des effets secondaires désagréables?
- Les coûts de vos médicaments sont-ils trop élevés?
- Avez-vous l'impression que votre maladie n'est pas assez grave ou désagréable pour devoir prendre des médicaments sur une base régulière? (Certaines maladies ne causent pas de symptômes apparents, comme l'hypertension, un taux de cholestérol élevé ou le diabète précoce.)
- Êtes-vous convaincu que le traitement a peu de chance de vous faire du bien?
- Refusez-vous d'admettre que votre maladie nécessite un traitement?
- Avez-vous vécu une mauvaise expérience avec le traitement prescrit ou avec un autre médicament?
- Connaissez-vous quelqu'un qui a vécu une mauvaise expérience avec le traitement prescrit et craignez-vous de vivre une expérience semblable?
- Craignez-vous de devenir dépendant du médicament?
- Êtes-vous embarrassé de prendre le médicament parce qu'il représente un signe de faiblesse ou de défaillance, ou craignez-vous d'être jugé négativement par votre entourage?
- Quels bienfaits pourriez-vous tirer de prendre le médicament tel que prescrit?

Se souvenir de prendre ses médicaments

Si l'oubli de prendre vos médicaments est devenu un problème, voici certaines suggestions pour vous aider à vous en rappeler :

- **Mettez-les en évidence.** Posez votre contenant de médicaments ou un aide-mémoire près de votre brosse à dents, sur la table de la cuisine, dans votre boîte à lunch, ou dans un autre endroit où vous êtes sûr de le voir. (Mais soyez prudent avec l'endroit que vous choisissez, surtout si vous avez des enfants à la maison.) Vous pouvez également coller un aide-mémoire sur le miroir de la salle de bain, la porte du réfrigérateur, la cafetière, le téléviseur ou tout autre emplacement visible. Une autre astuce pratique serait d'associer votre prise de médicaments avec certaines habitudes bien établies, comme à l'heure des repas ou en regardant votre émission de télévision préférée.
- **Utilisez une liste de vérification ou un pilulier.** Créez un tableau des médicaments énumérant chaque médicament que vous prenez et à quel moment de la journée, ou cochez chaque médicament sur un calendrier à mesure que vous les prenez. Vous pouvez également vous procurer un pilulier à votre pharmacie. Ce contenant vous permet de séparer vos médicaments selon l'heure de la journée où vous devez les prendre. Vous remplissez le pilulier une fois par semaine et êtes ainsi assuré de prendre vos médicaments à la période appropriée. Le pilulier vous permet aussi en un coup d'œil de savoir si vous avez oublié une dose et de prévenir une double dose.
- **Utilisez un rappel électronique.** Procurez-vous une montre ou un téléphone cellulaire comportant une alarme qui peut être réglée à l'heure de prendre vos médicaments. Il existe aussi des contenants de médicaments « électroniques » qui permettent de programmer une alarme à une heure précise pour vous rappeler de prendre vos médicaments. Si vous avez un téléphone intelligent, vous pouvez télécharger des applications qui peuvent assurer le suivi et vous rappeler de prendre vos médicaments.
- **Demandez aux personnes qui vous entourent de vous aider.** Demandez aux membres de votre famille de vous aider à vous rappeler de prendre vos médicaments aux heures appropriées.
- **Ne manquez jamais de médicaments.** Assurez-vous de ne pas manquer de médicaments. Quand vous obtenez une nouvelle ordonnance, notez sur votre calendrier, une semaine à l'avance, la date de votre renouvellement de médicaments. Il s'agit d'un aide-mémoire pratique pour commander et obtenir votre prochain renouvellement. N'attendez pas jusqu'à la dernière pilule.
- **Planifiez avant de voyager.** Si vous envisagez un voyage, collez une note sur votre valise pour ne pas oublier d'emporter vos médicaments. De plus, emportez aussi une ordonnance supplémentaire dans votre bagage à main au cas où vous perdriez vos médicaments ou vos autres bagages.

Automédication

Vous prenez peut-être des médicaments ou des remèdes à base de plantes médicinales vendus sans ordonnance. Toutes les deux semaines, près de 70 % des gens prennent un médicament en vente libre. De nombreux médicaments en vente libre sont très efficaces et peuvent être recommandés par votre médecin. Toutefois, si vous vous procurez par vous-même ce type de médicaments, vous devriez savoir ce que vous prenez, les raisons associées à l'achat de ce médicament, la façon dont il agit, et comment l'utiliser à bon escient.

Au Canada, plus de 15 000 produits médicamenteux distincts sont offerts en vente libre, ce qui représente environ 500 ingrédients actifs. Il existe également plus de 40 000 produits de santé naturels offerts actuellement sur le marché canadien. Près de 75 % des Canadiens acquièrent leurs connaissances des médicaments en vente libre par l'intermédiaire exclusif de la télévision, de la radio, des journaux et des publicités de magazines. Ces publicités s'adressent à vous.

Le principal message véhiculé par ces publicités est qu'il existe une solution pharmaceutique pour chaque symptôme, chaque douleur et chaque problème. Bien qu'un grand nombre des produits en vente libre soient efficaces, plusieurs autres sont un gaspillage de votre argent. Ces produits peuvent aussi vous empêcher d'utiliser de meilleurs moyens de prendre en charge votre maladie ou interagir de façon néfaste avec vos médicaments prescrits.

Que vous soyez un utilisateur de médicaments prescrits ou de médicaments ou de remèdes à base de plantes médicinales vendus sans ordonnance, voici certaines suggestions utiles :

- **Si vous êtes enceinte ou si vous allaitez, si vous souffrez d'une maladie chronique ou si vous prenez déjà un grand nombre de médicaments, consultez votre médecin avant d'utiliser des produits médicamenteux en vente libre.**
- **Assurez-vous de toujours bien lire l'étiquette et de suivre attentivement les directives.** Lire l'étiquette et passer en revue tous les ingrédients pourrait vous éviter d'ingérer des médicaments qui vous ont causé des difficultés par le passé. Si vous ne comprenez pas les renseignements sur l'étiquette, parlez-en à votre pharmacien ou à votre médecin avant d'en faire l'achat.
- **N'excédez pas la dose recommandée ou la durée du traitement**, sauf si vous en avez déjà discuté avec votre médecin.
- **Faites preuve de vigilance si vous prenez d'autres médicaments.** Les médicaments prescrits et en vente libre peuvent interagir, soit en annulant ou en amplifiant leurs effets. Si vous avez des questions au sujet de l'interaction des médicaments, parlez-en à votre médecin ou à votre pharmacien avant de mélanger des médicaments.
- **Essayez de choisir des médicaments comportant un seul ingrédient actif plutôt que des produits mélangeant plusieurs ingrédients (tout-en-un).** En utilisant un

Un mot sur l'alcool et les drogues à usage récréatif

La consommation d'alcool et de drogues à usage récréatif (médicaments illégaux ou sur ordonnance utilisés pour un usage non médical) a augmenté au cours des dernières années, surtout chez les gens âgés de plus de 60 ans. Ces drogues, qu'elles soient légales ou non, peuvent être dommageables. Elles peuvent interagir avec des médicaments sur ordonnance, les rendant moins efficaces et pouvant même causer des dommages. Elles peuvent voiler votre jugement et causer des problèmes d'équilibre, qui peuvent à leur tour causer des accidents et des blessures, à vous et aux autres. Dans certains cas, l'alcool ou les drogues à usage récréatif peuvent aggraver des problèmes de santé existants. La consommation d'alcool est associée à une augmentation des risques d'hypertension, de diabète, de saignements gastro-intestinaux, de troubles du sommeil, de dépression, de dysfonction érectile, de cancer du sein et d'autres formes de cancers, ainsi que de blessures. Il est recommandé de limiter sa consommation d'alcool à deux verres par jour. Une consommation d'alcool considérée « à risque » pour les femmes est plus de sept verres par semaine ou plus de trois verres en une journée. Pour les hommes, il ne faut pas boire plus de 14 verres par semaine ou plus de quatre verres en une journée. Les femmes de tout âge et toute personne âgée de plus de 65 ans ne devraient consommer en moyenne qu'un seul verre par jour et les hommes de moins de 65 ans ne devraient pas consommer plus de deux verres par jour.

Notre objectif n'est pas de juger personne, mais voici deux conseils :

- Si votre consommation d'alcool est considérée « à risque » ou si vous consommez des drogues à usage récréatif, envisagez sérieusement de diminuer ou de cesser complètement votre consommation.
- Discuter de votre consommation de drogues avec votre médecin. Les médecins hésitent régulièrement à soulever la question, car ils ne veulent pas vous gêner. C'est donc à vous d'aborder cette question avec votre médecin. Les médecins seront ouverts à l'idée d'en parler. Ils ont entendu toutes les histoires et ils ne penseront pas de mal de vous. Une discussion honnête pourrait vous sauver la vie.

La dépendance à la drogue et à l'alcool est une maladie prévisible et progressive. Vous pouvez apprendre à gérer votre dépendance. Pour une auto-évaluation confidentielle en ligne (partout au Canada), visitez le www.edgewood.ca. Edgewood est un établissement privé, accrédité et homologué, situé à Nanaimo, en C.-B., qui reconnaît l'alcoolisme, la toxicomanie et la dépendance au jeu comme des maladies chroniques. Une assistance est disponible en tout temps en composant, sans frais, le 1-800-683-0111.

La plupart des provinces, des territoires et des autorités sanitaires offrent des programmes d'aide pour les dépendances. Il existe un programme près de chez vous.

produit avec un grand nombre d'ingrédients, vous pourriez obtenir des médicaments pour des symptômes que vous n'avez même pas. Alors, pourquoi risquer de souffrir des effets secondaires de médicaments dont vous n'avez pas besoin? Des produits contenant un seul ingrédient actif vous permettent aussi d'ajuster la dose de chaque médicament séparément pour un soulagement optimal des symptômes avec un minimum d'effets secondaires.

- **Quand vous choisissez des médicaments, vérifiez la liste des ingrédients et essayez d'acheter des produits génériques similaires.** Les produits génériques contiennent les mêmes ingrédients actifs que le produit de marque, mais à un prix généralement moins élevé.
- **Ne jamais prendre ou donner un médicament dont le contenant n'est pas étiqueté ou dont l'étiquette est difficile à lire.** Conservez vos médicaments dans leur contenant original étiqueté ou transférez-les dans un pilulier étiqueté ou un distributeur de pilules avec l'étiquette. Ne faites pas l'erreur de mélanger différentes sortes de médicaments dans un même contenant.
- **Ne prenez pas de médicaments qui ont été prescrits pour une autre personne**, même si vous ressentez des symptômes similaires.
- **Buvez au moins un demi-verre de liquide avec vos médicaments**, et demeurez en position debout ou assise pendant environ 20 minutes après les avoir avalés. Vous éviterez ainsi que les pilules restent prises dans votre œsophage.
- **Conservez vos médicaments dans un endroit hors de la portée des enfants et des jeunes adultes.** Un empoisonnement causé par un médicament est un problème courant qui peut être évité chez les jeunes. Par ailleurs, les principales sources de drogues à usage récréatif chez les adolescents et les jeunes adultes sont les médicaments prescrits des membres de leur famille ou des membres de la famille de leurs amis. Malgré son nom, la pharmacie de la salle de bain n'est habituellement pas un endroit sûr pour conserver vos médicaments. Une armoire de cuisine ou un coffre à outil avec verrou sont beaucoup plus sécuritaires.

Les médicaments peuvent aider ou faire du tort. La différence réside souvent dans la prise de précautions appropriées et le partenariat que vous établissez avec votre médecin.

Autres lectures suggérées

Castleman, Michael. *The New Healing Herbs: The Essential Guide to More Than 125 of Nature's Most Potent Herbal Remedies*, 3e édition. New York : Rodale, 2010.

Graedon, Joe, et Teresa Graedon. *Best Choices from the People's Pharmacy.* New York : Rodale, 2006.

Griffith, H. Winter, et Stephen W. Moore. *Complete Guide to Prescription and Non-prescription Drugs.* New York : Perigee Books, 2011.

Raman-Wilms, Lalitha. *Canadian Pharmacists Association Practical Guide to Drugs in Canada: Understanding Prescription and Over-the-Counter Drug Treatments for Everyday Ailments and Diseases,* 1ère édition. Toronto : Dorling Kindersley, 2011.

Rosenthal, M. Sara. *The Canadian Type 2 Diabetes Sourcebook,* 3e édition. Mississauga, Ontario : J. Wiley & Sons Canada, 2009.

Rybacki, James J. *The Essential Guide to Prescription Drugs.* New York : HarperCollins, 2006.

Silverman, Harold M. *The Pill Book*, 14e édition. New York : Bantam Books, 2010.

Autres ressources

- ☐ Agence de la santé publique du Canada : Maladies chroniques. www.phac-aspc.gc.ca/cd-mc/index-fra.php
- ☐ British Columbia HealthLink BC : Medications A–Z. www.healthlinkbc.ca/medications/?WT.svl=TopNav
- ☐ British Columbia Ministry of Health : PharmaCare – PharmaNet. www.health.gov.bc.ca/pharmacare/pharmanet/netindex.html
- ☐ Conseil canadien de la santé : Soutien à l'autogestion pour les Canadiens atteints de maladies chroniques : Point de mire sur les soins de santé primaires. healthcouncilcanada.ca/rpt_det.php?id=372
- ☐ Éduc'alcool : Faits, conseils et outils sur l'alcool. www.educalcool.qc.ca
- ☐ Health Quality Council of Alberta : Health Report to Albertans – Playing It Safe – You and Your Medication. www.hqca.ca/phpBB2/files/hqca_health_report_2007_202.pdf
- ☐ Ministère de la Santé et des Soins de longue durée de l'Ontario : MedsCheck. www.health.gov.on.ca/fr/public/programs/drugs/medscheck/
- ☐ Santé Canada : Médicaments et produits de santé. www.hc-sc.gc.ca/dhp-mps/index-fra.php
- ☐ Santé Canada : Vie saine : Utilisation sans danger des produits de santé naturels. www.hc-sc.gc.ca/hl-vs/iyh-vsv/med/nat-prod-fra.php

Chapitre 14

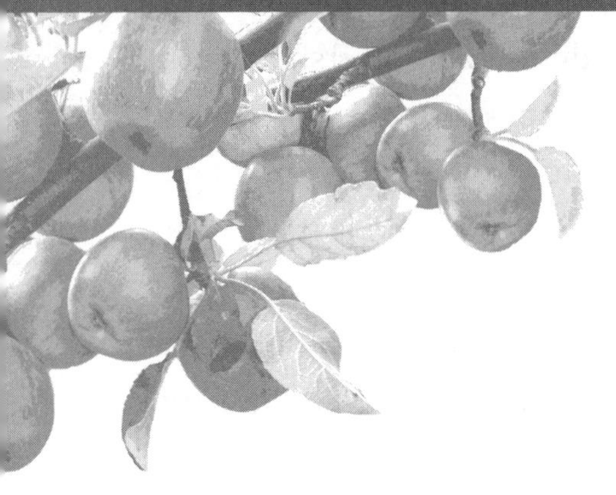

Les décisions relatives au traitement

Nous entendons toujours parler de nouveaux traitements, de nouveaux médicaments, de suppléments nutritifs, et de traitements parallèles. Il se passe rarement plus d'une semaine sans que l'on entende parler aux nouvelles de l'apparition d'un nouveau traitement. Les compagnies pharmaceutiques et celles qui fabriquent des suppléments nutritifs présentent des messages publicitaires pendant les bulletins de nouvelles télévisés et placent de grandes publicités dans les journaux et les magazines. Des polluposteurs inondent nos boîtes de courriel de promesses de nouveaux traitements ou de cures. Dans les pharmacies et les épiceries, nous sommes bombardés d'affiches et d'emballages pour des traitements parallèles sans ordonnance. En plus, nos professionnels de la santé nous recommandent même parfois de nouvelles procédures, de nouveaux médicaments ou d'autres traitements que nous ne connaissons pas beaucoup.

Que pouvons-nous croire? Comment peut-on décider quel traitement mérite d'être essayé?

Un élément important de la prise en charge de nos soins de santé est notre capacité à évaluer ces allégations ou recommandations afin de pouvoir prendre une décision éclairée quant à l'essai d'un nouveau traitement. Vous devez vous poser certaines questions importantes sur tous les types de traitements durant le processus décisionnel, que ce soit à l'égard de traitements médicaux qui ciblent le grand public ou encore de traitements complémentaires ou parallèles.

Comment avez-vous appris l'existence de ce traitement?

Était-il présenté dans une revue scientifique, dans un tabloïde acheté à l'épicerie, dans une publicité imprimée ou à la télévision, sur un site Web, ou dans un dépliant que vous avez ramassé quelque part? Est-ce votre médecin qui vous l'a suggéré?

La source d'information est importante. Les résultats sont plus crédibles s'ils proviennent d'une revue scientifique renommée que d'un tabloïde acheté à l'épicerie ou d'une publicité. Les résultats affichés dans des revues scientifiques, comme le *New England Journal of Medicine, Lancet,* ou *Science*, proviennent généralement d'études de recherche. Ces études sont examinées attentivement par d'autres scientifiques qui assurent leur intégrité scientifique avant d'en approuver la publication. Toutefois, un grand nombre de traitements parallèles et de suppléments nutritifs ne font pas l'objet d'études scientifiques et ils ne sont donc pas aussi soulignés dans les ouvrages scientifiques que les traitements médicaux. Si tel est le cas pour votre traitement, vous devez faire preuve d'une vigilance accrue et être critiques dans votre analyse de ce que vous lisez ou entendez.

Les personnes pour qui leur état de santé s'est amélioré avaient-elles une maladie similaire à la mienne?

Par le passé, un grand nombre d'études ont été effectuées avec le consentement de personnes disposées à des traitements inédits, notamment des étudiants du niveau universitaire, des infirmières et des hommes de race blanche. Les temps ont changé, mais il est toujours important de savoir si les personnes pour qui le traitement a été bénéfique avaient un état de santé similaire au vôtre. Provenaient-ils du même groupe d'âge que vous? Avaient-ils un mode de vie similaire au vôtre? Avaient-ils les mêmes problèmes de santé que les vôtres? Étaient-ils du même sexe et de la même race que vous? Si ces personnes sont différentes de vous, les résultats aussi pourraient être différents pour vous.

Est-ce qu'un autre élément aurait pu causer ces changements positifs?

Une femme revient au travail après un séjour de deux semaines dans une station thermale sous les tropiques et elle a constaté que son arthrite s'est grandement améliorée en raison du régime alimentaire et des compléments qu'elle a reçus pendant son séjour. Toutefois, est-il juste d'attribuer son amélioration à ce seul traitement alors que la température chaude, la détente et les soins attentifs ont peut-être joué un plus grand rôle dans l'amélioration de son état de santé?

Il est important d'observer tous les changements effectués depuis le début d'un traitement. Il n'est pas rare d'adopter un mode de vie plus sain quand on commence un nouveau traitement. Ce nouveau mode de vie joue-t-il un rôle dans l'amélioration de votre état de santé? Avez-vous commencé à prendre un nouveau médicament ou à suivre un nouveau traitement au même moment? Les conditions météorologiques se sont-elles améliorées? Êtes-vous soumis à moins de stress qu'avant le début de votre traitement? Y a-t-il un autre élément qui a eu un effet positif sur votre santé?

Est-il conseillé de cesser les autres médicaments ou traitements durant ce traitement?

Le traitement requiert-il de cesser la prise de tout autre médicament en raison d'interactions dangereuses? Si vous prenez un autre médicament qui est essentiel à votre santé ou à votre maladie, vous devrez alors discuter avec votre professionnel de la santé avant d'effectuer tout changement.

Est-il conseillé de ne pas adopter un régime équilibré durant ce traitement?

Ce traitement vous exige-t-il de supprimer tout élément nutritif essentiel ou est-il uniquement composé de quelques éléments nutritifs dont leur faible teneur pourrait être nuisible à votre santé? Le maintien d'une alimentation équilibrée est important pour votre santé globale. Assurez-vous de ne pas sacrifier de vitamines importantes ou assurez-vous de les obtenir d'une autre source si vous changez vos habitudes alimentaires. De plus, assurez-vous de ne pas faire subir un stress excessif à votre corps en ne vous concentrant que sur quelques éléments nutritifs, en excluant les autres.

Ce traitement comporte-t-il des dangers ou des dommages possibles?

Certains traitements peuvent avoir de lourdes conséquences sur votre corps. Tous les traitements causent des effets secondaires et posent des risques possibles. Assurez-vous de discuter à fond de ces questions avec votre professionnel de la santé. Vous seul pouvez décider si les problèmes potentiels peuvent se mesurer aux avantages possibles, mais assurez-vous d'abord d'avoir toute l'information en main avant de prendre une décision.

Bien des gens pensent que si un traitement est naturel, alors il doit être bénéfique pour leur santé. Cette pensée n'est pas tout à fait vraie. Le terme « naturel » ne signifie pas que le traitement est meilleur simplement parce qu'il provient d'une plante ou d'un animal. La digitaline, par exemple, est un puissant stimulant cardiaque qui provient de la digitale pourpre; elle est naturelle, mais le dosage doit être exact pour ne pas être dangereux. La ciguë provient d'une plante, mais il s'agit d'un poison mortel. Certains traitements peuvent être sans danger en petites doses, mais toxiques si les doses sont plus grandes. Soyez vigilant.

À l'exception de l'Allemagne, aucun pays ne dispose d'un organisme de règlementation responsable de déterminer si les ingrédients indiqués sur l'étiquette d'un supplément nutritif sont, en réalité, les ingrédients contenus dans la bouteille. Les suppléments ne disposent pas des mêmes mesures de protection que les médicaments. Vous pouvez consulter Natural Standard, un groupe qui fournit de l'information étayée sur les thérapies complémentaires et parallèles, les régimes, l'exercice et la nutrition (www.naturalstandard.com). Effectuez des recherches sur la compagnie qui vend le produit avant d'en faire l'essai.

Mon budget peut-il couvrir les coûts liés à ce traitement?

Avez-vous l'argent nécessaire pour couvrir la période de traitement approprié afin de permettre une amélioration de votre état de santé? Votre santé est-elle assez solide pour maintenir ce nouveau régime? Serez-vous capable de supporter le traitement sur le plan émotionnel? Ce traitement pourrait-il vous causer des difficultés relationnelles à la maison ou au travail?

Êtes-vous prêt à faire face aux dépenses et aux difficultés?

Avez-vous le soutien nécessaire en place? Si[1] vous vous posez toutes ces questions et décidez de faire l'essai d'un nouveau traitement de façon autonome, il est très important d'en informer votre professionnel de la santé. Après tout, votre médecin est votre partenaire et doit être informé de vos progrès pendant la période du traitement.

L'Internet peut vous donner très rapidement de l'information sur les nouveaux traitements et est donc une ressource pour toute information à jour sur ces traitements. Mais soyez vigilant. Les renseignements contenus sur Internet ne sont pas toujours exacts, voire sécuritaires. Cherchez des sources fiables selon le nom de l'auteur ou des promoteurs du site Web et l'adresse URL (adresse Internet). Les adresses se terminant par .edu, .org, .gc.ca, .qc.ca et .gouv ou .gov sont des sources généralement plus objectives et fiables. Elles proviennent respectivement de sites universitaires, d'organisations à but non lucratif et d'organismes gouvernementaux. Certaines adresses se terminant par .com peuvent aussi être de bonnes sources, mais comme elles proviennent d'entreprises commerciales ou à but lucratif, leurs renseignements peuvent être biaisés en faveur de leurs produits. Une bonne source d'information sur certains traitements douteux est Quackwatch, un site anglophone d'une société à but non lucratif dont le mandat est de lutter contre les fraudes liées à la santé, les mythes, les modes passagères et les produits chimériques (www.quackwatch.org). Quackwatch offre aussi des liens vers d'autres sites Web. Parfois, il est aussi préférable de refuser des traitements conventionnels. La Cochrane Library répertorie des centaines d'analyses systématiques portant sur différentes questions de santé, allant de l'anesthésie à la dépendance au tabac, et comportant de l'information qui vous aidera à prendre la bonne décision de traitement pour vous. La Cochrane Library fait partie de la Cochrane Collaboration reconnue sur la scène internationale (http://www.cochrane.org). Ces analyses déterminent s'il existe ou non des preuves concluantes quant au succès d'un traitement précis. (Pour de plus amples renseignements sur la recherche de ressources sur Internet et dans d'autres médias, consultez le chapitre 3.)

La prise de décisions relatives à de nouveaux traitements peut être difficile, mais un bon autogestionnaire utilise les questions présentées dans ce chapitre et les étapes de la prise de décisions du Chapitre 2 pour atteindre les meilleurs résultats personnels.

Autres lectures suggérées

Dector, Michael. *Navigating Canada's Health Care*. Toronto : Penguin Canada, 2006.

Feldman, William. *Take Control of Your Health: The Essential Roadmap to Making the Right Health Care Decisions*. Toronto : Key Porter Books, 2007 (épuisé, disponible sur www.abebooks.com).

Autres ressources

- ☐ The Cochrane Collaboration : www.cochrane.org
- ☐ ConsumerLab : www.consumerlab.com
- ☐ National Center for Complementary and Alternative Medicine : www.nccam.nih.gov
- ☐ Quackwatch : www.quackwatch.org

Chapitre 15

La prise en charge de la maladie pulmonaire chronique

Essoufflement, contraction thoracique, respiration sifflante, toux persistante et production excessive de mucus : si vous êtes atteint d'une maladie pulmonaire chronique, ces symptômes vous sont assurément très familiers. Quand vos poumons ne fonctionnent pas bien, vous pouvez avoir de la difficulté à bien alimenter vos organes en oxygène et à expulser de vos poumons l'air vicié contenant du dioxyde de carbone. Il existe de nombreux types de maladies pulmonaires : les plus fréquentes sont l'asthme, la bronchite chronique et l'emphysème. Chacune de ces maladies se définit par une obstruction de l'entrée et de la sortie d'air des poumons. La bronchite chronique et l'emphysème sont souvent

Nous remercions particulièrement Cheryl Owen, inf. aut., Karen Freimark, et Roberto Benzo, MD, pour leur contribution au présent chapitre.

catégorisés comme des maladies pulmonaires obstructives chroniques (MPOC). Bien que l'asthme, la bronchite chronique et l'emphysème pourraient être définis de façon individuelle, un grand nombre de patients présentent un amalgame de ces maladies. L'autogestion et le traitement de ces maladies sont similaires et se chevauchent souvent.

Comprendre l'asthme

Les signes de l'asthme peuvent être soit une contraction musculaire des parois des voies respiratoires, connues sous le nom de bronchospasme, soit une inflammation et un gonflement des voies respiratoires (voir la figure 15.1). Les voies respiratoires (bronchioles) sont très sensibles et quand elles sont exposées à des irritants, comme la fumée, le pollen, la poussière ou l'air froid, les muscles se contractent et les voies respiratoires se rétrécissent (voir la figure 15.2). À mesure que les voies respiratoires se rétrécissent, la circulation d'air est obstruée ou bloquée, ce qui provoque une crise ou un épisode aigu d'asthme caractérisé par un essoufflement, une toux, une contraction thoracique ou une respiration sifflante (un son aigu de sifflet émis chaque fois que l'air est poussé à travers les voies respiratoires rétrécies). Le traitement cible la détente des muscles respiratoires temporairement rétrécis.

Les irritants (parfois appelés *éléments déclencheurs*) causent aussi une inflammation des voies respiratoires qui enflent et produisent du mucus. Pour aggraver le tout, des substances chimiques sont libérées à partir de la paroi des

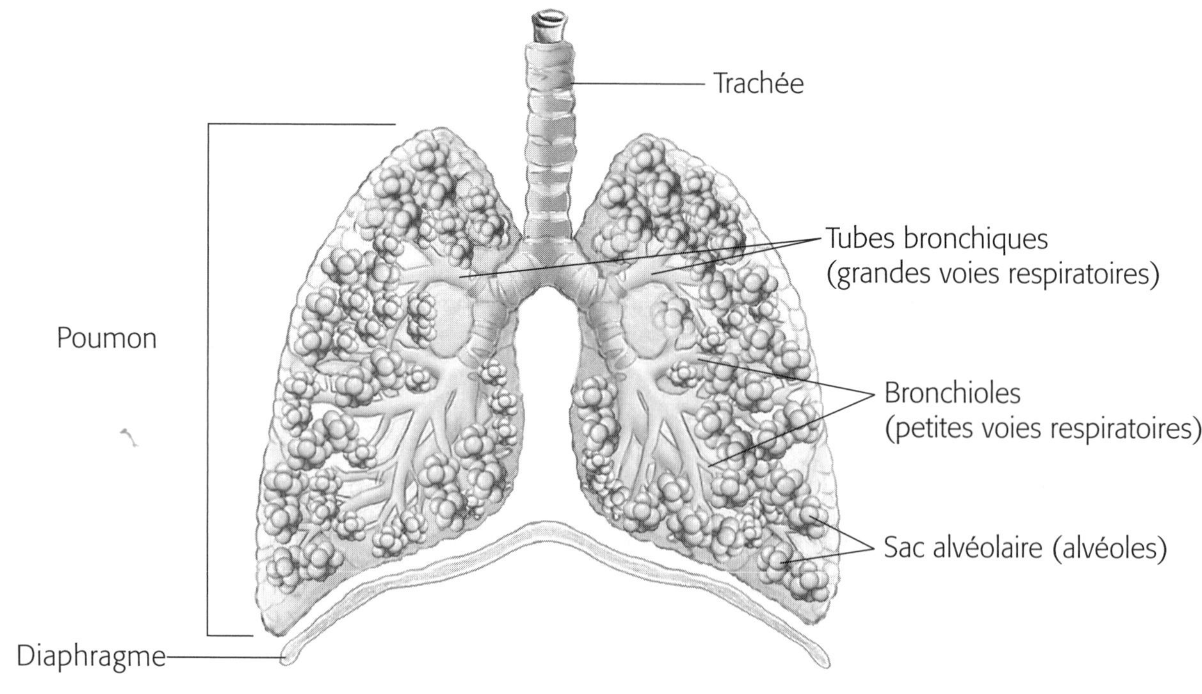

Figure 15.1 **Poumons normaux**

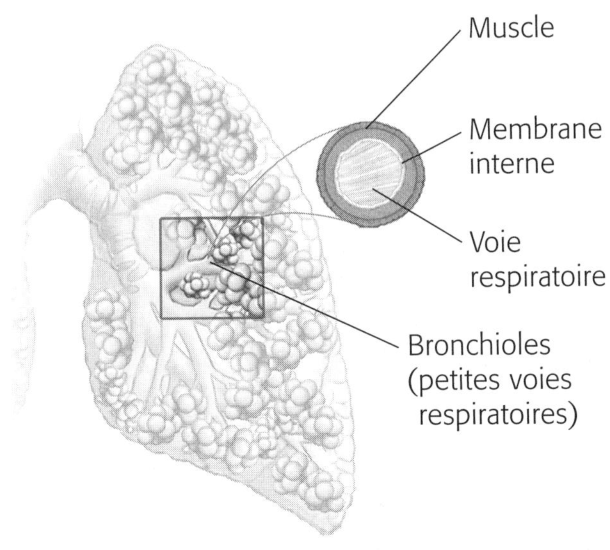

Figure 15.2 **La bronchiole ou la petite voie aérienne**

voies respiratoires, ce qui les rend encore plus sensibles aux irritants. Un cercle vicieux s'établit, ce qui provoque encore plus de bronchospasmes et d'inflammation.

Un épisode d'asthme aigu peut être traité par des médicaments qui détendent les muscles des voies respiratoires (bronchodilatateurs), mais ce ne sera peut-être pas suffisant. Un traitement efficace peut aussi consister à éviter les irritants et à utiliser des médicaments anti-inflammatoires, comme les corticostéroïdes ou le cromoglycate sodique. Ces médicaments réduisent l'enflure, l'inflammation et la sensibilité excessive des voies respiratoires. Pour prévenir les crises d'asthme, vous devez éviter les irritants, la fumée de cigarette et la fumée secondaire. Si le froid déclenche vos symptômes, couvrez votre nez avec un foulard quand vous sortez dehors par temps froid et évitez de faire de l'exercice dehors. De plus, il est possible que vous deviez prendre des médicaments anti-inflammatoires *même si vous n'éprouvez aucun symptôme.*

L'asthme varie grandement d'une personne à l'autre. Les symptômes peuvent consister en une légère respiration sifflante ou un essoufflement pendant la nuit. (Les symptômes de l'asthme ont tendance à s'aggraver pendant le sommeil.) Les crises peuvent être légères et peu fréquentes ou graves et potentiellement mortelles. L'asthme peut habituellement être pris en charge, mais vous devez être un partenaire actif. Trouvez quels sont vos irritants et évitez-les. Agissez de façon à prévenir les symptômes et les crises aiguës. Votre professionnel de la santé peut vous montrer comment surveiller votre fonction pulmonaire. Élaborez un plan avec votre médecin pour reconnaître et traiter vos symptômes. Apprenez comment respirer efficacement et vous exercer de la bonne façon. Bien que ces mesures ne puissent guérir ou inverser complètement la maladie, elles peuvent contribuer à réduire vos symptômes et vous permettre de vivre une vie active et bien remplie. En jouant votre rôle d'autogestionnaire actif, vous devriez être en mesure de participer pleinement à votre emploi et à vos activités de loisirs, et d'éviter les visites d'urgence chez votre médecin ou au service des urgences.

Comprendre la bronchite chronique

Dans le cas de la bronchite chronique, les parois internes des voies respiratoires deviennent enflées et épaisses. Cette inflammation rétrécit les voies respiratoires, nuit à la circulation de l'air, et déclenche la production de grandes quantités de mucus épais par les glandes situées le long des voies respiratoires. Le résultat est souvent une toux chronique qui produit du mucus (expectoration) et un essoufflement.

La bronchite chronique est principalement causée par la fumée de cigarette et l'inhalation de fumée secondaire. Les polluants atmosphériques, la poussière et les fumées toxiques peuvent aussi contribuer à déclencher les symptômes et maintenir l'inflammation et l'enflure des voies respiratoires. Pour réussir à prendre en charge cette maladie, vous devez cesser de fumer, vous tenir à distance des autres fumeurs et éviter les autres irritants. Si vous appliquez ces mesures, surtout au début de la maladie, vous pourrez souvent prévenir son aggravation. Si vous souffrez d'une bronchite chronique, assurez-vous de recevoir le vaccin annuel contre l'influenza (la grippe) et le vaccin antipneumococcique (contre la pneumonie) administré une seule fois. Si vous avez des problèmes respiratoires ou êtes âgé de plus de 65 ans, un deuxième vaccin antipneumococcique pourrait être nécessaire. Vous devriez éviter tout contact avec des personnes ayant un rhume ou une grippe, puisque ces infections peuvent aggraver encore plus les symptômes de la bronchite. Votre médecin peut aussi recommander l'utilisation de médicaments pour amincir et liquéfier le mucus ainsi que de traitements antibiotiques occasionnels si les symptômes s'aggravent (toux plus sévère accompagnée d'expectorations jaunes ou brunes, augmentation de l'essoufflement, fièvre).

Comprendre l'emphysème

Dans le cas de l'emphysème, les petits sacs alvéolaires (alvéoles) situés aux extrémités des voies respiratoires sont endommagés (voir la figure 15.1). Les sacs alvéolaires perdent leur élasticité naturelle, deviennent très tendus, et se rompent fréquemment. Il est donc plus difficile pour votre sang de recevoir l'oxygène dont il a besoin et d'éliminer le dioxyde de carbone. Les plus petites voies respiratoires se rétrécissent également, perdent leur élasticité et ont tendance à se comprimer pendant l'expiration. L'air vicié se retrouve emprisonné dans les sacs alvéolaires, ce qui empêche l'air frais d'y entrer.

Une grande quantité de tissus pulmonaires peuvent être détruits avant l'apparition des symptômes. La raison en est simple : la plupart d'entre nous ont une plus grande capacité pulmonaire que nos besoins réels. Toutefois, la capacité pulmonaire finit par diminuer jusqu'à un point où vous constatez un essoufflement quand vous faites des activités ou de l'exercice. À mesure que la maladie progresse, l'essoufflement s'aggrave, même en faisant moins d'activités, et peut finalement se manifester même au repos. Une toux accompagnée de mucus peut également survenir.

Le tabagisme et la fumée secondaire sont les principales causes de l'emphysème. Bien que la fumée de cigarette soit la cause la plus fréquente et la plus dangereuse, le tabac contenu dans le cigare et la pipe peut aussi causer des dommages. Même si vous ne fumez pas, une exposition quotidienne à la fumée secondaire est presque aussi nocive. Il est important de faire de votre maison, votre voiture et votre lieu de travail des environnements sans fumée. Il existe également un type rare d'emphysème héréditaire causé par une carence de l'enzyme qui protège les tissus élastiques des poumons.

L'emphysème a tendance à s'aggraver avec le temps, surtout si le patient continue de fumer. La solution pour prévenir et traiter l'emphysème est d'éviter tout type de fumée et de tabac. Bien qu'il soit préférable de cesser de fumer le plus tôt possible, l'arrêt du tabagisme à n'importe quel stade de la maladie peut aider à préserver la fonction pulmonaire subsistante. Les personnes souffrant d'emphysème peuvent acquérir diverses compétences d'autogestion, allant de la technique de respiration appropriée aux exercices. Ces compétences les aideront à mener une vie active. Les médicaments et l'oxygène peuvent aussi parfois être utiles pour les personnes souffrant d'emphysème. Il en sera question plus tard dans le présent chapitre.

L'asthme, la bronchite chronique et l'emphysème sont des maladies qui se chevauchent souvent; alors vous pourriez être diagnostiqué d'une ou de plusieurs de ces maladies. Vous pourriez devoir subir des tests de fonction pulmonaire (TFP ou tests de spiromètrié) pour évaluer vos problèmes pulmonaires et les types de traitements qui pourraient vous aider. Bien que le traitement diffère quelque peu selon les symptômes précis et la maladie, certains des principes et des stratégies de prise en charge demeurent similaires. Voyons certains outils d'autogestion propres aux maladies pulmonaires chroniques.

Éviter les irritants et les éléments déclencheurs

La meilleure façon de prendre en charge une maladie pulmonaire chronique est d'éviter tout ce qui peut l'aggraver. Plusieurs irritants peuvent déclencher les symptômes de l'asthme et aggraver ceux des autres maladies pulmonaires chroniques. Heureusement, vous pouvez éliminer ou éviter la majorité de ces irritants.

La fumée de cigarette

La fumée de cigarette est la principale cause de la bronchite chronique et de l'emphysème ainsi qu'un important élément déclencheur de l'asthme. Si vous êtes un fumeur ou êtes entouré de personnes qui fument, la fumée irrite et endommage les poumons. La fumée chaude assèche, enflamme et rétrécit les voies respiratoires. Les gaz toxiques paralysent les cils vibratiles (semblables à de petits poils) situées dans vos voies respiratoires qui aident à nettoyer la poussière et le mucus. Le monoxyde de carbone que l'on retrouve dans la fumée de cigarette dérobe l'oxygène contenu dans votre sang et vous devenez fatigué et essoufflé. La fumée cause une irritation qui produit un plus grand nombre d'infections et peut détruire définitivement les sacs alvéolaires contenus dans vos poumons. Malheureusement, une fois que les sacs sont détruits, ils ne peuvent être réparés. La bonne nouvelle est que la majorité de ces effets nocifs peuvent être supprimés en cessant de fumer ou en évitant la fumée secondaire.

Si vous avez essayé de cesser de fumer, mais que vous n'avez pas réussi, n'abandonnez pas! Plusieurs personnes ont connu et connaîtront ce type d'échec; alors n'hésitez pas à demander de l'aide. Demandez à votre professionnel de la santé quels sont les outils qui vous aideront à cesser de fumer. Le site Web Quit.ca dresse la liste de tous les projets de sensibilisation des cliniques et des hôpitaux de partout au Canada pour vous aider à cesser de fumer. Le site québécois www.jarrete.qc.ca vous offre également une multitude de renseignements utiles à ce sujet, ainsi que les Centres d'abandon du tabac (CAT) de votre région. Vous pouvez demander de l'aide dans votre guerre contre la cigarette.

La pollution atmosphérique

Les particules de poussière et de fumée qui proviennent des tuyaux d'échappement des voitures, des déchets industriels, des produits ménagers, des aérosols, et de la fumée de bois peuvent irriter les voies respiratoires sensibles. Lors de journées où le smog est très présent, écoutez les avertissements de pollution atmosphérique à la radio et à la télévision et restez autant que possible à l'intérieur.

L'air froid ou l'air chaud et humide

Pour certaines personnes, l'air très froid peut irriter les voies respiratoires. Si vous devez affronter un temps froid, essayez de respirer dans un protecteur facial contre l'air froid (vendu dans la plupart des pharmacies) ou portez un foulard. Pour certaines personnes, l'humidité, comme celle produite par l'eau chaude de la douche, peut aussi être un élément déclencheur.

Les allergènes

Un allergène est toute substance qui provoque une réaction allergique. Si vous êtes asthmatique, une crise peut être déclenchée par presque n'importe quel allergène provenant de l'intérieur ou de l'extérieur. Essayer d'éviter toute exposition aux allergènes peut devenir un véritable emploi à temps plein. Malgré tout, quelques mesures judicieuses réduisent considérablement cette exposition.

Pour éviter les allergènes provenant de l'extérieur, fermez les fenêtres et utilisez un climatiseur quand les niveaux de pollen et de spores de moisissures sont élevés. Pour certaines personnes, les principaux déclencheurs de réactions allergiques se trouvent à l'intérieur : acariens, squames animales et moisissures. Il n'est pas rare que les animaux (chiens, chats et oiseaux) doivent être bannis de la maison ou, du moins, de la chambre à coucher. Donner un bain hebdomadaire aux chats et aux chiens réduira les allergènes. Les acariens trouvent souvent refuge dans les matelas, les oreillers, les tapis, le mobilier rembourré et les vêtements. Si vous êtes allergiques aux acariens, passez l'aspirateur sur votre matelas et vos oreillers, et utilisez un couvre matelas et des couvre oreillers étanches à l'air. Lavez la literie, y compris les draps et le couvre-lit, chaque semaine à l'eau chaude, évitez de dormir ou de vous allonger sur des meubles rembourrés, retirez les tapis de la chambre, et, si possible, évitez d'épousseter et de passer l'aspirateur dans la chambre. (Il est préférable d'utiliser une vadrouille humide.) Changez les filtres du système de chauffage et du climatiseur chaque mois. Évitez les purificateurs qui produisent de l'ozone et qui peuvent aggraver l'asthme. Vous devrez y consacrer du temps, mais à long terme vos efforts seront récompensés.

Les parfums, les désodorisants pour la maison, la peinture fraîche et certains produits de nettoyage peuvent déclencher les symptômes de l'asthme. Parfois, des purificateurs d'air peuvent aider à réduire la quantité d'allergènes dans l'air.

Certains aliments peuvent aussi être des déclencheurs pour certaines personnes, les plus fréquents étant les arachides, les haricots secs, les noix, les œufs, les mollusques et crustacés, et les produits laitiers. Les additifs (comme les sulfites dans le vin et les abricots séchés) peuvent aussi parfois déclencher des symptômes de l'asthme.

Si vous ne parvenez pas à trouver quels sont vos éléments déclencheurs, les tests d'allergies pourraient vous aider. L'immunothérapie (« des injections pour les allergies ») peut aider à désensibiliser une personne à certains allergènes.

Certaines personnes souffrant de problèmes respiratoires vivront aussi des épisodes aigus de reflux gastrique, c'est-à-dire de l'acide contenu dans l'estomac qui remonte et irrite l'œsophage et les voies respiratoires. Ce trouble gastrique peut causer des brûlures d'estomac tandis que l'irritation provoquée dans les voies respiratoires peut causer de la toux ou des difficultés respiratoires. Parmi les possibles traitements du reflux, vous pouvez garder votre tête et votre poitrine surélevées quand vous dormez, éviter le tabac, la caféine et les aliments qui irritent l'estomac, et, au besoin, prendre des antiacides et des inhibiteurs de l'acide gastrique.

Les médicaments

Certains médicaments, dont les anti-inflammatoires comme l'aspirine, l'ibuprofène *(Advil)*, le naproxen *(Naprosyn, Aleve)* et les bêtabloquants comme le propranolol *(Inderal)*, peuvent causer une respiration sifflante, un essoufflement et une toux. Les médicaments inhibiteurs de l'enzyme de conversion de l'angiotensine (lisinopril, bénazépril), souvent utilisés pour traiter l'hypertension et l'insuffisance cardiaque congestive, ainsi que pour protéger les reins des personnes diabétiques, peuvent aussi causer une toux chronique sèche et chatouillante. Si vous croyez avoir des symptômes liés à la prise d'un médicament, ne cessez pas de le prendre, mais parlez-en dès que possible à votre professionnel de la santé.

Les infections

Le rhume, la grippe, les infections sinusales, ainsi que les infections pulmonaires et des voies respiratoires peuvent rendre la respiration difficile chez les personnes atteintes de problèmes pulmonaires. Bien que vous ne puissiez prévenir toutes les infections, vous pouvez réduire vos risques. Assurez-vous de vous faire vacciner contre la grippe et la pneumonie. Évitez de côtoyer des personnes enrhumées, lavez vos mains fréquemment et ne vous frottez pas le nez et les yeux. Discutez avec votre médecin de la façon d'ajuster vos médicaments si vous contractez une infection. Un traitement précoce peut souvent prévenir une maladie grave et une hospitalisation.

L'exercice

L'exercice peut être un problème ou un bienfait pour les personnes souffrant d'une maladie pulmonaire chronique. D'une part, l'activité physique peut augmenter la force et accroître la capacité cardiaque et pulmonaire. D'autre part, des exercices physiques vigoureux peuvent déclencher des symptômes asthmatiques et causer un essoufflement inconfortable chez les personnes souffrant d'une maladie pulmonaire chronique. Il existe différentes façons de choisir des programmes d'exercices et d'ajuster vos médicaments avant de vous exercer afin de prévenir les crises d'asthme liées à l'exercice physique. Si vous avez de la difficulté à faire de l'exercice aisément, discutez-en avec votre médecin.

Le stress émotionnel

Le stress ne cause pas de maladie pulmonaire chronique, mais il peut aggraver les symptômes en rétrécissant les voies respiratoires, causant ainsi une accélération et un affaiblissement de la respiration. De nombreux exercices de respiration et de relaxation que vous retrouvez dans ce livre peuvent aider à prévenir l'aggravation des symptômes. En outre, l'apprentissage de la prise en charge de votre maladie vous aide à vous sentir plus en contrôle et moins stressé.

Les éléments déclencheurs peuvent s'additionner. Par exemple, votre chat ne provoquera peut-être pas une crise, mais si vous y ajoutez un rhume, des produits de nettoyage chimiques ou le stress, alors une crise pourrait survenir.

La surveillance d'une maladie pulmonaire

La maladie pulmonaire évolue au fil du temps. Il y a des périodes où elle est mieux maîtrisée que d'autres. En surveillant vos symptômes, vous pouvez souvent prédire l'apparition d'épisodes aigus de la maladie et réagir avant qu'ils ne s'aggravent.

Il y a deux méthodes pour surveiller une maladie pulmonaire. Il est important d'utiliser au moins l'une des deux. Pour obtenir de meilleurs résultats, utilisez à la fois la méthode de surveillance des symptômes (pour l'asthme, la MPOC, la bronchite et l'emphysème) et la méthode de surveillance de débit de pointe (pour l'asthme).

Méthode de surveillance des symptômes (pour l'asthme, la MPOC, la bronchite et l'emphysème)

Cette méthode de surveillance exige que vous portiez une attention à vos symptômes et à leur évolution. Voici comment vous pouvez constater l'arrivée d'un épisode aigu de votre maladie :

- Les symptômes (toux, respiration sifflante, essoufflement, oppressions thoraciques, fatigue, expectoration accrue ou épaissie, ou nouvelle fièvre) sont aggravés, se produisent plus souvent, ou vous en constatez un plus grand nombre que d'habitude.
- Un plus grand nombre d'inhalations d'un médicament à soulagement rapide (comme un inhalateur d'albutérol) sont nécessaires ou vous devez prendre ce médicament plus de deux fois par semaine (autres que pour l'activité physique).
- Les symptômes causent des réveils plus fréquents ou nuisent à vos activités au travail, à l'école ou à la maison.

Si vous constatez de tels changements dans vos symptômes, discutez-en avec votre médecin ou un autre professionnel de la santé.

Méthode de surveillance de débit de pointe (pour l'asthme)

Cette méthode utilise un débitmètre de pointe pour mesurer si l'ouverture des tubes respiratoires est suffisante pour permettre une respiration normale. Les mesures du débitmètre vous indiquent quand un épisode aigu survient (même avant que les symptômes augmentent) et peuvent vous aider à en évaluer la gravité.

Si vous souffrez d'asthme modéré ou sévère, le débitmètre de pointe peut devenir votre meilleur ami. Il peut vous avertir de problèmes avant qu'ils ne s'aggravent. Il permet, à vous et à votre médecin, de connaître quand vos médicaments doivent être augmentés et quand ils peuvent être réduits sans danger. Cet appareil peut vous aider à faire la distinction entre l'asthme qui s'aggrave et l'essoufflement causé par l'anxiété ou l'hyperventilation. Surtout, il peut vous aider à mieux prendre en charge votre asthme.

Quand la lecture du débit de pointe s'approche de votre meilleure mesure personnelle (qui sera décrite sous peu), les tubes respiratoires sont plus ouverts et votre asthme est mieux contrôlé. Quand la lecture du débit de pointe s'éloigne de votre meilleure mesure personnelle, les tubes respiratoires sont plus fermés. Même si vous vous sentez bien, un faible débit de pointe peut signaler le début d'un épisode aigu; vous devrez donc agir et ajuster vos médicaments en conséquence. (Consultez le Plan d'autogestion de l'asthme aux pages 304 et 305.)

Si vous ne disposez pas d'un débitmètre de pointe ou si vous ne savez pas comment l'utiliser, demandez à votre professionnel de la santé. Vous devrez mesurer votre meilleur débit de pointe personnel quand vous vous sentez bien et que vous contrôlez bien votre maladie de façon à pouvoir agir rapidement quand la valeur de votre débit de pointe commencera à diminuer. Puisque différents débitmètres de pointe peuvent donner des lectures différentes, utilisez toujours le même appareil.

Vous pouvez surveiller vos symptômes et les mesures de débit de pointe en les écrivant dans un carnet de notes sur l'asthme. (Votre professionnel de la santé peut vous en donner un, ou vous pouvez concevoir votre propre carnet.) Le fait de tenir à jour un carnet de notes sur l'asthme vous aidera à déterminer les éléments déclencheurs de votre asthme, si les médicaments fonctionnent bien, et les périodes où commencent les épisodes aigus.

Vous devrez élaborer un plan d'action individuel avec votre médecin. (Consultez le Plan d'autogestion de l'asthme.) Si vous attendez que vos symptômes s'aggravent, alors ils seront plus difficiles à traiter. Une action précoce et un ajustement de vos médicaments peuvent faire une grande différence.

Les médicaments

Les médicaments ne peuvent guérir les maladies pulmonaires chroniques, mais ils peuvent vous aider à respirer plus facilement. Une prise en charge efficace exige souvent la prise de plus d'un médicament; alors ne vous inquiétez pas si votre médecin vous prescrit plusieurs médicaments.

Plan d'autogestion de l'asthme

Élaborez avec votre médecin un plan énonçant les actions précises que vous devriez prendre et à quel moment.

Le guide suivant peut être un bon point de départ.

La prise en charge de votre asthme : un plan d'autogestion quotidien

ZONE VERTE : ALLEZ DE L'AVANT

Votre asthme est bien contrôlé.

Aucun symptôme

- Vous pouvez dormir sans vous réveiller.
- Vous ne ressentez aucun des symptômes suivants : toux, respiration sifflante, oppression thoracique ou essoufflement.
- Vous n'utilisez pas de médicaments à soulagement rapide plus de deux jours par semaine (sauf pour l'exercice).
- Vous êtes en mesure d'effectuer la plupart de vos activités sans aucun symptôme d'asthme.
- Vous ne vous absentez pas du travail ou de l'école.
- Vous avez rarement voire jamais besoin de soins d'urgence.
- Votre débit de pointe se situe entre 80 et 100 % de votre meilleur résultat personnel.

ALLEZ DE L'AVANT

Prenez votre médicament chaque jour, comme prescrit, et évitez les éléments déclencheurs.

ZONE JAUNE : SOYEZ VIGILANT

Vous souffrez d'une crise d'asthme légère.

Symptômes possibles

- Vous manifestez quelques épisodes de toux.
- Votre respiration est légèrement sifflante.
- Vous ressentez une légère oppression thoracique.
- Votre respiration au repos est un peu plus rapide qu'à l'habitude.
- Vous devez prendre des médicaments à soulagement rapide plus de deux jours par semaine (autres que pour l'exercice).
- Votre débit de pointe se situe entre 50 et 80 % de votre meilleur résultat personnel.

SOYEZ VIGILANT

1. Au besoin, prenez des médicaments à soulagement rapide toutes les quatre heures pour soulager vos symptômes.
2. Augmentez la dose de votre médicament par inhalation pour prévenir ou maîtriser les symptômes jusqu'à ce que vous n'ayez plus besoin de médicaments à soulagement rapide et que vous soyez de retour dans la zone verte. **Ne prenez jamais de doses supplémentaires *d'Advair,* de *Serevent* ou de *Foradil.***
3. Si vos symptômes perdurent plus de deux jours ou si vous devez prendre des médicaments à soulagement rapide plus d'une fois toutes les quatre heures, passez à la section intitulée ***Zone rouge.*** Au besoin, téléphonez à votre professionnel de la santé pour obtenir des conseils.

ZONE ROUGE : FAITES UNE PAUSE ET AGISSEZ

Vous souffrez d'une crise d'asthme sévère.

Symptômes possibles

- Vous souffrez d'une respiration sifflante ou d'une toux persistante.
- Vous avez de la difficulté à respirer au repos.
- La toux, la respiration sifflante ou l'essoufflement vous réveille.
- Vous respirez plus rapidement qu'à l'habitude.
- Vos symptômes ne s'améliorent pas après deux jours dans la zone jaune.
- Votre débit de pointe est inférieur à 50 % de votre meilleur résultat personnel.

AGISSEZ

Si vous devez prendre un médicament à soulagement rapide toutes les deux ou quatre heures et que vous continuez d'éprouver les symptômes de la zone rouge, alors suivez les étapes suivantes :

1. Prenez immédiatement un médicament à soulagement rapide. Si vous ne constatez aucune amélioration de vos symptômes après 20 minutes, prenez-en une autre dose. Si vos symptômes ne s'améliorent toujours pas, prenez une troisième dose et ***communiquez avec votre médecin.***
2. Si le médecin vous a prescrit un médicament comme « traitement intensif », commencez à le prendre. Rappelez-vous que ce type de médicament peut prendre de quatre à six heures avant de faire effet.
3. ***Si vous avez suivi les étapes 1 et 2 et que vous ne constatez aucun soulagement, vous souffrez d'une crise d'asthme grave. Rendez-vous au service des urgences le plus près ou composez le 911 maintenant, et continuez de prendre votre médicament à soulagement rapide au besoin.***

Un grand nombre des médicaments actuellement utilisés sont décrits au tableau 15.1 aux quatre* pages suivantes.

Les bronchodilatateurs détendent les muscles entourant les voies respiratoires, en permettent l'ouverture, et soulagent la respiration sifflante et l'essoufflement. La majorité des bronchodilatateurs inhalés peuvent être utilisés fréquemment et agissent en quelques minutes. La seule exception est le Serevent (salmétérol), qui ne peut être pris qu'aux douze heures.

Les médicaments anti-inflammatoires peuvent aussi être prescrits pour réduire l'inflammation, l'enflure et la sensibilité des voies respiratoires. Pour les personnes atteintes de bronchite chronique ou d'emphysème, il existe des antibiotiques et des médicaments qui favorisent la diminution de mucus (de type mucolytique et expectorant).

Certains médicaments peuvent être utilisés pour soulager les symptômes, comme la respiration sifflante, alors que d'autres servent à les prévenir. Certains médicaments sont utilisés à la fois pour le traitement et la prévention. Les médicaments favorisant la prévention des symptômes doivent être pris de façon régulière, *même en l'absence de symptômes.* Trop souvent les gens cessent leurs médicaments parce qu'ils se sentent mieux. À mesure que vos symptômes s'améliorent, discutez avec votre médecin des médicaments à continuer ou à cesser.

Certaines personnes craignent de devenir dépendantes aux médicaments ou de devenir « immunisées » et de ne plus bien réagir au traitement. Aucun médicament utilisé pour le traitement des maladies pulmonaires ne crée une dépendance. Et aucun patient ne peut devenir « immunisé » aux médicaments. Si vos médicaments ne parviennent plus à bien maîtriser vos symptômes, parlez-en à votre médecin afin qu'il puisse apporter les ajustements appropriés.

Les aérosols-doseurs

Certains médicaments pour les poumons, dont les bronchodilatateurs, les corticostéroïdes et le cromoglycate de sodium, peuvent être pris par inhalation. Ils sont fournis dans une cartouche spéciale appelée un aérosol-doseur. Quand il est utilisés de façon appropriée, le aérosol-doseur est un moyen très efficace d'acheminer rapidement du médicament aux poumons. En inhalant directement le médicament dans vos poumons plutôt que de l'avaler sous forme de comprimé, une plus petite quantité de médicaments se propage dans la circulation sanguine, causant ainsi moins d'effets secondaires tout en permettant à une plus grande quantité de médicaments de se rendre dans les poumons. Pour bien utiliser votre aérosol-doseur, vous devez d'abord expirer doucement pour vider l'air de vos poumons et ensuite inspirer lentement par la bouche tout en appuyant sur la cartouche de l'aérosol-doseur pour vaporiser le médicament. Retenez votre souffle pendant dix secondes et patientez ensuite une minute avant de vous administrer une autre dose pour vous assurer que la précédente aura fait effet.

Il est plus difficile d'apprendre à bien utiliser un aérosol-doseur que d'avaler un comprimé. Vous devez suivre des directives appropriées et il vous faudra de la pratique. Une étude a révélé

**Puisque la recherche sur les médicaments change rapidement, nous vous suggérons de consulter votre médecin, votre pharmacien ou un livre de référence récent sur les médicaments pour obtenir les renseignements les plus à jour.*

Tableau 15.1 **Médicaments utiles pour la prise en charge d'une maladie pulmonaire chronique**

Médicaments	Quels sont leurs effets?	Commentaires
Les médicaments bronchodilatateurs		
Les agonistes bêtabloquants *Exemples:* ***Agonistes bêtabloquants à action rapide :*** albutérol (*Ventolin*), métaprotérénol, terbutaline (*Bricanyl*) ***Agonistes bêtabloquants à action prolongée :*** salmétérol (*Serevent*), formotérol (*Foradil*) ***Combinaisons :*** Advair (agoniste bêtabloquant à action prolongée + corticostéroïde inhalé), Combivent *(bromure d'ipratropium + albutérol)*	Ces médicaments détendent et ouvrent les voies respiratoires. Ils aident à prévenir la respiration sifflante à l'effort. (Ces médicaments ne traitent pas l'inflammation sous-jacente. Pour ce faire, vous devez prendre un médicament anti-inflammatoire.)	Ces médicaments sont habituellement inhalés, mais certains peuvent être pris par voie orale sous forme de comprimés ou de liquides. Ces médicaments sont habituellement utilisés au besoin pour traiter une soudaine aggravation des symptômes. Apportez toujours ces médicaments avec vous pour les utiliser dès le premier signe d'augmentation des symptômes. Si vous avez tendance à développer une respiration sifflante pendant vos exercices, utilisez un bronchodilatateur de 5 à 15 minutes avant de commencer à faire de l'exercice. Le *Serevent* (salmétérol) et le *Foradil* (formotérol) ne doivent être utilisés que toutes les douze heures et ils doivent toujours être pris en même temps qu'un corticostéroïde inhalé.
Les médicaments anticholinergiques *Exemples :* bromure d'ipratropium (*Atrovent*), tiotropium (*Spiriva*)	Ces médicaments détendent et ouvrent les voies respiratoires. Ils empêchent la sécrétion de mucus.	Ces médicaments sont plus souvent utilisés pour le traitement de l'emphysème et de la bronchite chronique que pour le traitement de l'asthme. Ces médicaments demandent plus de temps que les bêta-agonistes pour ouvrir les voies respiratoires et ils doivent être utilisés régulièrement pour être efficace.

Continue à la page suivante ▼

Tableau 15.1 **Médicaments utiles pour la prise en charge d'une maladie pulmonaire chronique (*suite*)**

Médicaments	Quels sont leurs effets?	Commentaires
Les médicaments bronchodilatateurs (*suite*)		
Théophylline *Exemple* : aminophylline	Ce médicament détend et ouvre les voies respiratoires. Ce médicament à action prolongée peut être utilisé pour contrôler la respiration sifflante durant la nuit.	Les prescriptions de théophylline sont moins fréquentes à l'heure actuelle pour traiter l'asthme, étant donné qu'il y a une plus grande utilisation de bronchodilatateurs bêtabloquants et de médicaments de corticostéroïdes. Des analyses sanguines sont utilisées pour mesurer le niveau de théophylline. S'il est trop bas, le médicament ne sera pas efficace et, s'il est trop élevé, il pourrait être toxique.
Les médicaments anti-inflammatoires (qui préviennent ou maîtrisent les symptômes)		
Les corticostéroïdes inhalés *Exemples* : béclométhasone *(QVAR)*, triamcinolone, flunisolide, propionate de fluticasone	Ces médicaments diminuent progressivement l'inflammation, l'enflure et les spasmes des voies respiratoires. Ils réduisent la production de mucus. Ils diminuent la sensibilité des voies respiratoires aux irritants et aux allergènes. (Puisque ces médicaments n'agissent *pas* rapidement, ils ne doivent pas être utilisés pour le traitement immédiat d'une crise d'asthme sévère.)	Vous devrez peut-être administrer les corticostéroïdes par voie respiratoire pendant une à quatre semaines pour en constater les bienfaits complets. Les risques d'irritation et d'infection de la bouche peuvent être grandement diminués en utilisant une chambre de retenue. (Voir les pages 311 et 312.) Rincez l'excès de médicament de votre bouche avec de l'eau, sans l'avaler, après l'inhalation. Si vous prenez un bronchodilatateur en même temps qu'un stéroïde inhalé, utilisez d'abord le bronchodilatateur et patientez cinq minutes avant de vous administrer le stéroïde par voie respiratoire. Cette méthode permet d'augmenter la quantité de stéroïdes qui parvient aux petites voies respiratoires.

Tableau 15.1 **Médicaments utiles pour la prise en charge d'une maladie pulmonaire chronique (*suite*)**

Médicaments	Quels sont leurs effets?	Commentaires
Les médicaments anti-inflammatoires (qui préviennent ou maîtrisent les symptômes) (*suite*)		
Cromoglycate de sodium	Ce médicament prévient les crises d'asthme en inhibant la libération de substances chimiques qui causent de l'inflammation dans les voies respiratoires, des réactions allergiques, et le rétrécissement des voies respiratoires. Il aide à prévenir la respiration sifflante à l'effort. Il devrait être utilisé de façon constante et non pas uniquement quand les symptômes s'aggravent puisqu'il produit un effet anti-inflammatoire et prévient les crises d'asthme. Ce médicament peut aussi être utilisé pour prévenir les symptômes provoqués par l'exercice ou la présence d'allergènes (comme les animaux ou le pollen), s'il est utilisé de 5 à 60 minutes avant le contact.	Ce médicament doit être utilisé sur une base régulière pour réduire l'inflammation et il vous faudra peut-être de quatre à six semaines pour constater tous ses bienfaits. Si vous utilisez un bronchodilatateur inhalé et du cromoglycate de sodium, utilisez d'abord le bronchodilatateur et patientez cinq minutes avant d'utiliser le cromoglycate de sodium. Cette méthode permet d'augmenter la quantité de cromoglycate de sodium dans les petites voies aériennes.

Continue à la page suivante ▼

Tableau 15.1 **Médicaments utiles pour la prise en charge d'une maladie pulmonaire chronique (*suite*)**

Médicaments	Quels sont leurs effets?	Commentaires
Les médicaments anti-inflammatoires (qui préviennent ou maîtrisent les symptômes)		
Les corticostéroïdes systémiques (traitement « intensif ») *Exemples* : prednisone, dexaméthasone, méthylprednisolone *(Medrol)*, triamcinolone	Ces médicaments diminuent l'inflammation, l'enflure et les spasmes des voies respiratoires. Ils réduisent la production de mucus. Ils diminuent la sensibilité des voies respiratoires aux irritants et aux allergènes. (Puisque ces médicaments n'agissent pas rapidement, ils ne doivent *pas* être utilisés pour assurer un traitement immédiat des symptômes d'une crise d'asthme grave).	Les corticostéroïdes systémiques sont souvent prescrits comme des médicaments « intenses » à prendre lors d'une crise d'asthme grave. Si vous prenez des médicaments de stéroïdes par voie orale, *vous ne devez pas les arrêter de façon soudaine.* Ils doivent être diminués lentement en l'espace de jours ou de semaines selon l'horaire recommandé par votre médecin. La plupart des effets secondaires graves surviennent avec la prise à long terme de ces médicaments. Les problèmes d'estomac peuvent être diminués en prenant le médicament de stéroïdes par voie orale durant le repas. Bien que ces médicaments soient aussi appelés stéroïdes, ils n'ont *rien à voir* avec les stéroïdes anaboliques utilisés illégalement par certains athlètes, dont les effets sont dévastateurs.
Les médicaments anti-inflammatoires (qui préviennent ou maîtrisent les symptômes) (*suite*)		
Inhibiteurs de leucotriènes *Exemples* : montélukast (*Singulair*), zarfirlukast (*Accolate*)	Ces inhibiteurs permettent de maîtriser l'asthme provoqué par les allergènes. Ils améliorent les symptômes durant la nuit. Ils réduisent le nombre de crises d'asthme aiguës.	Ces médicaments sont utilisés quotidiennement pour prévenir l'asthme. Ils ne devraient pas être utilisés pour apaiser une crise d'asthme aiguë.
Expectorants et agents mucolytiques *Exemples* : eau, guaifénésine, iodure de potassium, acétylcystéine, glycérol iodé	Ces agents peuvent contribuer à diminuer la viscosité du mucus et à faciliter l'expectoration.	Assurez-vous de boire de 6 à 8 verres d'eau par jour pour liquéfier le mucus et à en diminuer la viscosité, à moins que votre médecin vous ait recommandé de limiter la quantité de liquide que vous buvez.

que 98 % des patients affirment savoir comment utiliser leur aérosol-doseur, mais que 94 % ne l'utilisent pas de la bonne façon. Donc, même si vous croyez être un expert, il est préférable de demander à l'occasion à un professionnel de la santé de vérifier votre technique. Les pharmaciens peuvent souvent vous aider à apprendre la technique la plus efficace et sécuritaire. Si on ne vous a jamais montré comment utiliser un aérosol-doseur, demandez-le à un professionnel de la santé. *Un usage inapproprié d'un aérosol-doseur est l'une des principales raisons de la difficulté à maîtriser les symptômes.* Alors, si votre médecin vous prescrit un aérosol-doseur, assurez-vous d'obtenir de l'aide pour bien l'utiliser. Vous pouvez aussi regarder des vidéos sur l'utilisation d'un aérosol-doseur au www.poumon.ca/diseases-maladies/help-aide/devices-dispositifs/index_f.php (vidéo de l'Association pulmonaire du Canada) ou en chercher d'autres sur Internet.

Erreurs courantes à éviter lors de l'utilisation d'un inhalateur

Oublier d'agiter la cartouche

Tenir l'inhalateur à l'envers (l'embout buccal doit être vers le bas)

Oublier d'expirer avant d'inhaler le médicament

Respirer par le nez

Inhaler trop rapidement

Ne pas retenir sa respiration pendant 10 secondes

Utiliser un inhalateur vide (voir la page 312)

L'utilisation des médicaments

Utilisez *d'abord* un médicament à action rapide qui soulage les symptômes (bronchodilatateur). Patientez plusieurs minutes pour que le médicament ouvre les tubes respiratoires et permette ainsi au médicament servant à prévenir et à maîtriser la crise (un anti-inflammatoire inhalé) de mieux être absorbé dans vos poumons.

Les chambres de retenue

Dans le but d'assurer l'efficacité, la facilité et la sécurité de l'usage d'un inhalateur, de nombreux médecins recommandent l'utilisation d'une chambre de retenue. Il s'agit d'un réservoir (habituellement un tube ou un sac spécialement conçu) dans lequel vous vaporisez le médicament de l'inhalateur. Vous utilisez ensuite cette chambre de retenue pour inhaler le médicament. Cet appareil vous permet d'inhaler des gouttelettes plus petites et plus légères qui pénètrent plus profondément dans vos voies respiratoires. La chambre de retenue récupère sur ses parois les gouttelettes les plus grosses et les plus denses de médicament qui, sinon, seraient déposées dans votre bouche ou votre gorge, ce qui permet de réduire les effets secondaires, comme les infections aux levures dans le cas de stéroïdes inhalés. Certaines chambres de retenue émettent un son de sifflet si vous inhalez trop rapidement, vous rappelant de ne pas prendre une respiration trop vite. Une inhalation trop rapide dépose une plus grande quantité de médicaments dans votre bouche et une quantité moindre dans vos poumons.

Les inhalateurs munis d'une chambre de retenue sont plus faciles à utiliser que les aérosols-doseurs sans chambre de retenue. Vous n'avez pas à vous préoccuper de vaporiser dans la bonne direction et votre inhalation ne doit pas être soigneusement minutée et coordonnée avec le vaporisateur. Puisque la chambre de retenue permet à une plus grande quantité de médicaments de se rendre dans vos poumons et en dépose moins dans votre bouche, le médicament est ainsi plus sécuritaire et plus efficace, ce qui est particulièrement important si vous utilisez un inhalateur de stéroïdes.

Si vous utilisez un inhalateur de corticostéroïdes, rincez-vous la bouche avec de l'eau après l'utilisation et assurez-vous de ne pas avaler l'eau. L'absorption de l'eau augmentera le risque que le médicament se propage dans votre circulation sanguine, ce qui peut en accroître les effets secondaires. Une certaine quantité de poudre peut s'accumuler sur l'inhalateur, mais il n'est pas nécessaire de le nettoyer tous les jours. De temps à autre, rincez la chambre de retenue ou l'embout buccal, le bouchon et l'étui.

Comment déterminer le nombre de doses restantes dans l'aérosol-doseur?

Un inhalateur peut toujours sembler libérer des doses du médicament, même quand il n'y en a plus. La meilleure méthode pour déterminer la quantité de médicaments restante est de prendre en note le nombre de doses déjà utilisées. Voici deux façons de procéder :

- Lire l'étiquette apposée sur une nouvelle cartouche pour connaître le nombre de doses qu'elle contient. Notez un nombre pour chacune des doses sur une feuille de papier. Par exemple, si votre cartouche contient 100 doses, écrivez les nombres de 1 à 100 sur une feuille. Chaque fois que vous prenez une dose du médicament, rayez un nombre. Quand tous les nombres sont rayés, la cartouche ne contient plus de médicament.
- Diviser le nombre de doses du médicament contenues dans l'inhalateur par le nombre de doses que vous utilisez chaque jour. Le total vous donne le nombre de jours de la durée du médicament et vous permet de savoir quand vous procurer une nouvelle cartouche. Par exemple, si l'inhalateur contient 100 doses et que vous prenez deux doses par jours, alors l'inhalateur durera 50 jours (100 doses divisées par 2 doses/jour = 50 jours). Comptez le nombre de jours sur un calendrier et encerclez la journée où l'inhalateur sera vide. Assurez-vous de demander un renouvellement à votre professionnel de la santé avant de manquer de médicament.

Remarque : Si vous ne trouvez pas le nombre de doses sur l'étiquette de l'inhalateur, demandez de l'aide à votre professionnel de la santé ou à votre pharmacien.

Avertissement : Par le passé, certaines personnes ont essayé de faire flotter la cartouche de leur aérosol-doseur sur l'eau afin de déterminer le nombre de doses restantes. Cette méthode ne fonctionne pas. Nous vous recommandons d'utiliser l'une des deux méthodes décrites ci-dessus.

Les inhalateurs à poudre sèche

Les inhalateurs à poudre sèche libèrent le médicament sous forme de poudre et sont utilisés sans chambre de retenue. Quand vous utilisez un inhalateur à poudre sèche, vous devez d'abord expirer et ensuite inspirer *rapidement et profondément*. Veuillez noter que contrairement à l'inhalation *lente* décrite pour les aérosols-doseurs, l'inhalation avec les inhalateurs à poudre sèche doit être *rapide*.

Les nébuliseurs

Les nébuliseurs sont des appareils qui distribuent le médicament à soulagement rapide sous forme de fines gouttelettes. Les cliniques et les salles d'urgence utilisent souvent ces appareils pour donner un « traitement respiratoire » d'une durée de cinq à dix minutes, ou à la maison pour des personnes qui ne peuvent utiliser un inhalateur avec une chambre de retenue. Les nébuliseurs sont encombrants et moins pratiques que les inhalateurs. La prise de quatre à six doses d'un médicament à soulagement rapide à l'aide d'un inhalateur avec chambre de retenue est aussi efficace qu'un traitement respiratoire avec un nébuliseur.

L'oxygénothérapie

Certaines personnes souffrant d'une maladie pulmonaire chronique ne peuvent tirer assez d'oxygène de l'air parce que leurs poumons sont endommagés. Si vous êtes fatigué ou essoufflé en raison du peu d'oxygène dans votre sang, votre médecin peut vous prescrire de l'oxygène. L'oxygène est un médicament qui ne crée pas de dépendance. Néanmoins, certaines personnes essaient de ne pas l'utiliser de crainte d'en devenir dépendantes. D'autres personnes n'aiment pas être vues avec de l'équipement d'oxygène. Une distribution supplémentaire d'oxygène peut procurer à votre corps le regain d'énergie dont il a besoin pour demeurer à l'aise et vous permettre d'effectuer vos activités quotidiennes sans un essoufflement excessif. De plus, l'oxygène peut ralentir votre maladie et favoriser le bon fonctionnement de votre cerveau. Certaines personnes ont besoin d'un approvisionnement continu d'oxygène, alors que d'autres ont uniquement besoin d'oxygène pour les aider à effectuer certaines activités, comme faire de l'exercice ou dormir.

L'oxygène est fourni dans de gros réservoirs de gaz comprimé ou de petits réservoirs portatifs contenant de l'oxygène sous forme liquide ou gazeuse. Si vous utilisez de l'oxygène, assurez-vous de connaître la dose appropriée (le débit, le moment et la durée d'utilisation), la façon d'utiliser l'équipement, et comment savoir quand en commander de nouveau. Ne soyez pas inquiet; votre réservoir d'oxygène n'explosera pas ou ne s'enflammera pas. Toutefois, l'oxygène peut contribuer à une inflammation rapide, alors assurez-vous que le réservoir soit situé à plus de trois mètres de toute flamme nue, y compris les cigarettes.

Comment mieux respirer

En plus des médicaments, il existe d'autres moyens d'améliorer votre respiration.

Les exercices de respiration

Nous inspirons et expirons près de 18 000 fois par jour. Il n'est pas étonnant de constater que la respiration soit au cœur des préoccupations des personnes atteintes d'une maladie pulmonaire. Néanmoins, de nombreuses personnes sont surprises de constater qu'une méthode de respiration appropriée est une compétence qui doit être acquise, surtout pour les personnes atteintes d'une maladie pulmonaire. Vous pouvez apprendre des méthodes de respiration qui amélioreront le fonctionnement de votre système respiratoire.

La respiration diaphragmatique ou abdominale aide à renforcer les muscles respiratoires (surtout le diaphragme) et à évacuer l'air vicié emprisonné dans les poumons. Une des principales causes de l'essoufflement et du manque d'air des personnes atteintes d'une maladie pulmonaire est la difficulté à évacuer l'air vicié. Ces exercices de respiration peuvent vous aider à mieux vider vos poumons et à profiter de votre pleine capacité pulmonaire. (Consultez les pages 54 à 56 pour les directives expliquant comment faire les exercices de respiration.)

La posture

Si vous êtes avachi, il peut être très difficile d'inspirer et d'expirer. Certaines postures corporelles permettent de remplir et de vider plus facilement vos poumons. Par exemple, placez-vous en position assise et penchez-vous vers l'avant en vous servant de vos hanches et en gardant le dos droit. Appuyez ensuite vos avant-bras sur vos cuisses ou appuyez votre tête, vos épaules et vos bras sur un oreiller placé sur la table. Vous pouvez aussi utiliser plusieurs oreillers durant la nuit pour faciliter votre respiration. (Voir la page 57.)

Le dégagement des poumons

La production excessive de mucus peut parfois bloquer les voies respiratoires et nuire à la respiration. Votre médecin ou votre inhalothérapeute peut vous recommander certaines positions permettant un « drainage postural ». Par exemple, si vous vous étendez sur le côté gauche, de manière légèrement inclinée, en surélevant votre pied plus haut que votre tête, vous pourriez contribuer au drainage efficace du mucus dans certaines régions des poumons. Demandez à votre médecin, votre infirmière, ou votre inhalothérapeute de vous conseiller des postures, s'il y en a, qui pourraient répondre à vos besoins. De plus, rappelez-vous que la consommation d'au moins six verres d'eau par jour (à l'exception des personnes qui ont des enflures aux chevilles ou dont le médecin les a informés de limiter leur consommation de liquide) pourrait aider à liquéfier et éliminer le mucus. (Voir la page 53.)

La toux contrôlée

Une toux profonde qui produit un jet d'air puissant est un bon moyen de dégager le mucus des voies respiratoires. En revanche, une faible toux sèche qui chatouille la gorge peut être épuisante, irritante et frustrante. Vous pouvez apprendre à tousser plus profondément et à produire une toux puissante pour dégager l'accumulation de mucus. Commencez par vous asseoir sur une chaise ou sur le bord du lit avec vos pieds posés sur le sol. Prenez un oreiller et appuyez-le fermement sur votre abdomen avec vos avant-bras. Prenez de profondes et lentes respirations abdominales par le nez et, à mesure que vous expirez complètement avec les lèvres pincées, courbez-vous lentement vers l'avant et poussez l'oreiller vers votre estomac. Au quatrième ou cinquième souffle, courbez-vous vers l'avant tout en produisant deux ou trois toux puissantes sans prendre de respirations rapides entre les toux. Répétez l'exercice plusieurs fois pour dégager l'accumulation de mucus. (Voir la page 56.)

Faire de l'exercice avec une maladie pulmonaire chronique

L'exercice fait partie des méthodes les plus simples et les plus efficaces pour améliorer votre vie en dépit de votre maladie pulmonaire chronique. L'activité physique renforce les muscles, améliore l'humeur, augmente le niveau d'énergie et favorise le bon fonctionnement du cœur et des poumons. Bien que l'exercice n'inverse pas les dommages causés aux poumons, il peut améliorer votre capacité fonctionnelle selon les limites fixées par votre maladie pulmonaire.

L'une des choses qu'il est important de garder en mémoire est que quand vous commencez à faire de l'exercice, votre niveau d'intensité doit être faible (par exemple, une marche lente plutôt que rapide) et l'exercice doit être de courte durée. Vous pouvez augmenter progressivement votre activité au fur et à mesure selon votre niveau d'essoufflement. Une bonne communication avec vos professionnels de la santé pour gérer vos symptômes et ajuster vos médicaments vous permettra de tirer un maximum de bienfaits et de plaisir de votre programme d'exercices.

Voici quelques conseils pour faire de l'exercice en dépit d'une maladie pulmonaire chronique :

- Avant de commencer vos exercices, prenez votre médicament, surtout votre inhalateur. Il vous aidera à effectuer de plus longues séances d'exercices tout en étant moins essoufflé.
- Si seulement quelques petits efforts vous causent un essoufflement excessif, votre médecin pourrait vouloir changer vos médicaments ou même vous inciter à utiliser de l'oxygène d'appoint avant de commencer vos activités de conditionnement. Un essoufflement modéré est normal durant une séance d'exercices, mais il vous faudra peut-être un peu de temps avant de trouver la bonne combinaison d'activité physique et de repos pour rester dans votre zone de confort.
- Prenez tout le temps nécessaire pour vous échauffer et pour récupérer pendant vos activités de conditionnement, ce qui devrait comprendre les exercices comme la respiration diaphragmatique ou abdominale et avec les lèvres pincées. (Voir les pages 55 et 56.)
- Tout le monde constate une augmentation normale de son rythme cardiaque et respiratoire causé par le sentiment « d'anticipation ». Cette augmentation peut vous inquiéter si vous craignez d'être trop essoufflé. Les respirations diaphragmatiques et avec les lèvres pincées peuvent vous aider à vous détendre et à rester calme.

Les personnes asthmatiques et l'exercice

Une toux ou une respiration sifflante peut se manifester chez les personnes asthmatiques quand elles font de l'exercice. Si tel est votre cas, vous pouvez discuter avec votre médecin de la possibilité d'utiliser deux doses d'albutérol (*Ventolin*) ou de cromoglycate sodique de 15 à 30 minutes avant le début de vos exercices. Porter un foulard ou un protecteur facial sur votre visage durant la saison froide peut vous aider à prévenir le déclenchement d'une crise d'asthme par le froid. Les exercices en piscine ne déclenchent habituellement pas de crises d'asthme.

- Portez attention à votre respiration en vous assurant qu'elle est profonde et lente et utilisez la respiration avec les lèvres pincées lors de l'expiration. (Voir la page 55.) Apprenez comment faire des expirations de deux à trois fois plus longues que vos inspirations. Par exemple, si vous faites de la marche rapide et constatez que vous pouvez faire deux pas à chaque inspiration, vous devriez alors être capable d'expirer avec les lèvres pincées pendant quatre à six pas. Une expiration lente vous aidera à mieux échanger l'air dans vos poumons et augmentera sans doute votre endurance.
- Rappelez-vous que les exercices de bras peuvent causer un essoufflement plus rapidement que les exercices de jambes.
- L'air froid et sec peut rendre plus difficiles votre séance d'exercices et votre respiration. C'est pourquoi la natation est une bonne activité que doivent privilégier les personnes atteintes d'une maladie pulmonaire chronique.
- Les exercices de renforcement—comme la gymnastique suédoise, la levée de poids légers et l'utilisation d'un rameur—peuvent être utiles, surtout pour les personnes qui sont affaiblies ou déconditionnées en raison de leurs médicaments ou d'autres causes.

Faire de l'exercice avec une maladie pulmonaire grave

Si vous pouvez vous lever de votre lit, vous êtes capable de faire dix minutes d'exercices par jour. Voici comment : chaque heure, levez-vous et marchez lentement à travers la pièce ou autour d'une chaise pendant une minute. Effectuer cet exercice dix fois par jour équivaut à dix minutes d'exercices. Vous pouvez ensuite progressivement passer à un programme d'exercices quotidien qui vous permettra de vous sentir plus fort et d'être plus à l'aise dans vos mouvements. Voici quelques points à ne pas oublier quand vous commencez à être plus actif :

- Inutile de vous presser. De nombreuses personnes atteintes d'une maladie pulmonaire se dépêchent de terminer leurs exercices avant d'être essoufflées. Il est préférable de ralentir. Bougez lentement et respirez au fil de vos mouvements. Au départ, il vous faudra y mettre de véritables efforts, mais avec de la pratique, vous remarquerez que vous pouvez en faire plus tout en demeurant à l'aise. Si vous avez peur de marcher seul, demandez à quelqu'un de marcher avec vous, apportez une chaise (une « chaise canne pliante » pourrait être utile), ou utilisez une marchette munie d'un siège pour que vous puissiez vous asseoir au besoin.
- Au fur et à mesure que vous gagnez en force et en confiance, augmentez à deux minutes de marche toutes les heures. Vous doublez ainsi la durée de votre exercice et atteignez un total de 20 minutes par jour. Quand vous vous sentez confortable avec vos exercices, modifiez votre parcours en marchant trois ou quatre minutes toutes les deux heures. Attendez une semaine ou deux, et essayez de marcher pendant cinq minutes de trois à quatre fois par jour. Essayez ensuite de marcher de six à sept minutes deux ou trois fois par jour. Vous avez maintenant compris l'idée de base. La plupart des personnes atteintes d'une maladie pulmonaire grave peuvent parvenir à des périodes de marche

L'apnée du sommeil

Si vous ronflez et que vous avez tendance à vous endormir durant la journée, vous êtes peut-être atteint d'un trouble respiratoire particulier appelé apnée du sommeil. Si vous êtes atteint d'apnée du sommeil, votre gorge s'obstrue durant votre sommeil et, pendant de courtes périodes (dix secondes ou moins), vous pouvez arrêter de respirer (c'est ce que l'on appelle l'apnée). Si vous êtes atteint de ce trouble respiratoire, vous ne le savez sans doute pas à moins que quelqu'un vous ait parlé de votre ronflement. L'apnée du sommeil est un des graves problèmes de santé les plus largement sous-diagnostiqués à l'heure actuelle.

L'apnée du sommeil peut causer un sentiment de fatigue dès le réveil, des maux de tête, de la somnolence ou des difficultés de concentration tout au long de la journée. Elle peut aussi provoquer des problèmes de santé plus graves, comme de l'hypertension, des cardiopathies et des accidents vasculaires cérébraux. Les personnes atteintes d'apnée du sommeil peuvent même éprouver des troubles de la mémoire similaires à ceux causés par la démence et la maladie d'Alzheimer. L'apnée du sommeil est diagnostiquée par un examen du sommeil (polysomnographie) en laboratoire ou par le port d'un petit moniteur à la maison.

Vous pouvez traiter l'apnée du sommeil à la maison en apportant des changements à votre mode de vie, comme perdre du poids (si vous êtes en surpoids), dormir sur le côté, éviter la consommation d'alcool, ne pas fumer, et prendre des médicaments pour soulager la congestion nasale et les allergies. Vous pouvez aussi utiliser un appareil respiratoire, connu sous le nom d'appareil de ventilation spontanée en pression positive continue (CPAP), qui pousse un léger jet d'air dans vos voies respiratoires pour éviter qu'elles soient obstruées par les tissus de votre gorge. Votre médecin pourrait aussi vous recommander l'utilisation d'un appareil dentaire (appareil respiratoire oral) pour aider à maintenir l'ouverture de vos voies respiratoires.

de 10 à 20 minutes, une ou deux fois par jour, en l'espace de quelques mois.

- Si vous avez de la difficulté à vous tenir debout, essayez d'utiliser un exerciseur (un pédalier portatif pour les jambes). Cet appareil est très utile si votre niveau d'endurance est faible, si vous n'avez personne à proximité pour vous aider, ou si vous avez peur de faire trop d'efforts physiques. L'exerciseur vous permet de vous asseoir confortablement à la maison et d'utiliser vos jambes pour pédaler, tout en rebâtissant votre confiance et en vous habituant à faire des efforts physiques dans un environnement qui vous sécurise.

L'asthme, la bronchite chronique et l'emphysème sont des maladies incurables, mais il est possible, en collaboration avec votre équipe de professionnel de la santé, de réduire vos symptômes et de réussir à mener une vie riche et gratifiante. Le but est de maîtriser vos symptômes pour que vous puissiez effectuer vos activités quotidiennes, faire de l'exercice, dormir confortablement, et éviter de devoir vous rendre à l'hôpital ou au service des urgences.

Autres lectures suggérées

Adams, Francis V. *The Asthma Sourcebook*, 3e éd. New York : McGraw-Hill, 2007.

Haas, François, et Sheila Spencer Haas. *The Chronic Bronchitis and Emphysema Handbook*. New York : Wiley, 2000.

Judd, J. Sandra, éd. *Respiratory Disorders Sourcebook*, 2e éd. Mississauga, Ontario : Omnigraphics, 2008.

Marcus, Bess, Jeffrey S. Hampl, et Edwin B. Fisher. *How to Quit Smoking Without Gaining Weight*. New York : Pocket Books, 2004.

Plaut, Thomas F., et Teresa B. Jones. *Asthma Guide for People of All Ages*. Amherst, Mass. : Pedipress, 1999.

Agence canadienne de la santé publique. *La vie et le souffle : Les maladies respiratoires au Canada*. Ottawa, 2007.

Shimberg, Elaine Fantle. *Coping with COPD: Understanding, Treating, and Living with Chronic Obstructive Pulmonary Disease*. New York : St. Martin's Griffin, 2003.

Snowdrift Pulmonary Foundation. *Frontline Advice for COPD Patients*. Denver : Snowdrift Pulmonary Foundation, 2002; téléchargement gratuit à www.copd-alert.com/Frontlin.pdf

Autres ressources

- ☐ Allergy & Asthma Network—Mothers of Asthmatics : www.aanma.org
- ☐ Association pulmonaire du Canada (1-888-566-5864) : www.poumon.ca
- ☐ Cadre de travail national sur la santé pulmonaire (613-569-6411) : www.cadretravailpulmonaire.ca
- ☐ COPD Canada Patient Network (250-483-6507) : www.copdcanada.ca
- ☐ COPD International : www.copd-international.com
- ☐ Société canadienne de l'asthme (1-866-787-4050) : www.asthma.ca
- ☐ Fondation canadienne d'allergie, d'asthme et d'immunologie (613-986-5869) : www.allergyfoundation.ca
- ☐ J'arrête—site Interactif pour s'aider à se libérer du tabac: www.jarrete.qc.ca
- ☐ Programme ActionAir de l'Association pulmonaire du Canada : www.poumon.ca/diseases-maladies/copd-mpoc_f.php
- ☐ Quit Now : www.quit.ca
- ☐ Société canadienne de l'asthme (1-866-787-4050) : www.asthma.ca

Chapitre 16

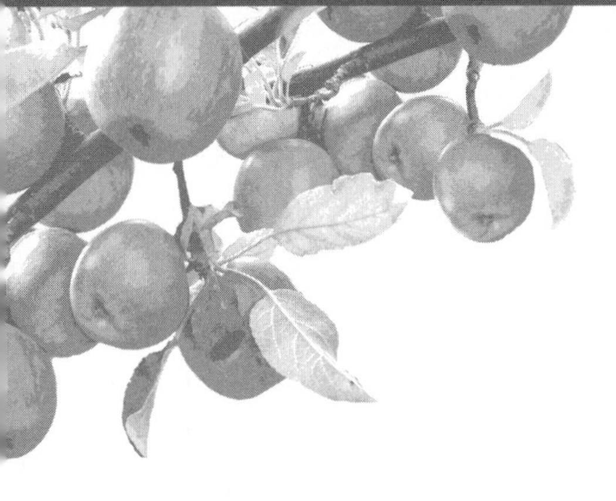

La prise en charge des cardiopathies, de l'hypertension et des accidents vasculaires cérébraux (AVC)

Nous en savons maintenant beaucoup sur le traitement des cardiopathies, de l'hypertension et des AVC, et nous avons de nombreux moyens de prévenir ces maladies qui mettent la vie en danger. Nous pouvons sauver des vies et prévenir des hospitalisations. Les personnes qui souffrent d'une cardiopathie et même celles qui ont eu un AVC peuvent espérer vivre une longue et agréable vie en santé.

Il existe de nombreuses formes de cardiopathies. L'athérosclérose se traduit par des artères obstruées qui ne peuvent approvisionner le muscle cardiaque. Lorsqu'une personne souffre d'une insuffisance cardiaque, le muscle cardiaque est endommagé et est incapable de pomper le sang efficacement vers les poumons et le reste du corps. Si les valvules cardiaques sont endommagées, il s'agit d'une cardiopathie valvulaire. Dans ce cas aussi, le sang peut ne pas se rendre dans le reste du corps. Le système électrique qui contrôle les battements cardiaques peut également être déréglé. Il en résulte que le cœur bat trop rapidement, trop lentement ou de manière irrégulière (ce qui s'appelle de l'arythmie). Nous parlerons de tous ces problèmes et d'autres encore concernant l'appareil circulatoire, dont les AVC et l'hypertension.

Coronaropathie

La coronaropathie, la forme la plus fréquente de cardiopathie, est à l'origine de la majorité des crises et des insuffisances cardiaques. Les artères coronaires sont des « canaux » ou des vaisseaux sanguins qui entourent le cœur. Elles distribuent l'oxygène et les éléments nutritifs dont le cœur a besoin pour être en mesure d'accomplir son travail. Les artères saines sont élastiques, flexibles et solides. La paroi interne d'une artère saine est lisse afin que le sang puisse y circuler facilement. Les artères se rétrécissent à mesure qu'elles deviennent obstruées par le cholestérol et d'autres substances. Cette affection est appelée l'athérosclérose, aussi connue sous le nom de coronaropathie, et la région obstruée ou rétrécie se nomme une sténose.

L'athérosclérose est un processus progressif qui apparait sur de nombreuses années. La première phase consiste en des lésions sur la paroi de l'artère causées par des niveaux de cholestérol et de triglycérides élevés, le diabète, le tabagisme ou l'hypertension. Ces lésions permettent au cholestérol à lipoprotéines de faible densité (cholestérol LDL ou mauvais cholestérol) de s'immiscer dans les parois des artères et de causer de l'inflammation. L'apparition de ces dépôts de matières grasses peut survenir dès l'adolescence.

Au fil du temps, une plus grande quantité de cholestérol est déposée et les régions adipeuses, nommées plaques, s'accroissent de plus en plus. Ces plaques peuvent complètement obstruer la circulation sanguine dans une artère ou se fissurer et ainsi former un caillot dans la lésion. Dans les deux cas, la circulation sanguine cardiaque est obstruée et la personne peut souffrir d'angine de poitrine (des douleurs thoraciques temporaires) ou être victime d'une crise cardiaque. La crise cardiaque est aussi connue sous le nom d'infarctus du myocarde et elle peut causer des lésions permanentes au muscle cardiaque si elle n'est pas traitée immédiatement. Quand une partie du muscle cardiaque est endommagée, elle ne peut plus aider le cœur à pomper le sang.

La douleur causée par l'angine de poitrine ou la crise cardiaque peut être localisée sur le côté gauche de la poitrine à l'emplacement du cœur, mais elle peut aussi irradier dans les épaules, les bras, le cou et la mâchoire. Les personnes souffrant d'angine de poitrine ou d'une crise cardiaque peuvent aussi éprouver des nausées, une transpiration abondante, de l'essoufflement et de la fatigue.

Les symptômes de cardiopathies chez les femmes peuvent être différents de ceux décrits précédemment, qui sont typiques chez les hommes. Les femmes peuvent ressentir une fatigue inhabituelle et éprouver des problèmes de sommeil, de l'essoufflement, des nausées, des

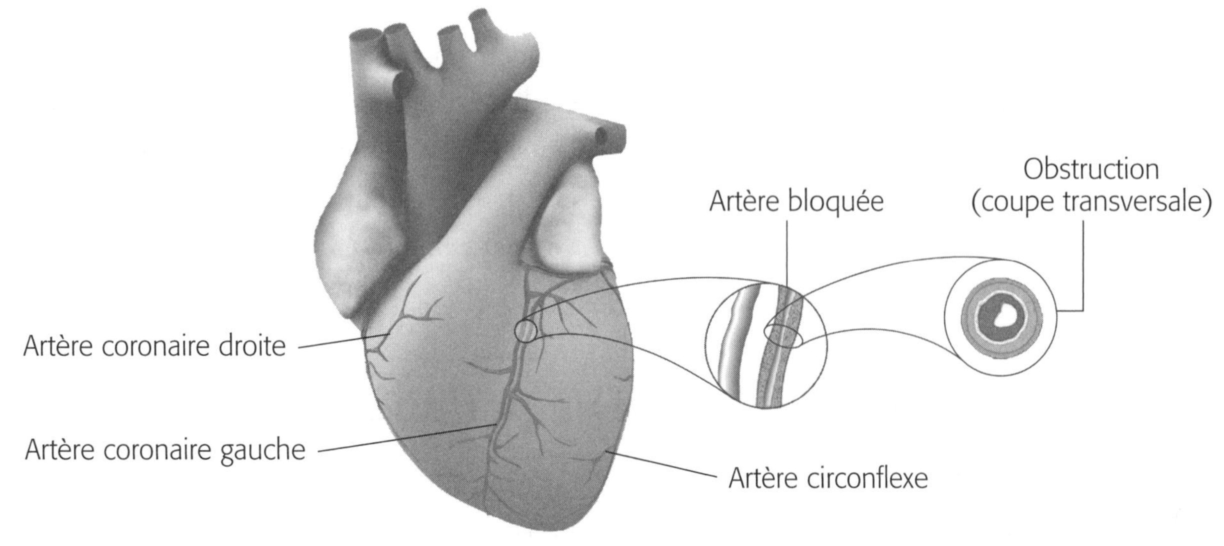

Figure 16.1 **Les artères du cœur**

sueurs froides, des étourdissements et de l'anxiété. Ces symptômes sont plus subtils que la douleur thoracique intense souvent associée à la crise cardiaque. Chez les femmes, cette différence s'explique par des blocages non seulement dans leurs artères principales, mais aussi dans les plus petites artères qui irriguent le cœur, une maladie appelée microangiopathie. De nombreuses femmes se présentent aux urgences alors que le cœur a déjà subi des dommages, puisque leurs symptômes ne sont pas ceux auxquels pensent la plupart des gens relativement à la crise cardiaque. (Consultez la section Obtenir des soins d'urgence immédiats à la page 324.)

Arythmies

Les personnes atteintes d'une cardiopathie peuvent constater des battements de cœur irréguliers (palpitations). Ces arythmies sont causées par des irrégularités dans le système conducteur ou le faisceau électrique du cœur. Les lésions causées dans ce système peuvent se manifester par un rythme cardiaque irrégulier, des palpitations ou de la tachycardie. Les médecins les désignent comme des arythmies ou des dysrythmies.

La plupart des battements de cœur irréguliers sont mineurs et sans danger. Toutefois, certains types d'arythmies peuvent poser problème. Des arythmies graves sont parfois accompagnées d'évanouissements, d'étourdissements, d'essoufflements ou de rythmes cardiaques irréguliers qui durent quelques minutes. De telles arythmies peuvent être dangereuses pour les personnes ayant un cœur particulièrement affaibli ou souffrant d'insuffisance cardiaque.

Parfois, le cœur peut battre de façon irrégulière et vous ne le remarquerez peut-être pas. Si vous constatez des battements de cœur irréguliers, prenez en note à quelle fréquence ils se manifestent, leur durée, la rapidité de votre rythme cardiaque (vérifiez votre pouls) et comment vous vous sentez durant cet épisode. Votre médecin pourra utiliser ces renseignements pour déterminer si vos arythmies sont dangereuses ou non. Souvenez-vous que de courts épisodes de battements de cœur irréguliers sont fréquents pour la majorité des gens, qu'ils soient cardiaques ou en pleine santé. En général, ces courts épisodes ne devraient pas vous inquiéter et il vous sera inutile de changer vos activités ou vos traitements.

Maladie vasculaire périphérique

La maladie vasculaire périphérique (MVP), également appelée la maladie artérielle périphérique (MAP) ou la maladie occlusive artérielle périphérique, survient lorsque les artères des jambes durcissent, à cause des dépôts de plaque, et rétrécissent (athérosclérose). L'athérosclérose dans les jambes est habituellement le résultat du même processus morbide qui se produit pour l'athérosclérose en cas de cardiopathie.

Le principal symptôme de la MVP est la douleur dans les jambes à la marche (claudication). Quelques personnes peuvent souffrir de plaies aux jambes qui ne guérissent pas ou qui guérissent très lentement. Certains traitements et médicaments sont semblables à ceux de la cardiopathie : arrêter de fumer (le plus important), faire de l'exercice, la prise de médicaments et parfois la chirurgie pour aider à restaurer la circulation dans les jambes.

L'insuffisance cardiaque

L'insuffisance cardiaque ne signifie pas que votre cœur a cessé de fonctionner ou qu'il va s'arrêter. Elle se définit par une moins grande capacité du cœur à pomper le sang : votre cœur continue de battre, mais avec moins de force. Ce problème de santé est parfois appelé insuffisance cardiaque congestive parce que les liquides ont tendance à s'accumuler dans les poumons et les jambes.

L'insuffisance cardiaque peut être traitée et ses symptômes peuvent être pris en charge, même quand le cœur ne peut revenir à la normale. Quels sont les signes et les symptômes de l'insuffisance cardiaque?

- **Épuisement, fatigue et faiblesse.** Quand votre cœur ne pompe pas avec suffisamment de force, vos muscles n'obtiennent pas assez d'oxygène. Vous pouvez ressentir une plus grande fatigue qu'à l'habitude et ne pas avoir assez d'énergie pour effectuer vos activités habituelles.
- **Essoufflement.** Parfois, la respiration devient plus difficile en raison de l'excès de liquide dans vos poumons. Vous pouvez avoir de la difficulté à reprendre votre souffle, souffrir de quintes de toux ou de toux fréquente, avoir de la difficulté à respirer quand vous êtes couché sur le dos,

ou être réveillé la nuit par votre respiration difficile. Si vous devez soulever le haut de votre corps avec de nombreux oreillers ou dormir dans un fauteuil inclinable, vous souffrez peut-être d'insuffisance cardiaque.

- **Gain de poids et œdème.** Ce sont des signes courants d'insuffisance cardiaque. Le gain de poids est causé par la rétention de liquide. Quand votre corps retient une quantité supplémentaire de liquide, votre poids augmente. Parfois, le gain de poids est rapide (quelques jours), mais il peut aussi être plus lent. Vous pouvez constater de l'enflure (œdème) dans les pieds et les chevilles, vos bas et vos souliers sont peut-être trop serrés, la bague que vous portez à votre doigt peut devenir trop serrée, et vous pouvez ressentir une sensation de ballonnement dans l'estomac et de contraction à la taille.
- **Changements dans la fréquence de votre besoin d'uriner.** Quand vous urinez, vos reins contribuent à évacuer le surplus de liquide contenu dans votre corps. La nuit, une plus grande quantité de sang est pompée dans vos reins puisque votre cerveau et vos muscles sont au repos et qu'ils ont moins besoin de sang. Cet approvisionnement additionnel permet à vos reins de « combler leur retard ». Vous pouvez avoir de plus fréquents besoins d'uriner la nuit ou en tout temps.
- Bien que l'insuffisance cardiaque soit un problème sérieux, le suivi quotidien de votre poids et une alimentation faible en sodium peuvent soulager les symptômes et prévenir des visites inutiles à l'hôpital.

Suivi de votre poids

Il est important de vous peser correctement et souvent si vous croyez qu'un gain ou une perte de poids peut indiquer des problèmes de santé. Voici comment faire :

- Pesez-vous environ à la même heure chaque jour. Nous vous suggérons de vous peser le matin, au réveil (après avoir uriné et avant de déjeuner).
- Assurez-vous de vous peser sans vêtements ou avec la même quantité de vêtements.
- Utilisez le même pèse-personne. Assurez-vous qu'il est réglé à zéro avant de vous peser. Le pèse-personne doit être posé sur une surface dure.
- Notez votre poids tous les jours dans un carnet ou toute autre feuille de contrôle. (Un calendrier est aussi une bonne idée.)
- Pesez-vous de nouveau si vous avez des doutes quant à votre poids et à l'efficacité du pèse-personne.
- Apportez le carnet où vous avez noté votre poids lors de vos rendez-vous médicaux.
- Communiquez avec votre professionnel de la santé si vous constatez un gain de poids de 1 à 1,3 kilo en une seule journée, un gain de poids de 2 kilos ou plus en cinq jours, de l'essoufflement, ou une enflure accrue des pieds ou des chevilles.

Une alimentation saine à faible teneur en sodium

Le sodium est un minéral important qui aide à réguler les niveaux de liquides dans votre corps. Une teneur excessive en sodium oblige votre corps à retenir une trop grande quantité

Obtenir des soins d'urgence immédiats

Si vous éprouvez des symptômes qui pourraient indiquer une crise cardiaque ou un AVC, ***vous devez immédiatement obtenir des soins médicaux d'urgence.*** De nouveaux traitements sont offerts pour dissoudre les caillots dans les vaisseaux sanguins du cœur et du cerveau. Ces traitements permettent de rétablir la circulation sanguine et d'empêcher toute lésion au cœur ou au cerveau. Toutefois, ces traitements ***doivent être effectués dans les heures suivant une crise cardiaque ou un AVC,*** le plus tôt est le mieux. Composez le 911 ou appelez les services d'urgence si vous ressentez n'importe quel des symptômes suivants : ***N'attendez pas!***

Signes avant-coureurs d'une crise cardiaque

- Douleurs thoraciques fortes, avec sensation de serrement (en dedans) ou qui exercent une pression;
- Douleurs ou inconfort qui irradient dans un ou les deux bras, le dos, le cou, la mâchoire ou l'estomac;
- Douleurs thoraciques qui durent plus de cinq minutes pour aucune raison apparente et qui ne sont pas soulagées par le repos ou la prise de médicaments pour le cœur (nitroglycérine);
- Douleurs thoraciques accompagnées de l'un des symptômes suivants : rythme cardiaque rapide et irrégulier, sueurs, nausée ou vomissements, essoufflement, étourdissements ou évanouissements, ou faiblesses inhabituelles. Chez les femmes, il est possible que ces symptômes ne soient pas accompagnés de douleurs thoraciques.

Si vous pensez faire une crise cardiaque :

1. Cessez vos activités.
2. Assoyez-vous.
3. Composez le 911. (N'essayez pas de vous rendre vous-même à l'hôpital.)
4. Si vous n'êtes pas allergique à l'aspirine, prenez un comprimé pour adultes (325 mg) ou quatre comprimés pour bébés (81 mg) d'aspirine.

Signes d'AVC

- Faiblesse ou engourdissement soudain du visage, d'un bras ou d'une jambe, surtout d'un côté du corps.
- Confusion soudaine, difficulté soudaine à parler ou à comprendre.
- Trouble soudain de la vision d'un ou des deux yeux qui ne disparait pas avec le clignement des yeux.
- Difficulté soudaine à marcher, étourdissements, perte de l'équilibre ou de la coordination.
- Violents maux de tête soudains sans cause connue.

C'est une question de minutes! Passez rapidement à l'action peut sauver des vies, peut-être la vôtre. N'attendez pas plus de cinq minutes avant de composer le 911.

de liquide. Les personnes ayant une insuffisance cardiaque doivent consommer moins de sodium pour éviter de retenir un excès de liquide qui s'accumulerait dans leurs poumons et causerait de l'essoufflement. Pour en apprendre davantage sur la saine alimentation et sur comment réduire sa consommation de sodium, consultez la page 220.

L'accident vasculaire cérébral (AVC)

L'AVC se produit quand un vaisseau sanguin se bloque ou éclate dans le cerveau. Privé du sang et de l'oxygène que celui-ci transporte, une partie du cerveau commence à mourir. La partie du corps contrôlée par la partie endommagée du cerveau ne fonctionne plus correctement.

Il y a deux types d'AVC :

- L'**accident ischémique cérébral** (le plus commun) se produit quand un caillot de sang bloque un vaisseau sanguin dans le cerveau. Le caillot peut se former dans le vaisseau sanguin ou s'être déplacé depuis une autre partie du système sanguin, comme des valvules cardiaques ou des artères du cou.
- L'**accident vasculaire cérébral hémorragique** survient lorsqu'une artère du cerveau saigne ou éclate. Cela cause un saignement à l'intérieur du cerveau.

Les symptômes d'un AVC dépendent de la section du cerveau qui est endommagé. Vous pouvez éprouver certains des symptômes suivants :

- Engourdissement soudain, picotement, faiblesse ou paralysie du visage, du bras ou de la jambe, en particulier d'un seul côté du corps;
- Changement soudain de la vision (comme un si un rideau tombait);
- Difficulté soudaine à parler;
- Confusion soudaine ou problème à comprendre des énoncés;
- Difficultés soudaines à marcher ou à garder l'équilibre.

Les dommages au cerveau occasionnés par un AVC peuvent commencer en quelques minutes. Il est important de connaître les symptômes d'un AVC et d'agir rapidement. (Consultez la section « Obtenir des soins d'urgence immédiats », à la page 273.) Un traitement rapide (dans les 90 minutes) peut permettre de limiter les dommages au cerveau et augmenter les chances d'un rétablissement complet. Si vous êtes avec une personne qui présente ces symptômes, appelez le 911, même si la personne refuse. Vous pourriez prévenir des dommages au cerveau et sauver une vie.

Parfois, les symptômes d'un AVC apparaissent et disparaissent en quelques minutes. Il s'agit d'un accident ischémique transitoire (AIT) ou mini-AVC. N'ignorez pas ces symptômes. Il peut s'agir d'un avertissement qu'un AVC pourrait se produire bientôt. Consultez votre médecin si vous présentez des symptômes pouvant indiquer un AVC, même s'ils disparaissent rapidement. Obtenir un traitement rapide pour un AIT peut permettre de prévenir un AVC.

Si vous avez subi un AVC, vous pourriez remarquer des progrès constants pendant plusieurs mois. Les programmes de réadaptation après un AVC peuvent grandement aider au rétablissement ainsi qu'à la prévention de futurs AVC. Ils aident encore plus s'ils sont entrepris le plus rapidement possible après un AVC, dès que votre médecin détermine que c'est sécuritaire : généralement, quelques jours plutôt que quelques semaines plus tard. Ne pas fumer, faire régulièrement de l'exercice, surveiller sa tension artérielle, son cholestérol et son diabète et prendre certains médicaments peuvent vous permettre de prévenir les futurs AVC.

L'hypertension artérielle

Une pression artérielle élevée (l'hypertension) augmente le risque de cardiopathie, d'AVC, et de lésions rénales et oculaires. La pression artérielle est une mesure de la quantité de pression dans une artère exprimée par deux nombres. La pression *systolique* (le nombre le plus élevé) représente la force du sang sur les artères lorsque le cœur se contracte. La pression *diastolique* (le nombre le plus bas) est la pression enregistrée quand le cœur se détend entre chaque contraction.

Les deux pressions sont enregistrées en millimètres de mercure (mmHg). Quand une pression artérielle indique 120/80 (« 120 sur 80 »), ces chiffres se traduisent par une pression systolique de 120 mmHg et par une pression diastolique de 80 mmHg. Ces deux chiffres sont importants, car si un ou l'autre est élevé, cela peut provoquer des lésions.

L'hypertension est souvent appelée la maladie silencieuse, car ceux qui en souffrent ne ressentent aucun symptôme et ne peuvent vraiment dire si leur pression est élevée sans la mesurer. Toutefois, puisque les personnes souffrant d'hypertension se sentent tout à fait bien, elles ont de la difficulté à croire que quelque chose ne va pas et elles ne veulent pas se faire traiter. Toutefois, la maladie silencieuse peut briser son silence. Au fil des années, une hypertension non traitée peut endommager les vaisseaux sanguins dans diverses parties du corps, ce qui peut causer, chez certaines personnes, des AVC, des crises cardiaques, de l'insuffisance cardiaque ou des lésions rénales ou oculaires. Le traitement de l'hypertension a pour but de prévenir ces complications graves. C'est pourquoi il est très important de contrôler sa pression artérielle même si vous vous sentez très bien.

Pourquoi souffrez-vous d'hypertension? Plus de 90 % des cas d'hypertension sont appelés « primaires » ou « essentiels », ce qui signifie en réalité que la cause est inconnue.

Qu'est-ce qu'une pression artérielle normale? Une pression artérielle saine est une valeur inférieure à 120 pour la pression systolique et à 80 pour la pression diastolique (120/80). Une « préhypertension » est une valeur inférieure à 140/90. L'hypertension se situe à des valeurs de 140/90 et plus. Pour la majorité des gens, une pression artérielle plus basse se traduit par un moins grand risque de complications. Pour certaines personnes, par exemple les personnes diabétiques ou celles souffrant d'une maladie rénale chronique, il peut être important de maintenir leur pression artérielle à un seuil inférieur.

Cependant, votre pression artérielle varie d'une minute à l'autre. L'hypertension est diagnostiquée quand les mesures de la pression artérielle sont élevées lors d'au moins deux épisodes distincts. À l'exception des cas plus graves, le diagnostic ne s'appuie jamais sur une seule mesure. C'est l'une des raisons pour lesquelles il est important de prendre plusieurs mesures de votre pression artérielle.

En présence de leur médecin, certaines personnes présentent une pression artérielle plus élevée en raison d'une réaction au stress appelée le « syndrome de la blouse blanche ». Il est donc très important de prendre des mesures supplémentaires pour le diagnostic de l'hypertension et la surveillance des effets du traitement. Il existe de nombreuses façons de mesurer votre pression artérielle. Demandez à la pharmacie ou au centre pour personnes âgées. Vous pouvez même vous acheter un tensiomètre et prendre votre pression à la maison. Prenez trois ou quatre mesures de votre pression artérielle et voyez si elle change en fonction de vos activités. Apportez ces mesures à votre médecin.

La pression artérielle peut souvent être réduite en diminuant sa consommation de sodium, en faisant de l'exercice, en maintenant un poids santé, en limitant sa consommation d'alcool et en prenant les médicaments prescrits. Bien que certaines personnes soient réticentes à prendre des médicaments parce qu'elles ont des craintes quant aux effets secondaires, elles seront surprises d'apprendre que de nombreuses personnes souffrant d'hypertension se sentent mieux (moins de fatigue, de maux de tête, etc.) quand elles prennent leurs médicaments.

Le diagnostic d'une cardiopathie

Les symptômes d'une cardiopathie sont parfois clairs et communs, comme des douleurs thoraciques associées à de l'activité physique. Heureusement, il existe maintenant un grand nombre d'analyses dont le but est de déterminer si la cardiopathie est présente et quelle est sa gravité. Les analyses et les traitements suivants sont parmi les plus courants.

- **Analyses sanguines.** Les analyses sanguines qui mesurent les substances adipeuses (cholestérol et triglycérides) estiment votre risque de développer une cardiopathie. On les utilise aussi pour surveiller les effets de médicaments qui diminuent le niveau de cholestérol. Si vous souffrez de douleurs thoraciques, votre médecin peut demander des analyses de sang pour vérifier les taux d'enzymes cardiaques, comme la troponine, afin de confirmer le diagnostic de crise cardiaque. Chez les personnes souffrant d'insuffisance cardiaque, le niveau de BNP (une hormone) dans le sang pourrait augmenter.

- **Électrocardiogramme.** Un électrocardiogramme (ECG) mesure l'activité électrique de votre cœur. Il peut démontrer un manque d'oxygène au cœur, une crise cardiaque, un élargissement du cœur et un rythme cardiaque irrégulier. Il s'agit d'un « instantané » de votre activité cardiaque. Parfois, un deuxième ECG est nécessaire pour voir si une crise cardiaque est survenue. Un ECG ne peut prédire votre facteur de risque pour une éventuelle crise cardiaque. Parfois, un patient portera un moniteur Holter portatif pendant plusieurs heures ou jours pour détecter les rythmes cardiaques irréguliers qui apparaissent puis disparaissent.

- **Échocardiogramme.** Des ondes à ultrasons indolores sont projetées sur le cœur et en produisent des images détaillées. Un ordinateur convertit les échos et les affiche sur un écran de télévision. Les images sont enregistrées et elles peuvent montrer la taille du cœur, son mouvement, le fonctionnement des valves et certains types de lésions cardiaques. Cette analyse peut aussi être effectuée avec des exercices (épreuve d'effort) afin d'évaluer la réaction du cœur à l'effort.
- **Épreuve d'effort.** Parfois, les problèmes surviennent uniquement quand le cœur est soumis à un effort accru. (Il est ici question d'un effort qui fait travailler davantage le cœur et non d'un effort sur le plan émotionnel.) Cette épreuve est effectuée tout en s'exerçant sur un tapis roulant ou un vélo d'exercice, ou après l'injection d'un produit chimique qui stimule le cœur sans devoir faire de l'exercice. Un ECG est fixé sur la poitrine du patient. L'ECG, la pression artérielle et les symptômes sont surveillés tout au long de l'épreuve et pour les quelques minutes qui suivent. L'épreuve d'effort est effectuée dans le but de :
  - évaluer les symptômes liés à l'exercice ou à l'effort;
  - confirmer une crainte de cardiopathie;
  - évaluer le traitement;
  - évaluer les progrès réalisés à la suite d'une crise cardiaque;
  - déterminer les irrégularités dans le rythme cardiaque.

  Un résultat positif suggère la présence d'une coronaropathie.
- **Balayage par rayonnement nucléaire.** Une faible substance radioactive, comme le thallium, est injectée dans une veine. Un balayage ou une caméra spéciale est utilisé pour prendre deux séries de photographies, avec ou sans effort (induit par l'exercice ou un médicament), qui sont ensuite comparées. Cette analyse montre la distribution du sang vers le muscle cardiaque et à quel point le cœur pompe le sang.
- **Cathétérisme cardiaque et coronarographie.** Un long tube de plastique, appelé cathéter, est inséré dans l'un des principaux vaisseaux sanguins (habituellement dans la région de l'aine) et est délicatement dirigé vers le cœur. Une substance colorée est alors injectée dans le cathéter et permet de révéler les artères coronaires sur les rayons X. Cette analyse permet au médecin de déterminer le meilleur traitement à suivre si les artères sont obstruées. Elle peut aussi donner de l'information sur le fonctionnement du muscle cardiaque et des valvules cardiaques.

Prévention et traitement des cardiopathies, de l'hypertension et des accidents vasculaires cérébraux (AVC)

Trois méthodes générales sont utilisées pour prévenir et traiter les cardiopathies : le changement du mode de vie, les médicaments ainsi que les interventions et les chirurgies. La plupart des personnes en viendront à recourir à une ou plusieurs de ces méthodes.

Changement du mode de vie et traitements non pharmacologiques

Les crises cardiaques, les AVC et l'hypertension peuvent souvent être contrôlés ou prévenus en prenant les mesures suivantes :

- **Cesser de fumer.** Le tabagisme cause des lésions dans les parois intérieures des vaisseaux sanguins et augmente la pression artérielle. Cesser de fumer est la meilleure méthode pour préserver votre santé. Heureusement, il existe maintenant une variété de programmes de soutien (allant du soutien téléphonique aux programmes de groupe et en ligne) et de médicaments (gommes et timbres à la nicotine pour calmer l'envie de fumer) qui peuvent vous aider à arrêter de fumer et à ne pas recommencer.
- **Faire de l'exercice.** L'exercice renforce votre cœur. Il peut aussi diminuer votre niveau de cholestérol et votre pression artérielle, tout en vous aidant à contrôler votre poids. Les personnes inactives doublent leurs risques de souffrir d'une cardiopathie. Une activité physique quotidienne, même si elle est de courte durée, peut diminuer votre risque de souffrir d'une cardiopathie et vous aider à vous sentir en meilleure forme et plus énergique. (Voir les chapitres 6, 7 et 8.)
- **Manger sainement.** Le cholestérol est une substance grasse qui se trouve dans le sang. Il peut causer des dépôts graisseux appelés plaques qui s'accumulent et rétrécissent vos vaisseaux sanguins. Plus votre niveau de cholestérol est élevé, plus vous risquez de souffrir d'une cardiopathie. Lisez le chapitre 11 pour savoir comment réduire votre niveau de cholestérol. Malheureusement, tous les types de cholestérols ne peuvent pas être contrôlés par l'alimentation. Le corps produit aussi du cholestérol et il peut être nécessaire de prendre des médicaments. Peu importe la méthode, que vous optiez pour un changement de votre mode de vie ou la prise de médicaments (ou les deux), la diminution du niveau de cholestérol réduit considérablement les risques de crises cardiaques et d'AVC.
- **Maintenir un poids santé.** L'embonpoint oblige votre cœur à travailler plus fort et peut hausser votre taux de cholestérol LDL (mauvais cholestérol) et votre pression artérielle, tout en augmentant votre facteur de risque au diabète. Un excès de poids autour de la région abdominale maximise votre niveau de risque. Faire régulièrement de l'exercice et manger sainement sont les plus importantes étapes pour prévenir un gain

de poids, maintenir son poids ou perdre du poids. (Voir les chapitres 11 et 12.)

- **Gérer le stress émotionnel.** Le stress augmente la pression artérielle et le rythme cardiaque, ce qui peut endommager les parois des vaisseaux sanguins et permettre le développement d'une cardiopathie. (Voir le chapitre 5.)
- **Limiter sa consommation d'alcool.** Bien qu'une consommation d'alcool modérée (un verre par jour pour les femmes et deux verres par jour pour les hommes) puisse réduire le risque de cardiopathies, une consommation élevée (plus de cinq verres à la fois) peut augmenter le risque de cardiopathies et d'hypertension. Assurez-vous donc de limiter votre consommation d'alcool.
- **Contrôler son diabète.** Si vous êtes diabétique, votre glycémie élevée qui endommage vos vaisseaux sanguins augmente de plus du double votre risque de souffrir d'une cardiopathie. En contrôlant votre glycémie et en prenant certains médicaments qui protègent votre cœur, vous pouvez grandement diminuer le risque de crises cardiaques ou d'AVC. (Consultez les chapitres 11 et 18.)
- **Contrôler son hypertension.** Consultez le chapitre 11 pour savoir comment reconnaître les aliments à forte teneur en cholestérol.

Médicaments pour un cœur en santé

De nombreux médicaments sont offerts pour traiter les cardiopathies et l'hypertension. Certains de ces médicaments sont aussi très utiles pour la prévention des crises cardiaques, des AVC et des lésions rénales. Par le passé, nous croyions que les médicaments ne devaient être utilisés que si les changements de mode de vie, comme une saine alimentation et de l'exercice, avaient échoué. De nouvelles recherches démontrent qu'il est cependant plus profitable de combiner certains médicaments aux changements de mode de vie.

Au tableau 16.1, il est brièvement question de certains des médicaments les plus communs et les plus efficaces. Si vous souffrez d'une cardiopathie, de diabète, d'un AVC, d'une maladie artérielle périphérique, d'une maladie rénale chronique ou d'un anévrisme de l'aorte abdominale, assurez-vous de consulter votre médecin pour savoir si certains de ces médicaments visant à protéger le cœur sont bons pour vous. Si un médicament ne fonctionne pas pour vous ou cause des effets secondaires, parlez-en à votre médecin. Habituellement, il existe un médicament alternatif qui fonctionnera. La plupart des médicaments pour le cœur sont pris pendant toute la vie et continuent de fonctionner pour réduire le risque de cardiopathie, d'insuffisance cardiaque et d'AVC. Ces médicaments ne créent pas de dépendance et peuvent être utilisés de manière sécuritaire pendant plusieurs années. Ne commencez pas et n'interrompez pas la prise de ces médicaments sans en parler à vos médecins.

Interventions et chirurgies cardiaques

Pour certains problèmes cardiaques et quand les médicaments ne suffisent pas pour corriger un problème, plusieurs types d'interventions et de chirurgies peuvent être utiles.

Tableau 16.1 **Médicaments utilisés pour la prise en charge des cardiopathies, de l'hypertension et des accidents vasculaires cérébraux (AVC)***

Médicaments	Quels sont leurs effets?	Commentaires
Les anticoagulants *Exemples* : aspirine pour bébés enrobée (81 mg), warfarine (*Coumadin*), clopidogrel (*Plavix*)	Les anticoagulants réduisent les risques de formation de caillots sanguins, de crises cardiaques et d'AVC, surtout si vous avez déjà été victime d'une crise cardiaque ou d'un AVC ou si vous êtes diabétique.	L'aspirine peut causer une irritation à l'estomac et même de petits ulcères et des saignements. En général, le fait de prendre une aspirine enrobée à faible dose (81 mg) pendant un repas peut protéger votre estomac. Bien que l'aspirine puisse réduire le risque d'AVC causés par des caillots sanguins, elle peut toutefois augmenter légèrement le risque de subir un certain type d'AVC causé par les saignements. Le clopidogrel est parfois utilisé pour prévenir les caillots sanguins.
Les statines qui diminuent le taux de cholestérol (inhibiteurs de la HMG-CoA réductase) *Exemples* : lovastatine (*Mevacor*), simvastatine (*Zocor*[†]), atorvastatine (*Lipitor*), pravastatine (*Pravachol*) [†]Avis de Santé Canada sur le dosage.	Les statines agissent pour diminuer votre cholestérol LDL (mauvais cholestérol) en empêchant la production de cholestérol dans le foie. Elles augmentent aussi votre cholestérol HDL (bon cholestérol) et peuvent aider à prévenir la formation de caillots sanguins et l'inflammation à l'intérieur de vos artères. Les plus récents éléments de preuve suggèrent que même si vos niveaux de cholestérol sont normaux, les personnes souffrant d'une cardiopathie ou du diabète et qui prennent un médicament de statines peuvent réduire davantage leur risque de crises cardiaques ou d'AVC.	Les personnes qui prennent des statines quotidiennement sont beaucoup moins à risque de souffrir d'une crise cardiaque ou de mourir d'une crise cardiaque ou d'un AVC. Si vous avez des douleurs musculaires sévères, une faiblesse sévère ou de l'urine brune en utilisant un de ces médicaments, communiquez avec votre professionnel de la santé. Les statines peuvent être combinées avec d'autres médicaments pour diminuer le cholestérol et réduire les triglycérides.
Les inhibiteurs calciques *Exemples* : amlodipine (*Norvasc*), félodipine (*Plendil*), nifédipine (*Adalat*), vérapamil (*Isoptin SR*), diltiazem (*Cardizem*)	Ces médicaments détendent les muscles qui entourent les artères, ce qui diminue la pression artérielle et permet à votre cœur de pomper le sang plus facilement.	Vérapamil et diltiazem peuvent aggraver l'insuffisance cardiaque, mais ils peuvent être utilisés sans danger si vous ne souffrez pas d'insuffisance cardiaque.

Continue à la page suivante ▼

Tableau 16.1 **Médicaments utilisés pour la prise en charge des cardiopathies, de l'hypertension et des accidents vasculaires cérébraux (AVC)* (*suite*)**

Médicaments	Quels sont leurs effets?	Commentaires
Les bêtabloquants *Exemples* : aténolol (*Tenormin*), propranolol (*Inderal*), acétabutol (*Sectral*)	Les bêtabloquants réduisent la charge de travail du cœur en détendant les muscles cardiaques et en ralentissant le rythme cardiaque, ce qui permet au cœur de pomper le sang plus facilement. Les bêtabloquants sont utilisés pour le traitement de l'hypertension, de l'insuffisance cardiaque, de l'arythmie, des artères obstruées et de l'angine de poitrine (douleurs thoraciques). Ce médicament réduit le risque d'une crise cardiaque causant une mort subite (sans symptômes ni signe d'avertissement) chez les personnes ayant une coronaropathie. Si vous surveillez l'intensité de vos exercices en fonction de votre fréquence cardiaque, ayez conscience que les bêtabloquants ralentissent votre fréquence, ils peuvent modifier votre objectif de fréquence cardiaque et votre fréquence maximale. Parlez-en à votre médecin.	Les premiers effets secondaires s'estompent habituellement avec le temps. Vous pourriez devoir prendre un bêtabloquant pendant 2 ou 3 mois avant de vous sentir mieux. Mais pendant ce temps, il peut empêcher votre cœur de s'affaiblir. Les personnes souffrant d'un asthme mal contrôlé et de diabète doivent discuter avec leur médecin pour savoir s'ils peuvent ou non utiliser les bêtabloquants.
Les inhibiteurs enzymatiques de conversion de l'angiotensine *Exemples* : lisinopril (*Prinivil*, *Zestril*), captopril (*Capoten*), énalapril (*Vasotec*) et ***les antagonistes des récepteurs de l'angiotensine*** *Exemple* : losartan (*Cozaar*)	Les inhibiteurs enzymatiques de conversion de l'angiotensine et les antagonistes des récepteurs de l'angiotensine détendent les vaisseaux sanguins afin que le sang circule plus facilement jusqu'au cœur, ce qui permet au sang enrichi en oxygène de se rendre au cœur. Ils diminuent également la tension artérielle et peuvent aider à réduire les symptômes et à améliorer la survie en cas d'insuffisance cardiaque. Ils sont aussi utilisés pour traiter et prévenir les problèmes rénaux, en particulier chez les personnes diabétiques.	Certaines personnes qui prennent ces médicaments développent une toux légère ou un chatouillement au fond de la gorge. Si la toux ne vous dérange pas, il n'est pas nécessaire de cesser la médication. Mais si la toux vous dérange, un antagoniste des récepteurs de l'angiotensine peut parfois être remplacé.

*Puisque la recherche sur les médicaments change rapidement, nous vous suggérons de consulter votre médecin, votre pharmacien ou un livre de référence récent sur les médicaments pour obtenir les renseignements les plus à jour.

Médicaments	Quels sont leurs effets?	Commentaires
Les anti-arythmisants *Exemples* : amiodarone (*Cordarone*), flécaïnide (*Tambocor*), divers bêtabloquants et inhibiteurs calciques	Ces médicaments peuvent aider le cœur à battre plus lentement ou plus régulièrement.	
Les diurétiques *Exemples* : hydrochlorothiazide, furosémide (*Lasix*), bumétanide (*Burinex*), triamtérène	Les diurétiques diminuent la quantité de liquide dans le corps, y compris l'accumulation de fluides dans les poumons qui peut se produire en cas d'insuffisance cardiaque. Votre corps se débarrasse de cet excès de fluide quand vous urinez. Se débarrasser du fluide diminue la quantité de travail que le cœur doit fournir et aide à réduire la tension artérielle, l'œdème et l'accumulation de fluides dans les poumons. Il a été démontré que certains diurétiques réduisent les risques de crise cardiaque et d'AVC.	Si vous prenez votre dernière dose de diurétique pas plus tard que 18 h, vous n'aurez peut-être pas besoin de vous lever si souvent pour uriner pendant la nuit. Selon le médicament, vous pourriez devoir prendre des suppléments de potassium.
Digoxine	La digoxine est utilisée dans les cas d'insuffisance cardiaque pour aider le cœur à pomper avec plus de force. Elle aide à contrôler la fréquence cardiaque.	
Nitrates *Exemples* : nitroglycérine (*Nitro-Dur*), dinitrate d'isosorbide	Les nitrates détendent les parois des vaisseaux sanguins et augmentent l'alimentation en sang et en oxygène au cœur. Ils peuvent aider à réduire les douleurs thoraciques (angine).	La nitroglycérine sous forme de comprimés sublinguaux (sous la langue) ou en vaporisateur est prise au premier signe d'inconfort ou d'oppression thoracique. N'avalez pas et ne mâchez pas les comprimés. ***Si l'inconfort ne passe pas après 5 minutes, appelez le 911 immédiatement.*** Continuez de prendre la nitroglycérine environ toutes les 5 minutes jusqu'à ce que l'inconfort passe ou que l'aide arrive. Conservez un approvisionnement à jour à portée de main en renouvelant votre prescription tous les 6 mois, une fois que la bouteille a été ouverte.

- **L'angioplastie coronaire ou la technique du « ballonnet »**. L'angioplastie coronaire permet de soulager les symptômes de la coronaropathie en dilatant une artère coronaire obstruée pour améliorer la circulation sanguine cardiaque. Un cathéter (un long tube étroit) muni d'un ballon à l'extrémité est inséré dans l'artère pour élargir le passage étroit dans le vaisseau. Votre médecin peut choisir d'insérer un petit tube, appelé endoprothèse, pour aider à maintenir l'ouverture du vaisseau étroit. De nombreuses endoprothèses contiennent des médicaments (endoprothèses à élution de médicaments) qui peuvent aider à prévenir une nouvelle obstruction dans l'artère.
- **Pontage coronarien**. Le pontage coronarien est une intervention chirurgicale qui crée une nouvelle voie pour la circulation sanguine vers le cœur. Le médecin utilise un vaisseau sanguin provenant de votre jambe ou de la paroi de votre cage thoracique pour créer un détour autour de l'obstruction dans l'artère coronaire. Une ou plusieurs artères obstruées peuvent subir un pontage. Les personnes qui ont recours à cette chirurgie doivent rester quelques jours à l'hôpital et la période de rétablissement peut s'échelonner sur quelques semaines ou mois.
- **Remplacement valvulaire**. Parfois, il est nécessaire de subir une chirurgie cardiaque pour réparer ou remplacer une valvule cardiaque endommagée.
- **Chirurgie et dispositif pour les problèmes de rythme cardiaque.** Les nerfs du cœur peuvent être coupés chirurgicalement pour contrôler ou prévenir certains types de rythmes irréguliers. De plus, des dispositifs comme les stimulateurs cardiaques et les défibrillateurs internes peuvent être implantés de manière permanente pour traiter un rythme cardiaque anormal.

Faire de l'exercice avec une cardiopathie

L'exercice peut être à la fois sécuritaire et bénéfique pour de nombreuses personnes souffrant d'une cardiopathie, avec ou sans chirurgie. Pour tirer le meilleur parti de vos exercices, travaillez en collaboration avec vos professionnels de la santé afin de trouver le meilleur programme d'exercices répondant à vos besoins. Faire un choix judicieux d'exercices réguliers fait partie du traitement et de la réhabilitation. L'exercice peut diminuer vos risques de problèmes futurs, réduire le besoin d'hospitalisation et améliorer votre qualité de vie.

Quand ne pas faire d'exercices

Certains troubles cardiaques limitent la sorte et la quantité d'exercice que vous faites. Suivez les conseils de votre médecin en ce qui concerne l'exercice et l'effort si vous avez une mauvaise circulation cardiaque (ischémie), si vous souffrez de battements de cœur irréguliers (arythmie) ou si votre cœur est incapable de pomper assez de sang dans le reste de votre corps. Si votre cardiopathie est sévère, votre médecin pourrait modifier votre traitement avant de vous donner le feu vert pour faire de l'exercice. Par exemple, si vous souffrez d'arythmie, votre médecin voudra peut-être vous traiter avec un médicament pour contrôler vos battements cardiaques. Si vous avez une mauvaise circulation dans le muscle cardiaque, le médecin peut recommander des médicaments, un pontage ou une angioplastie avec la technique du « ballonnet » afin d'améliorer la circulation dans votre muscle cardiaque avant de vous permettre de faire des exercices de mise en forme.

Conseils pour des exercices sécuritaires

Si vous n'avez pas de trouble qui vous limite ou n'avez pas reçu un avis du médecin de ne pas faire de l'exercice, il est sécuritaire pour vous de commencer le programme d'entraînement décrit dans ce livre. Voici quelques points à prendre en considération concernant l'exercice pour les personnes présentant diverses cardiopathies.

- Les activités de renforcement, les exercices isométriques, l'haltérophilie ou l'aviron peuvent augmenter la pression sanguine et la charge imposée au cœur inutilement. Cela peut être dangereux si vous faites de l'hypertension ou que votre cœur a de la difficulté à pomper. Si vous et votre médecin pensez que le renforcement est important pour vous, vous devrez faire particulièrement attention à ne pas retenir votre souffle pendant que vous faites de l'exercice. Pensez à expirer lorsque vous forcez. Une manière de s'assurer de respirer est de compter à haute voix ou de respirer fort en gardant les lèvres pincées.
- Si vous n'avez pas fait d'exercices depuis que votre cardiopathie est commencée, vous et votre médecin pouvez décider qu'une supervision par des professionnels expérimentés est un bon point de départ. La plupart des communautés offrent des programmes de réhabilitation cardiaque ou des salles d'entraînement où travaillent des professionnels dans un hôpital local ou un centre communautaire.
- Quand votre médecin vous donne la permission de faire de l'activité, maintenez l'intensité bien en dessous du niveau qui cause des symptômes, comme une douleur thoracique ou un essoufflement sévère. Par exemple, si vous souffrez de douleurs thoraciques pendant une épreuve sur tapis roulant quand votre cœur bat à 130 battements par minute, vous ne devriez pas laisser votre cœur battre à plus de 115 battements par minute quand vous vous exercez. Si vous ne pouvez juger facilement de l'intensité, demeurez en dessous de votre « zone de symptômes »; vous pouvez porter un moniteur de fréquence cardiaque (offert dans les commerces d'équipements médicaux et sportifs) et vérifiez votre fréquence cardiaque en tout temps. D'autres façons de surveiller l'intensité de vos exercices est les tests par la conversation et de la perception de l'effort. (Consultez les pages 150 et 151.)
- Si votre cœur présente une diminution de sa force de pompage, évitez les activités qui vous causent une tension. Essayez des exercices plus bénéfiques comme des exercices physiques légers, la marche, la nage et le vélo d'exercice.

- Faites de l'exercice en position couchée; comme quand vous nagez, ou pédalez sur un vélo stationnaire en position couchée, cela peut vous aider à améliorer l'efficacité de l'action de pompage de votre cœur et c'est moins fatigant que de s'exercer en position debout.
- Rappelez-vous que si vous développez de nouveaux symptômes ou des symptômes différents, comme de la douleur thoracique, de l'essoufflement, de l'étourdissement ou des battements de cœur rapides ou irréguliers au repos ou en vous exerçant, vous devriez interrompre ce que vous êtes en train de faire et communiquer avec votre médecin.

S'exercer après un AVC

Si vous avez eu un AVC qui a touché votre bras ou votre jambe, vous avez peut-être fait de la physiothérapie ou de l'ergothérapie. Vous pourriez reconnaître plusieurs des exercices proposés dans ce livre parmi ceux que vous avez faits en thérapie. Si vous voyez toujours un thérapeute, ou que vous suivez un programme d'exercices à la maison, discutez avec votre thérapeute de l'ajout de nouvelles activités. Si vous prenez vos propres décisions relativement à l'exercice, vous pouvez utiliser les exercices dans ce livre pour continuer à améliorer votre souplesse, votre force et votre endurance. Si vous avez une faiblesse dans le bras ou la jambe ou avez de la difficulté à garder l'équilibre, il est important que vous pensiez à la sécurité en choisissant les exercices que vous faites. Être accompagné d'une autre personne, être assis plutôt que debout et utiliser un comptoir, une chaise solide ou une rampe murale pour vous appuyer sont quelques idées qui pourraient vous permettre d'adapter vos exercices selon vos besoins. Vous pouvez aussi penser à des façons de faire pour que votre côté plus fort aide votre côté plus faible à s'exercer. Un vélo d'exercice avec des cale-pieds sur les pédales permet à votre jambe plus forte d'aider vos deux jambes à s'exercer. Faire des exercices pour les bras en tenant une canne, un bâton de marche ou une serviette dans les deux mains permet aux deux bras de bouger. Gardez à l'esprit que même si la faiblesse au bras et à la jambe est permanente, vous pouvez tout de même améliorer votre activité physique et votre santé en général par l'exercice.

S'exercer avec la maladie vasculaire périphérique (claudication)

L'exercice pour les personnes avec une claudication à la jambe est généralement limité par la douleur ressentie dans la jambe qui s'accroît pendant l'exercice. La bonne nouvelle, c'est que les exercices de mise en forme peuvent permettre d'améliorer l'endurance et de réduire la douleur à la jambe pour la plupart des gens. Commencez par des petites promenades ou du vélo et continuez jusqu'à ce que vous commenciez à ressentir de la douleur à la jambe. Arrêtez et reposez-vous ou ralentissez le rythme jusqu'à ce que l'inconfort se calme, puis recommencez. Au début, répétez ce cycle pendant 5 à 10 minutes, en augmentant graduellement jusqu'à ce que vous vous sentiez plus confortable. La plupart des gens trouvent qu'ils peuvent augmenter graduellement la période de temps pendant laquelle ils peuvent marcher ou s'exercer confortablement grâce à cette méthode. Un bon objectif est d'être capable de continuer pendant 30 ou 60 minutes, ce qui est assez long pour obtenir des bénéfices observables de l'entraînement physique également. Si la douleur dans les jambes continue de vous empêcher d'être actif physiquement, discutez de vos options avec votre médecin. Rappelez-vous que les exercices des bras ne causent généralement pas de douleurs dans les jambes; alors assurez-vous de les inclure comme une partie importante de votre programme d'entraînement général.

Les perspectives d'avenir

Il y a de nombreuses choses que nous pouvons faire pour prévenir les cardiopathies et les AVC et pour aider les personnes atteintes de ces troubles à vivre une vie longue et bien remplie. L'approche combinée d'un mode de vie sain, d'une utilisation sélective de médicaments et d'une intervention cardiaque en cas de besoin a permis de diminuer de façon considérable le risque de crise cardiaque, d'AVC et de mort prématurée. Vous aussi avez un travail important à accomplir. C'est votre rôle de bien manger et de vous exercer, de gérer votre stress et de prendre vos médicaments selon la prescription. Si vous ne faites pas votre part, votre équipe de soins de santé sera moins efficace. Prendre soins de sa santé et pratiquer l'autogestion, pour les gens souffrant de troubles cardiaques sérieux, signifie aussi planifier pour l'avenir et faire connaître ses souhaits concernant les problèmes de fin de vie et de soins médicaux. (Consultez le chapitre 19.)

Autres lectures suggérées

Abramson, Beth. *Heart Health for Canadians: The Definitive Guide*. Ontario : HarperCollins Publishers Ltd, 2013.

Casey, Aggie, Herbert Benson et Ann MacDonald. *Mind Your Heart: A Mind/Body Approach to Stress Management, Exercise, and Nutrition for Heart Health*. New York : Free Press, 2004.

Casey, Aggie, Herbert Benson et Brian O'Neill. *Harvard Medical School Guide to Lowering Your Blood Pressure*. New York : McGraw-Hill, 2005.

Gretzky, Walter. *On Family, Hockey and Healing*. Toronto : Random House Canada, 2002.

Heart and Stroke Foundation of Canada. *The Canadian Family Guide to Stroke: Prevention, Treatment and Recovery: Adapté pour le Canada par la Heart and Stroke Foundation of Canada*. Toronto : Random House Canada, 1996.

Heller, Maria. *The DASH Diet Action Plan: Proven to Lower Blood Pressure and Cholesterol Without Medication*. New York : Grand Central Life & Style, 2011.

Rippe, James M. *Heart Disease for Dummies*. Hoboken, N.J. : Wiley, 2004.

Taylor, Jill Bolte. *My Stroke of Insight: A Brain Scientist's Personal Journey*. New York : Viking, 2009.

Autres ressources

- ☐ Association des maladies pulmonaires du Québec : www.pq.poumon.ca/
- ☐ Au Québec, le programme pour l'arrêt du tabagisme est : www.jarrete.qc.ca/
- ☐ Diabète Québec : www.diabete.qc.ca/
- ☐ Fondation des maladies du cœur et de l'AVC du Canada : www.fmcoeur.com/
- ☐ Heart and Stroke Healthy Weight Action Plan : www.ehealth.heartandstroke.ca/heartstroke/HWAP2/?pgsrc=hw_NTLbtn
- ☐ HeartHub : www.hearthub.org/
- ☐ L'exercice physique et la saine alimentation : www.defisante.ca/fr/objectif-30/ressources
- ☐ Mon évaluation de risque cardiovasculaire : www.ehealth.heartandstroke.ca/heartstroke/hsra/?LID=2&pgSrc=&ref=https://www.google.ca/
- ☐ National Women's Health Information Center : www.womenshealth.gov/
- ☐ Programme Visez santé de la Fondation des maladies du cœur et de l'AVC du Canada : www.visezsante.org/
- ☐ QuitNow est un programme complet et gratuit visant à vous faire cesser de fumer ou à vous empêcher de recommencer. Téléphone intelligent : textez QUITNOW au 654321. Téléphone (sans frais) : 877-455-2233. www.quitnow.ca/
- ☐ Réseau canadien contre les accidents cérébrovasculaires : www.canadianstrokenetwork.ca/?lang=fr
- ☐ Santé Canada, Aliments et nutrition : Le sodium au Canada : www.hc-sc.gc.ca/fn-an/nutrition/sodium/index-fra.php
- ☐ Stroke Engine : www.strokengine.ca/
- ☐ The Canadian Stroke Strategy : www.strokebestpractices.ca/?lang=fr
- ☐ The DASH Diet : www.nhlbi.nih.gov/hbp/prevent/h_eating/h_eating.htm
- ☐ Women and Heart Disease and Stroke : www.heartandstroke.nf.ca

CHAPITRE 17

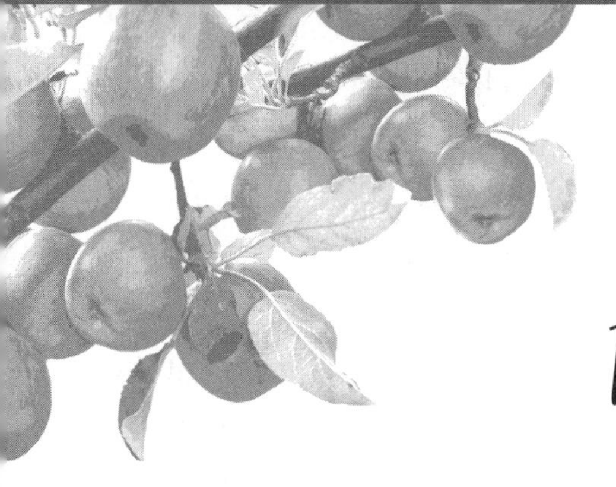

La prise en charge de l'arthrite chronique et de l'ostéoporose

LITTÉRALEMENT, LE TERME « ARTHRITE » SE DÉFINIT PAR l'inflammation d'une articulation. Toutefois, dans son utilisation actuelle, le terme « arthrite » englobe presque toutes les formes de dommages causés à une articulation. Bien que la plupart des formes d'arthrite ne puissent être guéries, vous pouvez apprendre à réduire la douleur, à conserver votre mobilité et à utiliser des médicaments pour gérer les symptômes ou ralentir la progression de la maladie.

La forme d'arthrite chronique la plus répandue est l'arthrose. Le risque d'être touché augmente avec l'âge et les symptômes sont des doigts noueux, des genoux enflés et des douleurs au dos. L'arthrose n'est pas causée par l'inflammation, bien qu'elle puisse parfois provoquer l'inflammation d'une articulation. La cause de l'arthrose n'est pas connue avec précision, mais elle provoque une détérioration ou une dégradation du cartilage qui recouvre les extrémités des os ainsi qu'une dégénérescence des os, des ligaments et des tendons de l'articulation touchée.

De nombreuses autres formes d'arthrite sont attribuables à l'inflammation. Les formes les plus courantes sont celles causées par des maladies rhumatismales, comme l'arthrite rhumatoïde, et par des maladies métaboliques, comme la goutte et le psoriasis. Ces maladies causent une inflammation ou un œdème aux parois de l'articulation qui sécrètent un excès de liquide. L'articulation devient donc enflée, chaude, rouge, sensible et douloureuse lors des mouvements. Si l'arthrite inflammatoire se prolonge, elle peut causer la destruction du cartilage et de l'os. Une telle destruction peut ultimement se traduire par une déformation. La cause de l'inflammation associée à ces maladies n'est pas connue avec précision, mais dans le cas de la goutte, la cause est manifestement liée à la formation de cristaux d'acide urique dans le liquide articulaire. Dans le cas des maladies rhumatismales, l'inflammation serait causée par une forme d'auto-immunité (une réaction immunitaire ou allergique du corps contre lui-même).

La majorité des maladies arthritiques ne s'attaquent pas uniquement aux articulations. Les articulations sont croisées par des tendons de muscles avoisinants qui permettent de faire bouger ces articulations ainsi que par des ligaments qui les stabilisent. Si la paroi de l'articulation est enflammée ou si l'articulation est enflée ou déformée, ces tendons, ligaments et muscles peuvent être touchés. Ils peuvent devenir enflammés, enflés, étirés, déplacés, amincis ou même brisés. De plus, au cœur de plusieurs régions où les tendons et les muscles bougent les uns sur les autres ou bougent sur les os, on retrouve des surfaces lubrifiées qui contribuent à faciliter les mouvements. Ces surfaces sont appelées bourses. Lorsque l'arthrite est présente, un grand nombre d'entre elles peuvent devenir enflammées ou enflées et causer une bursite. Par conséquent, toute forme d'arthrite n'affecte pas seulement l'articulation; elle peut aussi affecter toutes les structures de la région articulaire.

Conséquences de l'arthrite

L'irritation, l'inflammation, l'œdème ou la déformation articulaire due à l'arthrite peut causer de la douleur. La douleur peut être présente en tout temps ou survenir de temps à autre, par exemple lors des mouvements de l'articulation. La douleur est le symptôme le plus fréquent de l'arthrite.

L'arthrite peut aussi restreindre les mouvements. Cette restriction peut être causée par la douleur, l'œdème qui empêche une flexion normale, la déformation de l'articulation ou des tendons, ou la faiblesse des muscles avoisinants.

De plus, l'arthrite peut causer des problèmes dans des parties du corps éloignées de l'articulation. Par exemple, si les articulations d'une jambe sont atteintes, cette jambe peut être moins utilisée durant la marche ou d'autres mouvements. La posture est donc modifié et un poids supplémentaire est placé sur les autres muscles et articulations. Une posture anormale ou un poids supplémentaire peut provoquer de la douleur de l'autre côté du corps ou dans des parties du corps éloignées de la zone touchée par l'arthrite.

La raideur des articulations et des muscles est un symptôme qui peut se manifester, surtout après des périodes de repos, comme le sommeil ou la position assise. Elle rend les mouvements plus difficiles. Toutefois, si vous êtes capable de vous déplacer, ou si vous appliquez de la chaleur sur le muscle ou l'articulation affecté (coussin chauffant ou douche chaude), la raideur peut diminuer ou disparaître. Pour la plupart des gens, la raideur ne dure qu'un moment, alors que pour d'autres, elle peut se prolonger toute la journée.

La fatigue est une autre conséquence fréquente de l'arthrite. Encore une fois, la cause précise est inconnue. L'inflammation elle-même cause la fatigue, tout comme la douleur chronique et les efforts de mouvements des articulations et des muscles mal en point. De plus, la fatigue peut être causée par les inquiétudes et les craintes souvent suscitées par l'arthrite. Quelles qu'en soient la ou les causes, la fatigue est un problème que tous les patients souffrant d'arthrite doivent surmonter.

La dépression est aussi un problème qui accompagne souvent l'arthrite chronique. Les personnes souffrant d'arthrite chronique ont souvent de la difficulté à faire ce qu'elles doivent ou ce qu'elles veulent faire, ce qui peut entraîner un sentiment d'impuissance, de colère et un repli sur soi, et mener à la dépression. La dépression peut faire d'autres symptômes (comme la douleur, la fatigue et l'invalidité) se semble pire. Elle peut nuire au fonctionnement d'une personne tant sur le plan professionnel que social. Elle peut mettre en péril les relations familiales, ainsi que la capacité à vivre de manière autonome. Habituellement, la dépression est de type situationnel, c'est-à-dire qu'elle est le résultat des difficultés causées par l'arthrite et qu'il ne s'agit pas d'une maladie mentale. Souvent, elle s'améliore en même temps que l'arthrite, mais la dépression peut également diminuer grâce à des pratiques d'autogestion (voir le chapitre 2), de gestion de la douleur et de la dépression (voir le chapitre 4) et par la prise d'antidépresseurs.

La fibromyalgie est un trouble qui accompagne parfois l'arthrite chronique, mais qui se manifeste habituellement seule. Bien que non inflammatoire, elle crée une sensibilité musculaire et des douleurs articulaires similaires à celles provoquées par l'arthrite inflammatoire chronique. La cause est encore inconnue et les traitements anti-inflammatoires n'aident généralement pas. Toutefois, la plupart des thérapies d'autogestion utilisées par les patients atteints d'arthrite chronique aident les personnes atteintes de fibromyalgie.

Bien que l'arthrite puisse avoir des effets très dommageables, de nombreuses mesures peuvent être prises pour contrebalancer ou éliminer ces effets. Le reste du chapitre décrit les aspects d'une gestion appropriée et vous oriente vers des techniques d'autogestion utiles décrites en détail dans d'autres chapitres du livre.

Le pronostic : que réserve l'avenir?

À défaut de traitement, la majorité des maladies arthritiques auraient des conséquences différentes pour chaque personne. Certaines connaîtraient une progression plus ou moins constante avec une augmentation de l'incapacité, alors que d'autres subiraient une maladie qui croît et décroît au fil des ans, avec la possibilité d'une lente aggravation. Certaines personnes pourraient même voir leur maladie ou leurs symptômes disparaître spontanément. Grâce aux traitements modernes, il est possible d'aider la plupart des patients à réduire les limites que leur impose l'arthrite et, dans certains cas, la progression peut être ralentie ou arrêtée.

Il n'existe pas vraiment de traitement curatif pour toutes les formes d'arthrite chronique. Comme nous l'avons mentionné, pour certaines personnes plus chanceuses, l'arthrite disparaîtra partiellement ou complètement. Un traitement médical peut habituellement contrôler les symptômes et l'inflammation, mais il doit souvent être prolongé pour de longues périodes de temps. Une autogestion appropriée peut grandement améliorer et prévenir l'incapacité. Cette prise en charge dépend en grande partie de la participation de la personne souffrant d'arthrite et parfois des membres de sa famille. Par conséquent, le pronostic, ce que réserve l'avenir, ne peut être prédit avec précision pour une personne arthritique. Plusieurs facteurs en dépendent, dont le traitement médical, les efforts d'autogestion déployés et la chance.

Puisqu'il n'existe aucun traitement curatif pour l'arthrite chronique, le traitement médical est axé sur la prévention et le contrôle de l'inflammation, de l'œdème et de la douleur, ainsi que sur l'amélioration des fonctions physiques. Les médicaments fréquemment utilisés contribuent à soulager la douleur, à réduire l'inflammation et l'œdème, ou aux deux. Une réduction de l'inflammation s'accompagne habituellement d'un soulagement de la douleur et d'une amélioration des fonctions.

Il est important de réaliser que la plupart des personnes atteintes d'arthrite chronique peuvent mener une vie normale ou presque grâce à une bonne utilisation des médicaments et des pratiques d'autogestion. Il ne faut donc pas abandonner ses principaux objectifs de vie. Plutôt, il faudrait les ajuster afin qu'ils tiennent compte des besoins du traitement, en se rappelant que les plans de traitement peuvent souvent être modifiés pour respecter les besoins et les souhaits particuliers des personnes atteintes d'arthrite chronique.

Les formes courantes d'arthrite et leurs traitements

Comme mentionné précédemment, l'arthrite peut être le résultat d'une perte de cartilage ou de tissus osseux dans une articulation ou une inflammation d'une articulation. Le traitement dépend du type d'arthrite.

Arthrose

L'arthrose est le résultat de changements dégénératifs dans le cartilage et les os des articulations. Le cartilage protège le bout des os et leur permet de bouger sans friction. En raison de cette dégénérescence, la surface des os devient rugueuse et provoque de la douleur lors des mouvements. La rugosité peut aussi irriter la membrane des articulations (synoviale), et entraîner une production excessive de liquide articulaire. Le liquide supplémentaire cause de l'œdème. À l'occasion, de petits morceaux de cartilage endommagé peuvent se briser, flotter dans le liquide, s'accrocher à une surface mobile et augmenter la douleur. De plus, les extrémités des os peuvent former de petites excroissances (appelées ostéophytes) qui causent, par exemple, des bosses sur les doigts et des épines calcanéennes (sur la face intérieure du talon). Bien que l'arthrose puisse toucher toutes les articulations, elle touche le plus souvent les mains, les genoux, les hanches, les épaules et la colonne vertébrale. De manière générale, l'arthrose se manifeste plus souvent avec l'âge.

La cause de l'arthrose est inconnue et il n'existe pas de traitement médical spécifique pour prévenir ou arrêter les changements dégénératifs. Le traitement vise donc le maintien des fonctions articulaires et la réduction de la douleur.

Dans le cas de l'arthrose, le principe « utilisez-le ou vous le perdrez » est particulièrement vrai. Si les articulations touchées ne sont pas utilisées, elles perdront lentement leur mobilité et les muscles et tendons avoisinants s'affaibliront. Heureusement, l'exercice n'empire pas l'arthrose et au fur et à mesure que le mouvement s'améliore avec l'exercice, les tissus environnants se renforcent et la douleur est souvent réduite. L'exercice est donc primordial dans le traitement. Il est question de l'utilisation de l'exercice aux chapitres 7 et 8 du présent livre.

Puisque l'arthrose endommage le cartilage des articulations, un programme d'exercices protège également le cartilage. Celui-ci a besoin du mouvement de l'articulation et d'une certaine mise en charge pour demeurer en bonne santé. De la même manière qu'une éponge absorbe et rejette de l'eau, le cartilage de l'articulation absorbe les nutriments et les liquides et se débarrasse des déchets en se comprimant lorsque vous bougez l'articulation. Si l'articulation ne bouge pas régulièrement, le cartilage se détériore.

Pour alléger la douleur causée par l'arthrose, les meilleurs médicaments sont l'acétaminophène (*Tylenol*) et l'aspirine. Les médicaments comme l'ibuprofène (*Motrin*) et le naproxen (*Aleve*), de même que l'aspirine, sont connus comme des médicaments anti-inflammatoires non stéroïdiens, ou AINS. Quand il n'y a pas d'inflammation causée par l'arthrite, comme c'est fréquemment le cas pour l'arthrose, l'activité anti-inflammatoire de ces médicaments n'est pas importante. Les bienfaits de ces médicaments anti-inflammatoires viennent de leur efficacité contre la douleur, qui est similaire à celle de l'aspirine. Ainsi, l'aspirine ou l'acétaminophène (*Tylenol*) sont habituellement aussi efficaces que les AINS.

La chaleur sur les articulations et les mesures de contrôle de la douleur, comme la relaxation et la distraction cognitive, peuvent être très utiles. (Voir le chapitre 5.) L'application de chaleur avant de faire de l'exercice permet d'en faciliter l'exécution. Pour la douleur nocturne dans les mains, les pieds et les genoux, porter des gants ou des bas et une manche sur les genoux peut grandement améliorer le sommeil.

Quand il y a présence d'œdème provenant d'une irritation ou d'une légère inflammation, le drainage de l'articulation ou une injection d'un corticostéroïde peut souvent corriger le problème, parfois avec des bienfaits durables.

Si la maladie progresse jusqu'à causer des difformités, de l'inconfort et une faiblesse qui rendent la vie normale impossible, le remplacement chirurgical articulaire est possible. Les articulations artificielles fonctionnent comme des articulations normales et permettent de récupérer la force perdue dans les muscles et les tendons.

Deux autres thérapies ont été introduites pour l'arthrose. Les deux visent à améliorer les dommages aux cartilages ou à les remplacer. Une d'entre elles est la glucosamine, prise quotidiennement sous forme de pilule. L'autre est l'hyaluronane, injecté dans l'articulation comme lubrifiant. Les études suggèrent que la glucosamine permet de réduire les symptômes de l'arthrose à court terme avec une efficacité similaire à de faibles doses d'aspirine. Toutefois, ces études ne sont pas définitives et les résultats à long terme n'ont pas été établis. Heureusement, la glucosamine semble n'avoir aucun effet indésirable. L'utilisation de l'hyaluronane est plus compliquée parce qu'elle requiert des injections dans l'articulation et elle est coûteuse. Mais, au moment de l'écriture de ce livre, il n'a pas été prouvé qu'une de ces méthodes est avantageuse pour les personnes atteintes d'arthrose et elles n'ont pas de valeur théorique ou pratique pour d'autres formes d'arthrite.

Arthrite inflammatoire chronique

Les maladies rhumatoïdes (polyarthrite rhumatoïde, lupus érythémateux, etc.), le psoriasis et la goutte sont les formes les plus communes d'arthrite inflammatoire chronique. L'arthrite inflammatoire peut aussi se manifester en association avec des troubles inflammatoires des intestins ou du foie. Elle peut apparaître avec des infections comme la maladie de Lyme, ou des infections streptococciques ou virales. Dans ces situations, elle peut se résorber avec un traitement antibiotique ou avec le temps, mais dans certains cas, elle deviendra chronique.

Les médicaments utilisés le plus fréquemment pour l'arthrite inflammatoire chronique, à l'exception de la goutte, entrent dans les catégories suivantes :

- **Les anti-inflammatoires non stéroïdiens (AINS).** Comme nous l'avons mentionné précédemment, ces médicaments procurent à la fois des bienfaits anti-inflammatoires et analgésiques. Ils sont généralement les premiers médicaments à être utilisés pour le traitement de l'arthrite, puisqu'ils sont souvent utiles et qu'ils ont tendance à causer peu d'effets secondaires graves. Dans ce groupe, on retrouve l'aspirine, l'ibuprofène (*Motrin*), le naproxen (*Naprosyn, Aleve*), et le diclofénac (*Voltaren*). L'acétaminophène (*Tylenol*), bien qu'il ne soit pas un AINS, est aussi utilisé pour soulager la douleur, mais il ne présente aucun effet anti-inflammatoire. La plupart des AINS peuvent endommager l'estomac et les intestins, mais il est possible de minimiser cet effet secondaire en prenant toujours le médicament au milieu d'un repas. Ça peut vous sembler simple, mais de nombreuses personnes ne suivent jamais ce conseil.

  Il y a quelques années, trois nouveaux AINS ont été mis sur le marché : célécoxib (*Celebrex*), rofécoxib (*Vioxx*) et valdécoxib (*Bextra*). Ils ont été conçus pour avoir des capacités antiarthritiques similaires aux autres AINS, mais en étant moins dommageables pour l'estomac et les intestins. Toutefois, *Vioxx* et *Bextra* ont été retirés du marché parce qu'ils peuvent causer des troubles cardiaques et des vaisseaux sanguins. Il est toujours possible de se procurer du *Celebrex*.

- **Les médicaments « modifiant la maladie ».** Les médicaments dans cette catégorie sont tous des anti-inflammatoires beaucoup plus puissants que les AINS, mais aussi potentiellement plus toxiques. Le terme « modifiant la maladie » suppose une lente progression ou inversion de l'arthrite inflammatoire, mais ces médicaments n'ont habituellement pas de propriétés curatives. Dans ce groupe, on retrouve l'or (*Myochrysine*), l'hydroxychloroquine (*Plaquenil*), et la leflunomide (*Arava*). Ils sont généralement utilisés pour l'arthrite inflammatoire si les AINS ne fonctionnent pas. Ils ne sont pas utilisés pour l'arthrose.

  Au cours des dernières années, des éléments de preuve ont indiqué qu'une utilisation précoce de médicaments « modifiant la maladie » ralentit la progression de la maladie. Étant donné que les AINS ne favorisent pas un tel ralentissement, la plupart des patients souffrant d'arthrite rhumatoïde reçoivent un traitement avec des médicaments « modifiant la maladie » plus tôt dans leur maladie. Un tel avantage précoce n'a pas encore été démontré pour d'autres formes d'arthrite inflammatoire chronique. Il est essentiel de discuter de la prise de ces médicaments avec un rhumatologue ou un médecin ayant suivi une formation spéciale dans le traitement de l'arthrite et de maladies connexes.

- **Les corticostéroïdes.** Les corticostéroïdes sont de puissants médicaments anti-inflammatoires qui suppriment la fonction immunitaire. Leurs bienfaits sont profitables pour l'arthrite inflammatoire, surtout pour les maladies rhumatismales dans lesquelles le système immunitaire semble jouer un rôle dans la cause de la maladie (maladie auto-immune). La plupart des corticostéroïdes offerts sur le marché sont des versions synthétiques du cortisol, une hormone humaine normale qui est présente dans le corps humain. Les corticostéroïdes sont les médicaments antiarthritiques à action rapide les plus efficaces, mais ils peuvent causer des effets secondaires graves s'ils sont utilisés pendant de longues périodes de temps. La prednisone est le corticostéroïde le plus utilisé et elle est souvent combinée à un autre médicament anti-inflammatoire pour obtenir un soulagement plus rapide.

- **Les médicaments cytotoxiques.** Ces médicaments, conçus pour le traitement du cancer, ont aussi des effets anti-inflammatoires et immunosuppressifs. On retrouve, par exemple, la cyclophosphamide (*Cytoxan*), l'azathioprine (*Imuran*), et la cyclosporine (*Neoral*). Santé Canada a émis des avis sur cette catégorie de médicaments et il est préférable de consulter leur site Web pour les mises à jour sur ces produits. Ces médicaments peuvent être très toxiques, mais aussi très efficaces. En général, ils ne sont utilisés que si les autres médicaments n'ont pu maîtriser le problème. Ils ne sont jamais utilisés dans le cas de l'arthrose.

- **De nouveaux agents biologiques.** Un agent biologique appelé facteur de nécrose des tumeurs (TNF) joue un rôle important dans l'inflammation de l'arthrite rhumatoïde. Membre de la famille de la cytokine, le TNF est un agent qui regroupe des cellules impliquées dans les réactions inflammatoires et immunitaires. Deux méthodes de neutralisation du TNF ont été mises au point. Un premier traitement utilise un anticorps au TNF appelé infliximab (*Remicade*) ou adalimumab (*Humira*). Un avis a été émis par Santé Canada sur l'utilisation du TNF, y compris l'agent *Humira*. L'utilisation du TNF est associée à un risque de cancer chez les enfants et les jeunes adultes. Le deuxième traitement utilise un récepteur soluble qui provient des cellules afin de neutraliser le TNF. Cet agent se nomme l'étanercept (*Enbrel*). L'agent *Remicade* est administré par voie intraveineuse, tandis que les agents Humira et Enbrel sont injectés par voie sous-cutanée (sous la peau). Des anticorps aux autres cytokines ont été développés et peuvent parfois être efficaces. Les nouvelles thérapies biologiques peuvent être très utiles quand les autres traitements ne fonctionnent pas. Toutefois, leurs effets ne durent pas, elles peuvent parfois causer de graves infections et elles sont dispendieuses. Ces médicaments sont très puissants et Santé Canada recommande d'user d'une extrême prudence si vous les utilisez.

Le principal objectif du traitement de la goutte est de réduire le niveau d'acide urique dans le sang avec des médicaments comme l'allopurinol (*Zyloprim*), le probénécide (*Benuryl*) et le plus récent febuxostat (*Uloric*). Pour l'arthrite goutteuse chronique, la plupart des médicaments et des autres méthodes de gestion pour l'arthrite inflammatoire chronique sont aussi utilisés.

Pour l'arthrite inflammatoire, les médecins prescrivent souvent plus d'un médicament à la fois. Les combinaisons sont habituellement basées sur les réactions du patient à des médicaments particuliers. Ainsi, de nombreuses combinaisons sont utilisées, dont parfois des agents biologiques. Bien qu'une certaine combinaison puisse mieux fonctionner pour une personne en particulier, des données récentes indiquent qu'il n'existe pas de combinaison nettement supérieure aux autres.

Il y a quelques années, chaque type d'arthrite inflammatoire était traité avec un groupe précis de médicaments. De nos jours, la grande majorité des médicaments mentionnés dans le présent chapitre sont utilisés pour tous les types d'arthrite inflammatoire. Le choix du médicament varie selon l'état et les réactions de la personne; les médicaments les plus faibles sont généralement utilisés en première partie du traitement et les médicaments plus puissants sont utilisés quand les premiers n'ont pas fonctionné. Toutefois, comme nous l'avons mentionné précédemment, des médicaments puissants sont maintenant utilisés plus souvent et plus tôt dans les cas d'arthrite rhumatoïde afin de prévenir la destruction des articulations.

Il est presque impossible de savoir à l'avance si les médicaments fonctionneront. C'est pourquoi le traitement de l'arthrite chronique à l'aide de médicaments est un processus d'essais et d'erreurs. Pour l'arthrite inflammatoire chronique, il est rare que d'autres médicaments que les corticostéroïdes procurent un bienfait immédiat. En général, il faut plusieurs jours, voire des semaines, avant que les effets des médicaments se fassent pleinement sentir.

Des problèmes peuvent être causés par les effets toxiques des médicaments. Tous les médicaments peuvent tout aussi bien causer des effets nocifs que bénéfiques. Parfois, un médicament en particulier peut être très bénéfique pour l'arthrite, mais il ne pourra être utilisé si ses effets sont trop nocifs. Encore une fois, il est impossible de savoir à l'avance quels médicaments seront nocifs pour un patient. Certains médicaments peuvent produire des effets toxiques qui ne peuvent être perceptibles par le patient; une surveillance s'impose donc par la numération globulaire, des épreuves de fonction hépatique, des analyses d'urine ou d'autres tests. Les personnes qui commencent à prendre un médicament pour l'arthrite chronique doivent s'assurer qu'elles comprennent les signes et les symptômes de risques, comme l'irritation, des problèmes d'estomac ou des pensées étranges, et aviser leur médecin si de tels symptômes se manifestent. De plus, discutez avec votre médecin afin de savoir si vous devez subir des tests sanguins et des analyses d'urine pour surveiller les effets toxiques des médicaments.

L'impossibilité de connaître à l'avance les effets bénéfiques et nocifs des médicaments suscite de l'incertitude chez le patient et le médecin. La meilleure façon de dissiper cette incertitude est de vous assurer de comprendre le plan de traitement et les solutions de rechange, et d'avoir un moyen de communication clair avec votre médecin si le plan de traitement échoue.

Parfois, malgré un traitement par médicaments, les articulations peuvent être endommagées à un point tel où elles ne fonctionnent plus efficacement. Heureusement, les techniques chirurgicales modernes permettent de remplacer plusieurs types d'articulations et certains de ces remplacements fonctionnent souvent presque aussi bien que des articulations naturelles. C'est particulièrement le cas des hanches et des genoux. La chirurgie moderne est efficace et la récupération est habituellement rapide.

Autres moyens de prendre en charge l'arthrite chronique

En plus des traitements avec des médicaments et de la chirurgie, il existe d'autres méthodes de prise en charge qui permettent d'obtenir de bons résultats avec l'arthrite chronique.

L'objectif d'une prise en charge efficace est non seulement d'éviter la douleur et de réduire l'inflammation, mais aussi de maintenir l'usage maximal des articulations touchées. Il faudra donc maintenir un maximum de mouvement dans les articulations et de force dans les muscles, les tendons et les ligaments qui entourent les articulations. La solution est simple : l'exercice. L'exercice constitue une partie essentielle de tout bon programme de prise en charge. La période d'exercices devrait être régulière, constante et aussi vigoureuse que possible. L'exercice n'aggravera pas l'arthrite. En fait, un manque d'exercices peut aggraver les symptômes de l'arthrite en raison d'une perte de mobilité des articulations et d'un déconditionnement physique.

Toutefois, l'exercice peut augmenter temporairement la douleur, ce qui est normal durant le reconditionnement des articulations et des muscles.

Le maintien d'une bonne posture et des mouvements normaux des articulations aident à les protéger de la détérioration, soutiennent la mobilité et soulagent la douleur. L'inactivité qui découle de longues périodes en position assise ou couchée peut aggraver la posture, réduire la flexibilité des articulations et causer de la faiblesse, même dans les articulations qui ne sont pas touchées par l'arthrite. De plus, après une période d'inactivité, surtout après le sommeil, une raideur est normale. Elle peut être réduite par des exercices légers effectués dans le lit avant de se lever ou en prenant un bain ou une douche chaude. Pour certaines personnes, l'exercice léger avant d'aller au lit permettra de réduire la raideur le lendemain matin.

Des programmes d'exercices adéquats sont décrits aux chapitres 6, 7 et 8 et des recommandations plus spécifiques pour des personnes souffrant d'arthrite se trouvent plus loin dans le présent chapitre. Il est préférable d'exercer autant d'articulations que possible, y compris celles qui ne sont pas touchées par l'arthrite, afin de maintenir sa condition physique générale. Toutefois, l'arthrite chronique peut toucher les os du cou. Ainsi, afin de prévenir les dommages nerveux, il est préférable d'éviter les mouvements extrêmes du cou et de ne pas exercer une forte pression à l'arrière de la tête. Puisque la chaleur facilite l'exercice, il est bon de s'exercer quand les articulations sont réchauffées, par exemple, s'exercer pendant ou après un bain et, pour les mains et les poignets, après avoir lavé la vaisselle.

En plus d'améliorer la mobilité, la chaleur aide à réduire la douleur dans les articulations et dans les muscles, du moins temporairement. Lorsque la chaleur est combinée au repos, elle peut être très apaisante. Quelques fois, certaines personnes trouvent que refroidir une articulation réchauffée avec de la glace peut aider. Toutefois, l'application du froid sur une articulation n'en augmente pas la mobilité.

La maîtrise de la fatigue est un facteur important. Des périodes de repos entre les activités et un sommeil reposant durant la nuit sont essentielles pour la maîtrise de la fatigue. (Voir la section du chapitre 4 portant sur comment mieux dormir.) Quand la douleur perturbe votre sommeil durant la nuit, différents types de matelas (fermes, en mousse, à air) ainsi que l'utilisation de légers médicaments sédatifs peuvent vous être grandement profitables. À l'heure du coucher, certaines personnes souffrant d'arthrite prennent de faibles doses d'antidépresseur pour maîtriser leurs douleurs nocturnes et mieux dormir.

Quand les fonctions articulaires sont restreintes, l'utilisation d'aides à la mobilité peut parfois être bénéfique. Plusieurs types d'appareils sont offerts sur le marché : appareils orthopédiques, cannes, chaussures spéciales, pinces avec grippes, pinces longues, marchettes.

Ce que vous mangez a peu d'effet sur la plupart des formes d'arthrite chronique, surtout pour l'arthrose et l'arthrite rhumatoïde. Toutefois, si vous avez la maladie de la goutte, ce que vous mangez est important puisque la consommation d'alcool et de certaines viandes peut provoquer des crises. Les personnes atteintes de cette maladie devraient en discuter avec leur médecin. Dans de rares cas, les allergies alimentaires peuvent causer des crises d'arthrite. Certains éléments de preuve ont démontré que la consommation d'huile provenant de poissons d'eaux froides peut aider les personnes atteintes d'arthrite rhumatoïde, mais leurs bienfaits sont toutefois bien minces. Évidemment, si vous êtes en surpoids, la perte de poids peut réduire la charge supplémentaire mise sur les articulations, surtout celles qui doivent supporter du poids (hanches, genoux, pieds). Les personnes atteintes d'arthrite chronique doivent adopter un régime équilibré, prendre des repas agréables et maintenir un poids normal. Des méthodes pour y parvenir sont présentées aux chapitres 11 et 12.

Il n'est pas étonnant qu'une personne devienne parfois dépressive pendant son combat contre l'arthrite. Il s'agit habituellement d'une dépression réactionnelle provoquée par les conséquences de l'arthrite chronique et non d'une maladie mentale. Il est important de reconnaître la dépression et de demander des conseils auprès de professionnels de la santé. Il existe plusieurs façons de combattre la dépression, mais l'important est de la reconnaître quand elle se présente et de prendre des mesures pour la maîtriser. (Voir le chapitre 4.)

La majorité des personnes souffrant d'arthrite chronique vivent une vie productive, satisfaisante et autonome. Dans le but de réussir cette étape importante, il est essentiel de participer activement à la prise en charge de votre arthrite. Toutes les composantes de la prise en charge mentionnées précédemment relèvent de chaque personne ou doivent être effectuées grâce à la participation personnelle de tout un chacun.

Ostéoporose

L'ostéoporose n'est pas de l'arthrite, mais plutôt une maladie qui touche les os et qui est habituellement le résultat du vieillissement. En cas d'ostéoporose, les os perdent du calcium et deviennent plus friables. Ils sont alors plus sujets aux fractures.

La structure normale des os est principalement maintenue par la prise de calcium et de vitamine D et par l'activité physique. Chez les femmes, elle est également maintenue par les œstrogènes; après la ménopause, quand la production d'œstrogène décline, l'ostéoporose peut augmenter. En vieillissant et en devenant moins actif physiquement, l'affaiblissement des os devient plus probable. De plus, le risque d'ostéoporose est augmenté par le tabagisme, la consommation excessive d'alcool, certaines maladies endocriniennes et l'usage à long terme de corticostéroïdes. Le dernier élément est particulièrement important pour les patients atteints d'arthrite inflammatoire qui doivent souvent utiliser des corticostéroïdes comme traitement.

Bien que l'ostéoporose puisse causer des douleurs dans les os, elle ne cause habituellement pas de symptômes spécifiques. Ainsi, le diagnostic se fait par imagerie des os. Puisque les rayons X peuvent seulement détecter l'ostéoporose avancée, l'imagerie est réalisée au moyen d'un examen DEXA qui mesure la densité minérale des os. La plupart des médecins utilisent l'examen DEXA pour les patients qui présentent un risque d'ostéoporose; les résultats permettent d'établir le diagnostic, d'en déterminer la sévérité et d'orienter le traitement.

La prévention et le traitement de l'ostéoporose incluent les compléments alimentaires et les actions énumérées au tableau de la page 350. La consommation appropriée de calcium et de vitamine D est importante. Si vous ne parvenez pas à réduire votre ostéoporose en suivant ces étapes ou si elle est sévère, il existe des médicaments qui renforcent les os, principalement les œstrogènes et les bisphosphonates, comme l'alendronate monosodique (*Fosamax*) et le risédronate (*Actonel*). Si vous ne tolérez pas les bisphosphonates ou si vous ne pouvez pas les prendre pour une autre raison médicale, vous pouvez prendre une autre classe de médicaments appelés modulateurs sélectifs des récepteurs œstrogéniques (SERM) comme le raloxifène (*Evista*). Les SERM produisent des effets semblables aux œstrogènes sur les os et réduisent les risques de fractures vertébrales. Ils sont moins efficaces que les bisphosphonates, mais ils peuvent tout de même être utiles. L'utilisation de ces médicaments doit faire l'objet d'une discussion approfondie avec votre médecin; bien qu'ils soient généralement sécuritaires, ils peuvent présenter des effets secondaires.

Une forme légère d'ostéoporose, appelée ostéopénie, peut aussi être diagnostiquée par examen DEXA. L'ostéopénie peut généralement être traitée par des compléments et les actions décrites au tableau de la page 351, et les médicaments ne sont pas nécessaires à moins que la maladie progresse.

Faire de l'exercice tout en étant atteint d'arthrose ou d'ostéoporose

Des périodes d'exercices régulières sont essentielles à la prise en charge de toutes les formes d'arthrite chronique et de l'ostéoporose.

Arthrose

Puisque l'arthrose commence surtout comme par un problème lié au cartilage des articulations, un programme d'exercices devrait être axé sur ce problème précis. Pour le maintien d'une bonne santé, le cartilage a besoin que l'articulation puisse bouger et supporter un certain poids. Comme nous l'avons mentionné précédemment, de la même façon qu'une éponge absorbe et extrait l'eau, le cartilage des articulations absorbe les éléments nutritifs et les liquides, et évacue les déchets quand il est comprimé par le mouvement de l'articulation. Si l'articulation n'est pas mobilisée de façon régulière, le cartilage se détériore.

Si vous souffrez d'arthrose, il est recommandé de bouger les articulations dans toute leur amplitude plusieurs fois par jour pour maintenir la souplesse et la santé du cartilage. Évaluez votre niveau d'activité afin que la douleur n'augmente pas. Si vos exercices comportent des mouvements de hanches et de genoux, la marche et la position debout devraient être limitées à des périodes de deux à quatre heures à la fois, suivies d'une période d'au moins une heure pour reposer vos pieds et permettre au cartilage de décompresser. L'usage d'une canne placée du côté opposé à la hanche ou au genou douloureux diminue la pression sur l'articulation et aide souvent à tolérer un

Pour prévenir ou ralentir l'ostéoporose

- **Consommez suffisamment de calcium :** 1 000 mg par jour pour les adultes de moins de 50 ans et 1 200 mg par jour pour ceux de plus de 50 ans. Les aliments à forte teneur en calcium comprennent le lait, le yogourt, les sardines, le fromage et le gruau enrichi. Pour vérifier le contenu en calcium, consultez l'étiquetage nutritionnel.
- **Obtenez suffisamment de vitamine D.** La vitamine D est importante pour la santé des os. Bien qu'il soit possible d'obtenir de la vitamine D dans certains aliments et par le soleil, la plupart des Canadiens ont besoin de prendre des suppléments de vitamine D. Vérifiez auprès de votre médecin, puisque ces recommandations peuvent changer. La recommandation d'Ostéoporose Canada est 400 à 1 000 unités par jour pour les adultes de moins de 50 ans et de 800 à 2 000 unités par jour pour les adultes de plus de 50 ans.
- **Faites de l'activité physique.** Faites de l'exercice en marchant, en faisant du vélo ou en dansant. Il est aussi très important de faire des exercices de renforcement des épaules, des bras et du haut du dos.
- **Évitez de soulever des objets lourds et de faire des exercices qui causent de nombreux impacts,** surtout si vous êtes atteint d'ostéoporose.
- **Assoyez-vous droit, ne vous tenez pas mollement.** Une bonne position assise crée moins de tension sur le dos.
- **Ne vous penchez pas pour toucher vos orteils en vous tenant debout.** Cet exercice exerce une pression inutile sur le dos. Si vous voulez étirer vos jambes ou votre dos, couchez-vous sur le dos et approchez vos genoux de votre poitrine.
- **Gardez un poids santé.** Si vous êtes en surpoids, perdre ne serait-ce qu'un peu de poids aidera à réduire la pression sur vos os.
- **Ne fumez pas,** ou si vous le faites, arrêtez ou réduisez votre consommation de tabac.
- **Limitez l'alcool** à un maximum d'une ou deux consommations par jour.
- **Évitez les chutes** afin de vous protéger des blessures, par les actions suivantes :

  Retirez les carpettes, les cordons électriques et les articles laissés dans les escaliers dans lesquelles vous pourriez trébucher et tomber.

  Assurez-vous que votre maison est bien éclairée, y compris les cages d'escalier et les vestibules.

  Ne marchez pas sur la glace, les planchers polis ou d'autres surfaces glissantes.

  Évitez de marcher à des endroits qui ne vous sont pas familiers.

  Utilisez régulièrement une canne ou une marchette si vous avez un mauvais équilibre et installez des barres d'appui, en particulier dans la salle de bain, pour assurer votre sécurité à domicile.

  Portez des souliers à talons plats offrant un bon soutien et des semelles en caoutchouc.

  Vérifiez votre vision et changez vos lunettes si nécessaire.

  Améliorez et maintenez votre équilibre; consultez les exercices pour l'équilibre au chapitre 7.

- Discutez avec votre médecin de la prise de médicaments si ces démarches ne sont pas suffisantes.

moment plus difficile. Une bonne posture, des muscles solides, une bonne endurance, et des chaussures qui absorbent les chocs de la marche sont d'importantes façons de protéger le cartilage et de diminuer la douleur aux articulations. Les exercices de renforcement des genoux (exercices 15, 18 et 19 du chapitre 7) effectués chaque jour contribuent à réduire la douleur aux genoux et à protéger les articulations. Le surpoids augmente la douleur aux genoux et la perte de poids peut la diminuer. Des périodes régulières d'exercices sont un excellent moyen de perdre du poids et de ne pas le reprendre.

Arthrite inflammatoire chronique

L'exercice n'endommagera pas les articulations en cas d'arthrite chronique et est important pour tous les types d'arthrite inflammatoire chronique. Ses objectifs sont de maintenir la mobilité des articulations, renforcer les ligaments et les tendons entourant l'articulation, et maintenir ou améliorer la force des muscles qui bougent l'articulation. Des exercices de flexibilité légers peuvent aussi aider à se débarrasser de la raideur matinale. Quand l'articulation est enflammée, des exercices légers mettant en jeu tous les mouvements articulaires sont bons dans les limites imposées par la douleur. Quand l'inflammation est supprimée ou éliminée par les médicaments, il est préférable d'adopter un programme d'exercices complet, régulier et quotidien. Des types spécifiques d'exercice sont décrits au chapitre 7. Ces exercices comprennent tous les mouvements normaux pour l'articulation touchée et devraient être effectués avec une résistance croissante (poids, bandes élastiques, balles compressibles, structures à ressorts). L'objectif est d'atteindre une fonctionnalité maximale des articulations touchées, ce que réussiront la plupart des gens.

Ostéoporose

Des périodes régulières d'exercices jouent un rôle important dans la prévention de l'ostéoporose et dans le renforcement des os qui montrent déjà des signes de la maladie. Les exercices d'endurance et de renforcement sont les plus efficaces pour le renforcement des os. Les exercices de souplesse et de renforcement du dos et des abdominaux sont importants pour le maintien d'une bonne posture. Recherchez la mention « TIP » et le symbole de petits haltères au chapitre 7; ils indiquent les exercices de renforcement. Vous pouvez vous aider en adoptant un programme d'exercices régulier qui comprend de la marche ainsi que des exercices généraux de souplesse et de renforcement pour les muscles des épaules, des hanches, du dos et de l'abdomen.

Autres lectures suggérées

La Société de l'arthrite. *La trousse documentaire pour les personnes atteintes d'arthrite de La Société de l'arthrite.* Toronto : La Société de l'arthrite, 2007.

Backstrom, Gayle, et Bernard Rubin. *When Muscle Pain Won't Go Away: The Relief Handbook for Fibromyalgia and Chronic Muscle Pain,* 3e édition. Dallas, Tex. : Taylor, 1998.

Koehn, Cheryl, Taysha Palmer et John Esdaile. *Rheumatoid Arthritis: Plan to Win.* Don Mills, Ontario : Oxford University Press, 2001.

Lorig, Kate, et James Fries. *The Arthritis Helpbook,* 6e édition. Reading, Mass. : Perseus, 2006.

Millar, A. Lynne. *Action Plan for Arthritis: Your Guide to Pain-Free Movement.* Windsor, Ontario : Human Kinetics, 2003.

Mosher, Diane, Howard Stein et Gunnar Kraag. *Living Well with Arthritis: A Sourcebook for Understanding and Managing Your Arthritis.* Toronto : Penguin Canada, 2006.

Sayce, Valerie, et Ian Fraser. *Exercise Beats Arthritis: An Easy-to-Follow Program of Exercise,* 3e édition. Boulder, Colo. : Bull, 1998.

Autres ressources

- ☐ Fondation canadienne d'orthopédie : www.canorth.org/fr/Default.aspx
- ☐ La Société de l'arthrite : La Société de l'arthrite a des bureaux régionaux dans toutes les provinces et territoires du Canada. Elle offre des livres, des brochures, de l'information sur les événements locaux, et des renseignements à jour sur les médicaments et les traitements offerts. Le site Web offre des conseils sur l'exercice, de l'information sur les recherches et la possibilité de faire des achats en ligne. Composez le 1-800-321-1433 pour obtenir de l'information sur les services d'assistance par téléphone, les programmes et les ressources offerts dans votre communauté (www.arthrite.ca).
- ☐ Le Réseau canadien de l'arthrite : www.arthritisnetwork.ca
- ☐ Ostéoporose Canada : www.osteoporosecanada.ca

CHAPITRE 18

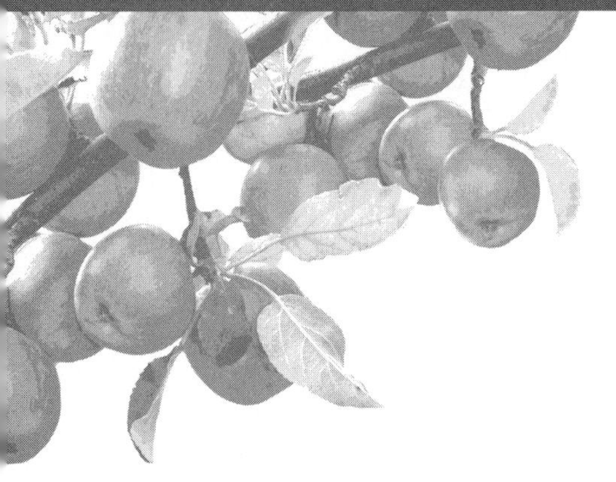

La prise en charge du diabète

BIEN VIVRE EN DÉPIT DU DIABÈTE requiert à la fois des soins médicaux appropriés et une autogestion efficace. Dans le présent chapitre, nous vous aiderons à en apprendre davantage sur le diabète et sur comment prendre en charge cette maladie.

Qu'est-ce que le diabète?

Le diabète est un trouble métabolique qui nuit à la transformation par le corps des aliments en énergie. Pour comprendre le diabète, il est utile de connaître quelques notions élémentaires sur le processus de digestion, la fonction du pancréas et de l'insuline, et la façon dont elles sont liées au diabète (voir la figure 18.1).

Certains aliments que nous mangeons (sucre, féculents et autres glucides) sont décomposés dans le processus de digestion en un sucre simple appelé glucose. Le glucose est absorbé dans la circulation sanguine à partir de votre estomac, ce qui a pour effet

---

Nous remercions particulièrement Doreen Hatton, inf. aut., BScN, MSN, pour son aide pour le présent chapitre.

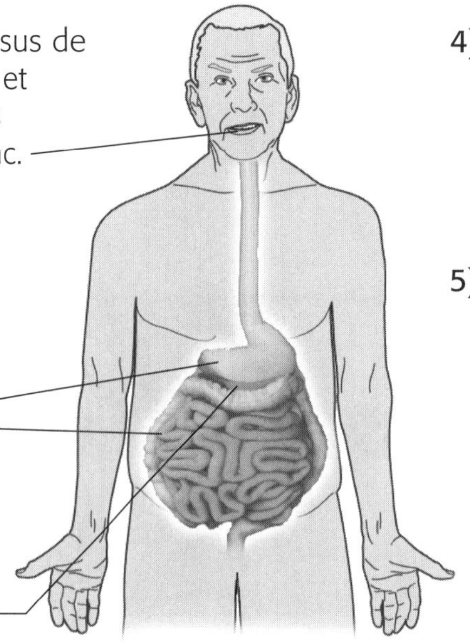

1) **La bouche :** Commence le processus de l'apport alimentaire. Elle mastique et décompose les aliments afin qu'ils puissent transiter ju squ'à l'estomac.

2) **L'estomac et les intestins :** Décomposent les aliments en nutriments, des substances plus simples que l'organisme peut absorber, dont du sucre simple ou du glucose.

3) **Le pancréas :** Sécrète les hormones et les substances qui aident à la digestion, comme l'insuline.

4) **L'insuline :** Entre dans la circulation sanguine. Elle sert de clé qui permet au glucose de pénétrer dans les cellules.

5) **Le sucre simple ou le glucose :** Entre dans la circulation sanguine et, avec l'aide de l'insuline, procure des nutriments aux cellules tout en produisant de l'énergie.

Figure 18.1 **Le processus de digestion**

de hausser votre taux de glycémie (aussi connue sous le nom de taux de sucre dans le sang). L'insuline est essentielle aux cellules de votre corps afin qu'elles utilisent le glucose comme carburant. L'insuline est une hormone sécrétée par le pancréas, une grosse glande située en dessous et à l'arrière de votre estomac, qui aide le glucose à se déplacer dans la circulation sanguine pour atteindre les cellules. Une fois à l'intérieur des cellules, le glucose est consumé pour donner de l'énergie à votre corps et en régénérer les tissus.

Le glucose dans l'organisme peut être comparé à l'essence dans une voiture : ils sont tous les deux un carburant et une source d'énergie. Cependant, l'essence seule n'est pas suffisante pour déplacer la voiture. Nous avons aussi besoin d'une clé pour démarrer le moteur, ce qui permet à l'essence d'être convertie en énergie. Comme une voiture, notre corps a aussi besoin d'une clé pour lui permettre de convertir le glucose en énergie. L'insuline est cette clé : elle ouvre la porte afin de permettre le transport du glucose de la circulation sanguine jusqu'à l'intérieur des cellules, où il produit de l'énergie pour le corps.

Chez les personnes diabétiques, l'insuline est incapable de remplir correctement cette fonction soit parce que le pancréas ne peut sécréter suffisamment d'insuline, soit parce que l'insuline produite ne peut être utilisée efficacement par l'organisme. Dans les deux cas, le glucose non absorbé demeure dans la circulation sanguine, ce qui hausse le taux de glycémie. Lorsque les reins filtrent le sang, l'excès de glucose se répand dans l'urine, ce qui peut causer deux des symptômes du diabète : un besoin fréquent d'uriner et de grandes quantités de sucre dans l'urine. C'est ainsi que le diabète a obtenu son nom officiel : *diabetes mellitus*. Le mot grec *diabetes* signifie « traverser » et le mot latin *mellitus* se traduit par « sucre » ou « miel ».

Le diabète n'est pas une seule maladie. Il existe de nombreux types de diabètes différents

Tableau 18.1 **Aperçu des diabètes de types 1 et 2**

Caractéristiques	Diabète de type 1 (insulinodépendant)	Diabète de type 2 (l'insuline et les médicaments oraux peuvent être nécessaires ou non)
Âge	Commence généralement avant l'âge de 20 ans, mais peut survenir chez l'adulte	Commence généralement après l'âge de 40 ans, mais peut survenir plus tôt
Insuline	Le pancréas sécrète peu ou pas d'insuline	Le pancréas produit de l'insuline, mais la quantité est insuffisante ou elle ne peut être utilisée par l'organisme
Apparition	Soudaine	De nombreux adultes sont atteints du diabète de type 2 pendant plusieurs années avant que la maladie soit diagnostiquée
Sexe	Autant les hommes que les femmes sont touchés	Un plus grand nombre de femmes sont touchées
Hérédité	Certaines tendances héréditaires	De fortes tendances héréditaires
Poids	La majorité des personnes diabétiques perdent du poids et sont minces	La majorité des personnes diabétiques affichent un surpoids
Cétones	Des cétones sont trouvées dans l'urine ou le sang	Des cétones peuvent être trouvées ou non dans l'urine ou le sang
Traitement	Insuline, alimentation saine, exercice, autogestion	Alimentation saine, exercice, autogestion, et, si nécessaire, autres médicaments et/ou insuline

qui ont de nombreuses causes différentes : les diabètes de type 1 et 2, le diabète gestationnel, etc. Le tableau 18.1 offre un aperçu des deux principaux types de diabète, le type 1 et le type 2. Il est important de savoir de quel type de diabète vous souffrez puisque la prise en charge de chacun peut être différente. La cause exacte du diabète est inconnue.

Le diabète de type 1, qui nécessite la prise d'insuline afin de contrôler la glycémie, commence habituellement pendant l'enfance; il s'agit d'une maladie auto-immune qui met en marche le système immunitaire, ce qui peut endommager les cellules pancréatiques qui produisent l'insuline. Il y a également un facteur héréditaire pour certaines personnes atteintes du diabète de type 1. Les personnes atteintes du diabète de type 1 produisent peu ou pas d'insuline et ont besoin d'insuline tous les jours pour survivre.

Le diabète de type 2 est parfois appelé le diabète de l'adulte. Toutefois, nous voyons de plus

Comment savoir si je suis atteint de diabète?

Certaines personnes atteintes du diabète de type 2 ne présentent aucun symptôme, alors que d'autres peuvent présenter certains, voire tous les symptômes suivants :

- Fatigue extrême
- Soif intense
- Miction fréquente, surtout la nuit
- Vision embrouillée ou changement dans la vision
- Augmentation de l'appétit
- Perte de poids involontaire
- Blessures ou coupures qui guérissent lentement
- Engourdissement ou fourmillement dans les pieds
- Infections fréquentes de la peau, des gencives, de la vessie ou du vagin (infections aux levures)

Le diabète de type 1 apparaît de façon soudaine et la plupart des gens présenteront certains des symptômes ci-dessus, voire tous, avant d'obtenir un diagnostic.

en plus d'adolescents et même d'enfants atteints de ce type de diabète. De nouvelles recherches montrent que le diabète de type 2 peut lui aussi être une maladie auto-immune. Il présente un fort facteur héréditaire, il tend à toucher plusieurs membres d'une famille et certains groupes ethniques, comme les populations hispanique, autochtone, asiatique et des Premières Nations canadiennes. Il peut découler d'autres facteurs comme le surpoids, le manque d'exercice, la mauvaise alimentation, et d'autres habitudes de vie ou être causé par une autre maladie. Il est plus commun chez les gens qui présentent un surpoids. L'excès de graisse corporelle ne permet pas au corps d'utiliser l'insuline de manière appropriée. L'insuline est produite, mais le corps y est résistant. Cette résistance empêche le corps de déplacer efficacement le glucose dans le sang vers les cellules. Le glucose s'accumule dans le sang parce que le corps ne peut l'utiliser. Heureusement, nous connaissons des moyens de prévenir ce type de diabète, comme nous le verrons sous peu.

La différence importante entre les deux types de diabète est que le type 1 requiert une prise quotidienne d'insuline, alors que la majorité des personnes atteinte du diabète de type 2 peuvent ne pas avoir besoin d'insuline supplémentaire, initialement, pour contrôler la maladie. Toutefois, si les taux de glycémie ne peuvent être bien contrôlés par l'alimentation saine, l'exercice et d'autres médicaments, alors de l'insuline supplémentaire doit aussi être prise pour contrôler le diabète de type 2.

Diagnostiquer et surveiller le diabète

Le diabète est habituellement diagnostiqué et surveillé par des analyses sanguines. La surveillance se fait par une combinaison de mesures de la glycémie à la maison (consultez la page 361) ainsi que de mesures de la glycémie à jeun et du taux d'hémoglobine de type A1c en laboratoire. Le taux d'A1c indique votre glycémie moyenne au cours des deux à trois derniers mois. Cette analyse effectuée en laboratoire vous aide à savoir si vous parvenez à bien contrôler votre diabète. Les taux d'A1c sont mesurés sous forme de pourcentage et peuvent varier entre 4 % et environ 16 %. Une mesure de la glycémie à jeun ou toute mesure de la glycémie sur un appareil à la maison est indiquée en mmol/l et vous indique la lecture de votre glycémie au moment où vous faites le test. Il ne s'agit pas d'une moyenne comme le taux d'A1c. Une lecture normale de la glycémie pour les personnes qui ne sont pas diabétiques se situe entre 4 et 7 mmol/l. Le taux d'A1c et la glycémie sont des mesures que votre médecin utilise pour surveiller votre diabète et évaluer l'efficacité de votre programme de traitement pour contrôler votre diabète. Ces mesures sont aussi utilisées pour diagnostiquer le diabète. Dans la plupart des cas, toute personne ayant un taux d'A1c de 6,5 % et plus ou une glycémie à jeun supérieure à 7 mmol/l souffre de diabète.

Si possible, le taux d'A1c doit demeurer inférieur à 6,5 % (bien que certains médecins recommandent un taux légèrement plus élevé pour les enfants, pour certains patients âgés et pour toute personne atteinte d'autres problèmes de santé).

Il est important de vérifier avec votre médecin ou votre éducateur en diabète quel est votre pourcentage cible.

Puisque les taux d'A1c sont mesurés sous forme de pourcentage et que la glycémie est mesurée en mmol/l, les deux résultats peuvent être très différents, ce qui peut semer la confusion chez certaines personnes.

Aujourd'hui, les taux d'A1c sont parfois présentés sous forme d'analyse sanguine eAG (glycémie moyenne estimée) calculée. L'eAG est plus facile à comprendre pour certaines personnes puisque les résultats sont présentés selon les mêmes unités et intervalles que votre contrôle glycémique quotidien. Les comparaisons suivantes peuvent vous aider à mieux comprendre les différences.

Si votre A1c est de :	Votre glycémie moyenne au cours des deux ou trois derniers mois était d'environ :
5%	5.4 mmol/l
6%	7.0 mmol/l
7%	8.6 mmol/l
9%	11.8 mmol/l
11%	14.9 mmol/l

Il est recommandé d'effectuer une analyse des taux d'A1c tous les trois mois si votre diabète n'est pas bien contrôlé et si vous devez ajuster votre dose d'insuline, de médicament et votre plan de gestion. Une analyse tous les six mois est possible si votre diabète est stable et bien contrôlé.

Complications liées au diabète

Les cellules de votre corps ont besoin d'un approvisionnement continu en énergie sous forme de glucose pour survivre. Si le glucose n'est pas disponible en raison d'un manque d'insuline, votre foie fractionne rapidement des matières grasses et des acides appelés cétones sont produits. Une importante quantité de cétones dans le corps mène à une complication appelée acidocétose. C'est pourquoi il est recommandé de vérifier la présence de cétones dans l'urine ou dans le sang lorsque la glycémie est élevée. Votre médecin vous indiquera quand effectuer une analyse. Il existe maintenant un glycomètre offert au Canada qui peut aussi vérifier la présence de cétones.

Une glycémie élevée pendant plusieurs mois ou plusieurs années peut provoquer de graves complications. Pour la plupart des gens, plus la glycémie est élevée, plus les risques de complications augmentent.

Bien que des niveaux très élevés de glycémie puissent causer la perte de conscience et même la mort, la plupart des complications sont liées aux dommages aux vaisseaux sanguins et aux nerfs. Ces complications peuvent engendrer des cardiopathies et des accidents vasculaires cérébraux, des lésions rénales, des troubles oculaires, une perte de vision, de la douleur, une perte de sensation dans les pieds en raison des dommages nerveux, et une guérison lente des infections et des blessures.

Heureusement, vous pouvez grandement réduire ou retarder de telles complications par une alimentation saine, de l'exercice, et un contrôle du poids, de la glycémie, de la pression artérielle et du niveau de cholestérol, ainsi que par la prise de certains médicaments pour aider à prévenir les complications et l'abandon du tabagisme.

Prévention

Malgré la recherche continue, il est toujours impossible de prévenir le diabète de type 1. Cette section porte donc principalement sur le diabète de type 2.

Environ 90 % de toutes les personnes diabétiques sont atteintes du diabète de type 2. Le diabète de type 2 est une épidémie croissante. Comme la plupart des maladies chroniques, le diabète de type 2 ne se manifeste pas en une nuit. Il apparaît lentement, au fil du temps. De nombreuses personnes sont dans un état appelé prédiabète. L'état prédiabétique signifie que leur glycémie est plus élevée que la normale, mais pas suffisamment pour recevoir un diagnostic de diabète. Le prédiabète est un signe d'avertissement précoce. La bonne nouvelle est que le maintien d'un poids santé et la pratique de l'activité physique peuvent souvent renverser le prédiabète et retarder ou prévenir l'apparition du diabète de type 2. Un taux d'A1c de 6,1 à 6,4 % est parfois considéré comme un signe de prédiabète et augmente votre risque de développer la maladie. Des tests de dépistage réguliers pour les personnes âgées de 40 ans et plus peuvent vous permettre de savoir si vous êtes à risque.

Certains facteurs de risques liés au développement du diabète—comme avoir un frère, une sœur ou un parent atteint du diabète—ne peuvent être changés. Mais une saine alimentation, de l'exercice régulier et le contrôle du poids réduisent la plupart des risques. Même une perte de poids modeste de 5 à 10 % de votre poids initial peut arrêter ou ralentir l'apparition du diabète.

Si vous êtes à risque de faire du diabète, parlez-en avec votre professionnel de la santé. Une intervention précoce peut vous aider à prévenir les complications qui pourraient surgir parce que vous ignoriez être atteint du diabète.

Autogestion

Une gestion réussie du diabète comprend le maintien de la glycémie dans un intervalle cible, l'identification précoce des problèmes et l'utilisation de vos compétences en résolution de problèmes en plus de savoir quelles mesures prendre afin de prévenir les complications. Il vous faudra donc travailler en étroite collaboration avec votre médecin et votre équipe de professionnels de la santé et pratiquer une autogestion efficace comprenant toutes les mesures suivantes :

- Surveiller votre glycémie
- Observer les symptômes et savoir quoi faire
- Manger sainement
- Faire régulièrement de l'activité physique
- Gérer le stress et les émotions qui affectent vos niveaux de glycémie
- Faire face aux journées où vous êtes malade, aux infections et aux autres maladies
- Utiliser les médicaments prescrits de façon sécuritaire et efficace
- Effectuer les analyses et les examens et recevoir les immunisations nécessaires pour rester en bonne santé.

Surveillance de la glycémie

La gestion du diabète vise à garder sa glycémie dans un intervalle sécuritaire. La seule façon de savoir si la glycémie est dans un intervalle sécuritaire est de la surveiller. La surveillance *ne constitue pas* un traitement. Il s'agit d'un outil que vous pouvez utiliser pour savoir comment vous allez et pour apporter tout changement quotidien à votre alimentation, à vos exercices, et à vos médicaments selon les recommandations de vos professionnels de la santé.

Il y a deux manières de surveiller ses niveaux de glycémie :

- **Les analyses du taux A1c et de la glycémie moyenne estimée (eAG).** Il s'agit en fait de la même analyse sanguine, mais les résultats peuvent être présentés de deux manières différentes, comme expliquées précédemment à la page 359. L'analyse est prescrite par votre médecin et réalisée en laboratoire; elle vous donne une lecture de votre glycémie moyenne sur une période d'environ 2 à 3 mois. Une analyse de la glycémie à jeun peut aussi être effectuée en laboratoire sur une période de plusieurs heures.
- **Surveillance de la glycémie à la maison.** Ce type de surveillance consiste en une série d'analyses de la glycémie que vous pouvez faire à la maison en utilisant une petite goutte de sang, des bandelettes réactives et un glucomètre maison. Le glucomètre a environ la taille d'un téléphone cellulaire et peut être emporté n'importe où. Il est facile à utiliser et vous permet de vérifier votre glycémie à la maison, au travail ou où que vous soyez. Assurez-vous d'avoir en main les instructions sur la façon de surveiller votre glycémie et l'équipement dont vous aurez besoin. Ainsi, vous vous assurerez d'obtenir des résultats justes. Il

Votre profil glycémique

Utilisez le tableau suivant afin de visualiser votre profil glycémique.
Posez-vous ensuite les questions en dessous du tableau.

Mes résultats de glycémie quotidiens

Jour 1

Quand l'analyse est effectuée…	Heure	Taux de glycémie (mg/dL)
Tôt le matin (avant le déjeuner ou de prendre vos médicaments)		
Avant un repas		
2 heures après le dîner ou le souper		
Avant de faire de l'exercice		
Après avoir fait de l'exercice		

Jour 2

Quand l'analyse est effectuée…	Heure	Taux de glycémie (mg/dL)
Tôt le matin (avant le déjeuner ou de prendre vos médicaments)		
Avant un repas		
2 heures après le dîner ou le souper		
Avant de faire de l'exercice		
Après avoir fait de l'exercice		

Questions à vous poser :

- Votre glycémie se trouvait-elle dans l'intervalle recommandé?
- Certains de vos résultats sont-ils inférieurs ou supérieurs à votre objectif recommandé?
- Avez-vous remarqué une tendance quotidienne?
- Y a-t-il des moments au cours de la journée où votre glycémie est inférieure à votre intervalle cible?
- Y a-t-il des moments en particulier au cours de la journée où votre glycémie est supérieure à votre intervalle cible?
- Pouvez-vous penser à une quelconque raison pour laquelle votre glycémie se comporte ainsi?
- Que pouvez-vous faire pour vous aider à maintenir votre glycémie à l'intérieur de l'intervalle cible?

est particulièrement utile qu'un médecin, une infirmière, un pharmacien ou un éducateur en diabète observe vos techniques et vous donne des conseils.

Puisque la glycémie change souvent au cours de la journée et de la nuit, vous voudrez apprendre comment l'alimentation, l'exercice, les médicaments, le stress, la maladie et les infections influencent votre glycémie. Surveiller votre glycémie peut vous aider. La vérification de votre glycémie vous donne, à vous et à votre médecin, plus de flexibilité dans la prise de décisions sur la façon de contrôler votre glycémie. Vérifier votre glycémie peut également vous aider à évaluer si elle est trop élevée ou trop basse et à prendre des mesures appropriées (consultez la page 365).

À quelle fréquence devrais-je surveiller ma glycémie?

La fréquence à laquelle vous vérifiez votre glycémie dépend de la manière dont vous et votre équipe de professionnels de la santé utiliserez cette information. Rappelez-vous que la surveillance ne constitue pas un traitement. Elle est utilisée pour vous donner des renseignements afin que vous puissiez apporter les changements nécessaires. Vous pourriez devoir ou vouloir vérifier votre glycémie plusieurs fois par jour ou peut-être seulement une fois par semaine selon vos besoins personnels. Si vous prenez de l'insuline plus d'une fois par jour ou si vous utilisez une pompe à insuline, vous devriez effectuer une surveillance au moins trois ou quatre fois par jour. Vous devriez vérifier votre glycémie chaque fois que vous le souhaitez afin de savoir où vous en êtes avec votre programme d'autogestion. Il y a quelques occasions où il est vraiment important de surveiller votre glycémie :

- Quand vous commencez un nouveau médicament ou de l'insuline.
- Quand vous changez la dose d'un médicament ou de l'insuline.
- Chaque fois que vous pensez que votre glycémie est basse ou élevée.
- Les jours où vous êtes malade.

L'important en ce qui concerne la surveillance c'est que ces renseignements sont *pour vous. Rappelez-vous de noter vos résultats et de les transmettre à votre médecin et à votre équipe de professionnels de la santé.*

Objectifs de glycémie

Quand vous surveillez votre glycémie, il est important de connaître quelle devraient être vos objectifs de glycémie. Parlez avec votre médecin de vos objectifs personnels. Les objectifs de glycémie suivants sont recommandés pour la plupart des gens :

Avant un repas, y compris le matin après le jeûne : de 4 à 7 mmol/l

2 heures après un repas : entre 5 et 10 mmol/l

Rappelez-vous que votre médecin peut vous recommander des objectifs différents.

Si votre médecin est d'accord, vous pourriez mener une expérience comme celle-ci: pendant deux jours, un jour de la semaine et un jour de fin de semaine, surveillez votre glycémie à cinq reprises : le matin au levé avant de déjeuner, avant un repas, deux heures après un repas, avant de faire de l'exercice et de nouveau, après avoir fait de l'exercice. Nous savons que cela représente de nombreux prélèvements au bout du doigt, mais vous ne devez le faire qu'une seule fois et vous en apprendrez beaucoup. Vous pouvez visualiser votre glycémie à l'aide du tableau à la page 362.

S'il y a des choses à propos de ces taux de glycémie que vous ne comprenez pas ou si vous voulez de l'aide pour comprendre ce que ces chiffres signifient, parlez-en à un professionnel de la santé ou à un éducateur en diabète.

Points à retenir

La glycémie augmente et diminue naturellement au cours de la journée. Elle est habituellement à son plus bas le matin en vous réveillant et à son plus haut une heure ou deux après avoir mangé.

Par exemple, votre intervalle cible peut se situer entre un creux d'environ 4 mmol/l le matin au lever et un pic de 10 mmol/l après les repas. Ne vous inquiétez pas si votre glycémie varie à l'intérieur de cet intervalle cible.

Quand votre glycémie grimpe au-dessus de 10 mmol/l, le glucose excédentaire dans votre sang est filtré vers l'extérieur du corps par les reins, ce qui affecte leur seuil de tolérance. Une perte constante de sucre par les reins peut leur causer des dommages; alors essayez de maintenir votre glycémie sous la barre des 10 mmol/l.

L'important, c'est que votre glycémie soit environ la même chaque jour en fonction des mêmes activités (par exemple, une heure ou deux après les repas ou après l'exercice).

Vous pourriez également demander à votre médecin ou à votre éducateur en diabète de vous montrer comment vérifier la présence de cétones dans votre urine ou votre sang si votre glycémie a tendance à être élevée. La présence de cétones dans l'urine ou dans le sang est un signe que votre corps utilise de la graisse pour obtenir de l'énergie plutôt que du glucose parce qu'une quantité insuffisante d'insuline est disponible pour transformer le glucose en énergie. (Voir la section qui parle des complications à la page 375).

Si vous contrôlez votre diabète (alimentation saine, exercices et prise d'insuline ou de médicaments) et que votre lecture du matin est presque toujours élevée, vous devriez en parler à votre médecin. Vous allez peut-être au lit avec une glycémie située dans votre intervalle cible, pour découvrir qu'elle a augmenté le matin. Il s'agit de l'« effet de l'aube » ou du « phénomène de l'aube ». La glycémie peut augmenter quelques heures avant de se lever le matin en réaction à la sécrétion d'hormones et de glucose supplémentaire du foie. Afin de prévenir ou de corriger une glycémie élevée le matin, votre médecin peut, en fonction des résultats d'analyses sanguines effectuées au cours de la nuit, recommander d'éviter de consommer des glucides à l'approche de l'heure du coucher, ajuster votre dose de médicament ou d'insuline ou effectuer un changement de médicament.

Observer les symptômes et agir

Bien qu'il soit important de savoir comment vous vous sentez quand votre glycémie est très basse ou très élevée, ce n'est pas un moyen fiable de contrôler votre diabète. Premièrement, de nombreuses personnes n'ont pas de symptômes jusqu'à ce que leur glycémie soit déjà très élevée ou très basse. Certaines personnes diabétiques peuvent ne ressentir aucun symptôme au cours de périodes d'hyperglycémie ou d'hypoglycémie, ce qui rend difficile de se maintenir dans un intervalle glycémique sécuritaire. Deuxièmement, certains des symptômes que vous ressentez sont les mêmes, que la glycémie soit faible ou élevée. Sans connaître le niveau réel de glycémie, il est difficile de savoir quoi faire. Le seul moyen de connaître votre glycémie au jour le jour est de la surveiller. Cependant, certaines personnes qui contrôlent un diabète de type 2 uniquement avec des changements à leur mode de vie et sans médication peuvent se faire conseiller de surveiller seulement une fois par jour ou même par semaine. Vérifiez auprès de votre équipe de professionnels de la santé pour savoir ce qui est le mieux pour vous.

Maintenir une glycémie sécuritaire

L'objectif de la prise en charge du diabète est de conserver votre glycémie dans un intervalle cible. Parfois, votre glycémie peut devenir trop élevée (hyperglycémie) ou trop basse (hypoglycémie). Les causes de l'hyperglycémie et de l'hypoglycémie comprennent ce qui suit :

Hyperglycémie (taux de glucose dans le sang élevé)	Hypoglycémie (taux de glucose dans le sang faible)
Trop petite quantité d'insuline ou de médicaments	Trop grande quantité d'insuline ou de médicaments
Trop de nourriture	Pas assez de nourriture
Repas irréguliers	Repas irréguliers ou sautés
Manque d'exercice	Trop d'exercice sans manger
Maladie, infection ou chirurgie	Maladie comme une « gastro-entérite »
Stress, anxiété	Médicaments
Trop grande consommation d'alcool	Consommation d'alcool sans manger

Il est important d'apprendre à reconnaître les symptômes de l'hyperglycémie et de l'hypoglycémie pour pouvoir prendre des mesures correctives d'autogestion et savoir quand et comment demander de l'aide médicale (voir le tableau 18.2 aux pages 368 et 369). La consommation de plus de deux boissons alcoolisées normalisées dans les quelques heures précédentes peut avoir une influence sur la glycémie et la réaction au traitement. Il est aussi recommandé que les personnes diabétiques portent un bracelet d'identification MedicAlert ou qu'elles aient une carte d'urgence dans leur portefeuille (ou les deux). La carte d'urgence doit contenir des renseignements concernant les médicaments ou l'insuline que vous prenez, les coordonnées de votre médecin et le nom et le numéro de téléphone d'une personne à contacter en cas d'urgence. Nous vous conseillons également de toujours avoir une source de glucose à action rapide sur vous comme des comprimés de glucose ou de fructose afin de pouvoir contrôler rapidement une glycémie basse.

Adopter un régime alimentaire sain

Une saine alimentation est considérée comme un élément essentiel du traitement et de l'autogestion du diabète et elle vous aide à contrôler votre glycémie. Manger bien et régulièrement n'est pas aussi difficile qu'il semble. De petits changements dans vos habitudes alimentaires peuvent faire une différence importante sur votre glycémie et comment vous vous sentez. Vous n'avez pas à être affamé. Vous n'avez pas besoin d'aliments spéciaux. Vous pouvez encore manger la nourriture que vous aimez. Il n'y a pas de régime pour le diabète. Une alimentation saine pour le diabète est une alimentation saine pour toute la

Figure 18.2 **Guide pratique**

La planification de repas sains en vue de prévenir ou de traiter le diabète

Heure de la journée? ▶							
Glucides (*grammes/choix*)							
Produits céréaliers et féculents							
Fruits							
Lait et produits laitiers							
Autres choix							
Légumes							
Viandes et substituts							
Matières grasses							

*Disponible sur le site Web des ressources éducatives de l'Association canadienne du diabète.

famille. Vous trouverez au chapitre 11 des renseignements sur l'alimentation saine. Nous indiquerons dans le présent chapitre les principaux renseignements pour les personnes diabétiques. Si vous êtes diabétique, vous devez être plus attentif que d'autres personnes à l'heure à laquelle vous mangez ainsi qu'à la quantité et aux types d'aliments que vous consommez, car ils peuvent tous affecter votre glycémie.

Tous les aliments que nous mangeons affectent notre glycémie. Toutefois, les glucides sont les nutriments qui influencent le plus la glycémie. Votre travail est de surveiller vos glucides, en particulier les glucides raffinés comme le sucre. Vous pouvez y arriver en surveillant le contenu en glucides et l'indice glycémique de divers aliments, en mangeant plus souvent des aliments santé contenant moins de glucides, en surveillant la taille de vos portions et en connaissant la quantité de glucides par portion. Ce sujet est aussi abordé au chapitre 11.

Au Canada, il est recommandé que toute personne, qu'elle soit diabétique ou non, suive les conseils de *Bien manger avec le Guide alimentaire canadien*. On peut obtenir ce guide sur le site Web du gouvernement du Canada, par un diététiste agréé ou dans un centre pour le diabète. Il existe également un *Guide alimentaire pour les Premières Nations*.

L'Association canadienne du diabète propose également une excellente affiche intitulée *Guide pratique* qui offre des renseignements utiles sur tous les types d'aliments pour les personnes diabétiques.

Le plus important est de :

- manger trois repas par jour et ne pas sauter le déjeuner;
- se rappeler qu'il n'y a pas d'aliments interdits;
- comprendre que le contrôle des portions est important;
- manger pour avoir un cœur en santé, une glycémie saine et pour contrôler son poids;
- apprendre à lire les étiquettes alimentaires;
- connaître les effets des glucides, des protéines et des matières grasses sur la glycémie;
- savoir comment établir un équilibre entre l'insuline prise et la nourriture mangée.

Lors de la préparation de repas, choisissez plus de légumes, de fruits et de grains entiers. Ces aliments vous donnent de bons nutriments, de l'énergie et des fibres, moins de calories et moins de gras. Limitez les collations contenant beaucoup de glucides, comme les bonbons, les gâteaux, les biscuits, les sodas et la crème glacée. Ils augmentent rapidement votre glycémie et ajoutent du gras et des calories sans vous donner de nutriments sains. Cela ne signifie pas que vous ne pouvez jamais manger les aliments sucrés que vous aimez. Vous devez simplement en limiter la consommation. Prévoyez environ 45 à 60 grammes de glucides à prendre à chaque repas. Si vous consommez 40 grammes de ces glucides sur un gâteau ou une tablette de chocolat, envisagez de limiter vos autres glucides à environ 5 à 15 grammes pour ce repas. Ces lignes directrices peuvent varier légèrement dans la province que vous habitez. Le ministère de la santé de chaque province peut recommander des limites différentes de celles suggérées ici, qui proviennent de l'Association canadienne du diabète. Veuillez consulter votre éducateur en diabète pour déterminer la meilleure approche pour vous. Rappelez-vous, la modération est la clé du succès pour la gestion de la glycémie.

La planification des repas peut sembler compliquée pour une personne diabétique. Pour vous aider, voici un conseil simple pour une alimentation santé. Essayez la méthode de l'assiette pour planifier vos repas. (Voir la figure 18.3.) Pour chaque repas, la moitié de votre assiette devrait contenir des légumes non féculents, comme des épinards, du brocoli ou de la laitue. Vous devriez avoir au moins deux types de légumes différents. Un quart de votre assiette devrait être composée de protéines maigres (poisson, viande, haricots, etc.), et le dernier quart peut être un aliment riche en amidon (glucides) comme des pommes de terre, du pain de blé entier ou du riz. Complétez votre repas avec un verre de lait écrémé et un fruit.

Une autre façon de mesurer la taille des portions est d'utiliser la mesure de la main (voir la figure 18.4). Avec cette méthode, vous utilisez votre main pour mesurer vos portions. Pour les pommes de terre, le riz et les grains, choisissez une quantité de la taille de votre poing fermé. Pour les fruits, utilisez une quantité équivalente

Tableau 18.2 **Hyperglycémie et hypoglycémie***

	Hyperglycémie (taux de glucose dans le sang trop élevé)	**Hypoglycémie (taux de glucose dans le sang trop bas)**
Symptômes	Fatigue extrême Soif intense Vision floue ou changement dans la vision Augmentation de l'appétit Augmentation du besoin d'uriner	Sueurs, tremblements ou étourdissements Rythme cardiaque accéléré et fort Changements dans la vision Maux de tête Confusion, irritabilité ou changement soudain d'humeur Fourmillements autour de votre bouche ou dans vos doigts
Que faire si vous pensez être atteint de cette maladie	Suivre les instructions individualisées données par votre médecin ou votre professionnel de la santé. Chaque personne diabétique devrait avoir un plan pour la prise en charge de sa glycémie élevée. Si possible, vérifiez votre taux de glycémie. S'il est de 14 mmol/l ou plus, faites des analyses d'urine ou sanguine à la recherche de cétones. Si des cétones sont présentes, communiquez avec votre médecin ou votre professionnel de la santé. Si vous ne pouvez vérifier votre taux de glycémie, mais que vous croyez qu'il est élevé en raison des symptômes que vous éprouvez, ou si votre taux de glycémie est élevé, mais qu'il n'y a pas de cétones : buvez de l'eau ou d'autres liquides non sucrés pour prévenir la déshydratation; continuez de suivre votre plan alimentaire et de prendre tous vos médicaments; si vous prenez de l'insuline, suivez les instructions pour prendre une dose supplémentaire; vérifiez votre taux de glycémie toutes les quatre heures; demandez une aide médicale immédiate si les symptômes décrits ci-dessus se manifestent.	Si vous ressentez des symptômes liés à un bas taux de glycémie, vérifiez-le immédiatement. S'il est inférieur à 4 mmol/l[†] ou si vous êtes dans un endroit où vous ne pouvez pas mesurer votre taux de glycémie, mais que vous ressentez des symptômes liés à un faible taux de glycémie, prenez immédiatement les mesures suivantes : ***Pour des symptômes faibles à modérés*** Les adultes doivent consommer 15 g d'une source de glucides (sucre) à action rapide et les enfants doivent en consommer de 10 à 12 g. Par exemple : 15 g. de comprimés de glucose ou de fructose, 1 cuillère à soupe de miel ou 3/4 tasse (175 ml) de jus de fruit ou de boissons gazeuses régulières. *Remarque* : les comprimés de glucose sont les meilleurs. ***Pour des symptômes graves*** Si vous êtes conscient et capable d'avaler, prenez 20 g de glucose à action rapide (sucre), de préférence en comprimés. Attendez 15 minutes, prenez en note vos symptômes et, si possible, vérifiez à nouveau votre taux de glycémie. Si, après 15 minutes, vos symptômes ne se sont pas améliorés ou si votre taux de glycémie est toujours inférieur à 4 mmol/l, prenez un autre 20 g de glucose à action rapide (sucre), de préférence en comprimés.

Tableau 18.2 **Hyperglycémie et hypoglycémie (*suite*)**

	Hyperglycémie (taux de glucose dans le sang trop élevé)	**Hypoglycémie (taux de glucose dans le sang trop bas)**
Que faire si vous pensez être atteint de cette maladie		Si vos symptômes se sont améliorés et que votre prochain repas est dans plus d'une heure, mangez une collation comprenant 15 g de glucides et des protéines (par exemple, un sandwich au beurre d'arachide ou au fromage). Si vos symptômes ne se sont pas améliorés ou s'ils se sont détériorés, demandez une aide médicale immédiate. Si vous n'êtes pas en mesure de prendre soin de vous-même, vous devez expliquer à un membre de votre famille ou à un ami comment il peut vous aider..
Quand devez-vous communiquer avec votre médecin ou demander une aide médicale immédiate?	Si vous vous sentez désorienté, confus, agité ou faible. Si vous ressentez des symptômes de déshydratation comme une soif intense, une bouche sèche ou des lèvres gercées. Si vous urinez fréquemment. Si vous êtes fiévreux, vomissez ou avez de la diarrhée. Si vous avez une forte haleine fruitée (similaire à un vernis à ongles ou à de l'acétone), il est possible que vous commenciez à être affecté par un grave problème de santé appelé acidocétose diabétique. Si votre respiration est rapide et profonde (un autre signe d'acidocétose diabétique). Si votre taux de glycémie est constamment supérieur à 14 mmol/l ou plus élevé qu'à l'habitude.	Si vous avez des difficultés d'élocution, une mauvaise coordination ou si vous êtes maladroit. Si vous souffrez de crises d'épilepsie ou de pertes de conscience. (Il existe une injection nommée Glucagon qui vous réveille en cas de perte de conscience. Une autre personne doit vous l'administrer. Demandez à votre médecin si vous avez besoin de ce type de traitement.) Si vos symptômes ne se sont pas améliorés après le traitement de glucose à action rapide. Si vous avez un taux de glycémie faible (inférieur à 4 mmol/l) à deux reprises dans la journée. Si votre taux de glycémie est inférieur à la normale sans raison.

*Selon votre état de santé et vos antécédents, votre médecin pourrait vous fournir des directives quelque peu différentes pour prendre en charge un taux de glycémie faible ou élevé.

†Certaines personnes ressentent des symptômes d'hyperglycémie avec des taux de glycémie légèrement supérieurs à 7 70 mg/dL. Il s'agit d'une autre raison importante de vérifier votre taux de glycémie, de connaître votre corps et d'apprendre comment vous vous sentez selon votre taux de glycémie.

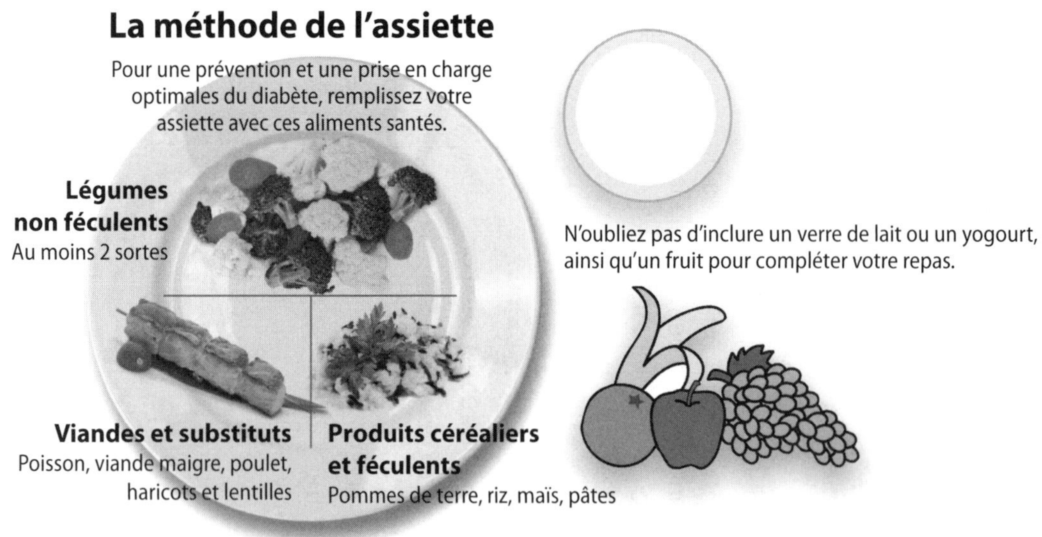

Figure 18.3 **L'assiette d'un diabétique**

à la taille de votre poing fermé. Pour les viandes, les poissons et les autres protéines, choisissez une quantité équivalente à la taille de la paume de votre main. Pour les légumes, choisissez une portion équivalente à ce que vous pouvez tenir dans vos deux mains. Pour les lipides, choisissez une quantité pas plus grande que le bout de votre pouce. Avec cette méthode, les gens ayant des mains plus grandes et possiblement un appétit plus grand obtiennent de plus grandes portions que les personnes avec de petites mains et possiblement un plus petit appétit. C'est une méthode de mesure simple et votre outil se trouve toujours avec vous.

La plupart des gens auraient avantage à se servir de plus petites portions de nourriture. Une portion peut être plus petite que vous ne le pensez. Par exemple, si vous avez appris à mesurer la nourriture en grammes, une portion de riz ou de pâtes contenant 15 grammes de glucides est l'équivalent d'une demi-tasse. Cela ne signifie pas que vous ne pouvez pas manger plus d'une portion, mais que vous devez avoir un total de glucides entre 45 et 60 grammes par repas, ou la quantité de grammes de glucides qui vous a été recommandée. Vous pouvez en apprendre davantage sur la taille des portions et le contenu en glucide des aliments courants au chapitre 11.

Certaines personnes diabétiques apprennent à utiliser une échelle qui classe les aliments riches en glucides en fonction de leurs effets sur la glycémie en comparaison avec une valeur normale. Les aliments sont classés selon trois catégories : « indice glycémique faible », « indice glycémique moyen » et « indice glycémique élevé ». Les aliments dont l'indice glycémique est faible sont ceux qui font le moins augmenter la glycémie et ceux dont l'indice glycémique est élevé sont ceux qui causent la plus importante augmentation. Il est recommandé que les personnes diabétiques choisissent des aliments à faible indice glycémique plus souvent

Vos mains peuvent être très utiles pour estimer la taille des portions. Lors de la planification d'un repas, utilisez les portions suivantes comme guide.

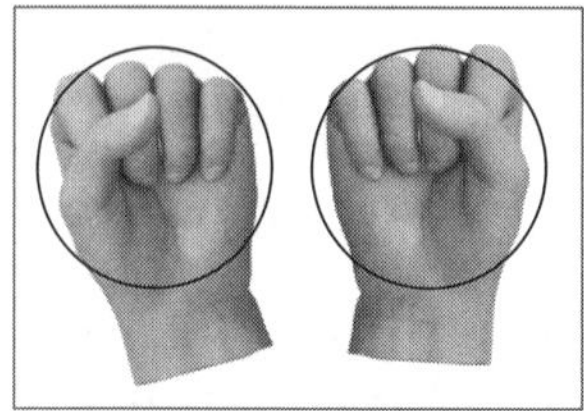

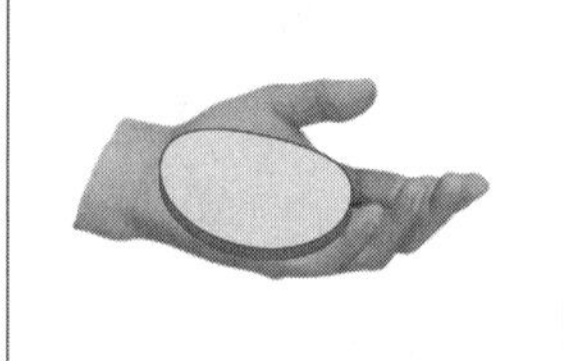

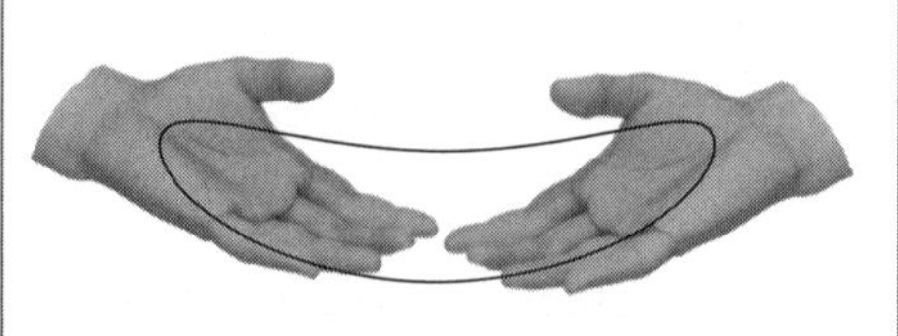

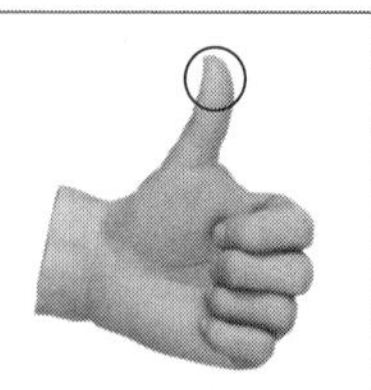

Produits céréaliers et féculents
Prévoyez une quantité pouvant aller jusqu'à la grosseur de votre poing.

Fruits
Prévoyez une quantité pouvant aller jusqu'à la grosseur de votre poing.

Viandes et substituts
Prévoyez une quantité pouvant atteindre la grandeur de votre paume et l'épaisseur de votre petit doigt.

Légumes
Prévoyez une quantité équivalant à tout ce que vos deux mains peuvent contenir.

Matières grasses
Limitez la quantité de matières grasses à la taille du bout de votre pouce.

Produits laitiers et substituts Buvez jusqu'à 250 ml (8 oz) de lait faible en gras avec votre repas.

Figure 18.4 **Le guide pratique de portions**

que des aliments à indice glycémique moyen ou élevé qui se trouvent au tableau alimentaire aux pages 234 à 253. Pour en apprendre davantage sur cette méthode, un diététiste agréé est une ressource précieuse.

En général, il est préférable de manger de plus petits repas aux 4 à 5 heures. Assurez-vous de ne pas sauter le déjeuner. C'est à ce moment que votre corps a le plus besoin d'énergie, puisque vous n'avez pas mangé pendant une longue période de temps.

Pour en savoir davantage sur l'adoption d'une alimentation saine, il est recommandé que chaque personne diabétique consulte un diététiste agréé qui l'aidera à établir un plan alimentaire correspondant à son mode de vie. Votre médecin, votre éducateur en diabète ou votre équipe de professionnels de la santé peut vous recommander un diététiste agréé. Certaines ressources supplémentaires sont énumérées à la fin du présent chapitre.

La gestion de l'activité physique

Des exercices réguliers et une alimentation saine peuvent jouer un rôle important dans le contrôle des niveaux de glycémie et l'amélioration de la santé de chaque personne diabétique. Toutefois, les personnes qui prennent des médicaments ou de l'insuline pour maîtriser leur diabète devraient discuter de tout changement apporté dans leurs habitudes avec leur médecin, leur diététiste ou leur éducateur en diabète, étant donné qu'ils nécessitent souvent des changements de médicaments, d'insuline, et d'horaire de repas.

L'exercice est bénéfique de différentes façons pour les personnes diabétiques. Un exercice aérobique faible à modéré diminue le besoin d'insuline et aide à contrôler les taux de glycémie en haussant la sensibilité des cellules corporelles à l'insuline et en diminuant les taux de glycémie pendant et après l'exercice. Ce type d'exercice régulier est aussi important pour perdre du poids et réduire les facteurs de risques cardiovasculaires, comme des taux élevés de lipides dans le sang (cholestérol et triglycérides) et une pression artérielle élevée.

Le programme d'exercices recommandé pour les personnes diabétiques peut ressembler au programme de conditionnement décrit au Chapitre 8. Des exercices modérés à intenses effectués au moins trois jours par semaine, avec un maximum de deux jours consécutifs sans faire d'exercices, dans le cadre d'un programme de conditionnement général, sont un moyen efficace et sécuritaire pour aider à maîtriser le diabète et à rester en santé. La plupart des personnes diabétiques auraient avantage à faire au moins 150 minutes d'exercices par semaine, plus un minimum de deux séances d'exercices de résistance. Si vous souhaitez faire plus d'exercices, comme courir un marathon, consultez les membres de votre équipe de professionnels de la santé; des modifications à votre alimentation, à votre dose d'insuline ou à vos médicaments seront peut-être nécessaires.

Les personnes diabétiques qui ne sont pas très actives devraient, quand leur diabète est sous contrôle, commencer lentement. Pour la plupart des gens, la sédentarité a des conséquences négatives sur la santé bien plus importantes que l'exercice. Restez en communication avec votre médecin pour apporter des changements à vos médicaments, à votre insuline ou à votre régime au besoin et coordonnez votre alimentation, vos médicaments et vos exercices afin d'éviter l'hypoglycémie (faible taux de glucose dans le sang). Il est souvent utile de vérifier votre glycémie avant et après une séance d'exercices afin que vous appreniez comment votre corps réagit à l'exercice. Si vous ne prenez pas d'insuline, planifiez d'être actif dans l'heure suivant la prise d'un repas ou d'une collation afin d'éviter une hypoglycémie. Si vous souffrez du diabète de type 1 et que votre glycémie est basse avant de faire de l'exercice, il est souvent conseillé de manger une collation contenant de 15 à 30 grammes de glucides avant de commencer votre séance d'exercices à moins que vous ayez ajusté votre dose d'insuline selon les recommandations de votre équipe de professionnels de la santé. Cessez immédiatement tout exercice si vous êtes étourdi ou essoufflé, si vous vous sentez malade ou éprouvez de la douleur. Buvez plus de liquide avant, pendant et après l'exercice. Si vous avez des problèmes de sensation dans vos pieds ou une mauvaise circulation, assurez-vous de vérifier vos pieds fréquemment et protégez-vous des ampoules et des égratignures. Il est particulièrement important d'examiner vos pieds fréquemment et d'avoir une bonne hygiène de la peau et des ongles. Des semelles de chaussures peuvent être faites sur mesure pour aider à protéger la plante de vos pieds.

L'activité physique est importante dans la prise en charge du diabète. Même les personnes âgées peuvent pratiquer des exercices de résistance ou des exercices aérobiques modérés, à moins que leur médecin ou équipe de professionnels de la santé le leur déconseillent.

Pour de plus amples renseignements sur comment établir et maintenir un programme d'exercices, consultez le chapitre 6.

La gestion du stress et des émotions

À la suite de votre diagnostic de diabète ou si vous souffrez de complications liées au diabète, vous pouvez ressentir de la colère, de la crainte ou être déprimé. Ces émotions sont normales, compréhensibles et peuvent être prises en charge. Pour les personnes diabétiques, le stress et les émotions—comme la colère, la crainte, la frustration et la dépression—peuvent hausser les niveaux de glycémie. Pour cette raison, il est important d'apprendre des moyens efficaces de maîtriser ces émotions. Le fait de cacher ou ignorer vos émotions peut causer une profonde dépression, un problème de santé plus répandu chez les personnes diabétiques que dans l'ensemble de la population. Vous trouverez de nombreux outils pour gérer le stress et les émotions négatives aux chapitres 4 et 5.

La gestion des journées où vous êtes malade, des infections, et des autres maladies

Les personnes diabétiques, comme tout le monde, sont parfois malades. Quand vous contractez une infection, un rhume ou la grippe, votre glycémie a tendance à s'élever. La manière dont votre corps utilise la nourriture, l'insuline ou les médicaments pour le diabète change. C'est pourquoi il est important de planifier en prévision des journées de maladie et de savoir quoi faire et quand demander de l'aide. La plupart des personnes diabétiques établissent un plan personnalisé pour les « journées de maladie » avec leur médecin ou leur éducateur en diabète. Ce plan comprend des conseils sur quoi faire et quand appeler pour demander une aide médicale d'urgence. Les points suivants sont une liste de vérification utile pour vous aider à planifier.

Prévoir

- Avoir un membre de la famille ou un ami qui peut vous aider quand vous en avez besoin. Cette personne peut savoir quoi faire, quand appeler le médecin ou quand vous conduire au service des urgences.
- Avoir plusieurs liquides sucrés et non sucrés ou sans sucre à portée de main.
- Avoir un thermomètre à la maison et savoir comment l'utiliser.
- Avoir vos renseignements médicaux d'urgence à portée de main (y compris le numéro du médecin, votre liste de médicaments et les doses que vous prenez).
- Demandez à vos professionnels de la santé dans quelles circonstances les appeler (certaines directives générales sont fournies ci-dessous).
- Demandez à votre professionnel de la santé de vous référer à un service de télésanté si vous êtes confiné à la maison ou vivez dans une communauté éloignée.

Quand vous êtes malade

- Prenez votre dose habituelle d'insuline ou de médicament sauf si vous avez un plan spécial en cas de maladie, si vous vomissez ou si votre équipe de professionnels de la santé vous indique de ne pas la prendre.
- Mesurez votre glycémie trois ou quatre fois par jour. Si votre glycémie est supérieure à 14 mmol/l, mesurez-la toutes les 3 ou 4 heures. Écrivez les résultats et l'heure.
- Si vous prenez de l'insuline et que votre glycémie est supérieure à 14 mmol/l,

analysez votre urine ou votre sang pour vérifier la présence de cétones. Notez si vous en trouvez de petites, moyennes ou grandes quantités.

- Surveillez les symptômes d'hypoglycémie ou d'hyperglycémie. (Consultez les pages 368 et 369.)
- Surveillez la quantité de liquide que vous buvez. Pour prévenir la déshydratation, essayez de boire 1 tasse (8 onces) de liquide par heure lorsque vous êtes éveillé. Si votre glycémie est élevée, utilisez des boissons sans sucre comme du bouillon, du thé ou de l'eau. Si votre glycémie est basse, optez plutôt pour des liquides contenant du sucre. Par exemple : buvez 1/2 à 1 tasse de liquide sucré (jus de fruit ou soda régulier) et continuez à boire des liquides contenant du sucre pour maintenir votre glycémie.
- Vérifiez votre température deux fois par jour et notez-la.
- Continuez de manger, si possible. De petits repas fréquents ou des collations peuvent aider.
- Demeurez en communication. Dites à un membre de la famille ou un ami comment vous vous sentez et demandez à la personne de prendre de vos nouvelles fréquemment.

Quand appeler votre professionnel de la santé

- Si votre glycémie est inférieure à 4 mmol/l deux fois dans une journée.
- Si votre glycémie est supérieure à 14 mmol/l pendant plusieurs heures ou que votre glycémie est beaucoup plus élevée que d'habitude.
- Si votre température s'élève au-dessus de 38,3 °C (101 °F) ou qu'elle reste au-dessus de 37,8 °C (100 °F) pendant plus de 2 jours.
- Si vous vomissez ou que vous avez la nausée avec des douleurs abdominales sévères (ce qui pourrait indiquer une acidocétose diabétique).
- Si vous n'êtes pas capable de boire des liquides, de manger, ou de garder vos médicaments.
- Si vous avez un niveau de cétones bas dans votre urine selon les bandes réactives pour glycémie.
- Si votre respiration est profonde ou difficile, si votre bouche est très sèche ou si votre haleine a une odeur fruitée (signes d'une acidocétose diabétique), consultez le tableau 18.2 aux pages 368 et 369.
- Si vous avez été malade pendant plus longtemps que prévu et que vous ne vous sentez pas mieux.
- Si vous ne vous sentez pas bien et êtes incertain de ce que vous devriez faire pour prendre soin de vous.

Quand demander une aide d'urgence immédiate

- Si votre glycémie est supérieure à 14 mmol/l et que vous présentez certains des signes précédents qui pourraient indiquer une acidocétose diabétique.
- Si vous avez des quantités modérées à importantes de cétones dans votre urine.

Lorsque vous appelez votre professionnel de la santé, soyez prêt. Ayez en main les renseignements suivant : votre type de diabète, votre glycémie (si vous la connaissez), votre température, la présence de cétones dans votre urine ou votre sang, vos symptômes, les médicaments que vous prenez et ce que vous avez fait pour traiter vos symptômes.

Être malade est difficile pour tout le monde, mais si vous avez le diabète, vous devez relever des défis supplémentaires. Il est important de savoir quoi faire et d'avoir quelqu'un qui puisse vous aider. Toute personne atteinte du diabète de type 1 ou qui prend de l'insuline ne devrait pas rester seule quand elle est malade.

Les médicaments : pour vous aider à contrôler votre glycémie et prévenir les complications

En plus d'une saine alimentation et de l'exercice, la plupart des personnes diabétiques profitent des bienfaits des médicaments pour le diabète. Leur rôle est d'aider à maintenir la glycémie, la pression artérielle et le niveau de cholestérol dans les intervalles cibles. Bien qu'ils puissent être bénéfiques, la plupart des gens n'aiment pas prendre de médicaments. Pour certains d'entre nous, ne pas prendre nos médicaments est une source de fierté. Nous voulons peut-être prendre en charge notre santé de façon naturelle. Dans certains cas, il est possible de la gérer sans médicaments. Toutefois, la majorité des personnes diabétiques doivent prendre un ou plusieurs médicaments si elles veulent maintenir leur glycémie et prévenir les complications. Les médicaments peuvent aider à prévenir des complications, comme les cardiopathies, les AVC, les maladies rénales, les complications oculaires, les dommages aux nerfs et la mort précoce. Malheureusement, vous ne pouvez pas attendre de voir ce qui se passera avant de décider de prendre des médicaments pour réduire les risques. Une fois que les complications liées au diabète sont apparues, elles sont souvent irréversibles.

Médicaments de contrôle de la glycémie

Votre médecin vous recommandera des médicaments en fonction de votre type de diabète, de la qualité du contrôle de votre glycémie et d'autres états pathologiques dont vous pourriez souffrir.

- **Insuline pour le diabète de type 1.** L'insuline est nécessaire pendant toute votre vie parce que votre corps n'en produit pas. Les médicaments administrés par voie orale visant à stimuler ou aider la production d'insuline ne fonctionnent pas chez les personnes atteintes du diabète de type 1.
- **Médicaments pour le diabète de type 2.** Il existe plusieurs types de comprimés qui peuvent être utilisés séparément ou en combinaison pour aider à contrôler la glycémie. Quelques-uns de ces médicaments stimulent le pancréas pour qu'il produise plus d'insuline; d'autres aident à réduire la résistance du corps à l'insuline. L'injection d'insuline est également un choix efficace et sécuritaire pour de nombreuses personnes atteintes du diabète de type 2 si les médicaments par voie orale ne contrôlent pas suffisamment la glycémie.

Les hormones d'incrétine, qui peuvent être administrées par voie orale ou par injection, sont aussi très utiles pour le contrôle de la glycémie des personnes atteintes de diabète de type 2. Les hormones d'incrétine sont produites dans le petit intestin et sécrétées en réaction à l'ingestion de nourriture. Elles aident le pancréas à produire l'insuline supplémentaire nécessaire immédiatement après un repas et aident à maintenir un bas taux de glycémie. Les hormones d'incrétine préviennent la sécrétion d'un surplus de glucose dans le foie quand le corps n'en a pas besoin. On pense que la production d'hormones d'incrétine est réduite chez les personnes atteintes de diabète de type 2. Votre médecin vous indiquera si ce traitement est le bon pour vous.

Médicaments pour prévenir les complications

Le diabète n'est pas seulement une maladie qui demande le contrôle de la glycémie, il est aussi considéré comme une maladie cardiovasculaire.

En plus d'utiliser des médicaments pour contrôler la glycémie, les études montrent que certains autres médicaments peuvent réduire le risque de développer des complications du diabète liées à l'hypertension artérielle ou à un taux de cholestérol élevé. En raison de leur fonction de protection, ces médicaments peuvent être recommandés même si votre tension artérielle et votre cholestérol sont dans les intervalles cibles. En fonction de votre âge et de votre état de santé, des médicaments de type préventif courants peuvent comprendre :

- **L'aspirine.** L'aspirine à faible dose (81 mg) réduit le risque de crise cardiaque et d'AVC en diminuant les risques d'un blocage soudain d'une artère.
- **Les inhibiteurs ECA ou ARA.** Ces médicaments spécialisés dans le contrôle de la tension artérielle protègent votre cœur, vos reins et vos yeux et réduisent les risques de crise cardiaque ou d'AVC.
- **Les statines.** Elles diminuent l'inflammation et le taux de cholestérol, réduisant ainsi les risques de crise cardiaque ou d'AVC.

Il existe plusieurs marques différentes d'inhibiteurs ECA, d'ARA et de statines offertes au Canada. Parlez-en avec votre médecin si vous ne prenez pas ces médicaments additionnels préventifs pour savoir si vous devriez les prendre.

Il est important de savoir quels médicaments vous prenez et pourquoi vous les prenez. Votre pharmacien passera en revue vos médicaments pour s'assurer que vous sachiez ce que vous prenez et pourquoi.

Médicaments pour contrôler le diabète

Certaines personnes atteintes du diabète de type 2 peuvent gérer leur glycémie sans prendre d'insuline ou d'autres médicaments pour le diabète en modifiant leur mode de vie, comme par l'augmentation de leur activité, la consommation d'aliments sains et le contrôle de leur poids. Parfois, perdre seulement de 5 à 10 % de votre poids initial vous aide à faire diminuer votre glycémie dans l'intervalle cible. Par exemple, si vous pesez 200 livres, une perte de 10 à 20 livres serait suffisante. Toutefois, cela ne fonctionne pas pour tout le monde. En plus d'une alimentation saine et de l'exercice, la plupart des personnes atteintes de diabète de type 2 ont besoin de médicaments par voie orale, d'autres médicaments ou d'insuline afin de contrôle leur glycémie de manière sécuritaire et de prévenir les complications. Les médicaments ne remplacent pas une alimentation saine ni l'activité physique régulière. Le tableau 18.3 de la page précédente énumère certains des médicaments les plus souvent utilisés pour traiter le diabète.

L'insuline est utilisée pour traiter toutes les personnes atteintes du diabète de type 1 et plusieurs personnes atteintes de diabète de type 2. On l'utilise pour remplacer l'insuline qui n'est pas produite par le pancréas ou qui ne peut être utilisée adéquatement par le corps. Utiliser des injections d'insuline est maintenant une des méthodes les plus sécuritaires et efficaces pour contrôler la glycémie et prévenir les complications. Les recherches appuient maintenant l'utilisation de l'insuline plus tôt dans le traitement du diabète de type 2 si la glycémie est très élevée, si les médicaments par voie orale ne contrôlent pas la glycémie ou si vous subissez de graves effets secondaires causés par les médicaments par voie orale. Certains patients ont d'abord peur d'utiliser l'insuline, mais, dès qu'ils commencent le traitement, ils constatent que les injections sont plutôt faciles et pratiquement sans douleur (elles causent généralement moins d'inconfort que les piqûres au bout du doigt requises pour vérifier la glycémie). De plus, le contrôle de la glycémie est souvent plus facile avec l'utilisation de l'insuline et vous vous sentez bien mieux. Rappelez-vous, l'utilisation de l'insuline est une bonne chose et une bonne décision si elle est recommandée par votre médecin.

Il existe plusieurs types d'insuline, selon leur rapidité et durée d'action. On les appelle ***basale ou de longue durée ou à action intermédiaire, bolus ou à action rapide, et prémélangée, ce qui consiste en une combinaison d'actions de courte et de longue durée.*** Il est important de savoir le type d'insuline que vous prenez, quelle compagnie la produit, le nom réel de l'insuline puisqu'il en existe différents types, la dose (le nombre d'unités que vous prenez) et quand la prendre. Par exemple : tôt le matin ou en soirée, avant un repas ou une collation ou immédiatement après avoir pris la première bouchée de votre repas. Assurez-vous aussi que l'insuline que vous prenez n'est pas expirée. Il y a une date d'expiration sur la bouteille, l'ampoule ou la cartouche du stylo injecteur, mais après l'ouverture, l'ampoule est seulement bonne pour environ 21 jours. Vous devrez vous souvenir de la nouvelle date d'expiration ou l'inscrire à votre calendrier. Le nombre exact de jours pour lesquels votre insuline est bonne lorsque le contenant est ouvert est inscrit dans les indications qui l'accompagnent. Si vous croyez que vous auriez avantage à en apprendre plus sur l'utilisation de l'insuline, parlez-en avec votre médecin ou votre éducateur en diabète. Votre médecin peut aussi établir avec vous un programme personnalisé par écrit sur la manière d'ajuster votre dose d'insuline et de doser le nombre d'unités dont vous avez besoin en fonction de vos mesures glycémiques à la maison. La plupart des gens utilisent les stylos injecteurs d'insuline pratiques et faciles à utiliser qui peuvent être emportés et utilisés partout. Certains patients diabétiques peuvent aussi utiliser une pompe à insuline. Un éducateur en diabète vous montrera comment mesurer et injecter votre insuline avant que vous ne commenciez.

De nombreux nouveaux appareils et méthodes pour donner de l'insuline ont été testés. Parlez-en avec votre médecin ou votre professionnel de la santé.

Tableau 18.3 **Médicaments couramment utilisés pour traiter le diabète**

Médicament	Comment ce médicament peut-il vous aider à contrôler votre glycémie?	Commentaires
Biguanides *Examples:* Metformin (*Glucophage*) ou à libération prolongée (*Glumetza*). Habituellement le premier médicament prescrit pour les personnes souffrant du diabète de type 2.	Réduit la production et la sécrétion de glucose du foie. Réduit la résistance à l'insuline. Diminue la glycémie et le taux d'A1c. Fonctionne bien seul ou avec un traitement de thiazolidinediones ou d'incrétine.	Peut causer de la diarrhée et des nausées. Prendre avec de la nourriture. Commencer lentement avec une faible dose. Augmenter sur plusieurs jours ou semaines afin de diminuer les effets secondaires. Utiliser avec vigilance pour les personnes souffrant d'insuffisance cardiaque, d'insuffisance rénale ou de troubles hépatiques. Ne cause pas de prise de poids.
Sulfonylurés et glinides		
Appelés insulino-sécréteurs ***Sulfonylurés :*** *Exemples :* gliclazide (*Diamicron*) glipizide (*glyburide*)	Stimule le pancréas afin de produire et de sécréter plus d'insuline.	Peut causer une hypoglycémie. Peut causer une prise de poids. Ne pas utiliser en présence de troubles rénaux ou hépatiques.
Glinides : Appelés insulino-sécréteurs non sulfonyrés secretagogues *Exemples :* repaglinide(*Gluconorm*), nateglinide (*Starlix*)	Action similaire aux sulfonylurés, mais avec un effet plus bref et plus immédiat. Stimule le pancréas afin de sécréter plus d'insuline tout de suite après les repas.	Donné immédiatement après un repas. Peut causer une prise de poids. Peut causer une hypoglycémie.
Inhibiteurs de l'alphaglucosidase *Exemple :* Acarbose (*Prandase*)	Ralentit la digestion et l'absorption des glucides, ce qui réduit les hausses de la glycémie après les repas.	Peut causer des ballonnements et des gaz. Prendre avec la première bouchée du repas. En cas d'hypoglycémie, traiter à l'aide de comprimés de dextrose, de lait ou de miel puisque ce médicament ralentit l'absorption du glucose.
Thiazolidinediones (TZD) (ou glitazones) *Exemples :* Pioglitazone (*Actos*), rosiglitazone (*Avandia*)	Diminue la résistance à l'insuline en aidant les cellules à mieux l'utiliser. Aide à diminuer les niveaux de glycémie.	Le plein effet peut ne pas être atteint avant 12 semaines. Peut causer une prise de poids et une accumulation des liquides. Non recommandé pour les personnes souffrant d'insuffisance cardiaque ou de troubles hépatiques. L'efficacité pour la réduction des crises cardiaques et des AVC est incertaine.

Tableau 18.3 **Médicaments couramment utilisés pour traiter le diabète (*suite*)**

Médicament	Comment ce médicament peut-il vous aider à contrôler votre glycémie?	Commentaires
Insuline Il existe trois types principaux d'insuline. L'insuline aide les cellules du corps à extraire le glucose de la circulation sanguine pour l'introduire dans les cellules où il peut être utilisé pour fournir de l'énergie au corps.		
Insuline basale **(de longue durée)** *Exemples :* glargine (*Lantus*) detemir (*Levermir*)	Peut être donné une ou deux fois par jour. A une action stable et constante.	L'insuline basale ou de longue durée offre un niveau ou un apport plus constant d'insuline au cours de la journée et pendant la nuit.
Insuline à action intermédiaire *Exemples :* Humulin N, Novolin ge, NPH	Peut être donné une ou deux fois par jour. A une action constante.	
Insuline bolus ou à action rapide *Exemples :* Asparte (*Novorapid*) Lispro (*Humalog*) glulisine (*Apidra*)	Peut être donné avant les repas ou les collations, avec les repas, ou immédiatement après les repas. Commence à agir rapidement.	L'insuline bolus ou à action rapide offre suffisamment d'insuline pour le glucose sanguin additionnel produit par la nourriture mangée aux repas. Elle peut être donnée à l'heure des repas pour aider à réduire la glycémie.
Insuline à action rapide *Exemples :* *Humulin* R, *Novolin* ge, Toronto		Parfois, une combinaison d'insuline à action rapide et de longue durée peut être utilisée.
Insulines prémélangées Mélange d'insulines à action prolongée et rapide en différentes combinaisons *Exemples :* *Humulin* 30/70 mix *Novolin* ge 30/70 mix *Humalog* Mix 25 *Humalog* Mix 50 *Novomix* 30	Un mélange prédéterminé d'insuline à action rapide et de longue durée.	Votre médecin ou votre équipe de professionnels de la santé détermine le type et la dose d'insuline qui vous convient le mieux.

Continue à la page suivante ▼

Tableau 18.3 **Médicaments couramment utilisés pour traiter le diabète (*suite*)**

Médicament	Comment ce médicament peut-il vous aider à contrôler votre glycémie?	Commentaires
Incrétines analogues du GLP 1 *Exemple :* Liraglutide (*Victoza*) Peut être utilisée avec le *Metformin*	Stimule le pancréas pour qu'il produise de l'insuline lorsque la nourriture est ingérée dans l'estomac. Réduit la glycémie après les repas. Réduit la sécrétion de glucose du foie. Ralentit la vidange de l'estomac. Aide à réduire la glycémie.	Doit être injecté. Peut causer des dérangements gastriques et de la nausée. Vous aide à perdre du poids. Ne cause pas d'hypoglycémie. Déconseillé pendant la grossesse et l'allaitement.
Incretins DPP 4 inhibitors *Examples:* Sitagliptin (*Januvia*) Saxagliptin (*Onglyza*)	Amplificateur d'incrétine. Aide le pancréas à produire plus d'insuline après un repas et en présence de glucose. Aide à réduire la glycémie après le repas.	Pris sous forme de comprimé. Peut causer des dérangements gastriques. Ne cause pas d'hypoglycémie. Pas de prise de poids; possible perte de poids

Remarques : De nombreux nouveaux médicaments pour contrôler la glycémie sont mis au point et évalués chaque année. Assurez-vous de discuter avec votre médecin des médicaments qui peuvent fonctionner pour vous.

Le tableau ci-dessus peut ne pas présenter toutes les options qui vous sont offertes. La gestion du diabète évolue rapidement. L'important est de trouver ce qui fonctionne le mieux pour vous.

Si on vous recommande de prendre des médicaments par voie orale, vous devriez savoir quand les prendre et ne jamais sauter une dose. Certains de ces comprimés sont pris une ou deux fois par jour, habituellement juste avant les repas. D'autres peuvent être pris le matin ou le soir. Vérifiez toujours l'étiquette apposée sur la bouteille qui vous indique quand prendre le médicament. Votre pharmacien peut aussi répondre à toutes vos questions. Vérifiez auprès de votre médecin avant d'arrêter ou de changer vos médicaments, même si vous ne vous sentez pas bien. En voyage, apportez toujours vos médicaments avec vous plutôt que dans vos bagages.

Si on vous conseille d'utiliser un traitement d'incrétine, votre médecin ou votre éducateur en diabète peut vous expliquer quels en sont les avantages pour vous et quel type de traitement vous convient le mieux.

D'autres médicaments, y compris ceux en vente libre, certains remèdes et suppléments naturels peuvent parfois interagir avec vos médicaments pour le diabète. Il est donc important que votre médecin ou pharmacien connaisse tous les médicaments que vous prenez, y compris les médicaments prescrits et ceux qui ne le sont pas, ainsi que tous les vitamines, suppléments, minéraux, herbes médicinales et produits naturels.

Si vous commencez un nouveau médicament et que vous éprouvez des effets secondaires, parlez-en immédiatement à votre équipe de professionnels de la santé. Un changement de médicament ou de dosage peut éliminer certains effets secondaires. Commencer à prendre un nouveau médicament lentement et augmenter peu à peu la dose pendant quelques jours ou quelques semaines peut souvent minimiser les effets secondaires désagréables.

Prévenir les complications

Le diabète peut causer d'autres problèmes dans le corps qui peuvent souvent être retardés et parfois évités par le maintien d'un bon contrôle de la glycémie. Rappelez-vous que la plupart des complications sont directement liées à ce contrôle. Les complications les plus courantes du diabète sont énumérées ci-dessous :

- **Cardiopathies et AVC.** Les cardiopathies et les AVC sont les deux plus importantes causes de décès chez les personnes diabétiques. Le diabète est maintenant considéré comme une maladie cardiovasculaire. L'hyperglycémie peut durcir et bloquer les artères. L'hypertension artérielle et le cholestérol élevé ajoutent aux problèmes. La bonne nouvelle est qu'il y a de nombreuses mesures que vous pouvez prendre pour vous aider à réduire ces complications.
- **Lésions nerveuses.** Le diabète peut causer des lésions nerveuses (neuropathies), qui peuvent causer des sensations de brûlure ou de fourmillement, de l'engourdissement ou une douleur sévère, en particulier dans les pieds et les mains. Les lésions nerveuses peuvent aussi mener à des problèmes sexuels, comme des dysfonctions érectiles chez les hommes et de la sécheresse vaginale chez les femmes. Pour le dysfonctionnement érectile, les inhibiteurs PDE5, disponibles sur prescription, sont recommandés par l'Association canadienne du diabète. Tous les hommes adultes devraient être testés régulièrement pour le dysfonctionnement érectile. L'atteinte nerveuse peut aussi causer des problèmes de digestion et de miction. Le maintien de la glycémie dans l'intervalle cible permet de prévenir les lésions nerveuses. De plus, le tabagisme contribue à la neuropathie, alors ayez pour objectif de cesser de fumer.
- **Lésions rénales.** Le diabète peut causer des lésions aux vaisseaux sanguins dans les reins, en particulier quand la glycémie et la tension artérielle sont élevées. Ces lésions peuvent entraîner une éventuelle insuffisance rénale. Les personnes ne ressentent pas toujours les symptômes liés aux lésions rénales jusqu'à ce qu'environ 70 % du rein ne fonctionne plus. Les premiers signes qui peuvent être détectés à l'aide d'une analyse sont la présence de petites quantités de protéines dans l'urine. Il est important pour toute personne diabétique de subir un test de dépistage annuel de l'urine. Il s'agit d'un test simple qui permet de détecter les problèmes rapidement et de recevoir un traitement précoce en vue de prévenir l'apparition de complications plus sérieuses.

- **Problèmes de vision.** Une vision embrouillée peut survenir quand une hyperglycémie cause une enflure temporaire du cristallin. Des atteintes plus sérieuses et permanentes aux vaisseaux sanguins de la rétine à l'arrière de l'œil (rétinopathie) peuvent provoquer une perte de vision et même la cécité. Les nouveaux traitements sont très efficaces pour sauver votre vue. Un examen des yeux réguliers est important pour toutes les personnes diabétiques.
- **Infections.** Le diabète peut diminuer la fonction immunitaire et réduire la circulation sanguine, ce qui peut ralentir la guérison et augmenter la fréquence des infections de la peau, des pieds, des poumons et d'autres parties du corps.
- **Maladie des gencives.** Les personnes diabétiques courent un risque plus important de développer une maladie et une infection des gencives (parodontales). C'est pourquoi il est important de discuter avec votre dentiste de votre diabète et de faire des examens dentaires réguliers.

Voici une liste de vérification pratique pour vous assurer que vous faites le nécessaire et que vous obtenez les soins dont vous avez besoin pour aider à prévenir ou à retarder les complications liées aux diabètes. Cette liste pourrait peut-être vous sauver la vie!

- **Maintenir une glycémie sécuritaire.** Manger des aliments sains, faire régulièrement de l'exercice, maintenir un poids santé et, au besoin, prendre des médicaments et de l'insuline sont les clés qui vous permettront de contrôler votre glycémie et de prévenir les complications.
- **Contrôler votre tension artérielle.** La tension artérielle cible pour les personnes diabétiques est habituellement de 130/80 ou moins. Les nouvelles directives suggèrent 120/70 pour les personnes diabétiques (ou selon les recommandations de votre médecin). Une tension artérielle plus basse signifie moins de stress pour votre cœur et vos vaisseaux sanguins, vos yeux et vos reins. Afin de prévenir les complications liées au diabète, le contrôle de la tension artérielle peut être aussi important que le contrôle de la glycémie. La prise d'un inhibiteur ECA ou d'ARA peut aider à contrôler la tension artérielle.
- **Contrôler votre cholestérol sanguin.** Le cholestérol LDL (le « mauvais » cholestérol ou le cholestérol de faible densité), plutôt que le cholestérol total, est la mesure qui est habituellement surveillée chez les personnes diabétiques. L'objectif à atteindre est de 2,0 mmol/l ou une réduction de 50 % du cholestérol LDL. Vérifiez auprès de votre médecin quels sont les niveaux actuellement recommandés. Rappelez-vous que la prise de statine peut réduire encore davantage les risques de crise cardiaque et d'AVC, même si votre niveau de cholestérol est normal sans statine.
- **Protéger vos reins.** Maintenez votre glycémie sous le seuil de 10 mmol/l. En plus de tests réguliers, la prise d'inhibiteurs ECA ou de l'ARA peut aider à réduire votre tension artérielle et à protéger vos reins.
- **Effectuer fréquemment des bilans de santé, des examens et des immunisations.**
  - Effectuez une analyse du taux d'A1c tous les trois mois si vous apportez des

changements pour contrôler votre diabète ou au moins tous les six mois si votre diabète est bien contrôlé.

- Effectuez des analyses de fonction rénale au moins une fois par année et plus souvent si vous avez déjà subi des lésions rénales.
- Effectuez des analyses des taux de cholestérol et de lipides au moins une fois par année ou aux deux ans et plus souvent si vous avez commencé un traitement pour réduire vos lipides.
- Passez des examens de la vue réguliers (y compris une inspection de la rétine au fond de l'œil) à chaque année ou aux deux ans (ou selon les recommandations de votre médecin) et indiquez tout changement de votre vision à votre médecin. Des tests plus fréquents sont requis si vous avez déjà des complications oculaires. L'examen de la rétine est spécialisé et diffère de celui effectué par un optométriste qui vérifie votre vision pour déterminer si vous avez besoin de lunettes ou de verres correcteurs.
- Un examen annuel des pieds est recommandé, mais pour ceux ayant déjà eu des problèmes aux pieds il faut le faire plus fréquemment. Rappelez à votre professionnel de la santé de vérifier vos pieds à chaque visite ou au moins une fois par année. Une façon de le faire est de toujours retirer vos chaussures et vos bas dans la salle d'examen. (Voir ci-dessous pour d'autres conseils sur le soin des pieds.)
- Faites vérifier votre tension artérielle à chaque visite chez un médecin ou dans une clinique (ou plus souvent selon les recommandations de votre professionnel de la santé). De nombreuses personnes vérifient leur propre tension artérielle à la maison et prennent les mesures en note. N'oubliez pas de montrer ces résultats à votre médecin. Prenez en note les résultats de votre tension artérielle dans le même carnet où vous notez votre glycémie.
- Si vous êtes à risque, ou que vous êtes atteint de coronaropathie, il est recommandé de passer un ECG (électrocardiogramme) tous les deux ans. Ce test est aussi recommandé pour les personnes de plus de 40 ans, selon la date à laquelle ils ont commencé à souffrir du diabète. (Vérifiez auprès de votre médecin.)
- Faites-vous vacciner contre la grippe tous les ans et contre la pneumonie au moins une fois. (Ce vaccin pourrait devoir être répété après l'âge de 65 ans.)
- Passez un examen dentaire une fois par année ou selon les recommandations de votre professionnel de la santé; passez le fil dentaire et brossez-vous régulièrement les dents selon les recommandations de votre dentiste. N'oubliez pas de dire à votre dentiste que vous avez le diabète.
- Les personnes diabétiques doivent aussi être examinées périodiquement pour détecter la dépression.

■ **Vérifiez vos pieds.** Quand vous êtes atteints du diabète, vos pieds ont besoin de soins et d'attention supplémentaires. Le diabète peut causer des lésions aux terminaisons nerveuses et aux vaisseaux sanguins de vos pieds, ce qui réduit vos chances de remarquer toute blessure à vos pieds. Le diabète limite aussi la capacité de votre corps à combattre les infections et à faire circuler le sang aux endroits qui en ont besoin. Si vous subissez une blessure mineure au pied, elle pourrait évoluer en ulcère ou en infection sérieuse.

- Examinez vos pieds chaque jour. Vous ou une autre personne devriez regarder entre les orteils, ainsi que sur le dessus et en dessous de vos pieds à la recherche de blessures, de craquelures, de plaies, de cors, de durillons, d'ampoules, d'ongles incarnés, de sécheresse sévère, de meurtrissures, de rougeurs, d'enflures ou de pus. Si vous ne pouvez voir ou atteindre vos pieds, assurez-vous que quelqu'un le fasse pour vous.
- Lavez vos pieds tous les jours. Utilisez de l'eau tiède plutôt que chaude. Vérifiez la température de l'eau avec votre poignet ou une autre partie de votre corps, pas avec vos pieds, et séchez-vous bien, surtout entre les orteils. Ne faites pas tremper vos pieds.
- Coupez vos ongles d'orteils en ligne droite. Si vous ne pouvez couper vos ongles d'orteil de façon sécuritaire vous-même, demandez à un membre de votre famille de le faire pour vous ou demandez une aide professionnelle. De plus, ne nettoyez pas sous vos ongles et ne retirez pas de peau avec un objet coupant. (Certains centres pour personnes âgées ont une journée ou deux pas mois où un professionnel se déplace pour offrir des conseils sur les soins des pieds.)
- Si vos pieds sont secs, frottez-les avec une lotion douce avant d'aller au lit. Ne mettez pas de lotion ou de crème entre vos orteils. Évitez les lotions qui contiennent de l'alcool ou d'autres ingrédients qui se terminent en *-ol*, puisqu'ils ont tendance à assécher la peau.
- Porter des chaussures confortables et des bas. (Ne vous promenez pas pieds nus sauf pendant le bain ou quand vous allez au lit.) Vos chaussures devraient supporter, protéger et couvrir vos pieds. Si vous transpirez des pieds, utilisez de la poudre. Avant de mettre vos souliers, vérifiez à l'intérieur la présence d'endroits rugueux ou d'objets pointus, comme des broches ou des clous sur la semelle du soulier. Habituez-vous aux nouvelles chaussures graduellement. Évitez de porter des bas munis d'un élastique serré.
- Pour éviter les échauffements ou compressions, ne portez pas les mêmes chaussures deux jours de suite. Si vous avez un quelconque problème avec vos pieds, changez de chaussures au milieu de la journée.
- Demandez au médecin ou à un autre spécialiste de vérifier vos pieds à chaque visite.
- Faites-vous toujours un traitement précoce pour vos problèmes aux pieds. Une irritation mineure peut devenir un problème majeur si vous êtes diabétique.

Quelques conseils supplémentaires

- Assurez-vous de dire à votre professionnel de la santé si vous prenez de l'aspirine (comprimés de 81 mg) pour diminuer vos risques de crise cardiaque ou d'AVC.

- Ne fumez pas, ou si c'est le cas, entreprenez des démarches pour arrêter (www.jarrete.qc.ca).
- En général, il est préférable de limiter sa consommation d'alcool. Pour une personne diabétique, l'alcool nuit à la capacité du foie à produire du glucose, ce qui peut causer une baisse soudaine et drastique de la glycémie. L'alcool ajoute également des calories qui peuvent mener à une prise de poids. Si vous buvez, assurez-vous de manger en même temps afin d'éviter une réaction hypoglycémique, ce qui peut se produire si vous consommez de l'alcool en ayant l'estomac vide.
- Protéger votre peau. N'attrapez pas de coup de soleil et gardez votre peau propre.
- Portez un bracelet ou un collier MedicAlert et portez sur vous une liste de tous vos médicaments.
- À toutes les visites chez le médecin, si vous êtes hospitalisé ou si vous vous rendez au service des urgences, rappelez au médecin et à l'infirmière que vous avez le diabète.

Votre rôle est important

La plupart des complications liées au diabète peuvent être évitées, retardées ou traitées. Vous avez un rôle important à jouer dans votre autogestion et vos soins de santé. Voici un résumé utile de ce que vous pouvez faire :

- Maintenir votre glycémie dans votre intervalle cible.
- Soyez conscient de votre corps et de vos symptômes, en particulier de l'hyperglycémie et de l'hypoglycémie. (Voir les pages 368 et 369 du présent chapitre.)
- Rapporter les changements rapidement. Le temps est important.
- Assurez-vous d'effectuer régulièrement des visites de routine, des tests de dépistage, des examens et des immunisations.

Pour devenir un bon autogestionnaire du diabète, il y a beaucoup à apprendre. Il est parfois difficile de mettre en pratique toutes ces recommandations. Établissez des objectifs personnels pour contrôler votre diabète, revoyez ces objectifs régulièrement et révisez-les si nécessaire. Assurez-vous de parler avec votre médecin ou votre éducateur en diabète de vos questions, problèmes et inquiétudes. Trouvez des renseignements et des ressources sur le diabète dans votre communauté. Suivez un programme d'éducation sur le diabète. Envisagez de vous joindre à un groupe de soutien pour le diabète dans votre communauté ou en ligne.

L'Association canadienne du diabète offre de nombreuses ressources, dont un service d'aide téléphonique et un site Web informatif.

Notez que si vous lisez de l'information sur le diabète provenant des États-Unis ou d'autres pays, les mesures, les valeurs et les résultats des tests peuvent être exprimés dans des valeurs différentes de celles que nous utilisons au Canada.

Certaines ressources utiles sont énumérées à la fin du présent chapitre.

L'Association canadienne du diabète offre aussi une ligne d'assistance dans chacun de ses bureaux du Canada ainsi que des centres de ressources avec de l'information pour les personnes diabétiques et les professionnels de la santé.

Autres lectures suggérées

Arsham, Gary, et Ernest Lowe. *Diabetes: A Guide to Living Well*, 4e édition. Alexandria, Va. : American Diabetes Association, 2004.

Beaser, Richard S., et Amy P. Campbell. *The Joslin Guide to Diabetes: A Program for Managing Your Treatment*. New York : Simon & Schuster, 2005.

Bierman, June, Virginia Valentine, et Barbara Toohey. *Diabetes: The New Type 2: Your Complete Handbook to Living Healthfully with Diabetes Type 2*. New York : Tarcher, 2008.

Conway, Robin J. *Type 2 Diabetes. A Health Care Professional's Guide to Treatment*. 2010

Copeland, Glenn. *Healthy Feet: The Foot Doctor's Complete Guide for Men and Women*. Toronto : Key Porter, 2004.

Polonsky, William H. *Diabetes Burnout: What to Do When You Can't Take It Anymore*. Alexandria, Va. : American Diabetes Association, 1999.

Raymond, Mike. *The Human Side of Diabetes*. Chicago : Noble Press, 1992.

Schade, David S., Patrick J. Boyle, et Mark R. Burge. *101 Tips for Staying Healthy with Diabetes and Avoiding Complications*. Alexandria, Va. : American Diabetes Association, 1996.

Walker, Rosemary, et Jill Rodgers. *Diabetes: A Practical Guide to Managing Your Health*. New York : DK, 2005.

Autres ressources

- ☐ Association canadienne du diabète. *Clinical Practice Guidelines for the Prevention and Management of Diabetes in Canada*. www.diabetes.ca/clinical practice guidelines
- ☐ Association canadienne du diabète. *Guide pratique : La planification de repas en vue de prévenir ou de traiter le diabète*. Une série de reliures qui peut être commandée en ligne au : www.diabetes.ca/literature.
- ☐ Association canadienne du diabète. *L'indice glycémique*. www.diabetes.ca
- ☐ *Diabetes Dialogue*. Un magazine trimestriel publié par l'Association canadienne du diabète destiné aux personnes diabétiques. Disponible au www.dialogue@diabetes.ca ou par téléphone au 416-363-3373.
- ☐ Diabète Québec. www.diabete.qc.ca
- ☐ Dial-a Dietitian. Conseils de diététistes agréés. En Colombie-Britannique, composez le 1-800-667-3438 ou le 604-732-9191; en Ontario, composez le 1-877-510-5102. www.dialadietitian.org
- ☐ Documents du MSSS (réalisés en collaboration avec Diabète Québec) portant sur l'alimentation des diabétiques :

  DION, Elyse et coll. (2011), *Guide d'alimentation pour la personne diabétique,* Ed. Direction des communications du Ministère de la Santé et des services sociaux, Québec, 62 pages.

  Pas d'auteur mentionné, *Coup d'œil sur l'alimentation de la personne diabétique,* Ed. Direction des communications du Ministère de la Santé et des services sociaux, Québec, 7 pages.

- ☐ Fondation des maladies du cœur (en lien avec diabète et maladies cardiovasculaires). www.fmcoeur.com
- ☐ Joslin Diabetes Foundation, One Joslin Place, Boston, MA 02215. Cet établissement de renommée mondiale compte des divisions distinctes pour la recherche, l'éducation et les jeunes. Ses efforts se concentrent sur tous les aspects de la prise en charge du diabète et de la recherche sur le diabète. Il est l'un des huit centres de recherche et de formation en diabète désignés par le National Institutes of Health des États-Unis : www.joslin.harvard.edu/
- ☐ Santé Canada. *Bien manger avec le Guide alimentaire canadien.* www.hc-sc.gc.ca/fn-an/food-guide-aliment/index-fra.php ou www.publications@hc-sc.gc.ca, ou par téléphone au 866-225-0709.
- ☐ Section sur la nutrition du site Web de l'Association canadienne du diabète : www.diabetes.ca/section-about/nutritionindex.asp

Chapitre 19

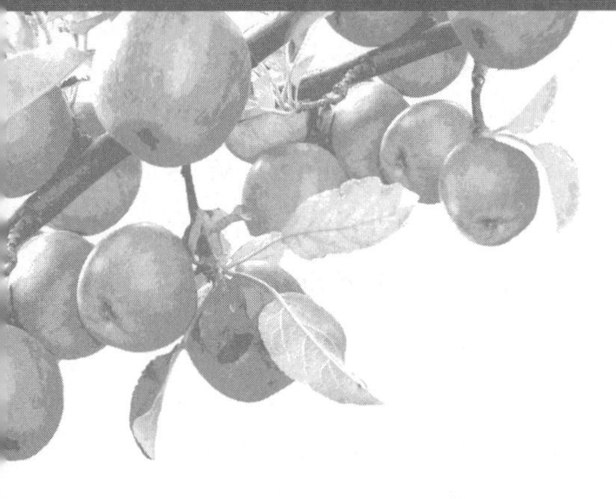

La planification pour l'avenir : les craintes et la réalité

Les personnes atteintes d'une maladie chronique s'interrogent souvent sur leur sort quant à l'éventualité d'une invalidité causée par leur maladie. Elles craignent les obstacles qui pourraient survenir et la difficulté de gérer leur vie et leur maladie à un certain moment dans leur vie. L'une des façons d'affronter les craintes de l'avenir est de prendre en charge sa destinée et d'établir des plans pour être en mesure de surmonter les obstacles. Ces plans ne seront peut-être jamais mis à profit, mais ils procurent aux personnes touchées l'assurance qu'elles pourront maîtriser certains événements qui pourraient devenir réalité et dont elles craignent l'apparition. Nous allons vous présenter les préoccupations les plus communes ainsi que certaines suggestions qui pourraient vous être profitables.

Que faire si je ne suis plus capable de prendre soin de moi?

Quel que soit notre état de santé, la plupart d'entre nous craignent de devenir impuissants et dépendants. Toutefois, ces craintes sont encore plus présentes chez les personnes atteintes de problèmes de santé invalidants. En général, cette crainte comporte des composantes physiques, financières, sociales et émotives.

Inquiétudes sur le plan physique quant aux activités quotidiennes

À mesure que votre état de santé se modifie, vous devrez peut-être envisager d'apporter des changements à vos conditions de vie. Ces changements peuvent se définir par l'embauche d'une personne pour vous aider à la maison ou par votre déménagement dans un endroit où davantage de services sont offerts. Votre décision dépendra de vos besoins et de la meilleure façon d'y répondre. Gardez en tête le fait que l'on parle de besoins physiques, sociaux et émotionnels. Ils doivent tous être considérés.

Vous devez d'abord déterminer les activités que vous pouvez faire par vous-même et les activités de la vie quotidienne (AVQ) qui requièrent une certaine assistance. Les AVQ représentent les gestes quotidiens, comme sortir du lit, prendre son bain, se vêtir, préparer et manger les repas, nettoyer la maison, faire les courses et payer les factures. La majorité des gens peuvent accomplir ces gestes, même si certains doivent les effectuer plus lentement, ou en leur apportant quelques modifications ou encore à l'aide de certains accessoires pratiques.

Toutefois, certaines personnes constatent finalement qu'elles sont incapables d'accomplir l'un de ces gestes ou plusieurs d'entre eux sans l'aide d'une autre personne. Par exemple, vous pouvez encore préparer vos repas, mais vous n'êtes plus capable de faire les courses. Vous pouvez également avoir besoin de la présence permanente de quelqu'un en raison d'évanouissements ou de soudains épisodes d'inconscience. Vous constaterez peut-être aussi que certaines activités que vous appréciez auparavant, comme le jardinage, ne sont plus aussi agréables. En utilisant les étapes de résolution de problèmes présentées au chapitre 2, analysez et répertoriez les problèmes que vous pourriez devoir affronter. Après avoir dressé cette liste, résolvez chacun des problèmes individuellement en commençant par écrire chaque solution possible qui vous vient en tête.

Par exemple :

Je suis incapable de faire les courses.

- Demander à ma fille de faire les achats pour moi.
- Trouver un bénévole qui fera les courses.
- Faire mes achats dans un magasin qui offre le service de livraison.
- Demander à un voisin de faire mes achats.
- Utiliser Internet.
- M'abonner à un service de livraison de repas à domicile.

Je suis inapte à rester seul.

- Embaucher un ou une auxiliaire 24 heures sur 24.
- Déménager chez un membre de ma famille.
- Faire installer un système d'intervention d'urgence.
- Déménager dans une résidence avec services.
- Déménager dans une résidence pour retraités avec services.

Une fois que vous avez dressé une liste de vos problèmes et de leurs solutions possibles, choisissez la solution qui vous semble la plus réalisable et acceptable, tout en tenant compte de vos moyens financiers (étape 3 de la résolution de problèmes).

Ce choix doit être basé sur votre situation financière, la disponibilité de votre famille et des autres ressources à votre disposition, et le résultat escompté des solutions proposées. Une solution peut parfois être la réponse à plusieurs problèmes. Par exemple, si vous êtes incapable de faire vos courses et de rester seul, et que les corvées domestiques ont dépassé vos capacités physiques, vous pourriez alors envisager qu'une résidence qui offre des services de soutien soit la solution à tous vos problèmes. Ce type de résidence offre les repas, les services ménagers et le transport pour faire vos courses et peut-être vous accompagner à vos rendez-vous médicaux.

Même si vous n'avez pas atteint l'âge de la retraite, de nombreuses résidences, selon leurs politiques, acceptent des gens aussi jeunes que 50 ans et parfois même une personne plus jeune si le conjoint à l'âge minimum requis. Si vous êtes un adulte plus jeune, sachez qu'il existe des résidences pour personnes semi-autonomes qui s'adressent aux personnes ayant une invalidité ou encore des résidences pour personnes autonomes. Ces dernières, ainsi que les Centre locaux de services communautaires (CLSC) au Québec, peuvent vous renseigner sur des résidences appropriées à vos besoins. Lors de vos recherches pour une résidence pour personnes âgées, tenez compte du type et de la qualité des soins qui y sont offerts. Celles-ci comprennent généralement les résidences pour personnes autonomes, où vous avez votre appartement ou petite maison; les résidences pour personnes semi-autonomes, qui vous offrent de l'aide pour vous vêtir, prendre vos médicaments et accomplir d'autres tâches; et les établissements de soins de longue durée, ou centres d'hébergement de soins de longue durée (CHSLD) et les ressources intermédiaires au Québec, qui comprennent de l'aide pour toutes les AVQ et les soins médicaux.

Il vous serait peut-être utile de discuter de vos volontés, de vos capacités et de vos limites avec un ami proche, un membre de la famille ou un travailleur social. Il arrive parfois qu'une autre personne repère des aspects que l'on peut oublier ou simplement ignorer. Un bon autogestionnaire emploie souvent d'autres ressources; consultez l'étape 6 de la résolution de problèmes du chapitre 2.

Faites des modifications, mais lentement, une étape à la fois. Il n'est pas nécessaire de changer tous les éléments de votre vie pour résoudre un seul problème. N'oubliez pas que vous pouvez toujours changer d'avis. Ne rompez pas les ponts derrière vous. Si vous croyez qu'il est préférable que vous déménagiez pour vivre sous de nouvelles conditions d'hébergement (avec votre famille, dans une résidence pour retraités, ou ailleurs), ne procédez pas à la vente immédiate de votre résidence. Assurez-vous d'être bien installé dans votre nouvelle habitation et de vouloir y demeurer.

Si vous croyez avoir besoin d'aide, l'embauche d'une personne pour vous prêter mainforte à la maison pourrait être un geste moins radical qu'un déménagement. Si vous êtes inapte à rester seul et que vous demeurez chez un membre de la famille qui est absent durant le jour, il serait peut-être profitable de vous abonner à un centre de jour pour adultes ou pour les aînés qui vous offrirait sécurité et confort pendant que votre famille est absente. En fait, ces centres sont des lieux parfaits pour faire de nouvelles rencontres et entreprendre de nouvelles activités adaptées à vos capacités.

Un travailleur social faisant partie de votre centre local pour aînés, du Centre de santé et de services sociaux (CSSS) de votre localité au Québec, d'un centre pour personne à mobilité réduite ou des services sociaux de votre centre hospitalier peut être très utile pour vous procurer des informations sur les ressources disponibles dans votre communauté et vous offrir des idées sur la façon de satisfaire vos besoins en matière de soins. Il existe plusieurs types de professionnels pour vous prêter assistance. Comme mentionné précédemment, le travailleur social est une ressource précieuse pour vous aider à résoudre des problèmes d'ordre financier et d'hébergement et à trouver les ressources communautaires appropriées. Certains travailleurs sociaux ont été formés pour conseiller les personnes âgées ou à mobilité réduite sur leurs problèmes émotifs et relationnels qui peuvent être liés à leur problème de santé.

Un ergothérapeute peut évaluer vos besoins quotidiens et vous suggérer des appareils fonctionnels ou des modifications à apporter à votre environnement pour vous faciliter la vie. Il peut également vous aider à trouver comment continuer à faire les activités que vous aimez malgré votre handicap.

La majorité des hôpitaux ont à leur emploi une personne ressource pour planifier votre retour à domicile. Cette personne, souvent une infirmière, vous rencontrera avant votre retour à la maison et s'assurera que vous savez comment prendre soin de vous et que vous recevez l'aide dont vous avez besoin. Il est très important d'être honnête avec votre personne ressource. Si vous doutez de votre capacité à prendre soin de vous, dites-le. Il y a presque toujours des solutions et le planificateur des congés est un véritable spécialiste. Toutefois, il peut vous aider seulement si vous lui partagez vos inquiétudes.

Le nom d'un avocat, ou d'un notaire au Québec, spécialisé en droit des personnes âgées devrait être inscrit sur votre liste pour vous aider à établir votre situation financière afin de préserver vos biens, de préparer un testament approprié et de peut-être signer une procuration pour votre gestion financière et une directive préalable pour vos soins de santé et personnels. Si votre situation financière vous préoccupe, votre centre pour aînés peut vous procurer les noms d'avocats ou de notaires qui offrent des services gratuits ou à prix modique pour les personnes du troisième âge, ou encore vous guider concernant les services de l'aide juridique disponibles au Québec. L'association du Barreau ou la Chambre des notaires de votre région peut également vous désigner des noms d'avocats ou de notaires, selon le cas, qui sont compétents dans ce domaine. Ces avocats ou notaires connaissent aussi généralement bien les lois qui concernent les plus jeunes personnes handicapées. Même si vous n'êtes pas une personne du troisième âge, vos besoins juridiques sont similaires à ceux d'une personne âgée.

Trouver de l'aide à la maison

Si vous êtes incapable de vous occuper de tout à la maison, la première solution est habituellement d'embaucher une personne pour vous aider. La plupart des gens souhaitent uniquement s'adjoindre les services d'une personne appelée « aide familiale » ou un autre titre semblable correspondant à ce type de services. Il s'agit de personnes qui offrent leurs services pour le bain, l'habillement, la préparation des repas et les corvées domestiques, mais elles n'ont pas l'autorisation de fournir des services en soins médicaux.

Il y a plusieurs façons de trouver quelqu'un. Au Québec, une demande d'aide au service de soutien à domicile de votre CSSS ou de votre CLSC est un bon point de départ. La méthode la plus simple, mais la plus dispendieuse est d'embaucher une personne par l'intermédiaire d'une agence de soins à domicile que l'on retrouve dans les pages jaunes, sous la rubrique « Soins à domiciles ». Prévoyez payer le double des frais si vous recourez aux services d'une agence privée plutôt que d'embaucher vous-même votre aide familiale. Si vous en avez les moyens, l'un des avantages qu'offre l'agence privée est qu'elle assume l'entière responsabilité en matière de compétences et d'intégrité de l'employé, et qu'il est plus facile de trouver rapidement un remplaçant s'il est malade ou s'il ne se présente pas au travail. L'agence paie directement ses employés. Le client paie l'agence et n'a aucune responsabilité financière envers l'employé.

Partout au Canada, un grand nombre de ces services sont offerts par l'entremise des services sociaux de centres hospitaliers ou d'autorité en matière de santé. Au Québec, ils sont disponibles à travers les CSSS. Les services peuvent être prodigués par l'équipe de maintien à domicile, par des organismes à but non lucratif ou des agences privées. Si vous êtes admissible à une subvention pour les services de soutien à domicile, votre état de santé sera évalué et vos frais pour ces services seront établis selon une échelle de critères prédéterminés. Quelle que soit la façon dont vous employez une personne, soit par l'entremise d'une agence privée ou par votre admissibilité à une subvention, différentes formules vous serons proposées. Vous pourriez recevoir une facture que vous payerez à l'agence privée qui embauche pour vous cette personne, ou à la personne elle-même selon l'entente que vous aurez avec le CSSS si vous êtes au Québec. Les frais d'une infirmière autorisée (IA) sont beaucoup plus élevés, mais il est rare qu'une personne atteinte d'une maladie chronique ait besoin d'embaucher une infirmière autorisée. Les frais d'une infirmière auxiliaire autorisée (inf. aux. aut.) sont un peu moins coûteux, mais demeurent néanmoins élevés. Ces services ne sont généralement pas requis, à l'exception de soins infirmiers précis (comme des changements de pansements, l'administration d'injections ou la manipulation d'un ventilateur médical). Si ces soins sont requis, au Québec, ils le sont en collaboration avec l'équipe de maintien à domicile du CSSS. Les aides autorisés en soins disposent d'une formation de base en soins aux patients, coûtent moins cher et peuvent procurer des soins satisfaisants pour la plupart des personnes à domicile à l'exception de celles gravement atteintes.

La majorité des agences privées fournissent des aides familiales et d'autres types d'employés autorisés. À moins que vous ne soyez alité ou nécessitez des soins qui doivent être prodigués par une personne spécialisée, une aide familiale s'avèrera sans doute le choix le plus approprié à vos besoins.

Les agences privées conservent des registres ou des listes d'aides à domicile ou de soignants présélectionnés vous permettant d'y choisir la personne que vous désirez embaucher. L'agence exigera des « frais de placement », une somme qui équivaut généralement à une paie mensuelle de la personne embauchée. L'agence n'assumera généralement pas la responsabilité quant aux compétences ou à l'honnêteté de son personnel; vous devrez donc vérifier les références de l'employé et l'interroger attentivement, comme vous le feriez pour toute autre personne que vous souhaitez embaucher. Ce type de ressources est offert dans l'annuaire des pages jaunes sous la rubrique « Agences de soins à domicile » ou « Registres ». Certaines agences proposent à la fois leur propre personnel et des registres de personnel à partir desquels vous pouvez choisir la personne à embaucher.

Certains centres pour personnes âgées et les centres pour personnes handicapées offrent également de l'aide à domicile. Ils disposent souvent d'une liste de personnes qui les ont contactés pour offrir leurs services comme aide familiale, ou qui ont affiché un avis de demande d'emploi sur le babillard du centre. Ces chercheurs d'emploi peuvent ne pas avoir fait l'objet d'une présélection; vous devrez les interviewer et leur demander des références qui devront être vérifiées avant que la personne choisie commence à travailler.

Un grand nombre d'aides familiales expérimentées utilisent la section des petites annonces de leur journal local sous la rubrique « Emploi demandé » pour se trouver un nouvel emploi. Ils pourraient même afficher leur annonce en ligne sur un site Web comme Craigslist. Les emplois d'aide à domicile sont souvent temporaires. Parfois, l'état de santé de leur patient peut se dégrader et exiger plus de soins qu'il ne peut en prodiguer, ou, au contraire, l'état du patient s'améliore et ainsi l'aide familiale devient inutile; il faut alors chercher un nouvel emploi. Encore une fois, vous pouvez trouver une aide familiale à domicile compétente par l'entremise des journaux ou sur Internet, mais le conseil de mener une entrevue attentive est aussi valide dans cette situation.

La meilleure source d'aide est sans doute le « bouche-à-oreille », une recommandation de la part d'une personne qui a déjà employé une aide familiale ou qui connaît quelqu'un qui a travaillé pour un parent ou un ami. En faisant savoir aux membres de votre famille et à votre réseau social que vous êtes à la recherche d'une aide familiale, vous pourriez bien dénicher la perle rare.

Le partage d'habitation peut être une solution si votre résidence offre suffisamment d'espace et que vous acceptez d'offrir un foyer à une personne en échange de son aide. Ce type d'échange fonctionne bien si l'aide demandée consiste principalement à effectuer des tâches ménagères et du jardinage. Certaines personnes accepteront toutefois de fournir des soins personnels, comme le changement des pansements, le bain et la préparation des repas. Vérifiez auprès d'un organisme bénévole, d'une église de quartier ou d'une organisation religieuse. Soyez clair dans vos exigences et demandez à votre famille ou à ami de confiance de vous aider à faire un choix sensé.

Vous êtes peut-être admissible au certificat de crédit d'impôt pour personnes handicapées (formulaire T2201 E), émis par l'Agence du revenu du Canada. Les critères pour obtenir ce crédit sont très précis et il est préférable de discuter de ce sujet avec votre médecin. Si vous êtes un ancien combattant des Forces canadiennes, vous pouvez être admissible à des services qui vous permettraient de demeurer dans votre résidence. Communiquez avec le bureau des Anciens Combattants le plus près de chez vous et renseignez-vous au sujet du programme pour l'autonomie des anciens combattants et pour d'autres services offerts aux anciens combattants.

Trouver des soins à l'extérieur de la maison

Comme nous l'avons mentionné précédemment, plusieurs options s'offrent à vous si vous envisagez de déménager pour trouver le mode de vie et le niveau de soins dont vous avez besoin.

Les résidences pour personnes autonomes

Toute personne qui requiert très peu de soins personnels, mais qui souhaite vivre dans un environnement plus protégé offrant une sécurité, des services d'intervention d'urgence, etc., peut envisager, si elle a l'âge requis (habituellement plus de 50 ans), une résidence pour personnes autonomes. Ces résidences peuvent être composées d'unités de condominiums ou d'unités à louer. Elles peuvent être administrées par une entreprise à but lucratif ou parrainées par un organisme de services. Ce sont des solutions qui exigent beaucoup de réflexion et de planification, et votre décision ne doit pas être prise sur le coup de la panique ou à la suite d'un deuil. Certaines unités subventionnées sont offertes par l'entremise des ministères provinciaux de la Santé ou des autorités locales en matière de logement.

Des listes d'attente sont très fréquentes pour les résidences pour retraités, particulièrement pour les unités subventionnées. Si vous croyez qu'un tel endroit serait approprié à vos besoins, il est conseillé d'inscrire votre nom sur la liste d'attente dans les plus brefs délais ou au moins quelques années avant de déménager. Vous pouvez toujours changer d'avis ou décliner l'offre si vous ne vous sentez pas prêt quand une unité vous sera offerte. Pour trouver une résidence pour personnes autonomes dans votre région, contactez votre centre pour personnes âgées, le CSSS, un groupe d'intervention ou le ministère provincial responsable de l'hébergement pour les aînés. Si vous avez des amis qui habitent dans une telle résidence près de chez vous, demandez-leur de vous inviter pour une visite et un repas; vous pourrez ainsi voir de l'intérieur à quoi ressemble cette résidence. Certaines résidences ont des logements pour invités qui vous permettent d'y rester pour une ou deux nuits avant de signer un bail ou un contrat de location.

Les résidences pour personnes semi-autonomes

Les résidences pour personnes semi-autonomes et les résidences d'accueil (de type familial), offrent des soins non médicaux et de la supervision, un peu comme dans un hôtel, pour les personnes qui ne peuvent vivre seules. Des repas sont servis dans une salle à manger centrale, mais vous devez être en mesure de vous y rendre par vous-même. Les chambres peuvent être individuelles ou partagées et des activités sont offertes dans de grandes salles communes.

Parmi les services offerts aux résidents, on retrouve tous les repas, de l'aide pour se laver et se vêtir, la buanderie, les tâches ménagères, le transport pour les rendez-vous médicaux, la supervision et l'aide avec la prise de médicaments. Si vous demeurez dans une résidence semi-autonome, vous pouvez acheter des services supplémentaires aux services de base, ou vous pouvez embaucher votre propre soignant pour qu'il vous aide. Il faut vérifier auprès de l'établissement. Par ailleurs, la plupart des établissements ont un directeur des activités au sein de leur équipe.

Quand vous envisagez une résidence pour personnes semi-autonomes, il est important de vous informer sur le genre de personnes qui demeurent dans l'établissement afin de vous assurer que vous pourrez vous intégrer sans problème. Par exemple, certains établissements peuvent compter parmi leurs résidents des personnes atteintes d'une confusion mentale. Si votre état mental est tout à fait normal, vous ne vous y ferez pas beaucoup d'amis. Si tous les résidents ont des problèmes d'audition, vous aurez de la difficulté à trouver quelqu'un avec qui parler.

Bien que tous les établissements soient, en vertu de la loi, obligés de fournir des repas complets, vous devez vous assurer que les repas servis sont à votre goût et qu'ils respectent vos besoins nutritionnels. Par exemple, si vous devez adopter une alimentation sans sel ou un régime diabétique, assurez-vous que le cuisinier accepte de vous préparer un menu spécial ou que les mets puissent être adaptés à votre condition.

Les frais mensuels des résidences pour personnes semi-autonomes diffèrent selon les niveaux de confort et de services offerts. Les frais les moins élevés sont comparables aux sommes versées par le Régime de pensions du Canada et la Sécurité de la vieillesse. Il est rare que les frais mensuels des établissements privés atteignent 5000 $. Les coûts sont plus élevés dans des établissements où sont offerts des aménagements luxueux et des services hors pair en plus d'être situés dans un quartier cossu. Comparez les coûts, révisez votre budget et vos besoins, et prenez le temps d'effectuer votre choix.

Les établissements de soins de longue durée

L'établissement de soins de longue durée, connu au Québec sous l'appellation Centre d'hébergement de soins de longue durée (CHSLD), offre les soins les plus complets destinés aux personnes gravement malades ou handicapées. Parfois, une personne qui a souffert d'un AVC ou qui a subi une arthroplastie de la hanche ou du genou sera transférée d'un centre hospitalier de soins de courte durée à un établissement de soins de longue durée pour une période de réhabilitation avant de retourner à la maison.

Certains hôpitaux régionaux disposent d'unités pour récupérer d'un trauma ou d'un AVC. De récentes études ont montré que près de la moitié des personnes âgées de plus de 65 ans séjourneront, même pour une courte période, dans un établissement de soins de longue durée.

Aucune situation médicale ne semble inspirer autant de craintes que la possibilité de devoir séjourner dans un établissement de soins de longue durée. Les histoires d'horreur rapportées par les médias ont aidé à augmenter cette anxiété quant au sort terrible qui attend toute personne ayant le malheur de s'y retrouver.

L'opinion publique est importante pour aider à faire en sorte que les normes en matière de soins et de traitements humanisés et compétents soient respectées. Il ne faut pas oublier que les établissements de soins de longue durée répondent à un besoin essentiel. Quand une personne dépend vraiment des services offerts par un établissement de soins de longue durée, aucun autre type d'intervention médicale ne répondra à ce besoin.

Les établissements de soins de longue durée fournissent des soins médicaux destinés aux personnes qui ne peuvent plus vivre sans de tels soins, ce qui peut se traduire par des médicaments à administrer par injection ou par voie intraveineuse, ou sous la surveillance d'un personnel infirmier qualifié. Un patient qui a besoin de soins de longue durée est habituellement une personne à mobilité très restreinte qui a besoin d'aide pour se mettre au lit et en sortir, ainsi que pour manger et se laver, ou qui est aux prises avec de l'incontinence urinaire ou fécale. Ces établissements peuvent aussi prendre en charge les sondes d'alimentation, les appareils respiratoires et d'autres équipements médicaux.

Pour les personnes partiellement ou temporairement handicapées, les soins prolongés touchent aussi la physiothérapie, l'ergothérapie, l'orthophonie, le soin des plaies et d'autres services.

Les établissements de soins de longue durée ne fournissent pas tous les mêmes types de soins. Certains sont spécialisés en réadaptation et en thérapie, alors que d'autres ont une expertise en soins de garde de longue durée. Certains peuvent fournir des services infirmiers avancés alors que d'autres ne sont pas en mesure de le faire.

Si vous êtes gravement malade et êtes hospitalisé dans un centre hospitalier de soins aigus, consultez la personne ressource pour planifier votre retour à domicile ou un travailleur social pour vous aider à trouver un établissement prêt à vous accueillir après avoir reçu votre congé si vous n'êtes pas apte à vivre seul. Dans la majorité des provinces et territoires canadiens, le ministère de la Santé surveille tous les niveaux de soins offerts par les établissements de soins de longue durée. Si vous n'êtes pas satisfait des soins prodigués dans un établissement, communiquez avec le commissaire aux plaintes et à la qualité des services de l'établissement, un groupe de défense des aînés ou le député de votre région.

Vous souhaiterez peut-être aussi que votre famille et vos amis visitent plusieurs établissements de soins et vous présentent leurs recommandations.

Ma situation financière me permettra-t-elle de payer pour mes soins?

En plus de la crainte d'une dépendance physique, de nombreuses personnes craignent de ne pas avoir suffisamment d'argent pour payer pour leurs soins. Une maladie requiert souvent des soins et des traitements coûteux. Si votre maladie est grave ou si vous êtes incapable d'occuper un emploi, la perte de revenus, surtout la perte des prestations d'assurance-maladie complémentaires reliées à votre emploi, peut constituer un problème financier très lourd à porter. Toutefois, vous pouvez éviter certains de ces risques en planifiant et en déterminant vos ressources à l'avance.

Les prestations d'assurance-maladie complémentaires et votre assurance-maladie provinciale assumeront la majorité des coûts de base des soins en établissement. Si vous êtes admissible aux prestations d'anciens combattants, les soins liés aux frais d'établissement sont couverts. Toutefois, des polices d'assurance complémentaires offrent un type de couverture pour les soins qui ne sont pas payés par l'assurance-maladie ou par le régime d'assurance de votre employeur. Si vous envisagez l'achat d'une telle assurance pour vous, lisez attentivement les sections concernant les restrictions et les exclusions. Assurez-vous que la police couvre les soins de longue durée à un taux quotidien comparable à celui offert dans votre région. Vérifiez s'il couvre les traitements ou les soins pour des maladies préexistantes. Certaines polices exigent une période d'attente pour de telles maladies préexistantes, habituellement de trois à six mois. D'autres polices ne couvrent aucune maladie qui a été diagnostiquée avant la date de début de la police. Nous vous suggérons de parler avec des gens de votre centre local pour personnes âgées, ou votre CSSS, afin de trouver des sources d'information crédibles.

Si votre maladie vous empêche d'occuper un emploi, pour toujours ou pour une longue période, vous êtes peut-être admissible à des prestations de maladie de l'assurance-emploi ou, si votre état se détériore, à des prestations d'invalidité du gouvernement provincial ou fédéral. Si vous avez des enfants à charge, le gouvernement provincial versera un montant mensuel modeste pour vous et votre famille. L'admissibilité à ce type de programmes diffère beaucoup d'une province à l'autre. Un avocat spécialisé en soins pour les aînés pourrait aussi vous aider à ce sujet.

Un travailleur social du centre hospitalier ou du CSSS où vous avez reçu votre traitement peut vous conseiller sur votre situation et votre possible admissibilité à ces programmes. L'organisme qui dessert les personnes handicapées de votre région emploie des conseillers qui peuvent vous recommander des programmes et des ressources auxquels vous pourriez être admissible. Les centres pour personnes âgées ont souvent des conseillers spécialisés dans le domaine de l'assurance médicale.

Si vous êtes propriétaire d'une résidence, vous pourriez être admissible à un prêt hypothécaire inversé qui vous permet de recevoir un montant mensuel basé sur la valeur de votre résidence. Le montant auquel vous avez droit est fixé par la loi. Les taux d'intérêt ont tendance à être très élevés. Par conséquent, bien que cette option semble très alléchante, le coût total peut être plus élevé que ce que vous pouvez rembourser.

J'ai besoin d'aide, mais je n'en veux pas! Quoi faire?

Nous discuterons maintenant de la dimension émotionnelle du besoin d'aide. Chaque être humain quitte l'enfance pour atteindre et apprécier tous les signes d'indépendance possibles : le permis de conduire, le premier emploi, le premier compte bancaire, la première carte de crédit, la première sortie sans devoir dire à personne où nous allons et à quelle heure nous allons rentrer, etc. Ces multiples signes nous permettent de démontrer à nous et aux autres que nous sommes des « adultes » responsables de nos vies et capables de prendre soin de nous-mêmes sans l'aide de nos parents.

S'il vient un moment dans notre vie où nous devons réaliser que nous avons perdu un peu de notre indépendance, alors nous avons peut-être l'impression de retomber en enfance et de laisser quelqu'un d'autre prendre en charge notre vie. Cette situation peut être très douloureuse et embarrassante.

Certaines personnes dans cette situation deviennent extrêmement dépressives et ne profitent plus des plaisirs de la vie. D'autres refusent de reconnaître qu'elles ont besoin d'aide, mettant possiblement leur santé en danger et rendant la situation difficile et frustrante pour ceux qui voudraient les aider. Tandis que d'autres personnes abandonnent la partie et s'attendent à ce que leur entourage prenne l'entière responsabilité de leur vie, exigeant de l'attention et des services de leurs enfants et des autres membres de leur famille. Si vous avez une ou plusieurs de ces réactions, vous pouvez vous aider à mieux vous sentir en adoptant une attitude plus positive.

Le concept de « changer les choses que je peux changer, accepter les choses que je ne peux changer et être en mesure de connaître la différence » joue un rôle essentiel dans notre capacité à garder le contrôle de notre vie. Vous devez être en mesure d'évaluer votre situation avec précision. Vous devez déterminer les activités qui demandent l'aide d'une autre personne (par exemple, faire les courses et nettoyer la maison) et celles que vous pouvez encore faire (vous vêtir, payer les factures, écrire des lettres). Vous pouvez aussi demander de l'aide pour les activités que vous aimez moins faire, ce qui vous laisse plus de temps et d'énergie pour les activités que vous préférez.

Vous devrez donc prendre des décisions, et tant que c'est vous qui prenez les décisions, c'est vous qui tenez les rênes. Il est important de prendre une décision et d'agir pendant que vous êtes encore capable de le faire, avant que les circonstances ne changent les choses et que la décision soit prise pour vous. Vous devez donc être réaliste et honnête envers vous-même. Vous trouverez des outils d'aide à la prise de décision aux pages 407 à 410.

Certaines personnes trouvent réconfortant et bénéfique de parler avec une personne compatissante, comme un conseiller professionnel ou encore un ami intime ou un membre de la famille doué de bon sens. Une personne qui écoute de façon objective peut souvent soulever des solutions de rechange et des options que vous ignorez ou que vous avez peut-être oubliées. Cette personne peut partager de l'information, un autre point de vue ou une interprétation différente de la situation qui ne vous serait pas venu à l'idée. Il peut s'agir d'une partie importante du processus d'autogestion.

Cependant, soyez très prudent dans l'évaluation des conseils d'une personne qui tente de vendre quelque chose. De nombreuses personnes ont une solution à votre problème qui, par un pur hasard, est exactement ce qu'ils vendent : des polices d'assurance-maladie ou de frais funéraires, des rentes, des meubles spéciaux et dispendieux, des croisières au soleil, des magazines spécialisés, ou des aliments santé ayant des propriétés curatives magiques.

Lors de vos discussions avec des membres de votre famille ou des amis qui vous offrent leur aide, soyez aussi ouvert et raisonnable que possible et, par la même occasion, essayez de leur faire comprendre que vous vous gardez le droit de décider dans quelle mesure vous avez besoin d'aide et du type d'aide que vous accepterez. Ces personnes seront sans doute plus coopératives et compréhensives si vous pouvez leur dire : « Oui, j'ai besoin d'aide avec…, mais je souhaite malgré tout faire… par moi-même. » Vous trouverez au chapitre 9 d'autres conseils sur la façon de demander de l'aide.

Vous devez insister sur le fait d'être consulté. Déterminez à l'avance les règles de base avec vos personnes aidantes. Demandez-leur de vous présenter des choix afin que vous puissiez décider lequel est le plus approprié pour vous. Si vous essayez de vous pencher sur chacune des suggestions de façon objective, et si vous ne rejetez pas chaque option proposée du revers de la main, les gens réaliseront que vous êtes capable de prendre des décisions raisonnables et ils continueront de vous donner l'occasion de le faire.

Démontrez votre reconnaissance envers la bonne volonté et les efforts déployés par ceux et celles qui désirent vous aider. Même si vous êtes embarrassé, vous conserverez votre dignité en acceptant respectueusement l'aide qui vous est offerte, si vous en avez besoin. Si vous êtes absolument convaincu de ne pas avoir besoin de l'aide qui vous est offerte, vous pouvez la refuser avec diplomatie et reconnaissance. Par exemple, vous pouvez dire : « J'apprécie ton invitation d'aller chez toi pour l'Action de grâces, mais je préfère continuer à fêter cette journée chez moi. Par contre, j'aurais besoin d'aide, par exemple pour desservir la table après le souper. »

Si vous êtes incapable de composer avec votre dépendance accrue aux autres, consultez un conseiller professionnel qui détient de l'expérience auprès de personnes atteintes de troubles de santé invalidants aux prises avec des problèmes émotifs et sociaux.

L'organisme de votre région qui offre des services aux personnes handicapées peut vous recommander le bon type de conseiller. Une organisation locale ou nationale au service des personnes atteintes d'une maladie précise (Association pulmonaire du Canada, Fondation des maladies du cœur, Association canadienne du diabète, etc.) peut aussi vous diriger vers des groupes de soutien ou des séances pour vous aider à faire face à votre maladie. Vous devriez trouver ces organismes dans les pages jaunes, sous la rubrique « Organismes de services sociaux ». Vous pouvez aussi faire des recherches sur Internet.

Comparable à la crainte et à la gêne de la dépendance physique, s'ajoute la peur d'être abandonné par les membres de sa famille qui devraient logiquement fournir l'aide nécessaire. Des récits de personnes qui ont été délaissées dans un établissement de soins de longue durée par des enfants qui ne les visitent jamais hantent de nombreuses personnes qui craignent que ça leur arrive.

Nous devons nous assurer de maintenir des liens étroits avec notre famille et nos amis et de demander l'aide nécessaire si nous réalisons que nous sommes incapables par nous-mêmes. Certaines personnes craignent de demander de l'aide en raison d'un refus possible. D'autres essaient de dissimuler leurs besoins par crainte qu'ils les éloignent des personnes qui leur sont chères. Des familles se plaignent souvent (« Si seulement nous avions su… ») quand elles sont mises au courant qu'un être cher avait grandement besoin d'aide. S'il vous est impossible de demander de l'aide aux membres de votre famille ou à vos amis intimes, que ce soit parce qu'ils sont incapables ou peu disposés à prendre en main vos soins, il existe des organismes dont le mandat est de vous aider dans de telles situations. Par l'entremise du programme des « services de protection des adultes » des services sociaux de votre région ou d'organismes de services aux familles, vous devriez être en mesure de consulter un « gestionnaire de cas » qui pourra organiser des ressources de votre communauté pour vous procurer l'aide dont vous avez besoin. Le département des services sociaux de votre centre hospitalier ou CLSC peut aussi vous mettre en contact avec l'organisme approprié à vos besoins.

L'état de deuil : une réaction normale face aux mauvaises nouvelles

Quelle que soit la nature de notre perte, une perte mineure (comme perdre ses clés de voiture) ou une perte immense (comme le décès d'un compagnon de vie ou un diagnostic de maladie invalidante ou mortelle), nous devons traverser une phase émotive de deuil et nous réconcilier avec cette perte.

Une personne atteinte d'un problème de santé invalidant et chronique doit vivre diverses pertes, comme la perte de confiance, la perte de l'estime de soi, la perte d'autonomie, la perte d'un mode de vie familier et apprécié, et peut-être la plus grande perte qui soit, celle d'une image positive de nous-mêmes, si notre maladie modifie notre apparence (comme l'arthrite rhumatoïde ou une paralysie résiduelle causée par un AVC).

Elizabeth Kübler-Ross, une auteure qui a beaucoup écrit sur ce processus, décrit les étapes du deuil :

- **Le choc** : quand la personne démontre une réaction mentale et physique relativement à la constatation de la perte.
- **Le refus** : quand la personne pense que : « Non, ce ne peut être vrai », et qu'elle vit comme si rien ne s'était produit.

- **La colère** : Quand nous crions « Pourquoi moi? » et que nous cherchons quelqu'un ou quelque chose à blâmer (si le médecin l'avait diagnostiqué plus tôt, mon emploi m'a causé trop de stress, etc.).
- **La négociation** : quand une personne promet qu'elle ne fumera plus jamais, qu'elle suivra son traitement rigoureusement, ou qu'elle ira à la messe tous les dimanches si seulement elle parvient à surmonter cet obstacle.
- **La dépression** : quand une véritable prise de conscience s'établit, nous confrontons la vérité de la situation et vivons de profonds sentiments de tristesse et de désespoir.
- **L'acceptation** : quand nous reconnaissons que nous devons faire face à la réalité et que nous nous décidons à agir.

Nous ne traversons pas ces étapes de façon linéaire; nous sautons plutôt d'une étape à l'autre. Ne vous découragez pas si vous passez plus d'une fois par l'étape de la colère ou de la dépression, alors que vous pensiez avoir atteint l'étape de l'acceptation.

J'ai peur de la mort

La crainte de mourir est une émotion que la plupart d'entre nous éprouveront uniquement quand des raisons nous amènent à devoir faire face à la possibilité de notre propre mort. Des raisons comme perdre un être cher, avoir un accident de voiture qui aurait pu être fatal, ou recevoir un diagnostic d'une maladie qui peut raccourcir notre vie, nous amènent habituellement à envisager notre inévitable départ. Même dans ces cas, de nombreuses personnes essaient d'éviter de penser à l'avenir parce qu'elles ont peur de penser à la mort.

Notre attitude envers la mort est modelée selon notre attitude envers la vie. Elle est le produit de notre culture, de nos influences familiales, peut-être de notre religion et assurément de nos expériences personnelles.

Si vous êtes prêt à penser à votre avenir, c'est-à-dire selon l'éventualité imminente ou lointaine que votre vie prenne assurément fin à un moment donné, alors les idées présentées ci-après vous seront utiles. Si vous n'êtes pas encore prêt, mettez ces idées de côté et revenez-y plus tard.

Comme pour la dépression, la manière la plus profitable d'affronter votre mort éventuelle est de prendre des mesures concrètes pour vous y préparer. Vous devrez donc mettre de l'ordre dans votre maison et vous occuper des moindres détails, petits et grands. Si vous continuez d'éviter ces détails, vous créerez des problèmes pour vous et pour les personnes impliquées dans votre situation.

Il y a plusieurs tâches à accomplir pour mettre de l'ordre dans votre maison :

- **Décidez quelles seront vos dernières volontés et partagez-les avec votre entourage.** Comment et où voulez-vous passer vos derniers jours et vos dernières heures? Souhaitez-vous les vivre à l'hôpital ou à la maison? À quel moment désirez-vous que cessent les procédures pour prolonger votre vie? Jusqu'à quel point désirez-vous laisser la nature suivre son cours lorsque votre mort sera imminente? Qui désirez-vous à vos côtés : seulement quelques êtres chers ou tous les gens qui ont pris soin de vous et que vous souhaitez voir pour la dernière fois?

- **Rédigez un testament.** Même si votre héritage est petit, vous avez assurément des préférences bien définies sur le partage de vos biens. Si votre fortune est élevée, les conséquences sur le plan fiscal peuvent être importantes. Un testament garantira que vos biens sont remis aux personnes que vous avez choisies. Sans testament, un parent éloigné ou que vous avez perdu de vue pourrait hériter de tous vos biens.
- **Planifiez vos funérailles.** Écrivez vos volontés ou prenez réellement des arrangements pour vos funérailles et votre enterrement. Votre famille en deuil sera soulagée de ne pas avoir à décider de vos dernières volontés et à déterminer les coûts. Des arrangements funéraires prépayés sont offerts et vous pouvez acheter l'espace où vous serez enterré sur le terrain, selon vos préférences.
- **Produisez une procuration perpétuelle** pour gérer vos finances. Un accord de représentation précise vos directives et nomme votre mandataire pour vos soins de santé et personnels. (Ces sujets seront abordés plus loin dans le présent chapitre.) Vous devriez aussi discuter de vos dernières volontés avec votre médecin, même s'il ne semble pas être intéressé à tenir cette discussion. (Votre médecin peut aussi avoir de la difficulté à faire face à la perte d'un patient.) Assurez-vous qu'une directive préalable précisant vos dernières volontés soit ajoutée à votre dossier médical, au cas où vous ne pouvez les transmettre quand le moment viendra.

Assurez-vous que les personnes que vous avez mandatées pour s'occuper de vos affaires après votre mort soient entièrement informées de vos dernières volontés, de vos plans et de vos arrangements, et de l'emplacement des documents essentiels. Vous devrez leur parler ou, du moins, rédiger une lettre expliquant en détail quelles sont les directives et la remettre à la bonne personne au moment opportun. Cette personne doit être suffisamment proche de vous pour savoir quand arrive ce moment opportun. Par exemple, vous ne voulez peut-être pas que votre conjoint assume ces responsabilités, mais il pourrait être la meilleure personne pour garder votre lettre et la remettre à votre mandataire désigné.

Vous pouvez acheter dans tout bon magasin de papeterie une trousse dans laquelle insérer une copie de votre testament, de votre procuration qui subsiste à l'incapacité, de vos documents importants et de tous vos renseignements sur vos finances et vos affaires personnelles. Cette trousse comprend aussi des formulaires à remplir concernant vos comptes bancaires et d'achats au crédit, vos polices d'assurance, l'emplacement de vos documents importants, votre coffre-fort et où se trouve la clé, etc. Il s'agit d'un moyen pratique et concis de rassembler tous les renseignements qu'une personne pourrait devoir savoir. Certaines personnes conservent ces documents sur ordinateur. Si c'est votre cas, assurez-vous que les personnes concernées pourront trouver vos mots de passe et vos comptes.

Terminez vos affaires financières et personnelles. Rétablissez vos relations. Payez vos dettes, tant financières que personnelles. Dites ce que vous avez à dire aux personnes qui doivent l'entendre. Faites ce que vous devez faire. Pardonnez-vous et pardonnez aux autres.

Parlez de vos émotions face à la mort. La plupart des membres de votre famille et de vos amis intimes sont hésitants à engager une telle conversation, mais ils seront reconnaissants si c'est vous qui démarrez le dialogue. Engagez des conversations courageuses, comme le décrit l'auteure canadienne Jane Blaufus dans son livre décrivant son expérience personnelle pour surmonter la mort soudaine de son mari. Ces conversations sont la première étape d'un processus permettant d'être en paix avec soi-même. Vous constaterez peut-être que vos êtres chers ont beaucoup de choses à partager avec vous. Si vous remarquez qu'ils ne sont pas disposés à vous écouter parler de votre mort et de vos émotions, trouvez une personne qui sera accueillante et empathique envers vos propos. Les membres de votre famille et vos amis seront peut-être plus disposés à vous écouter plus tard. Rappelez-vous que les personnes qui vous aiment devront aussi traverser les étapes du deuil quand ils devront penser à l'éventualité de votre départ.

Une importante composante de la crainte de mourir est la peur de l'inconnu : « Qu'est-ce que c'est de mourir? », « Ma mort sera-t-elle douloureuse? » ou « Qu'est-ce qui m'arrivera après ma mort? »

La majorité des personnes qui meurent à la suite d'une maladie se sont résolues à mourir quand le temps est venu. Les médicaments antidouleur et le processus de la maladie affaiblissent le corps et l'esprit et la prise de conscience d'un déclin de soi sans réaliser ce qui se passe. La plupart des personnes se « glissent » dans un état de transition difficilement identifiable entre le fait de vivre et de ne plus lutter pour sa vie. Des comptes rendus de personnes ayant été ramenées à la vie après avoir été diagnostiquées d'une mort clinique soulignent qu'elles ont ressenti un état paisible et serein, sans éprouver de craintes.

Une personne mourante peut parfois se sentir seule et abandonnée. Malheureusement, un grand nombre de personnes sont incapables de faire face à leurs propres émotions quand un être cher est mourant et elles évitent délibérément sa présence, ou engagent une conversation superficielle meublée de longs silences gênants. Ce sont souvent des situations douloureuses et déconcertantes pour les personnes mourantes qui ont besoin de la compagnie et du réconfort des personnes sur qui elles peuvent compter.

Vous pouvez parfois aider en partageant vos souhaits et vos besoins avec votre famille et vos amis : attention, divertissement, confort, aide pratique, etc. Encore une fois, une personne qui a une action positive à entreprendre aura plus de facilité à faire face aux émotions difficiles. Si les membres de votre famille et vos amis intimes acceptent de participer à des activités précises, ils sentiront que vous avez besoin d'eux et qu'ils peuvent être utiles en effectuant des activités en votre compagnie. Vous aurez ainsi des sujets de conversation, du temps à occuper, ou, du moins, la situation sera mieux définie entre vous et votre entourage.

Les soins palliatifs

Dans la plupart des régions du Canada, ainsi que dans d'autres parties du monde, des soins palliatifs sont disponibles. Lorsque les soins médicaux réguliers ne sont plus profitables pour un patient, il faut alors se préparer au décès. Cette préparation signifie que les soins médicaux et les autres soins visent à assurer le confort du patient et à lui procurer une bonne qualité de vie. Nous avons récemment appris que, à tout le moins pour certaines maladies, les patients qui reçoivent des soins palliatifs vivent plus longtemps que ceux qui doivent subir des traitements plus agressifs. De nos jours, nous disposons de plusieurs semaines ou mois, et parfois de quelques années, pour effectuer ces préparatifs. C'est dans ces circonstances que les soins palliatifs deviennent très utiles. Le but des soins palliatifs est de procurer au patient en phase terminale (une personne qui devrait mourir dans les prochains mois) la meilleure qualité de vie possible, mais ils sont offerts aussi aux personnes dont l'espérance de vie est supérieure à six mois. Parallèlement, les professionnels des soins palliatifs aident le patient et sa famille à se préparer au décès avec dignité et ils offrent aussi leurs services d'aide aux membres de la famille. Certaines autorités sanitaires offrent des programmes de soins palliatifs « à la maison »; le patient reste donc à la maison et des services externes lui sont fournis. Dans certaines régions, on retrouve également des centres de soins palliatifs qui accueillent des patients souhaitant y passer leurs derniers jours.

Un des problèmes observés avec les soins palliatifs est que les gens attendent souvent jusqu'aux derniers jours avant leur mort pour demander ce service. Ils s'imaginent que la demande de soins palliatifs est synonyme d'abandon. En refusant les soins palliatifs, ces patients imposent souvent un fardeau inutile sur eux-mêmes, ainsi que sur leur famille et leurs amis. La situation inverse est également vraie. Certaines familles affirment qu'elles peuvent se débrouiller sans aide. Peut-être est-ce vrai, mais la vie et la mort du patient seraient entre bonnes mains si le centre de soins palliatifs se chargeait de tout le volet médical, permettant ainsi à la famille et aux amis de donner leur amour et leur soutien au patient.

Les soins palliatifs trouvent leur utilité surtout dans les mois précédant la mort. La plupart des centres de soins palliatifs n'acceptent que les personnes dont la mort est prévue dans les six prochains mois. Bien entendu, vous ne serez pas mis à la porte si vous prolongez votre vie. Il est important de comprendre que si vous, un membre de votre famille ou un ami êtes en phase terminale, vous devez trouver et utiliser le centre de soins palliatifs de votre région. C'est un merveilleux cadeau d'adieu.

Officialiser vos dernières volontés : planification préalable des soins

Bien qu'aucun d'entre nous ne possède un contrôle absolu sur sa propre mort, nous pouvons, comme pour le reste de nos vies, la prendre en charge. Nous pouvons, entre autres, donner notre avis, prendre des décisions, et sans doute contribuer grandement à la qualité de notre mort. Une prise en charge appropriée peut réduire les répercussions néfastes de notre mort sur notre famille et nos amis. Un plan préalable de soins peut vous aider à prendre en charge certains aspects médicaux et légaux de votre mort ainsi qu'à planifier les situations de fin de vie, qu'elles soient prévisibles ou non.

En quoi consiste le plan préalable de soins?

Le plan préalable de soins consiste en des directives écrites qui indiquent à votre médecin le type de soins que vous aimeriez recevoir si et quand vous ne serez pas en mesure de prendre vous-même des décisions médicales (par exemple, si vous êtes inconscient, dans le coma, ou mentalement incapable). En général, un plan préalable de soins comprend des directives écrites indiquant les types de traitements que vous voulez recevoir ou non. Le terme « testament biologique » ne figure pas dans la loi canadienne.

Un accord de représentation ou une directive préalable en matière de soins de santé vous permet de nommer une autre personne à titre de mandataire et donne également à votre mandataire les directives concernant vos souhaits en matière de soins de santé. Au Québec, ce type de document est appelé mandat en cas d'inaptitude. Toutefois, de nombreuses personnes préfèrent donner des directives à leur mandataire. Si vous avez rédigé un testament biologique, il peut servir de guide, à condition que vous disposiez d'un accord de représentation pour indiquer vos souhaits en matière de soins, ce qui peut comprendre le recours à des mesures agressives de maintien en vie ou l'abstention de recourir à ces mesures, notamment l'ordonnance de non-réanimation. Il est important de comprendre qu'un accord de représentation en matière de soins de santé vous permet de nommer un mandataire uniquement pour vos soins de santé. Ce mandataire n'a aucun droit d'agir en votre nom dans d'autres situations, comme dans la gestion de vos finances. En général, un accord de représentation est plus utile qu'un testament biologique parce qu'il vous permet de désigner une personne qui prendra les décisions pour vous et cette personne peut « entrer en fonction » dès que vous n'êtes plus en mesure de prendre des décisions. Une *ordonnance de non-réanimation* est une demande de n'effectuer aucune manœuvre de réanimation cardiopulmonaire si votre cœur arrête de battre ou si vous cessez de respirer. Ce type d'ordonnance peut faire partie d'un testament biologique ou d'un accord de représentation en matière de soins de santé. Toutefois, aucun de ces deux documents n'est nécessaire pour avoir une ordonnance de non-réanimation. Votre médecin peut ajouter une ordonnance de non-réanimation à votre dossier médical afin que l'hôpital et tout professionnel de soins de santé puissent en tenir compte. Vous pouvez aussi coller une ordonnance de non-réanimation sur votre réfrigérateur pour que le personnel des services d'urgence puisse connaître vos souhaits. Les ordonnances de non-réanimation sont acceptées dans toutes les provinces et tous les territoires canadiens.

Bien que les directives préalables en matière de soins de santé soient habituellement utilisées en situation de fin de vie, elles peuvent aussi être rédigées pour orienter le type de traitement de santé mentale qu'un patient souhaite recevoir advenant que sa maladie mentale le rende inapte. Une procuration est un document qui donne à un mandataire que vous avez désigné le pouvoir de prendre vos décisions en matière de finances ou d'affaires. Si vous n'êtes plus capable de prendre ces décisions et que vous devez payer pour vos soins, votre famille, vos amis ou même parfois le gouvernement devront adresser une demande au tribunal, ce qui peut coûter très cher. Vous voudrez peut-être parler avec votre avocat, ou un notaire au Québec, à propos des avantages et des désavantages d'une procuration.

Se préparer pour de futurs soins de santé

Toute personne âgée de 18 ans et plus devrait rédiger un accord de représentation et/ou une directive préalable en matière de soins de santé. Des événements imprévus peuvent survenir à n'importe qui, peu importe leur âge. Ces documents sont différents d'une procuration régulière. L'accord de représentation, le mandat en cas d'inaptitude ou la directive préalable s'appliquent uniquement aux décisions relatives aux soins de santé. Bien que chaque province possède une règlementation différente, ces renseignements devraient être utiles, peu importe l'endroit où vous vivez. Il est important de vous familiariser aux lois et règlements qui s'appliquent là où vous habitez. Voici ce que vous devez faire.

Choisir son mandataire

Votre mandataire peut être un ami ou un membre de la famille. En aucun cas, ce ne peut être le médecin responsable de vos soins de santé. Voici quelques points importants à considérer dans la prise de cette décision importante. Votre mandataire devrait habiter dans votre région. S'il est impossible de rejoindre rapidement votre mandataire pour qu'il puisse prendre une décision pour vous, il ne vous sera pas d'une grande aide. Pour vous protéger d'une telle éventualité, vous pouvez aussi nommer un deuxième mandataire qui agirait en votre nom en cas d'absence du premier mandataire.

Assurez-vous que votre mandataire pense comme vous ou qu'il est à tout le moins disposé à réaliser vos volontés. Vous devez être sûr que cette personne a vos intérêts à cœur, qu'elle comprend vraiment votre situation et qu'elle respectera vos volontés.

Le mandataire devrait être une personne qui, selon vous, sera en mesure de réaliser vos volontés. Il doit faire preuve de maturité, être calme et à l'aise avec vos volontés. Parfois, un conjoint ou un enfant n'est pas le meilleur mandataire, puisque cette personne est trop étroitement liée à vous sur le plan émotionnel. Par exemple, si vous ne souhaitez pas être réanimé dans le cas d'une grave crise cardiaque, votre mandataire doit être en mesure d'en informer le médecin. Un membre de votre famille pourrait trouver cette situation difficile, voire être incapable de la respecter. Assurez-vous que votre futur mandataire soit à la hauteur de la tâche et qu'il ne s'opposera pas à vos volontés en disant au médecin : « Faites tout ce que vous pouvez pour le réanimer. » Votre mandataire doit être une personne qui sera prête à porter ce genre de fardeau émotionnel. Il doit être à l'aise dans son rôle et être disposé et en mesure d'exécuter vos volontés. En résumé, votre futur mandataire doit présenter les caractéristiques suivantes :

- Une personne qui est disponible pour agir en votre nom au besoin;
- Une personne qui comprend vos volontés et qui est disposée à les respecter;
- Une personne qui est préparée sur le plan émotionnel, qui est en mesure de respecter vos souhaits, et qui est apte à porter ce genre de fardeau.

Le choix d'un bon mandataire est une tâche très importante. Ce processus pourrait inclure des discussions avec plusieurs personnes; ce seront possiblement les plus importantes entrevues que vous aurez à diriger. Nous aborderons plus en détail les discussions sur vos volontés avec votre famille, vos amis et votre médecin plus loin dans le présent chapitre.

Déterminez quelles sont vos volontés

En d'autres mots, quelles sont les directives que vous donnerez à votre mandataire? Quel rôle joueront vos croyances et vos valeurs? Certains formulaires préimprimés fournissent des déclarations générales quant à vos volontés sur le plan médical. Ces formulaires peuvent vous aider à décider quelles sont vos volontés. En voici quelques exemples :

- *Je ne veux pas que ma vie soit prolongée et je refuse qu'un traitement de maintien en vie soit offert ou maintenu : (1) si je suis dans un coma irréversible ou dans un état végétatif persistant; ou (2) si je suis en phase terminale et que l'application des procédures de maintien en vie servait uniquement à retarder artificiellement le moment de ma mort; ou (3) sous toute autre circonstance où le fardeau du traitement l'emporte sur les bienfaits prévus. Je consens à ce que mon mandataire envisage le soulagement de ma souffrance, ainsi que la qualité et l'importance d'un prolongement possible de ma vie en prenant les décisions concernant un traitement de maintien de la vie.*
- *Je consens à ce que ma vie soit prolongée et à ce qu'un traitement de maintien en vie soit offert, sauf si je suis dans un coma ou un état végétatif selon lequel mon médecin juge raisonnablement d'être irréversible. Lorsque mon médecin a conclu de façon raisonnable que je resterai inconscient pour le reste de ma vie, je conteste que le traitement de maintien de la vie soit offert ou maintenu.*
- *Je consens à ce que ma vie soit prolongée dans toute la mesure du possible sans égard à ma condition, à mes chances de rétablissement et aux coûts des procédures.*

Si vous utilisez un formulaire qui contient de telles déclarations générales, vous n'avez qu'à apposer vos initiales sur la déclaration la plus appropriée pour vous.

D'autres formulaires procurent une « déclaration générale des pouvoirs accordés » dans laquelle vous donnez à votre mandataire le pouvoir de prendre des décisions. Toutefois, aucun détail n'est inscrit quant à la possible nature de ces décisions. Dans ce cas, vous avez confiance que votre mandataire respectera vos volontés. Puisque ces volontés ne sont pas écrites de façon explicite, il est très important que vous en ayez discuté en détail avec votre mandataire.

Un espace est prévu dans tous les formulaires pour la rédaction de toute volonté particulière. Vous n'êtes pas dans l'obligation de donner des détails précis, mais vous pouvez le faire si vous désirez.

Connaître les détails à écrire peut être un peu compliqué. Personne ne peut prédire l'avenir ni ne connaît à l'avance les circonstances exactes autour desquelles le mandataire devra agir. Votre médecin peut vous aider à vous orienter en vous exposant les possibles scénarios pour une personne atteinte de votre maladie. Vous pouvez ainsi diriger votre mandataire sur la façon d'agir. Vos directives peuvent porter sur les résultats, les circonstances précises, ou les deux. Si vous discutez des résultats, votre déclaration devrait alors être axée sur les types de résultats qui seraient acceptables et ceux qui ne le seraient pas. Par exemple, « Je consens à être réanimé si mes fonctions mentales demeurent intactes. » Nous vous présentons certaines des circonstances les plus courantes qui surviennent lors de maladies chroniques graves.

- **Vous avez reçu un diagnostic de maladie d'Alzheimer et d'autres problèmes neurologiques qui pourraient dans le futur supprimer en partie ou intégralement vos fonctions mentales.** Comme mentionné précédemment, ces maladies ne constituent généralement pas un danger de mort, du moins, pas à court terme. Toutefois, certains de ces mêmes patients peuvent être en danger de mort à la suite d'une pneumonie ou d'une crise cardiaque, par exemple. Vous devez donc décider dans quelle mesure vous voulez un traitement. Par exemple, souhaitez-vous que des antibiotiques vous soient administrés en cas de pneumonie? Consentez-vous à être réanimé si votre cœur s'arrête? Désirez-vous être alimenté par une sonde si vous êtes incapable de manger par vous-même? Rappelez-vous que vous devez répondre à chacune de ces questions selon votre choix personnel. Peut-être ne souhaitez-vous pas être réanimé, mais que vous consentez à être alimenté par une sonde? Si vous consentez à un traitement agressif, vous pourriez souhaiter que tous les moyens possibles soient utilisés pour vous maintenir en vie. Autrement, vous pourriez souhaiter qu'aucune mesure spéciale ne soit amorcée pour vous maintenir en vie. Par exemple, vous pourriez accepter d'être alimenté, sans consentir à être maintenu en vie par un équipement de maintien en vie.

- **Vous avez une très faible fonction pulmonaire qui ne s'améliorera pas.** Si vous êtes incapable de respirer par vous-même, consentez-vous à être placé dans une unité de soins intensifs et branché sur un ventilateur mécanique (un appareil respiratoire)? Rappelez-vous que, dans ce cas, votre état ne s'améliorera pas. Consentir à ne jamais vouloir de ventilation est très différent de la refuser seulement si elle est utilisée pour maintenir votre vie lorsque l'amélioration est improbable. Manifestement, une ventilation mécanique peut être nécessaire à la survie dans des cas comme une crise d'asthme grave quand elle est utilisée pendant une courte période jusqu'à ce que le corps retrouve son fonctionnement normal. Dans ce cas, la question n'est pas de refuser catégoriquement la ventilation mécanique, mais plutôt de définir dans quelles circonstances ou à quel moment vous souhaitez qu'elle soit utilisée.

- **Vous souffrez d'une cardiopathie qui ne peut être améliorée par la chirurgie.** Vous êtes à l'unité de cardiologie des soins intensifs. Si votre cœur cesse de battre, consentez-vous à être réanimé? Tout comme pour la ventilation mécanique, la question n'est pas « Préférez-vous ne jamais être réanimé? », mais plutôt « Sous quelles conditions désirez-vous être réanimé ou non? »

Ces exemples vous permettent de trouver certaines déclarations que vous pourriez vouloir inscrire dans votre directive préalable en matière de soins de santé. Une fois de plus, pour mieux les comprendre ou les personnaliser selon vos propres conditions, vous pourriez vouloir discuter avec votre médecin des problèmes courants et des décisions associés aux personnes ayant votre problème de santé.

En résumé, vous avez plusieurs décisions à prendre afin de fournir des directives à votre mandataire sur la façon d'agir en votre nom :

- En général, quel genre de traitement désirez-vous? Le traitement peut être agressif, soit de nombreux moyens de vous maintenir en vie, ou très conservateur, soit prendre peu de moyens pour vous maintenir en vie, à l'exception de veiller convenablement à votre hygiène et à votre confort.
- Étant donné les types d'épisodes constituant un danger de mort qui pourrait se produire chez les personnes atteintes de votre problème de santé, quels genres de traitements désirez-vous et sous quelles conditions?
- Si vous êtes frappé d'incapacité mentale, quels genres de traitements désirez-vous pour d'autres maladies, comme la pneumonie?

Bien que chaque province dispose de règlements et de formulaires différents pour les directives préalables, les renseignements fournis dans le présent chapitre devraient être utiles, peu importe où vous habitez. Consultez certains des sites Web énumérés à la fin du chapitre pour trouver des formulaires à télécharger. Vous les trouverez aussi auprès de vos services de santé locaux, dans les hôpitaux et même dans les bureaux de vos professionnels de la santé. Pour de plus amples renseignements sur les directives préalables dans les autres pays, visitez le site www.growthhouse.org/.

Si vous voyagez beaucoup ou que vous passez l'hiver dans un autre pays, il est important, pour éviter les imprévus, de consulter un avocat de la région que vous visitez pour savoir si votre document y a une valeur légale.

Partager ses volontés avec les autres

Ce n'est pas tout d'écrire ses volontés et de disposer d'une directive préalable ou d'un mandat en cas d'inaptitude. Un bon gestionnaire ne fait pas que rédiger une note de service. Il doit aussi s'assurer que les destinataires la reçoivent. Si vous désirez vraiment que vos volontés soient respectées, il est important de les transmettre intégralement à votre mandataire, aux membres de votre famille et à votre médecin, ce qui est souvent une tâche difficile à accomplir.

Toutefois, avant d'avoir cette conversation, toutes les personnes concernées devraient avoir en main une copie de votre directive préalable en matière de soins de santé. Une fois que vous avez rempli les documents, les personnes concernées doivent agir à titre de témoins et apposer leur signature. Dans certaines régions, vous pouvez faire certifier votre directive préalable ou votre accord de représentation par un notaire plutôt que d'avoir des témoins. Faites plusieurs copies de vos documents dans un centre de reprographie. Vous devrez remettre des copies à vos mandataires, aux membres de votre famille et à vos médecins. De plus, il n'est pas inutile d'en remettre une copie à votre avocat ou notaire.

Vous êtes maintenant prêt à discuter de vos volontés. Personne n'aime discuter de sa mort ou de celle d'un être cher. Il n'est donc pas surprenant que, quand vous abordez ce sujet, la réponse est souvent « Oh, ne pense pas à ça », « Ce n'est certainement pas pour demain », ou « Ne soit pas si morbide, tu n'es pas si malade. » Malheureusement, ce sont souvent de telles phrases qui mettent fin à la conversation. En tant que bon autogestionnaire, c'est votre travail de maintenir la conversation et il existe plusieurs moyens pour y parvenir. Tout d'abord, envisagez la façon dont vous voulez engager cette conversation. Voici quelques suggestions.

Préparez votre accord de représentation et distribuez-en des copies aux amis et aux membres concernés de votre famille. Demandez-leur de les lire et fixez ensuite une période précise pour en discuter. S'ils réagissent en répondant par les phrases mentionnées au paragraphe précédent, expliquez-leur que vous comprenez que ce sujet est lourd, mais qu'il est important pour vous d'en discuter avec eux. Vous pourriez en profiter pour pratiquer les messages au « je » présentés au chapitre 9; par exemple, « Je comprends que la mort est un sujet difficile à discuter. Toutefois, il est très important pour moi que nous ayons cette discussion. »

Une autre stratégie pourrait consister à obtenir des formulaires vierges d'un accord de représentation pour tous les membres de votre famille et leur suggérer que tout le monde le remplisse et partage ses réponses. Profitez-en pour faire une réunion de famille et présentez cet exercice comme une étape importante que doit traverser tout adulte mature et membre de la famille. Il sera plus facile d'en discuter si votre accord de représentation devient un projet familial. En plus, ce projet vous aidera à déterminer les valeurs de chacun sur la mort et la fin de vie.

Si ces deux suggestions vous semblent trop difficiles à réaliser ou, quelle que soit la raison, impossibles à accomplir, vous pourriez alors écrire une lettre ou un courriel, ou préparer une vidéo ou un CD qui serait envoyé aux membres de votre famille. Parlez de la raison pour laquelle la mort est un sujet important à discuter et que vous souhaitez qu'ils soient mis au courant de vos volontés. Décrivez ensuite vos volontés en prenant soin de souligner les raisons de vos choix. En même temps, faites-leur parvenir une copie de votre accord de représentation. Demandez-leur de répondre à votre demande d'une quelconque façon ou convenez d'une période de temps pour leur en parler en personne ou par téléphone.

Bien entendu, comme mentionné précédemment, lors du choix de votre mandataire, il est important de choisir une personne avec qui vous pouvez parler librement et échanger des idées. Vous n'aurez sans doute pas choisi le bon mandataire s'il n'est pas prêt à parler avec vous ou s'il n'est jamais disponible. Rappelez-vous que même si une personne est très proche de vous, elle ne comprend peut-être pas réellement vos volontés ou elle ne serait peut-être pas capable de les respecter. Ce sujet ne doit pas faire l'objet d'une entente implicite, à moins que vous ne voyiez pas d'inconvénient à ce que vos volontés ne soient pas respectées. C'est pourquoi il est préférable de choisir une personne qui n'est pas étroitement liée à vous sur le plan émotionnel. Il est essentiel de discuter avec votre mandataire, surtout si les détails de vos volontés n'ont pas été mis par écrit.

Parler avec son médecin

Nos recherches nous ont permis de constater que les gens ont souvent plus de difficulté à parler de leurs volontés liées à la mort avec leur médecin qu'avec leur famille. En fait, seul un faible pourcentage de gens qui ont rédigé leurs directives préalables ont communiqué leurs volontés à leur médecin.

Même si c'est difficile, il est important de parler avec votre médecin. Vous devez être certain que les valeurs de votre médecin sont similaires aux vôtres. Si vous et votre médecin présentez des valeurs différentes, il sera peut-être difficile pour votre médecin de respecter vos volontés. De plus, votre médecin doit savoir ce que vous voulez afin de lui permettre de prendre les mesures appropriées, comme des ordonnances écrites de réanimation ou le refus d'utilisation d'une réanimation artificielle. Enfin, votre médecin doit connaître l'identité de votre mandataire et comment le contacter. Si une décision importante doit être prise et que vos volontés doivent être respectées, le médecin doit parler avec votre mandataire.

Assurez-vous de remettre à votre médecin une copie de votre directive préalable en matière de soins de santé afin qu'elle fasse pour toujours partie intégrante de votre dossier médical.

Il est surprenant de constater que de nombreux médecins trouvent difficile de parler des soins de fin de vie avec leurs patients. Après tout, les médecins occupent cette profession pour maintenir leurs patients en vie et en santé; c'est pourquoi la mort n'est pas leur sujet favori. Toutefois, la plupart des médecins souhaitent que leurs patients disposent d'un accord de représentation et/ou d'une directive préalable en matière de soins de santé. Ces documents permettent, à vous et à votre médecin, de vous libérer de la pression et des inquiétudes.

Si vous le souhaitez, prévoyez une période pour discuter de vos volontés avec votre médecin. Ce sujet ne doit pas faire l'objet d'une discussion secondaire à la fin d'une visite régulière. Vous devriez plutôt commencer votre visite en disant : « J'aimerais prendre quelques minutes de votre temps pour discuter de mes volontés dans l'éventualité d'un problème grave ou d'une mort imminente. » Quand la demande est formulée ainsi, la majorité des médecins prendront du temps pour en discuter avec vous. Si le médecin dit qu'il n'a pas assez de temps pour engager cette discussion, demandez-lui un autre rendez-vous qui sera réservé à ce sujet. Dans cette situation, il vous faudra afficher une attitude assurée. Tout comme les membres de votre famille ou vos amis, un médecin peut parfois dire : « Ne vous en faites pas avec ces détails, je m'en occuperai, » ou « Nous y verrons le moment venu. » Encore une fois, vous devrez prendre l'initiative en utilisant des messages au « je » pour communiquer ce qui est important pour vous et votre refus de remettre cette discussion à plus tard.

Parfois, les médecins ne veulent pas vous inquiéter. Ils pensent nous faire une faveur en ne donnant que peu de détails sur les épisodes désagréables qui pourraient vous arriver ou sur les traitements possibles en cas de problèmes graves. Vous pouvez aider votre médecin en lui disant que la maîtrise et la prise de certaines décisions sur votre avenir vous permettront d'être moins préoccupé. Il est plus inquiétant de ne pas savoir ce qui peut arriver ou d'en être vaguement conscient que d'affronter les faits, aussi désagréables qu'ils puissent être, et de les aborder franchement.

Même en sachant déjà tout ce qui a été dit, il est encore parfois difficile de discuter avec votre médecin. Il serait alors approprié d'être accompagné de votre mandataire lorsque cette discussion aura lieu. Votre mandataire peut faciliter la discussion et en profiter pour faire la connaissance de votre médecin. Vous aurez également l'occasion de clarifier toute mésentente. Cette rencontre permet d'engager un dialogue afin qu'il y ait le moins de problèmes possible si votre mandataire et votre médecin doivent agir dans le respect de vos volontés. Si vous ne pouvez parler avec votre médecin, il est toujours important qu'il reçoive une copie de votre directive préalable qu'il pourra ajouter à votre dossier médical.

Vous devez vous assurer d'avoir en main une copie de votre directive préalable lorsque vous irez à l'hôpital. Si vous ne pouvez le faire, assurez-vous que votre mandataire sache qu'il doit en remettre une copie à l'hôpital. Cette copie jouera un rôle important si votre médecin n'est pas celui qui sera responsable de vos soins médicaux à l'hôpital.

De plus, assurez-vous de ne pas mettre votre accord de représentation ou votre directive préalable dans un coffre-fort, puisque personne ne sera en mesure de l'obtenir de cette façon. En passant, il n'est pas nécessaire de recourir aux services d'un avocat ou d'un notaire pour rédiger votre accord de représentation ou votre directive préalable. Vous pouvez le faire par vous-même sans aucune aide juridique.

Maintenant que vous avez traversé toutes les étapes importantes, le gros du travail est fait. Toutefois, rappelez-vous que vous pouvez changer d'idée en tout temps. Votre mandataire n'est peut-être plus disponible ou vos volontés ont peut-être changé. Assurez-vous de tenir votre directive préalable à jour. Comme pour tout document juridique, elle peut être annulée ou modifiée en tout temps. Les décisions que vous prenez aujourd'hui ne sont pas immuables.

L'une des plus importantes tâches d'un autogestionnaire est de s'assurer que ses volontés sont connues sur la façon dont il souhaite être traité en cas de maladie grave ou de maladie qui constitue un danger de mort. La meilleure façon d'accomplir cette tâche est de préparer une directive préalable et/ou un accord de représentation, et de le transmettre à votre famille, à vos amis et à votre médecin.

Autres lectures suggérées

Atkinson, Jacqueline M. *Advance Directives in Mental Health: Theory, Practice and Ethics.* London : Jessica Kingsley Publishers, 2007.

Godkin, M. Dianne. *Living Will, Living Well: Reflections on Preparing an Advance Directive.* Edmonton : University of Alberta Press, 2008.

Klein, Bonnie Sherr. *Slow Dance: A Story of Stroke, Love and Disability.* Page Mill Press : Berkeley, California, 1998.

Kübler-Ross, Elizabeth. *On Death and Dying.* New York : Scribner Classics, 1997.

Kuhl, David. *Facing Death, Embracing Life: Understanding What Dying People Want.* Toronto : Doubleday Canada, 2006.

Kuhl, David. *What Dying People Want: Practical Wisdom for the End of Life.* Toronto : Doubleday Canada, 2002.

Kuntz, Ted. *Peace Begins With Me.* www.peacebeginswithme.ca

Kurz, Gary. *Cold Noses at the Pearly Gates: A Book of Hope for Those Who Have Lost a Pet.* New York : Citadel Press, 2008.

Fish, Barry, et Les Kotzer. *The Family Fight—Planning to Avoid It.* Thornhill, Ontario : Continental Atlantic Publications Inc., 2006.

Lewinson, Peter M., Rebecca Forster, et Mary A. Youngsen. *Control Your Depression.* New York : Simon & Schuster, 1992.

Stolp, Hans. *When a Loved One Dies: How to Go On After Saying Goodbye.* Hampshire, Angleterre : O Books, 2005.

Wilkinson, James A. *A Family Caregiver's Guide to Planning and Decision Making for the Elderly.* Minneapolis, Minn. : Fairview, 1999.

Autres ressources

- ☐ Anciens Combattants Canada. Ressources pour les anciens combattants et les anciens membres de la GRC : www.veterans.gc.ca
- ☐ Association des banquiers canadiens. *Qu'est-ce qu'une procuration?* www.cba.ca
- ☐ Association canadienne de soins palliatifs. www.acsp.net/accueil.aspx
- ☐ Blaufus, Jane. *With The Stroke of a Pen—Claim your Life.* The Blaufus Group. Ancaster, Ontario. Un manuel pour faciliter les conversations courageuses. www.theblaufusgroup.com

- ☐ Commission des services juridiques : www.csj.qc.ca
- ☐ Growth House, *Improving Care for Dying* : www.growthhouse.org/
- ☐ L'association professionnelle des notaires du Québec : www.apnq.qc.ca
- ☐ Le Curateur public du Québec (information sur le mandat en cas d'inaptitude) : www.curateur.gouv.qc.ca
- ☐ Ministère de la Santé et des Services sociaux du Québec (services à la population et le registre des résidences pour personnes âgées) : www.msss.gouv.qc.ca
- ☐ National Resource Center on Psychiatric Advance Directives, www.nrc-pad.org/
- ☐ *Parlons-en. Dialogue sur les décisions de fin de vie. Un guide complet et à jour pour tous les Canadiens.* www.planificationprealable.ca/accrueil.aspx
- ☐ PLAN Institute. Une ressource canadienne offrant de l'information pour planifier votre avenir, vos impôts, votre tutelle, et votre soutien familial. Des cours en ligne pour apprendre aux non-initiés à s'occuper de leurs testaments, fiducies et successions. www.institute.plan.ca
- ☐ Le Réseau FADOQ (Fédération de l'âge d'or du Québec) : www.fadoq.ca
- ☐ Santé Canada – Soins palliatifs et de fin de vie. www.hc-sc.gc.ca

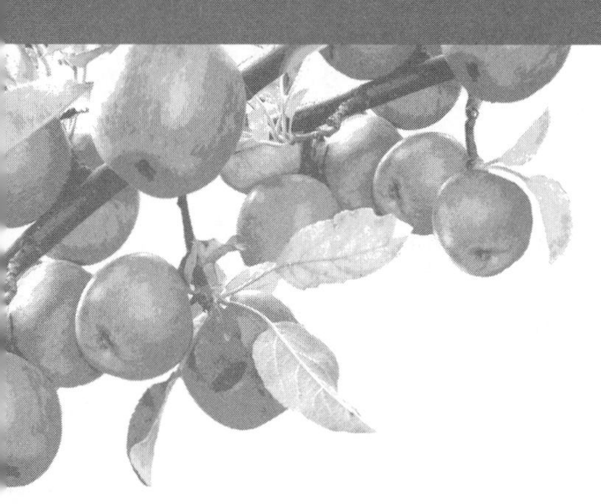

Index

Les numéros de page suivi par *f* and *t* se rapportent aux chiffres et tableaux